DIE H.I.T. BIBEL

500 hochintensive Übungen für Ihr Power-Workout

südwest

INHALT

EINFÜHRUNG

FITTER WERDEN MIT HOCHINTENSIVEN WORKOUTS

In letzter Zeit wenden sich die Besucher von Fitnessstudios zunehmend hochintensiven Trainingsformen zu – egal, ob sie sich für bewährte Kurse wie Aerobic oder Spinning anmelden oder ob sie sich eher für Fitness Challenges, funktionelles Training, Arbeit am Schlingentrainer, Kardio-Box-Workouts oder andere anstrengende Disziplinen interessieren. Sie können auf Elemente all dieser Trainingsarten zurückgreifen, um Ihren eigenen hochintensiven Trainingsplan zu erstellen – einen Plan, der die besten Resultate als Belohnung für Ihre harte Arbeit garantiert.

WAS MACHT EIN HOCHINTENSIVES WORKOUT AUS?

Hochintensive Workouts bestehen aus einer ganzen Reihe von Komponenten: klassisches Kardio-Training wie Laufen und die Arbeit an Kardio-Maschinen, funktionelle Fitnessübungen wie Bergsteiger und Kniebeugen, die alltägliche Bewegungsmuster übernehmen, und schließlich Übungen wie Liegestütze (sowie deren unzählige Varianten), die Ihnen helfen, Kraft aufzubauen. In diesem Buch finden Sie 500 der besten Übungen, mit denen Sie diese Ziele erreichen werden. Sie können sie in ein hochintensives Intervalltraining (HIIT) einbeziehen, in Ihre Krafttrainingsroutine einbauen oder auch mit Ihrem Kardio-Programm verbinden. Sie können die Übungen natürlich im Fitnessstudio absolvieren, in den meisten Fällen geht es aber auch in Ihrer Wohnung oder Ihrem Garten.

EIN EIGENES HOCHINTENSIVES WORKOUT ERSTELLEN

Wahrscheinlich gibt es ebenso viele Möglichkeiten, ein Trainingsprogramm zusammenzustellen, wie es Übungen gibt, die Sie dabei einbeziehen können. Dennoch werden Ihnen ein paar Vorgaben sicher dabei helfen, genau die richtigen für Ihre persönlichen Fitnessziele zu finden.

Sie können beispielsweise damit beginnen, eine Reihe der in diesem Buch vorgestellten Übungen auszuprobieren. Mal angenommen, Sie wollen die unteren Bereiche Ihres Körpers in Form bringen – mit Übungen wie den unzähligen Variationen von Kniebeuge und Ausfallschritt liegen Sie schon ganz richtig. Sie wollen Fett loswerden? Versuchen Sie Sprünge oder einige der Übungen, die mit „plyo" oder „plyometrisch" gekennzeichnet sind. Diese Moves sind zum Fettverbrennen geschaffen und bringen zudem Ihren Kreislauf auf Touren. Dazu gehören etwa die Burpees, die eine ganze Reihe von Benefits mit sich bringen, indem sie Hardcore-Krafttraining mit intensiven Kardio-Elementen verbinden. Solche Übungen funktionieren auch hervorragend im Rahmen von Intervalltraining und HIIT. Diese populäre Trainingsform vereint zwei der wirkungsvollsten Fettverbrennungsmethoden: eine hochintensive Komponente (wie beispielsweise den Bergsteiger) und eine niedrigintensive (wie das vorgebeugte Rudern).

Die hochintensive Komponente beinhaltet, dass Sie Ihren Körper explosiv an seine absolute Leistungsgrenze bringen, um eine Ermüdung der Muskeln und eine maximale Sauerstoffaufnahme zu erreichen (behalten Sie dies im Hinterkopf: Je härter Sie Ihre Muskeln rannehmen, desto mehr Sauerstoff brauchen sie). Wenn Sie Ihren Körper auf diesem hohen Level trai-

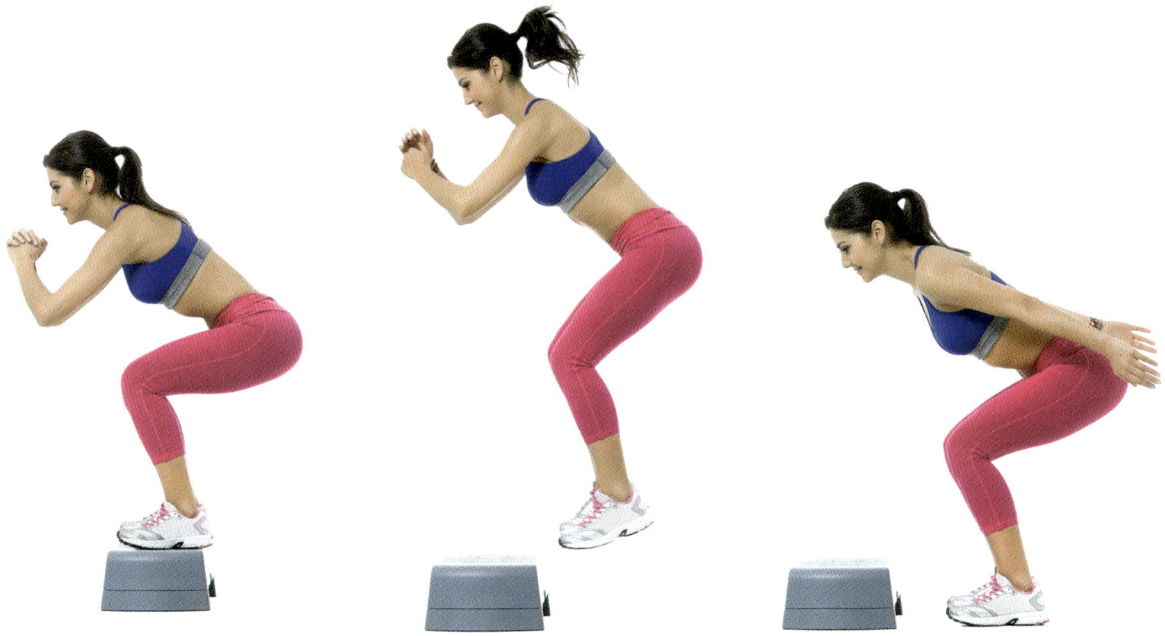

nieren, lösen Sie damit etwas aus, was als Nachbrenneffekt bekannt ist – in anderen Worten: Ihr Körper verbraucht auch nach einem Workout vermehrt Sauerstoff und verbrennt weiter Kalorien, und das bis zu 48 Stunden lang.

Natürlich können selbst Spitzensportler nur kurze Zeit an ihrer Leistungsgrenze arbeiten. Das heißt: Sie müssen unbedingt niedrigintensive Intervalle in Ihr Training einbauen. So können Sie zum Beispiel mit einem fünfminütigen Warm-up wie Seilspringen beginnen, dann einen Satz vorgebeugtes Rudern mit acht Wiederholungen für die Kraft anschließen und danach eine Minute lang mit explosiven, schnellen Bergsteigern fortfahren. Die ganze Abfolge wiederholen Sie für 45 Minuten – das ist Ihre Trainingseinheit. Abwechslung bringen Sie in diese Trainingsart, indem Sie immer wieder eine andere Kraftübung aus diesem Buch absolvieren und diese regelmäßig durch eine der vielen hier beschriebenen plyometrischen und Kardio-Übungen oder auch durch Kardio-Training an einer Maschine ersetzen.

GEBEN SIE ETWAS KLASSISCHES KARDIO-TRAINING DAZU

Zusammen mit den Übungen auf den folgenden Seiten kann ein vielseitiges hochintensives Fitnessprogramm auch klassisches Kardio-Training enthalten – genau, es geht um die langen Reihen von Maschinen, mit denen heutzutage nahezu jedes Fitnessstudio ausgestattet ist. Hier ist ein Überblick der verbreitetsten Geräte.

Laufband Der Dauerbrenner sowohl in gewerblichen Studios als auch in Fitnessräumen zu Hause ist das Laufband. Es ermöglicht Ihnen, unabhängig vom Wetter jeden Tag zu laufen. In moderater Geschwindigkeit eine halbe Stunde zu joggen, verbrennt ungefähr 350 Kilokalorien. Sie können das Gerät nutzen, um zu gehen, zu joggen oder zu rennen, und das entweder auf einer ebenen Oberfläche oder mit einer Neigung für ein hartes Workout bergauf. Auf diese Weise verlieren Sie Gewicht, bringen Ihre Muskeln in Form, bauen Stress ab und verbessern Ihre Kreislaufwerte.

Fahrradergometer Dieses traditionelle Trainingsgerät bietet eine ganze Menge. Selbst wenn Sie nur mäßig schnell in die Pedale treten, können Sie bis zu 650 Kilokalorien pro Stunde verbrennen und obendrein die Leistungsfähigkeit von Herz und Lunge steigern, Ihre Muskeln in Form bringen und kräftigen sowie Gleichgewichtssinn und Koordination verbessern. Zudem ist es eine gelenkschonende Trainingsform. In Studios finden Sie viele verschiedene Versionen des Ergometers: Standard- und Spinning-Modelle und Liegeräder, die Ihren Rücken stützen.

Crosstrainer Der Crosstrainer ist längst kein Newcomer mehr, sondern hat sich zu einer der beliebtesten Kardio-Maschinen entwickelt – und ist das Gerät der Wahl, wenn Sie ein effektives Kardio-Workout mit geringer Belastung für Ihre Gelenke absolvieren wollen. Eine halbe Stunde auf dem Crosstrainer verbrennt bis zu 350 Kilokalorien. Ein solches Training kann Ihre Blutdruckwerte, die Leistungsfähigkeit von Herz und Lunge und die Festigkeit Ihrer Knochen verbessern.

Rudererergometer Unter den Anhängern von HIIT und funktionellem Training gehören Rudermaschinen zu den Kardio-Favoriten, da man mit ihnen die besten Elemente eines Kardio-Workouts mit einem fordernden Kraft- und Ausdauertraining verbinden kann. Wenn Sie bei einem moderaten Tempo eine halbe Stunde lang rudern, verbrauchen Sie etwa 200 Kilokalorien, verbessern die Leistungsfähigkeit von Herz und Lunge und bringen Ihre Muskeln auf Trab und kräftigen sie. Außerdem verlieren Sie dabei Gewicht und bauen Stress ab.

Stair-Stepper Der Stair-Stepper war in den 1980er-Jahren der Star in den Fitnessstudios und hat seither seinen Wert unter Beweis gestellt. Im Laufe der Jahre ist er zum Lieblingsequipment von Sportlern geworden, die hochintensiv trainieren wollen. Mit dem Stair-Stepper bekommen Sie ein effizientes Kardio-Workout. Zudem steigern Sie Ihre Kraft, formen Ihren gesamten Unterkörper, verbessern Ihren Gleichgewichtssinn und bringen mit jedem Schritt Ihre Core-Muskulatur auf Trab. Das Training auf dem Stair-Stepper verbraucht ungefähr 180 Kilokalorien in einer halben Stunde.

LOS GEHT'S!

Alles in allem bekommen Sie also ein hochintensives Training, wenn Sie Übungen mit einem Kardio-Programm verbinden. Auf diese Weise werden Sie fettarmes Muskelgewebe aufbauen, Fett verbrennen, die Leistungsfähigkeit Ihres Herzens erhöhen und Ihren Sauerstoffverbrauch steigern. Außerdem werden Sie so Ihren Gleichgewichtssinn, Ihre Haltung, Koordination, Gelenkigkeit, Beweglichkeit, Ausdauer und Kraft verbessern. Die Arbeit ist vielleicht hart und der Schweiß fließt reichlich, aber wer würde schon auf solche Benefits verzichten wollen?

KAPITEL 1

Funktionelle Moves

In den letzten Jahren ist das funktionelle Training zu einem fest verwurzelten Teil der Fitnessszene geworden. Diese Trainingsmethode legt den Akzent auf alltägliche Bewegungsmuster wie Gehen, Laufen, Schieben, Ziehen, Tragen, Klappen, Beugen und Drehen. Die eigenen Fähigkeiten in diesen Bewegungsabläufen zu verbessern, kann Ihr Alltagsleben deutlich bereichern, denn Sie werden lernen, gewöhnliche Routinen und Tätigkeiten mit Leichtigkeit zu absolvieren. Diese Art von Übungen wird Ihnen auch dabei helfen, die Kraft, Stabilität, Beweglichkeit und Ausdauer zu erlangen, die Sie für Ihre sportlichen Ziele brauchen. Indem Sie sich durch diese Übungen in hochintensiven funktionellen Trainingseinheiten auf Touren bringen, steigern Sie deren aeroben Effekt und erhöhen zudem Ihre Kraft und bauen Muskeln auf.

001 Kniebeuge

Oft wird die Kniebeuge – zusammen mit ihren vielen Varianten – als die „Königin aller Übungen" bezeichnet. Die Kniebeuge ist eine schweißtreibende Übung, die in nahezu jedes Workout passt – vom funktionellen Training bis hin zum Wettkampf-Bodybuilding mit schweren Gewichten. Sie ist eine Bewegung, die natürliche, alltägliche Bewegungsmuster nachahmt und dabei mehrere Gelenke und fast all Ihre Muskeln auf Trab bringt, vor allem aber die Oberschenkel und das Gesäß. Kniebeugen regelmäßig auszuführen, trägt dazu bei, eine ausgeprägte Core-Muskulatur zu entwickeln, die Kraft der unteren Körperteile zu steigern und die Funktionsfähigkeit der Gelenke zu verbessern. Kniebeugen können zudem Ihre mentale Belastbarkeit auf den Prüfstand stellen – versuchen Sie doch mal 20 technisch einwandfreie Wiederholungen. Die Übung sieht vielleicht einfach aus, aber achten Sie unbedingt auf eine saubere Ausführung: Eine schlampig absolvierte Kniebeuge belastet nur Ihre Hüfte, Knie und Fußgelenke.

→ SO GEHT'S

Es ist umstritten, wie tief man eine Kniebeuge ausführen sollte. Eine Faustregel: Senken Sie sich nur so weit ab, wie Sie eine aufrechte Wirbelsäule beibehalten können.

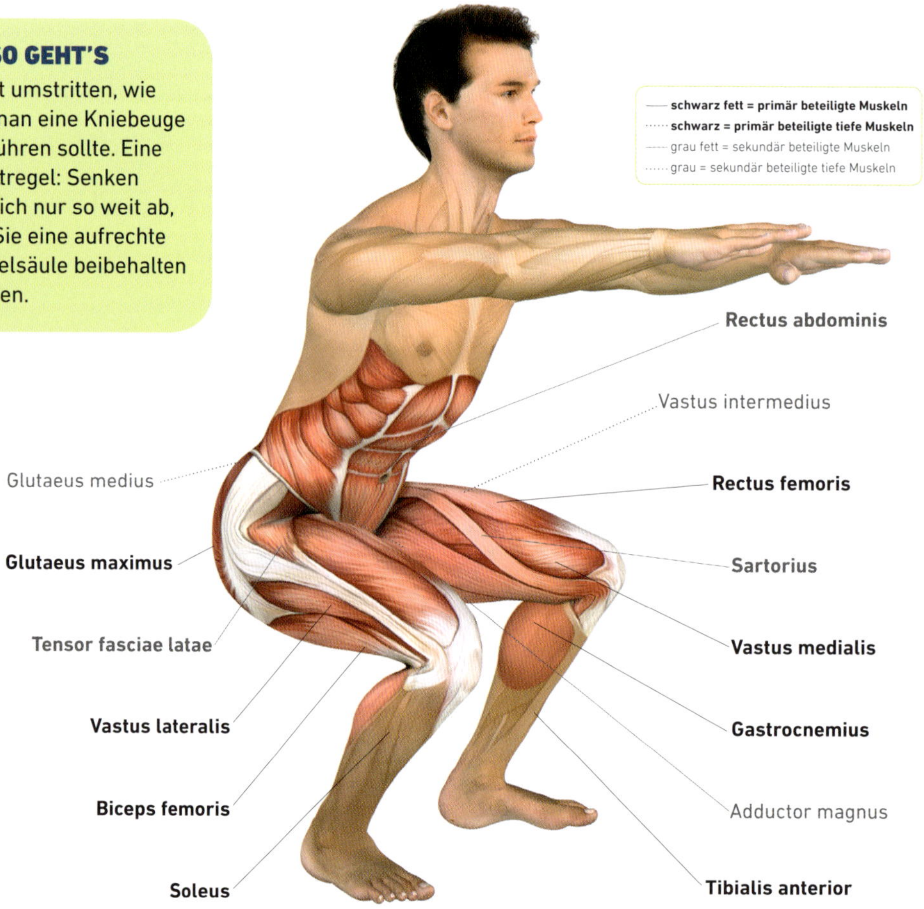

- Schulterbreit hinstellen, Füße und Beine sind parallel zueinander und die Knie ganz leicht gebeugt. Das Becken etwas nach vorn schieben und die Brust rausstrecken, die Schultern nach hinten und unten ziehen.
- Die Arme für das Gleichgewicht auf Schulterhöhe nach vorn ausstrecken. Die Zehen leicht nach oben ziehen, die Füße stehen fest auf dem Boden.

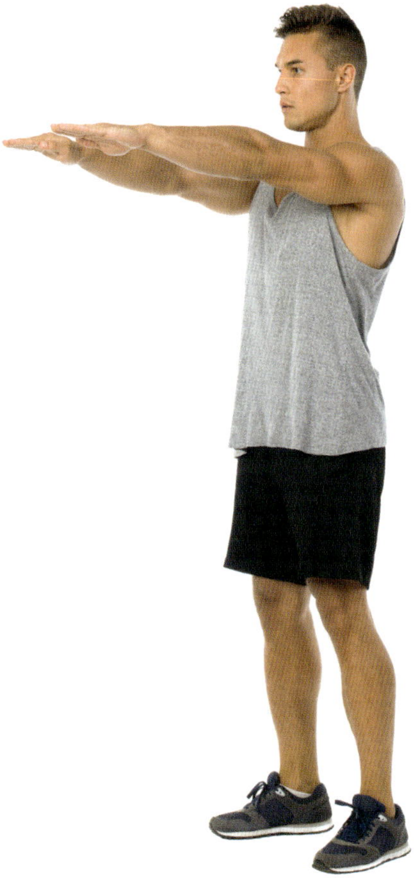

- Die Bauchmuskeln einziehen und in eine Kniebeuge absenken. Ihre Fersen bleiben dabei fest auf dem Boden und Ihre Brust so aufrecht, wie es geht. Dabei möglichst nicht nach vorn lehnen. Ausatmen und in die Startposition zurückkehren. Die vorgegebenen Wiederholungen absolvieren.

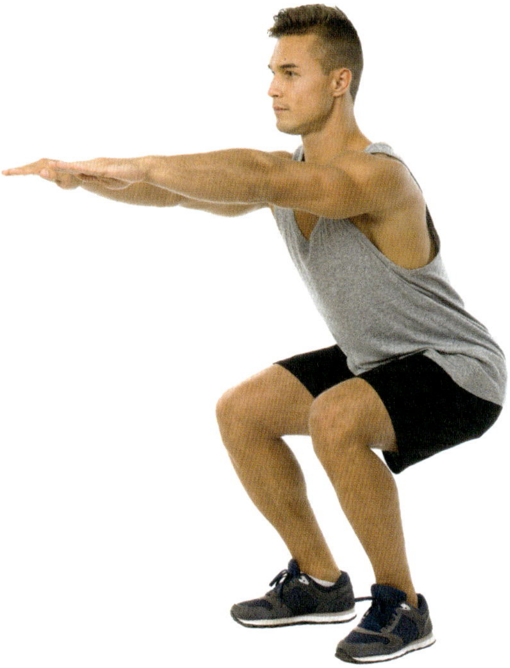

002

Goblet-Kniebeuge

Eine Kurzhantel oder eine Kettlebell senkrecht vor der Brust halten, mit beiden Händen einen Hantelkopf bzw. den Kettlebell-Griff fassen, als wäre die Hantel ein schwerer Kelch. Die Bauchmuskeln anspannen, die Hüfte zurückschieben und die Knie so weit beugen, dass die Oberschenkel parallel zum Boden stehen. Kurze Pause, dann in die Startposition hochdrücken und wiederholen.

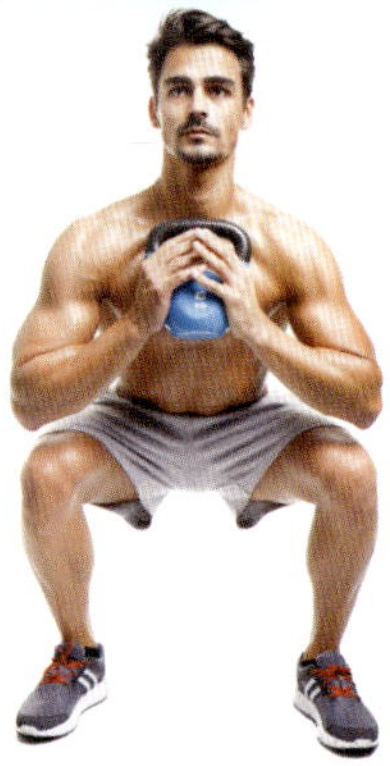

003

Kniebeuge mit Sandsack

Schulterbreit hinstellen und einen Sandsack vor der oberen Brust halten. Die Hüfte nach hinten schieben und die Knie beugen, um den Körper abzusenken, bis Ihre Oberschenkel parallel zum Boden stehen. Die Fersen in den Boden pressen und explosiv wieder hochdrücken.

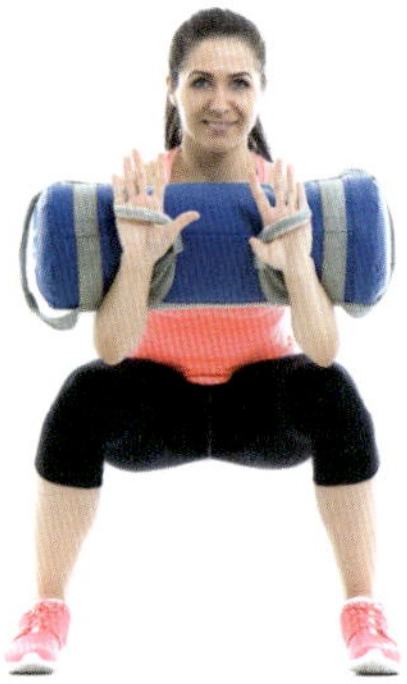

004

Kniebeuge mit Widerstandsband

Ein Widerstandsband unter beiden Füßen durchführen und in jeder Hand ein Ende halten. Schulterbreit hinstellen und die Hände auf Schulterhöhe anheben. Füße und Zehen nach vorn ausrichten, die Knie beugen und den Körper absenken. Mit geradem Rücken wieder in die Startposition aufrichten und wiederholen.

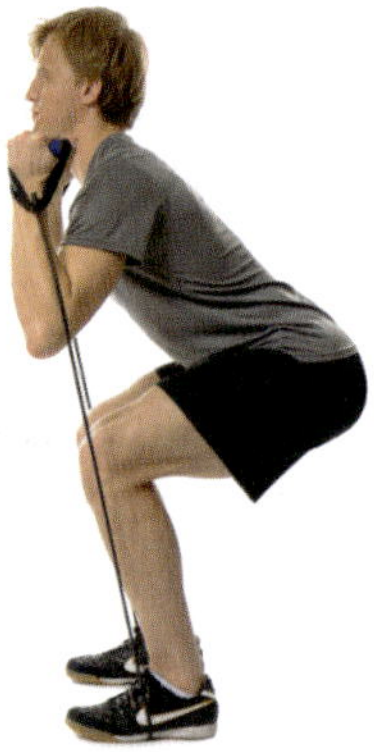

005

Kniebeuge und Rudern

Aufrecht hüftbreit hinstellen. In jeder Hand ein Ende eines Widerstandsbandes halten. Darauf achten, dass Ihr Rücken weder gebeugt noch überdehnt ist. In einer fließenden Bewegung die Knie beugen. Gleichzeitig die Ellbogen beugen und beide Bandenden zum Körper ziehen. Dabei den übrigen Körper ruhig und die Bauchmuskeln angespannt halten. Mit beiden Händen das Band noch näher an den Körper heranziehen. Flüssig zurück in die Startposition.

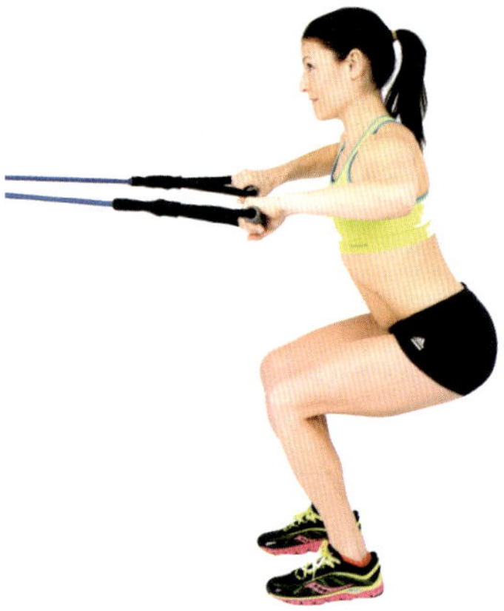

006 Kniebeuge und Drücken

Ein Widerstandsband um eine Kraftmaschine legen. Mit dem Rücken zur Maschine hüftbreit (oder etwas weiter) hinstellen und mit jeder Hand einen Griff fassen. Die Ellbogen beugen und den Widerstand des Bandes fühlen, während Sie beide Griffe auf Schulterhöhe anheben. In eine Kniebeuge gehen. Gleichzeitig beide Arme nach vorn gegen den Widerstand ausstrecken. Langsam die Knie strecken, die Spannung im Band lösen und die Arme zurück in die Startposition führen.

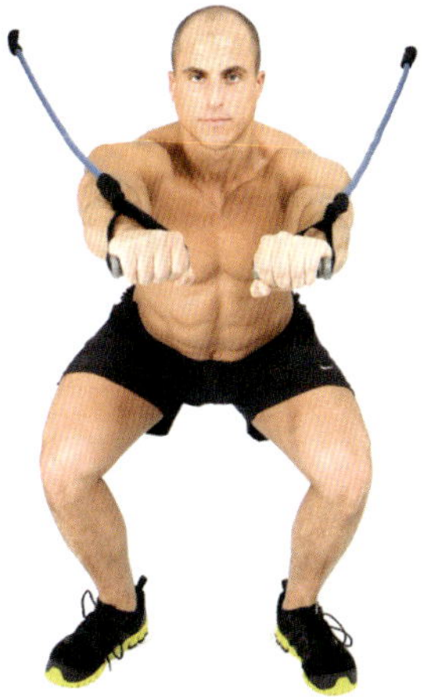

DER BOSU-BALL

Der Bosu-Ball ist eine luftgefüllte Halbkugel aus Gummi auf einer festen Platte. Sie können ihn mit der gewölbten Seite nach oben oder nach unten benutzen. Mit der Halbkugel nach oben wird der Ball zu einem instabilen Untergrund, bewegt sich selbst aber nicht. Mit der Halbkugel auf dem Boden wird das Ganze zu einer höchst wackligen Angelegenheit. Beide Seiten bieten funktionale Herausforderungen an den Gleichgewichtssinn.

007 Bosu-Kniebeuge

Erhöhen Sie das Schwierigkeitslevel, indem Sie eine Kniebeuge (Nr. 001) auf der gewölbten Seite eines Bosu-Balls ausführen.

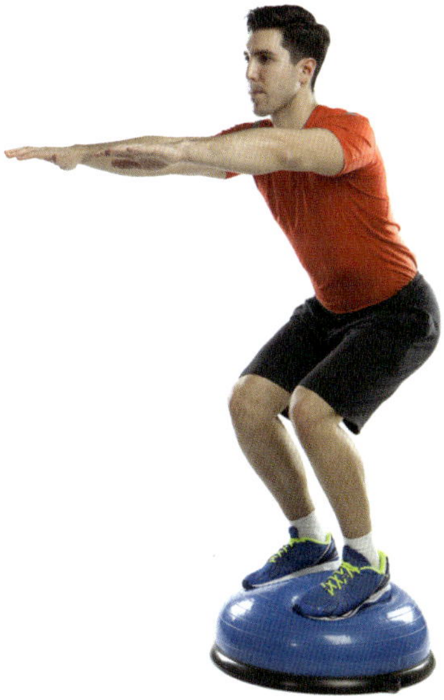

008 Einbeinige Kniebeuge

Hinstellen und die Arme auf Schulterhöhe gerade nach vorn ausstrecken. Das rechte Bein anheben und den Unterschenkel direkt oberhalb des Knies auf den linken Oberschenkel legen. Die Hüfte nach hinten schieben und den Körper so weit wie möglich absenken. Eine Sekunde lang halten, dann wieder in die Startposition hochdrücken.

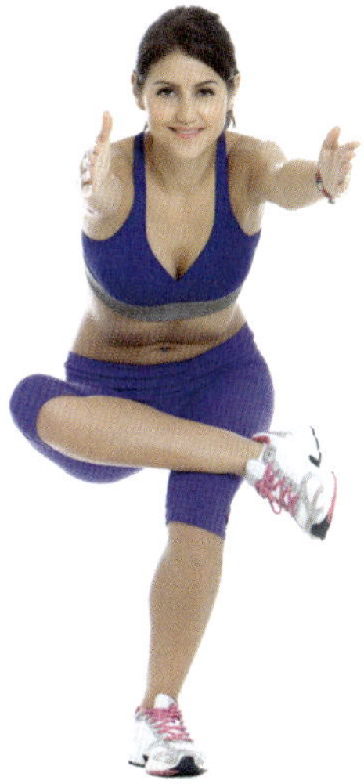

009

Pistol-Kniebeuge

Hinstellen und die Arme auf Schulterhöhe gerade nach vorn ausstrecken. Das rechte Bein vom Boden abheben und halten. Die Hüfte nach hinten schieben und den Körper so weit es geht absenken. Eine Sekunde lang halten, dann wieder in die Startposition hochdrücken.

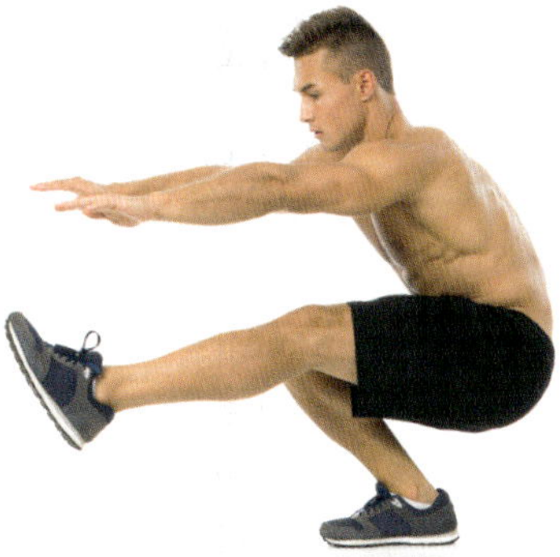

010

Kurzhantel-Kniebeuge

Mit jeder Hand eine Kurzhantel greifen und mit parallel zueinander ausgerichteten Füßen schulterbreit hinstellen. Ihre Knie zeigen in dieselbe Richtung wie Ihre Zehen. Die Knie beugen und den Körper in eine Kniebeuge absenken. In die Startposition aufrichten, dabei den Rücken gerade halten. Die Übung wiederholen.

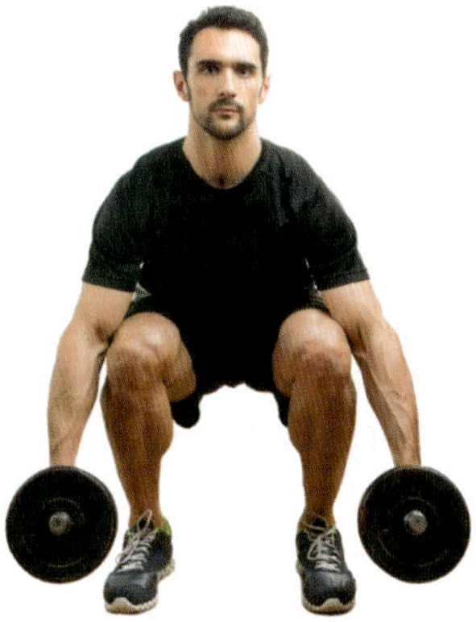

011

Power-Kniebeuge

Aufrecht hinstellen und einen Gewichtsball vor dem Körper halten. Das Gewicht auf den linken Fuß verlagern. Das rechte Knie beugen und den Fuß zum Gesäß heben. Die Ellbogen beugen und den Ball zum rechten Ohr anheben. Knie und Hüfte beugen und den Oberkörper nach links unten absenken. Dabei den Ball außen zum linken Knöchel führen. Mit Kraft aus dem linken Bein wieder aufrichten und Knie und Oberkörper strecken. Zurück zur Startposition und die Übung wiederholen.

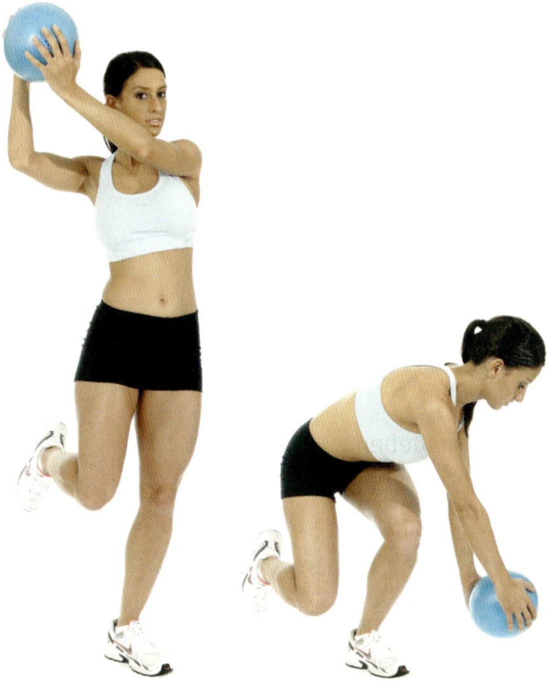

012 Langhantel-Kniebeuge

Die Langhantel-Kniebeuge ist die verbreitetste Kniebeuge mit Gewicht. Sie ist auch unter den Namen High-Bar- oder olympische Kniebeuge bekannt. Bei der Langhantel-Kniebeuge halten Sie die Hantelstange am unteren Nacken auf dem Trapezmuskel. Zu dieser Kniebeuge gibt es viele Varianten – entscheidend ist dabei, wo und wie Sie die Hantelstange halten. Bei einer Low-Bar-Kniebeuge etwa befindet sich die Stange tiefer an Ihrem Rücken, bei den Front-Versionen halten Sie sie vor Ihrer Brust. Egal, um welche Version es sich handelt – die Langhantel-Kniebeuge ist eine Schlüsselübung für das Training des unteren Körpers. Wie bei jeder Übung ist die Form ausschlaggebend und Sicherheit das oberste Gebot. Diese Art Move mit Gewicht verlangt einen hohen Grad an Beweglichkeit in Hüfte, Wirbelsäule und Schultern.

- Eine Langhantel so auf einem Rack platzieren, dass die Hantelstange sich auf Höhe Ihrer oberen Brust befindet. Den Körper unter die Stange bringen, die Knie beugen und die Hantel hinten auf die Schultern nehmen.
- Die Stange überschulterbreit greifen. Langsam die Beine strecken und aufrichten. Dabei die Hantel aus dem Rack heben und einen Schritt nach vorn machen.
- Schulterbreit stehen, die Knie beugen und, als wollten Sie sich hinsetzen, die Hüfte so weit nach hinten unten schieben, bis Ihre Oberschenkel parallel zum Boden stehen.
- Die Position eine Sekunde lang halten, dann aus den Fersen den Körper nach oben drücken. Dabei Hüfte und Knie strecken, bis Sie sich wieder in der Startposition befinden.
- Die vorgegebenen Wiederholungen absolvieren.

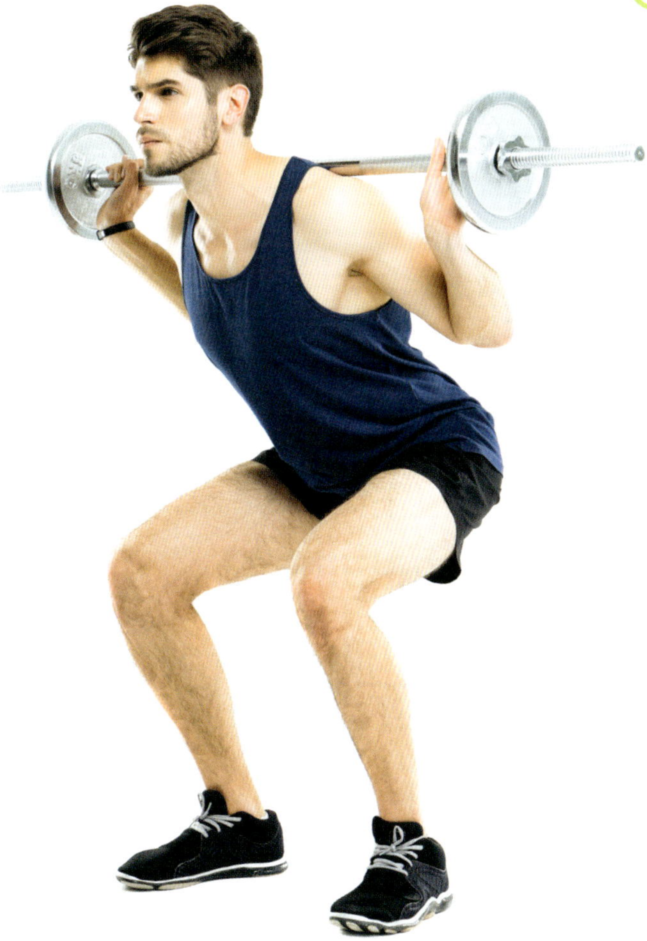

013 Frontkniebeuge mit Langhantel

Aufrecht hinstellen, eine Langhantel aus einem Rack heben und auf der oberen Brust ablegen. Die Unterarme vor der Brust kreuzen, die Oberarme stehen parallel zum Boden. Mit beiden Händen die Hantelstange nahe der jeweils gegenüberliegenden Schulter greifen. Die Füße schulterbreit auseinanderstellen, die Zehen zeigen leicht nach außen. Die Schultern nach hinten ziehen und die Brust vorstrecken, sodass Ihr Rücken gerade und Ihr Rumpf aufrecht ist. Jetzt eine Kniebeuge (Nr. 001) ausführen. Anschließend aus den Fersen heraus aufrichten und in die Startposition zurückkehren.

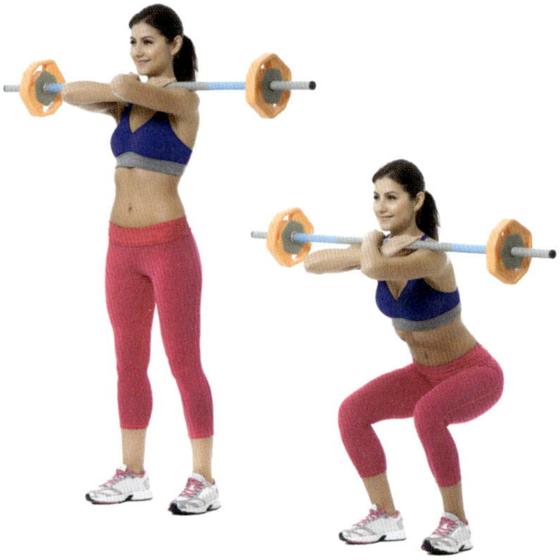

014 Kniebeuge am Schlingentrainer

Mit dem Gesicht zu einem Schlingentrainer stellen und die beiden Griffe fassen. Die Hüfte nach hinten unten absenken. Dann wieder in die Startposition hochdrücken.

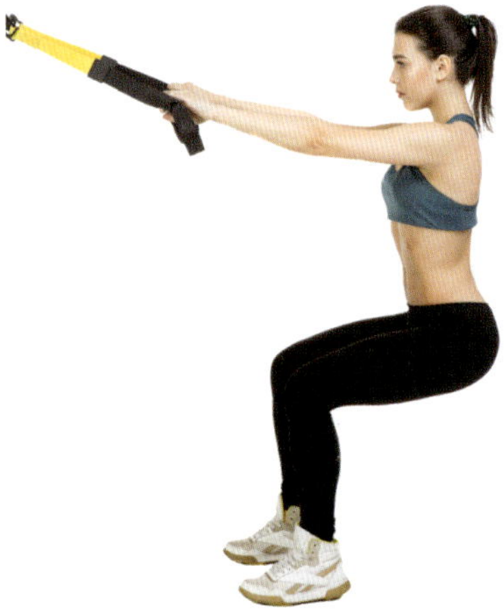

SCHLINGENTRAINING

Schlingentrainer, die auch Suspension-Trainer oder – unter ihrem Markennamen – TRX genannt werden, sind mittlerweile in nahezu allen Fitnessstudios zu finden. Diese Seil- und Schlingensysteme basieren auf Prinzipien, die aus dem Training mit einfachen Seilen bekannt sind. Es handelt sich um eine Trainingsform, bei dem der eigene Körper als Widerstand dient. Sie führen dabei eine Vielzahl von komplexen Übungen auf mehreren Bewegungsebenen durch und bauen Kraft auf, indem Sie funktionelle Bewegungsabläufe mit dynamischen Positionen kombinieren. Sie können selbstverständlich das Equipment Ihres Fitnessstudios nutzen, aber Schlingentrainer gibt es auch überall für den Einsatz zu Hause. Das Konzept ist simpel: Sie fassen die Griffe am Ende der Gurte oder legen Ihre Füße hinein und arbeiten dann mit Ihrem Körper gegen die Schwerkraft. Klassische Moves wie Kniebeuge, Ausfallschritt oder Liegestütz bekommen in der Ausführung mit dem Schlingentrainer ein Element der Instabilität. Und das hilft Ihnen, Muskeln aufzubauen und Fett zu verbrennen.

015 Einbeinige Kniebeuge am Schlingentrainer

Vor einen Schlingentrainer stellen und die beiden Griffe fassen. Ein Bein anheben und die Hüfte nach hinten unten absenken. Zurück in die Startposition. Anschließend die Seite wechseln.

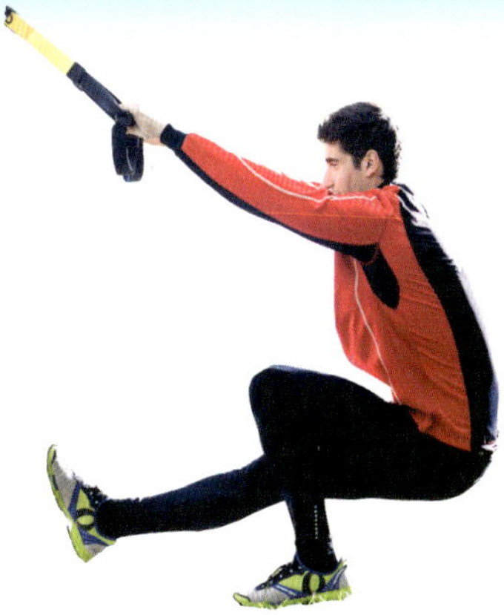

016 Kniebeuge mit Med-Ball

Mit beiden Händen einen Medizinball greifen. Schulterbreit hinstellen. Knie und Füße sauber nach vorn ausrichten. Die Knie beugen und den Körper in eine Kniebeuge absenken. Anschließend in die Startposition aufrichten. Dabei den Rücken gerade halten. Die Übung wiederholen.

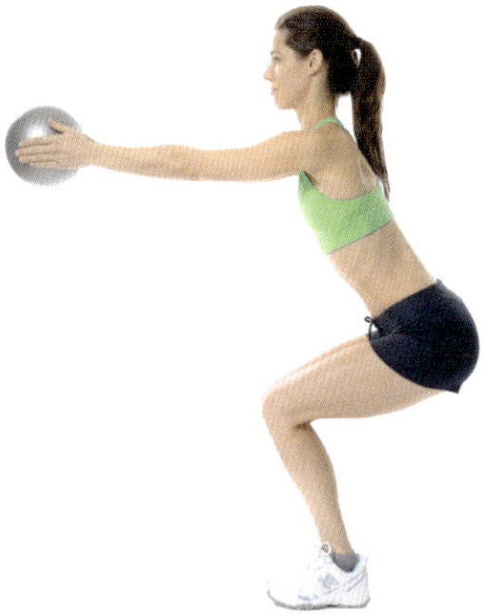

017 Stuhl-Kniebeuge

Mit dem Rücken zu einem Stuhl aufrecht hinstellen. Die Hände vor der Brust verschränken. Langsam in eine Kniebeuge absenken, bis Sie auf dem Stuhl sitzen. Kontrolliert wieder aufstehen und in die Startposition zurückkehren. Die Übung wiederholen.

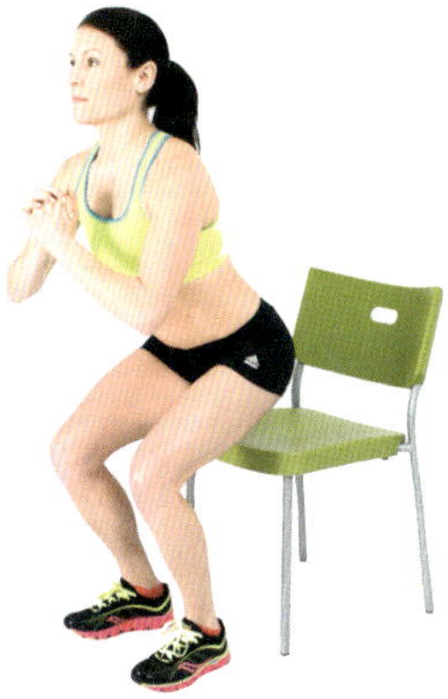

018 Stuhl-Kniebeuge mit Med-Ball

Führen Sie eine Stuhl-Kniebeuge (Nr. 017) aus. Dabei aber während der gesamten Übung als zusätzliche Herausforderung einen Med-Ball mit beiden Händen in Brusthöhe vor dem Körper halten.

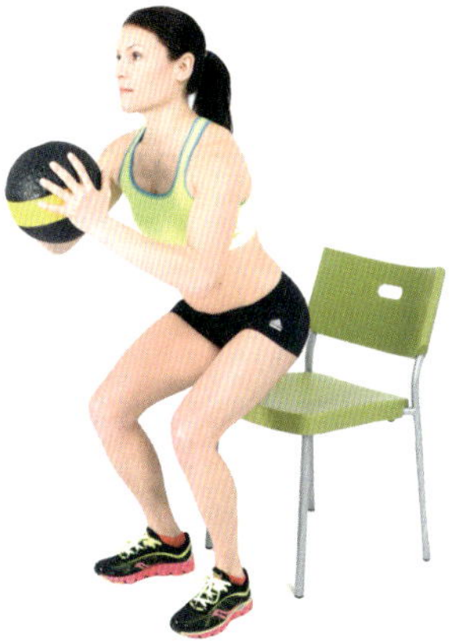

019 Kniebeuge am Step mit seitlichem Beinheben

Den rechten Fuß auf einen Step stellen. Eine Gewichtsscheibe oder einen Medizinball mit beiden Händen auf Hüfthöhe halten. Den Körper in eine Kniebeuge absenken. Dabei Knie und Zehen nach vorn ausgerichtet halten. Mit geradem Rücken wieder aufrichten und das Gewicht auf den rechten Fuß verlagern. Gleichzeitig das linke Bein gerade zur Seite anheben. Die gewünschten Wiederholungen absolvieren, dann die Übung auf dem anderen Bein ausführen.

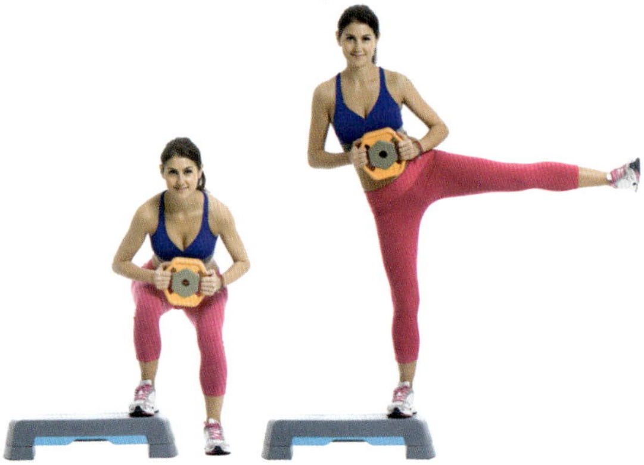

020 Sprung-Kniebeuge

Die Finger auf dem Hinterkopf platzieren und die Ellbogen nach hinten ziehen, sodass sie sich auf einer Linie mit Ihren Schultern befinden. Zur Sprungvorbereitung in eine Kniebeuge gehen und dann explosiv so hoch springen, wie Sie können. Bei der Landung sofort wieder in eine Kniebeuge gehen und erneut hochspringen.

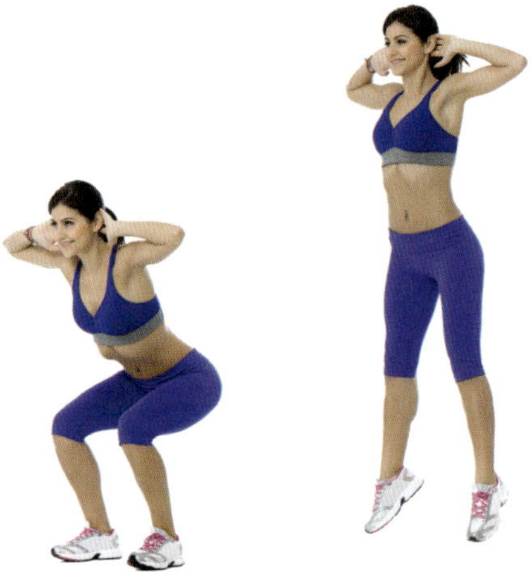

021 Sprung-Kniebeuge mit Widerstandsband

Aufrecht hinstellen und in jeder Hand ein Ende eines Widerstandsbandes halten. Ihre Füße stehen hüftbreit auseinander, Ihr Rücken ist weder gebeugt noch überdehnt. Die Arme nach hinten ziehen und gleichzeitig in eine Kniebeuge gehen. Dann explosiv so hoch wie möglich springen. Bei der Landung sofort wieder in eine Kniebeuge gehen und erneut hochspringen.

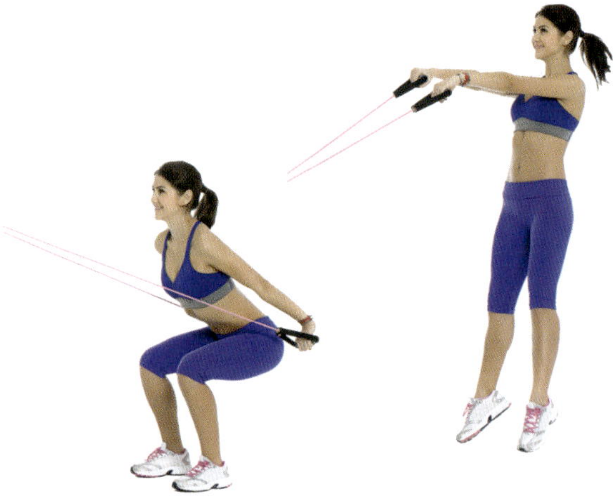

022 Sumo-Kniebeuge

Wie alle Kniebeugen ist auch die Sumo-Kniebeuge eine hervorragende Übung für den Unterkörper, die Oberschenkel, Gesäß und Waden in Form bringt. Die Ausführung ähnelt der klassischen Kniebeuge, aber Ihr Stand ist breiter und Ihre Fußspitzen sind so weit aufgedreht wie möglich. Diese Art der Kniebeuge – deren Name auf den Stand der japanischen Sumo-Ringer zurückgeht – richtet den Fokus Ihres Trainings auf die Innenseite der Oberschenkel. Wie immer gibt es auch hier zahlreiche Varianten, darunter auch solche mit Gewichten.

→ SO GEHT'S

Stellen Sie sich vor, Sie würden ein Buch auf dem Kopf balancieren. Das wird Ihnen dabei helfen, Ihre Brust aufrecht und das Gewicht Ihres Oberkörpers genau über der Hüfte zu halten.

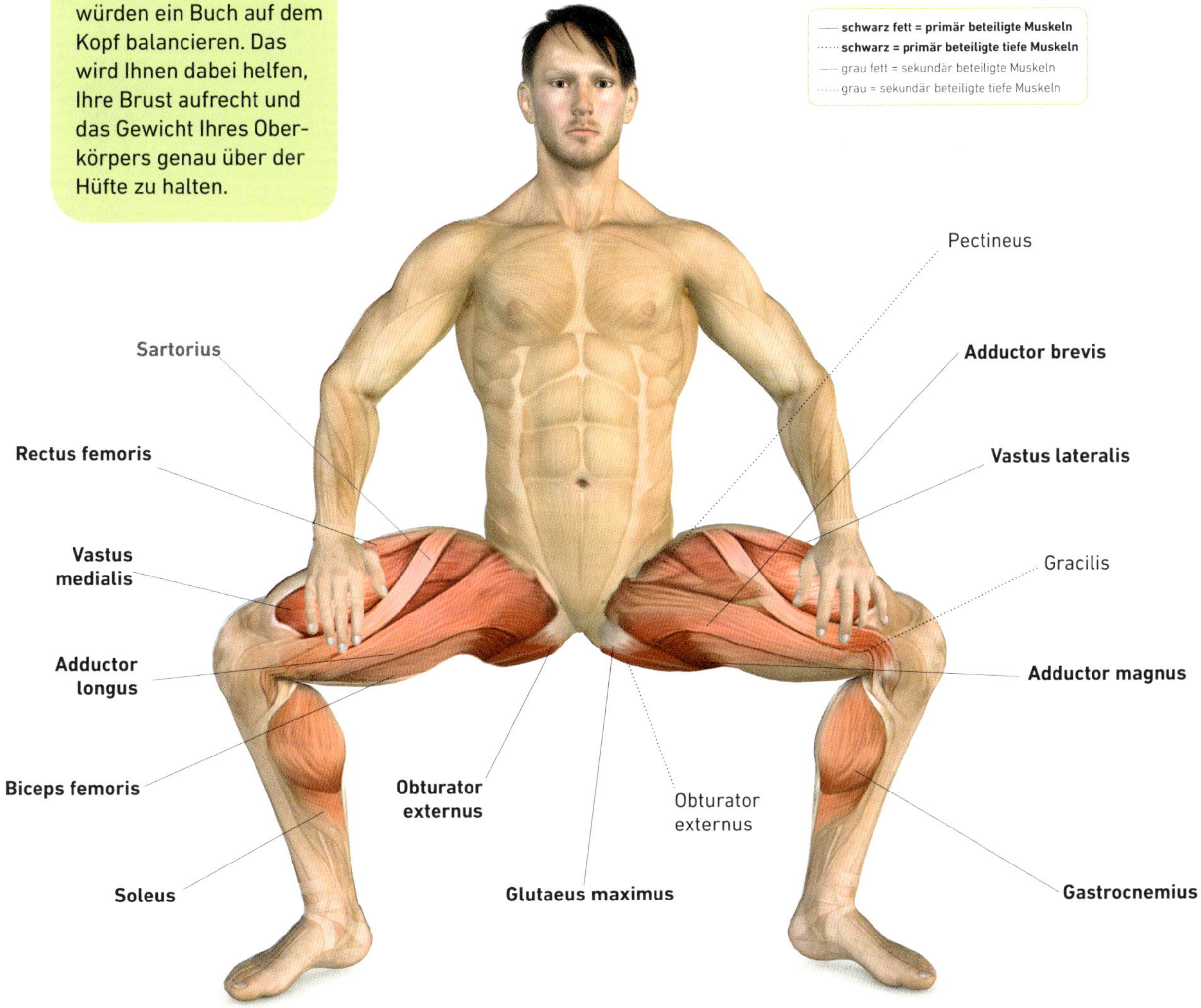

- Weiter als schulterbreit hinstellen, die Zehen zeigen nach außen. Die Knie leicht beugen und das Becken etwas vorschieben. Die Brust aufrichten und die Schultern nach hinten unten ziehen.
- Die Hände auf den Oberschenkeln platzieren.
- So tief in eine Kniebeuge gehen, dass Ihre Oberschenkel parallel zum Boden stehen. Das Gewicht liegt auf den Fersen.
- Am tiefsten Punkt der Kniebeuge den Körper aus den Fersen nach oben drücken. Das Gesäß und die inneren Oberschenkel anspannen und wieder zur Startposition aufrichten.

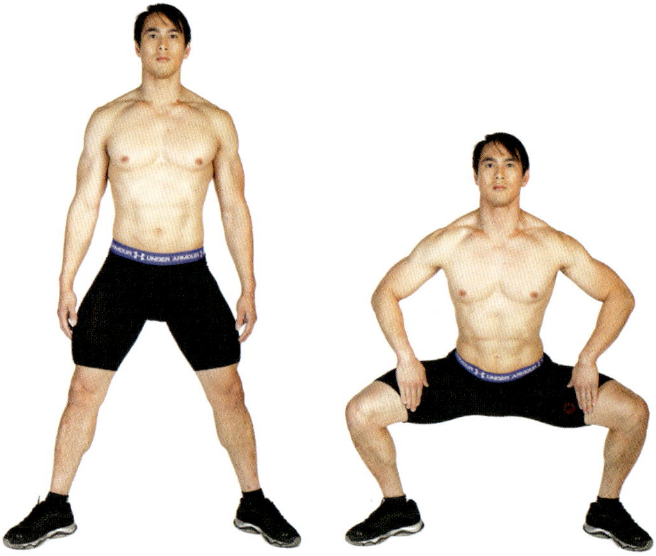

023 Stuhl-Plié

Einen breiten Stand hinter einem Stuhl einnehmen, die Zehen zeigen nach außen. Die Knie beugen und den Körper in eine Kniebeuge absenken. Dabei darauf achten, dass Knie und Zehen in dieselbe Richtung ausgerichtet bleiben. Wieder in die Startposition aufrichten. Den Rücken während der gesamten Übung gerade halten. Die Übung wiederholen.

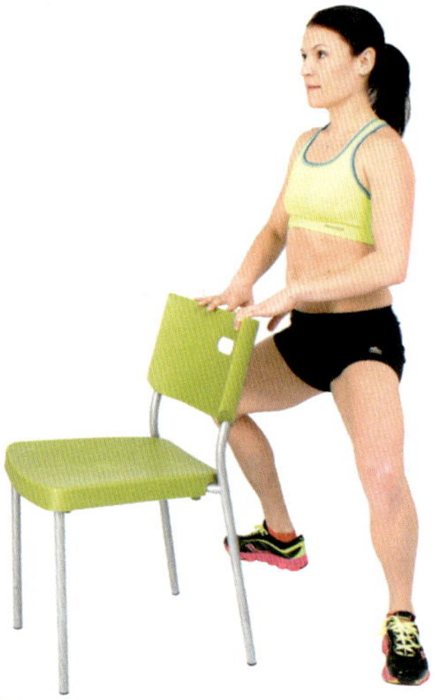

024 Sumo-Kniebeuge mit Seitbeuge

Starten Sie in der tiefen Position einer Sumo-Kniebeuge (Nr. 022). Den rechten Unterarm oberhalb des Knies auf dem rechten Oberschenkel ablegen. Den linken Arm über den Kopf zur rechten Seite führen. Dabei in der Hüfte zur Seite beugen. Diese Position zur Dehnung halten. Den linken Arm senken und auf dem linken Oberschenkel ablegen. Gleichzeitig den Kopf wieder in die Mitte bringen. Aus den Fersen heraus wieder aufrichten. Die Seite wechseln und die Übung wiederholen.

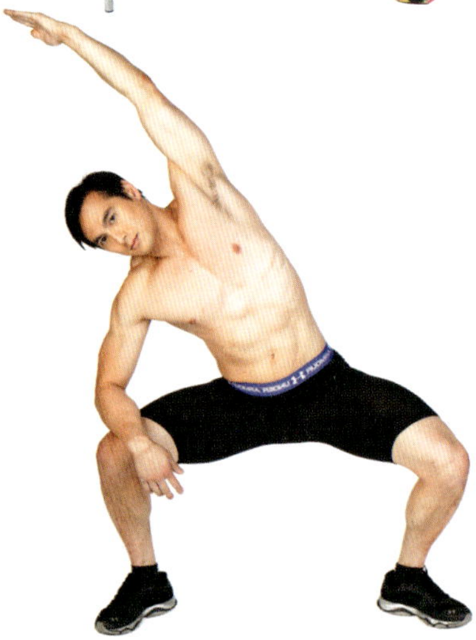

025 Sumo-Kniebeuge mit Berühren der Zehen

In eine Sumo-Kniebeuge (Nr. 022) gehen, dann nach vorn beugen und die Zehen berühren. Zur Startposition zurückkehren und die Übung wiederholen.

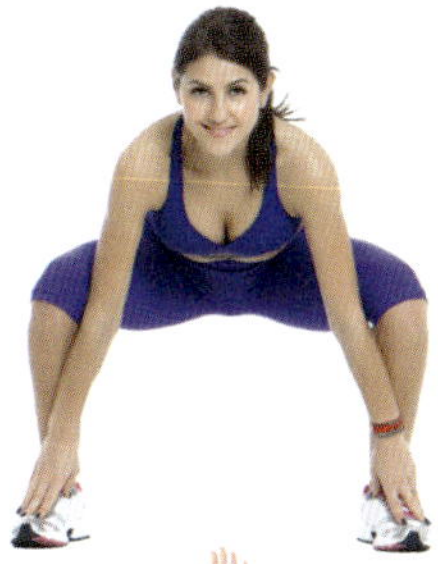

026 Sumo-Kniebeuge mit Berühren der Zehen und Armstrecken

In eine Sumo-Kniebeuge gehen und die Zehen berühren (Nr. 025). In der tiefen Position den Oberkörper aufdrehen und einen Arm zur Decke strecken. In die tiefe Position zurückkehren und dann den anderen Arm zur Decke strecken. Anschließend zurück in die Startposition.

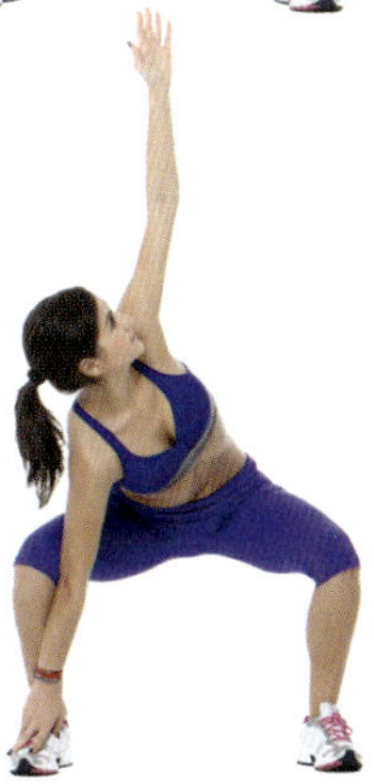

027 Sumo-Kniebeuge mit Med-Ball

Im Stand einen Medizinball auf Brusthöhe vor dem Körper halten. In eine Sumo-Kniebeuge (Nr. 022) gehen. Gleichzeitig die Arme mit dem Ball nach unten ausstrecken. Beim Aufrichten in die Startposition die Arme dann gerade nach oben strecken. Mit den Sumo-Kniebeugen fortfahren und dabei weiter den Ball zum Boden und zur Decke führen.

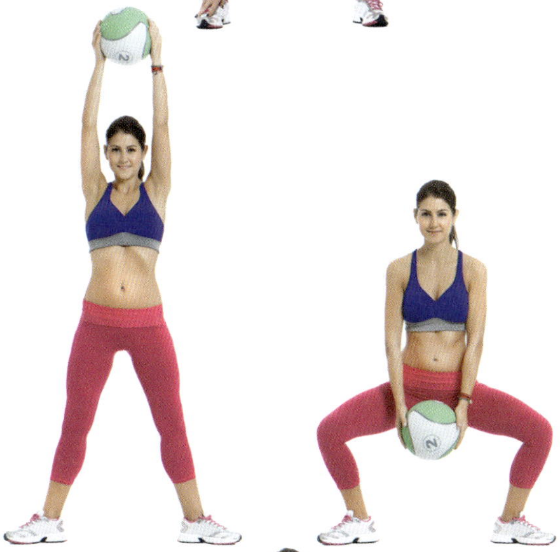

028 Sumo-Kniebeuge mit Gewicht

Ein Gewicht wie eine Kettlebell, eine Kurzhantel, eine Gewichtsscheibe oder einen Med-Ball mit beiden Händen halten. Dann eine Sumo-Kniebeuge (Nr. 022) ausführen.

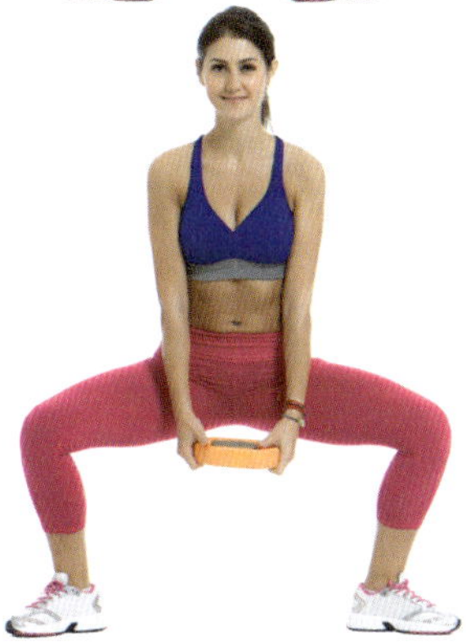

029 Split-Kniebeuge

Die Split-Kniebeuge wird aus einer Schrittstellung – ein Fuß steht vor dem anderen – heraus ausgeführt. Diese Übung wird oft mit einem Ausfallschritt verwechselt. Der Hauptunterschied zwischen den beiden liegt im hinteren Bein. Bei der Split-Kniebeuge bewegen Sie den hinteren Fuß während der gesamten Übung nicht. Beim Ausfallschritt arbeiten Sie mit beiden Beinen und spannen auch das hintere Bein bewusst an. Wie die normale Kniebeuge trainiert auch die Split-Kniebeuge Ihren Unterkörper, allerdings mit einer größeren Betonung auf den hinteren Oberschenkeln, dem Glutaeus medius und den äußeren schrägen Bauchmuskeln. Zudem bleibt Ihr Rücken bei einer sauber ausgeführten Split-Kniebeuge aufrechter.

→ SO GEHT'S

Während der gesamten Übung sollten Ihre Knie in dieselbe Richtung zeigen wie Ihre Füße. Ihr Oberkörper sollte so aufrecht wie möglich bleiben, wenn Sie in die Kniebeuge gehen.

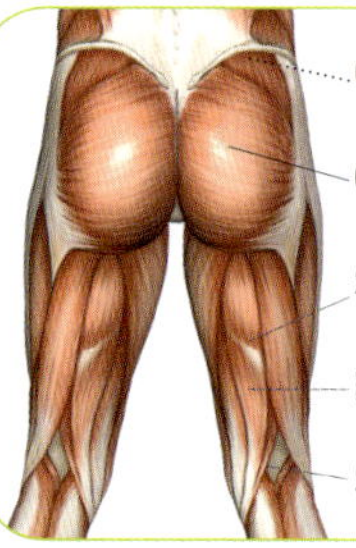

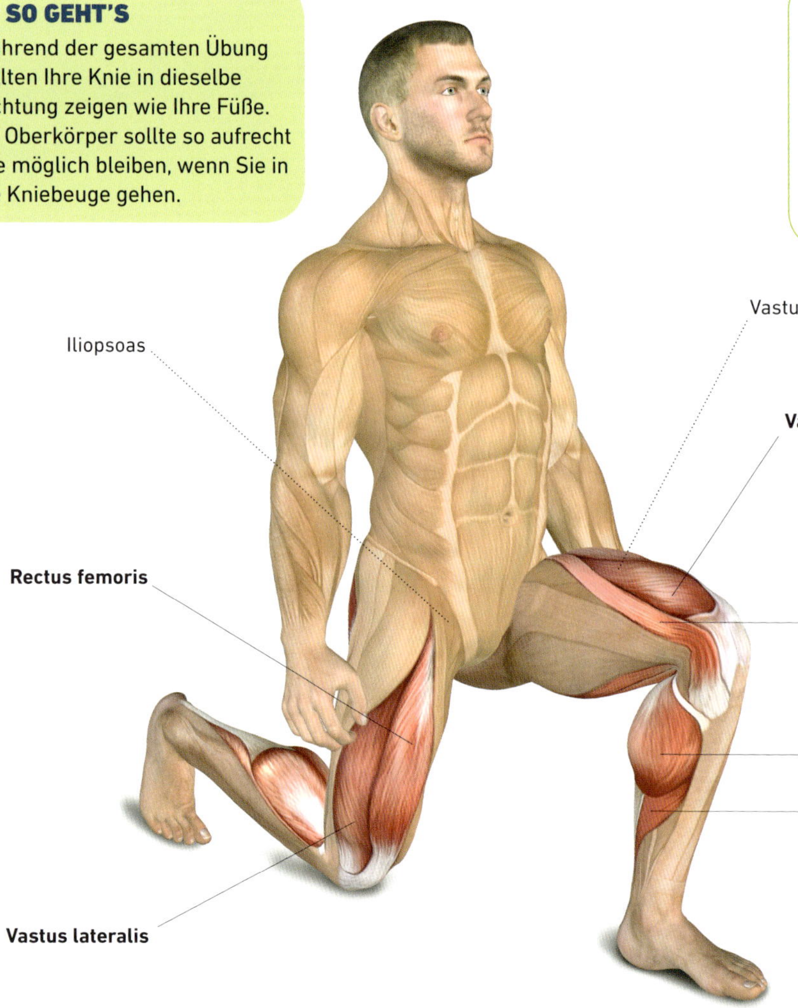

— schwarz fett = primär beteiligte Muskeln
…… schwarz = primär beteiligte tiefe Muskeln
— grau fett = sekundär beteiligte Muskeln
…… grau = sekundär beteiligte tiefe Muskeln

- Aufrecht hinstellen. Die Füße weit auseinandersetzen, ein Fuß steht vor dem anderen.
- In eine Kniebeuge gehen. Dazu das vordere Knie und die Hüfte beugen. Gleichzeitig das hintere Knie so weit beugen, dass es den Boden fast berührt. Die Ferse hebt dabei vom Boden ab. Das vordere Bein wieder strecken und aufrichten. Die vorgegebenen Wiederholungen absolvieren, dann die Beinstellung wechseln.

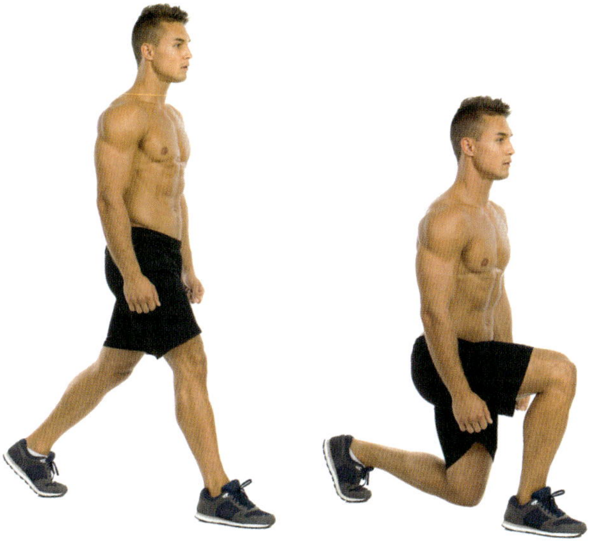

030 Split-Kniebeuge mit Kurzhanteln

In jeder Hand eine Kurzhantel am langen Arm neben dem Körper halten, die Handflächen zeigen zueinander. Eine Split-Kniebeuge (Nr. 029) ausführen. Die tiefe Position kurz halten, dann so schnell wie möglich zurück in die Startposition. Beinwechsel und die Übung wiederholen. In der Folge abwechselnd die gewünschte Anzahl an Wiederholungen absolvieren.

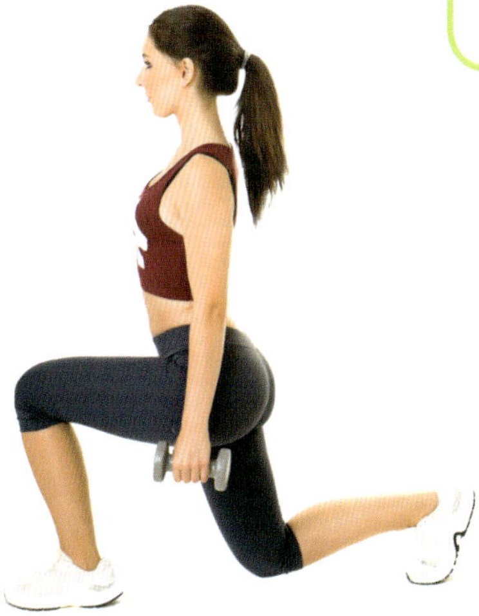

031 Split-Kniebeuge und Rudern mit Band

Eine Schrittstellung einnehmen. In jeder Hand ein Ende eines Widerstandsbandes halten, das Band steht unter Spannung. Das hintere Bein beugen und in eine Split-Kniebeuge gehen. Gleichzeitig die Ellbogen beugen und die beiden Bandenden zum Körper ziehen. Den Körper stabil halten und die Bauchmuskeln bewusst anspannen. Dabei das Band noch weiter zum Körper ziehen. In einer fließenden Bewegung zurück zur Startposition. In der Folge die gewünschten Wiederholungen ausführen. Anschließend Beinwechsel.

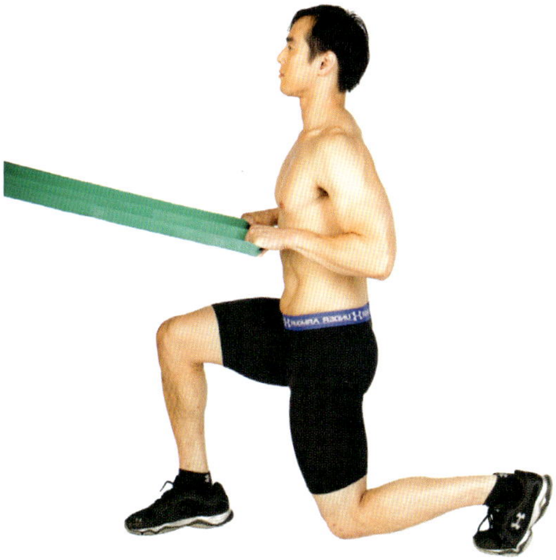

032 Split-Kniebeuge und Curl mit Band

Den rechten Fuß mittig auf ein Widerstandsband stellen und in jeder Hand ein Ende des Bandes straff halten. Eine Split-Kniebeuge (Nr. 029) ausführen. Gleichzeitig die Ellbogen beugen und die beiden Bandenden zu den Schultern ziehen. Den Körper stabil halten und die Bauchmuskeln weiter anspannen. Dabei das Band noch dichter zu den Schultern ziehen. In einer fließenden Bewegung zurück zur Startposition. In der Folge die gewünschten Wiederholungen ausführen. Anschließend das andere Bein auf das Band stellen.

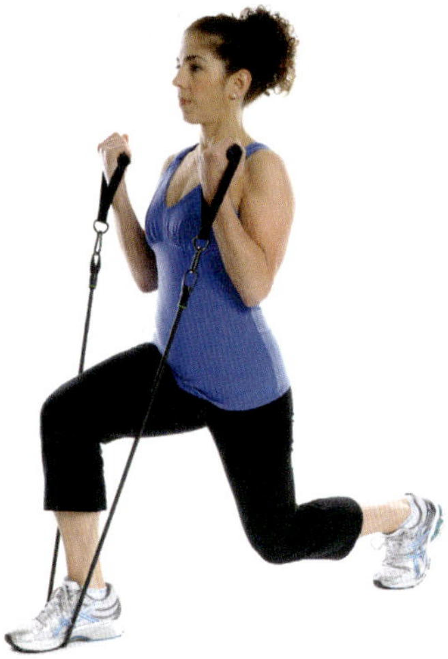

033 Split-Kniebeuge mit Med-Ball

Einen Medizinball mit beiden Händen halten, die Arme sind nach vorn unten gestreckt. In eine Split-Kniebeuge (Nr. 029) gehen. Dabei die Arme auf Schulterhöhe anheben. Wieder aufrichten und die Arme absenken.

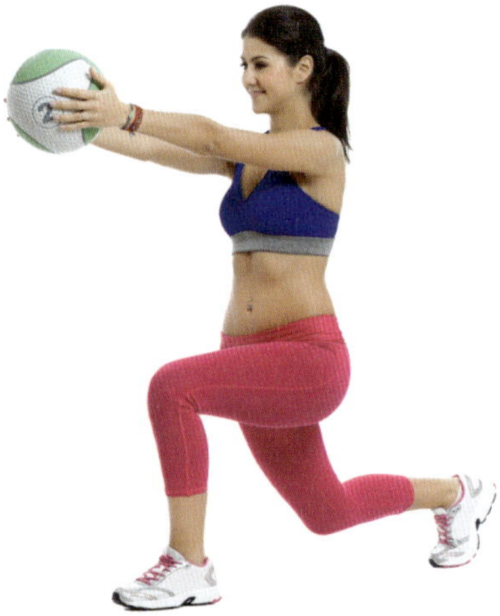

034 Split-Kniebeuge mit Sandsack über Kopf

Einen Sandsack mit beiden Händen greifen und mit gestreckten Armen vor dem Körper halten. Eine Schrittstellung einnehmen. Beide Knie beugen und den Körper in eine Split-Kniebeuge absenken. Gleichzeitig die Arme über den Kopf nach oben strecken, sodass der Sandsack nach hinten klappt. Flüssig zurück in die Startposition und die gewünschten Wiederholungen absolvieren. Danach das Bein wechseln und die Übung mit dem anderen Bein hinten ausführen.

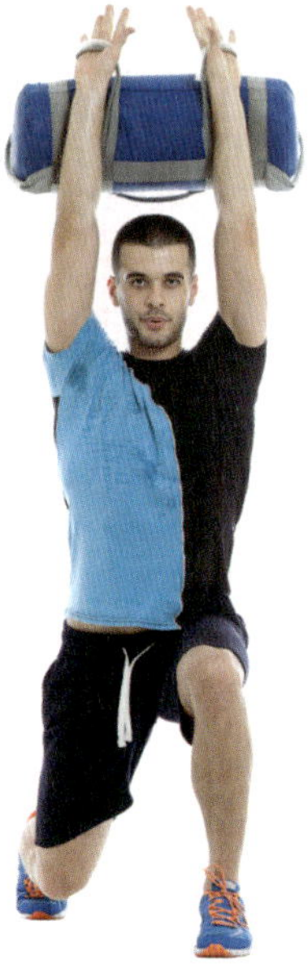

035 Bulgarische Split-Kniebeuge

Bei der bulgarischen Split-Kniebeuge steht Ihr hinterer Fuß auf einer Erhöhung. Daher ist die Übung auch unter dem Namen Split-Kniebeuge mit erhöhtem hinterem Fuß bekannt. Wenn Sie wieder einmal zu lange vor dem Computer gehockt haben und die Auswirkungen spüren – das lange Sitzen verkürzt die Hüftbeuger und den Quadrizeps –, dann kann diese Variante der Kniebeuge ein Gegenmittel sein. Sie wirkt diesen Muskelverkürzungen entgegen und erhöht Kraft und Beweglichkeit von Hüftbeugern und Quadrizeps, ohne dabei den unteren Rücken übermäßig zu belasten.

- In Schrittstellung hinstellen, der rechte Fuß steht hinten. Den Ballen (oder den Spann) des rechten Fußes auf eine Erhöhung setzen, zum Beispiel einen Step oder eine Trainingsbank. Sie können nur mit Ihrem Körpergewicht arbeiten oder ein zusätzliches Gewicht wie eine Gewichtsscheibe oder einen Med-Ball in den Händen halten.
- Beide Knie beugen und den Körper gerade absenken.
- In einer flüssigen Bewegung zurück in die Startposition. Die gewünschten Wiederholungen absolvieren. Anschließend Beinwechsel.

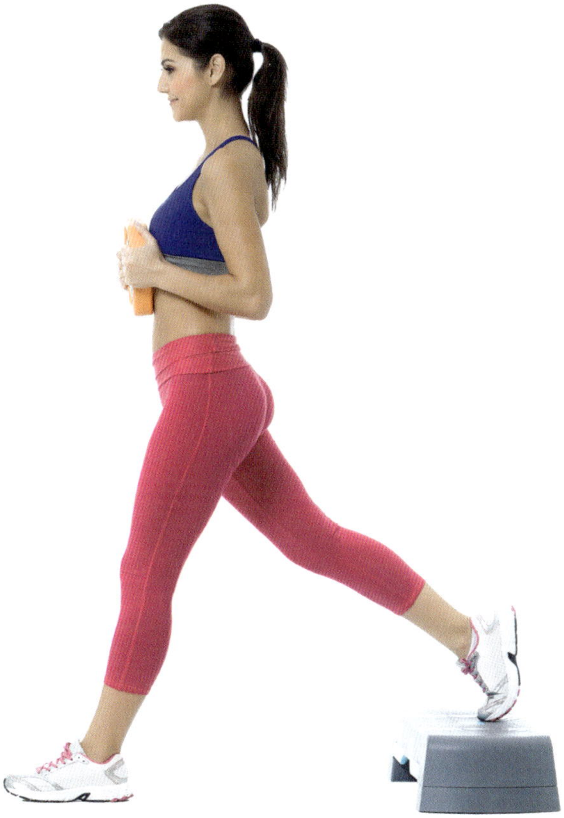

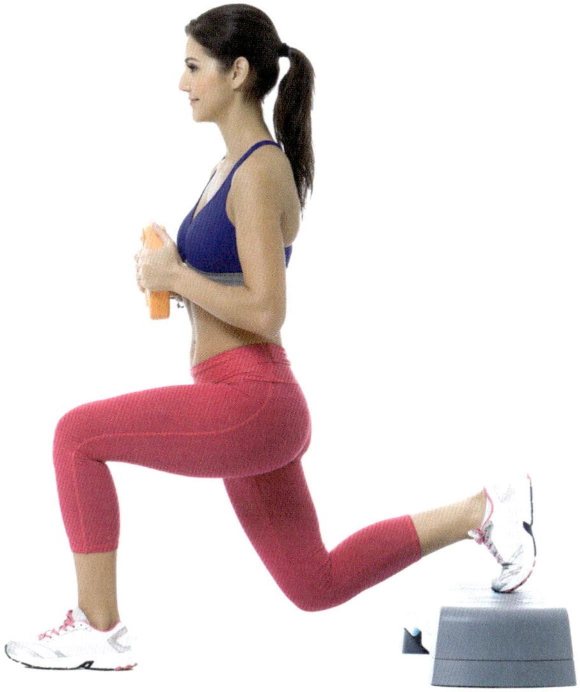

036 Bulgarische Split-Kniebeuge mit Gymnastikball

In Schrittstellung wie bei einem Ausfallschritt hinstellen, dabei den Rücken einem Gymnastikball zuwenden. Den Spann des hinteren Fußes auf dem Ball ablegen. Jetzt den Körper so weit absenken, dass das vordere Knie rechtwinklig gebeugt ist. Die Oberschenkel anspannen, um die Balance zu halten. Anschließend die Übung mit dem anderen Fuß auf dem Ball ausführen.

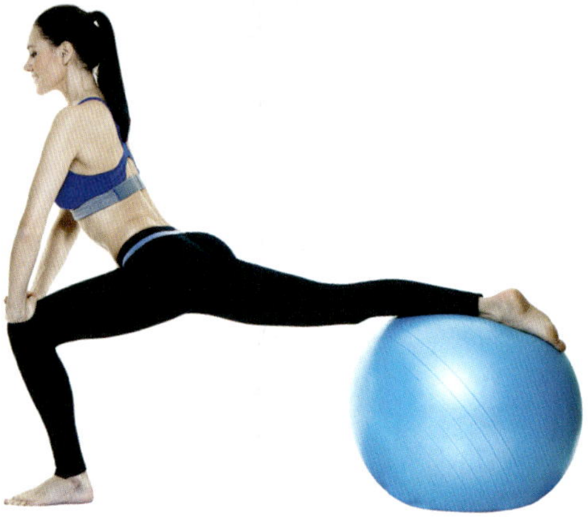

037 Bulgarische Split-Kniebeuge und Drücken über Kopf

In Schrittstellung hinstellen. Die Ellbogen rechtwinklig beugen. Eine bulgarische Split-Kniebeuge (Nr. 035) ausführen. Gleichzeitig beide Arme über den Kopf nach oben strecken. In einer flüssigen Bewegung zur Startposition zurückkehren. Die gewünschte Anzahl an Wiederholungen absolvieren. Danach die Übung mit dem anderen Fuß auf dem Step durchführen.

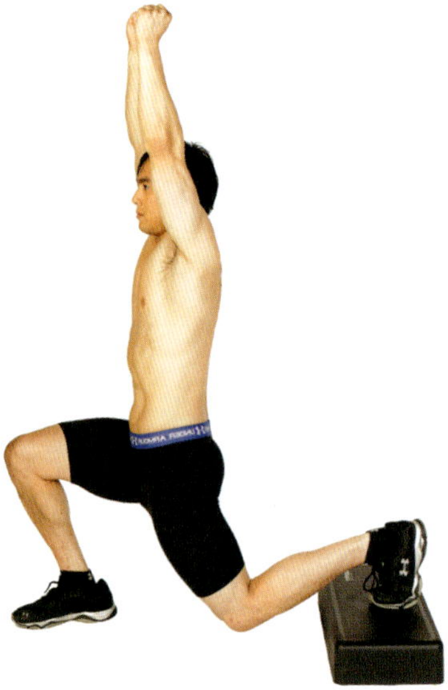

038 Bulgarische Split-Kniebeuge und Kurzhantel-Drücken über Kopf

In Schrittstellung hinstellen und in jeder Hand eine Kurzhantel halten. Eine bulgarische Split-Kniebeuge (Nr. 035) ausführen. Gleichzeitig die Hanteln bis zur Streckung der Arme nach oben drücken. In einer flüssigen Bewegung zur Startposition zurückkehren. Dann die gewünschte Anzahl an Wiederholungen absolvieren. Anschließend Beinwechsel.

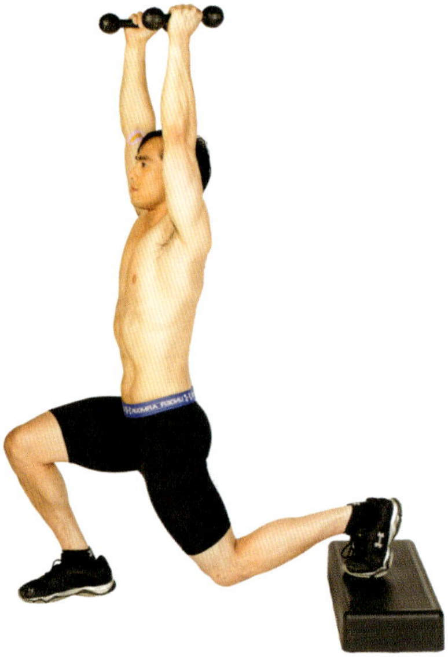

039 Kniebeuge an der Wand

Als Variation der klassischen Kniebeuge ist die Kniebeuge an der Wand eine hervorragende Übung, um Anfängerinnen und Anfängern das Gefühl für eine perfekte Kniebeuge zu vermitteln, ehe sie sich anspruchsvolleren Versionen der Kniebeuge zuwenden. Versuchen Sie, fünf Sätze zu schaffen, in denen Sie jeweils eine Minute lang sitzen – im Lauf der Zeit werden Sie Ihre Core-, Rücken- und Beinmuskulatur kräftigen und Ihre Beweglichkeit in Knien und Hüfte erhöhen. Und das alles führt dazu, dass Sie tiefere Kniebeugen machen können.

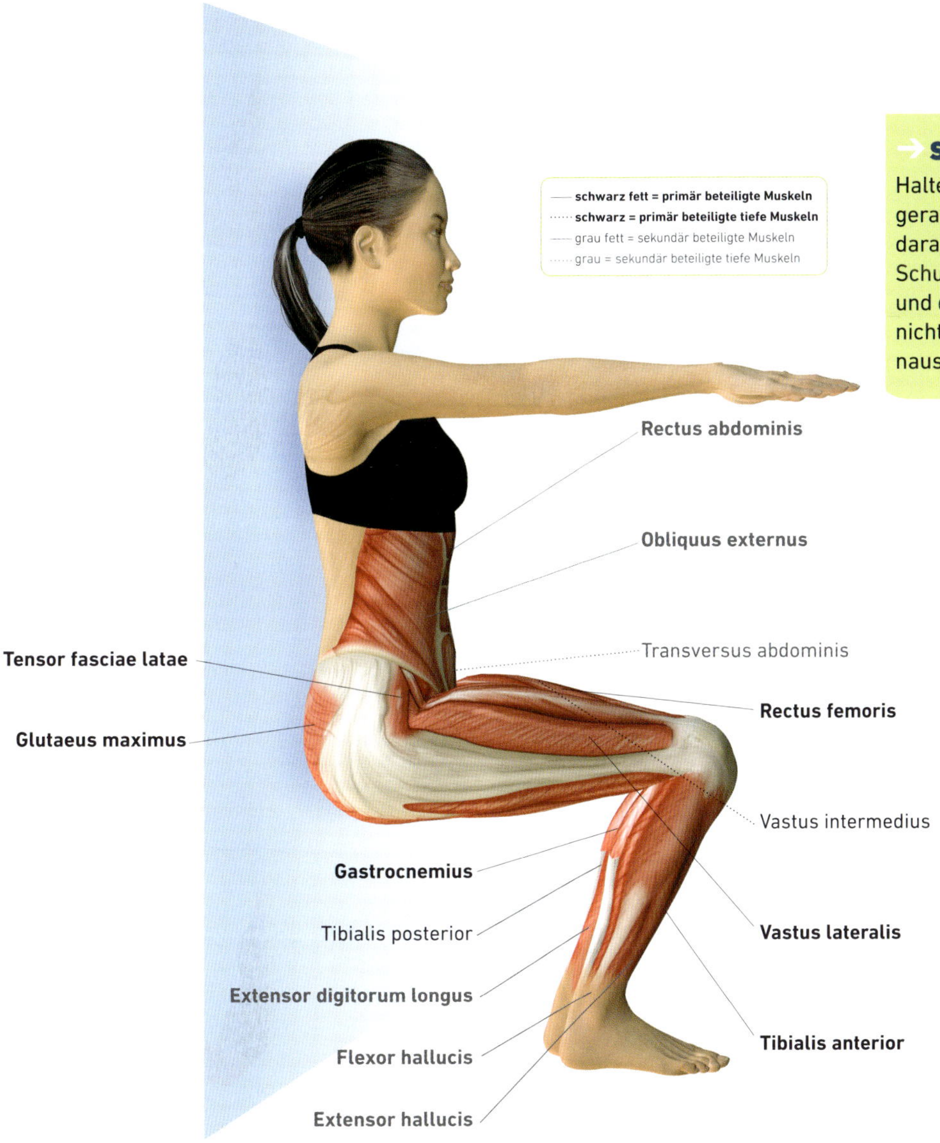

→ SO GEHT'S

Halten Sie Ihren Rücken gerade und achten Sie darauf, dass sich Ihre Schultern nicht runden und dass sich Ihre Knie nicht über Ihre Zehen hinaus nach vorn schieben.

- Mit dem Rücken an eine Wand stellen, die Füße zeigen leicht nach außen. Die Knie ganz leicht beugen, das Becken etwas vorschieben, die Brust aufrichten und die Schultern nach hinten unten ziehen.
- Die Arme gerade nach vorn strecken.
- In eine Kniebeuge gehen, bis die Oberschenkel parallel zum Boden stehen. Das Gewicht liegt die ganze Zeit über auf den Fersen.
- In der tiefen Stellung aus den Fersen wieder hochschieben, dabei Gesäß und innere Oberschenkel angespannt halten. In die Startposition zurückkehren.

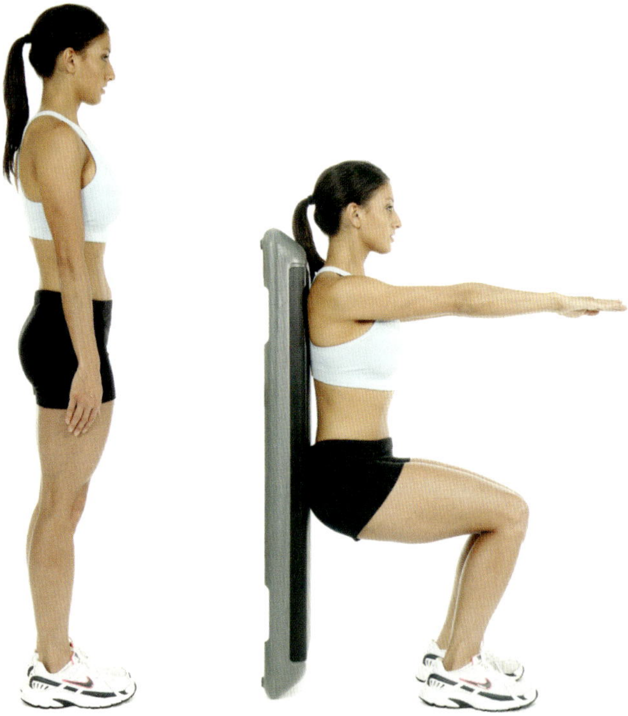

040 Kniebeuge an der Wand mit Gymnastikball

Mit dem Rücken zu einer Wand hinstellen und einen Gymnastikball zwischen Rücken und Wand halten. Die Füße stehen ungefähr hüftbreit auseinander und ein Stück vor den Hüften. Die Arme auf Schulterhöhe gerade nach vorn ausstrecken. Langsam die Knie beugen und den Körper in eine Sitzposition absenken. Dabei den eingeklemmten Ball an der Wand nach unten rollen. Bis zehn zählen, dann wieder in die Startposition hochdrücken und den Ball mit den Schultern nach oben rollen.

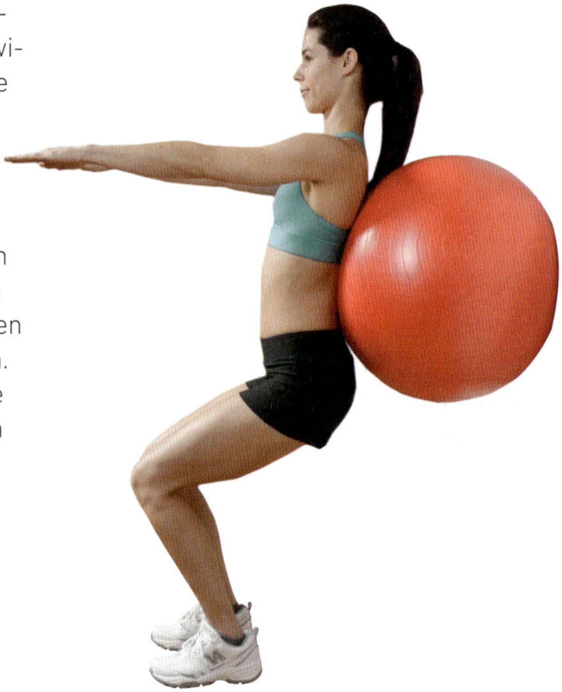

041 Kniebeuge an der Wand mit Gymnastikball und Bizeps-Curl

Mit dem Rücken zu einer Wand stehen, einen Gymnastikball mit dem Rücken an der Wand halten. Mit jeder Hand eine Kurzhantel greifen. Die Füße ein Stück vor dem Körper platzieren. Die Knie beugen und den Körper in Richtung Boden absenken, dabei die Hanteln zur Brust curlen. Darauf achten, dass der Ball beim Absenken fest eingeklemmt ist. Die Beine strecken und wieder in den Stand aufrichten. Die Arme strecken und die Hanteln neben dem Körper absenken.

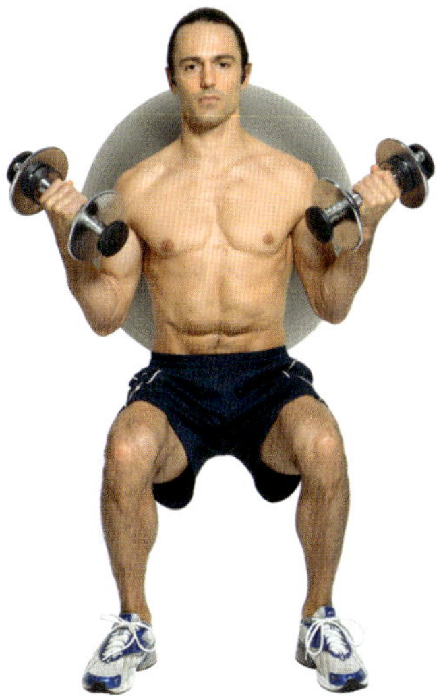

042 Einbeinige Kniebeuge an der Wand mit Gymnastikball und Bizeps-Curl

Eine Kniebeuge an der Wand mit Gymnastikball und Bizeps-Curl (Nr. 041) ausführen, aber zusätzlich ein Bein gerade nach vorn ausstrecken und so halten. Bei der nächsten Wiederholung das andere Bein strecken.

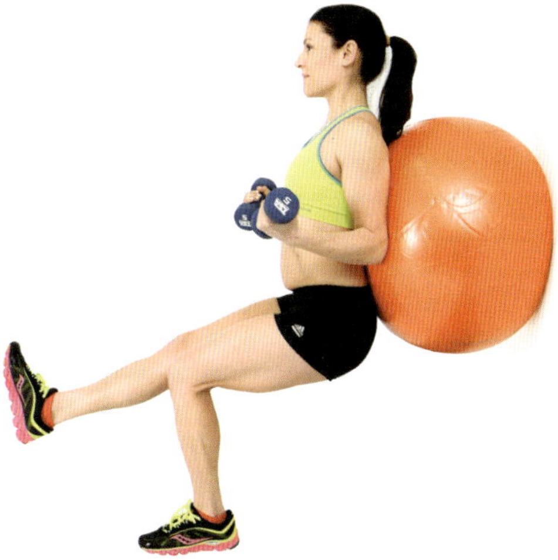

DER RICHTIGE GYMNASTIKBALL

Ein Gymnastikball ist ein aufblasbarer elastischer Kunststoffball, den man vielseitig einsetzen kann, beispielsweise im Kardio-, Kraft- und Fitnesstraining, für Balanceübungen oder in der Physiotherapie. Es gibt ihn in verschiedenen Größen zwischen etwa 35 und 85 Zentimetern Durchmesser. Die besten Ergebnisse werden Sie mit dem richtigen Ball für Ihre Größe erzielen. Die genauen Maße variieren von Hersteller zu Hersteller, aber die Tabelle rechts gibt Ihnen eine erste Orientierung. Bei vielen Bällen ist eine Luftpumpe im Lieferumfang enthalten – achten Sie beim Aufpumpen darauf, dass der Ball fest wird, aber auf Druck noch nachgibt.

IHRE GRÖSSE	Ø DES BALLS
Bis 1,40 m	35 cm
1,40–1,55 m	45 cm
1,55–1,70 m	55 cm
1,70–1,80 m	65 cm
1,75–1,90 m	75 cm
Ab 1,90 m	85 cm

043

Ausfallschritt

Der Ausfallschritt umfasst eine wichtige Gruppe von Übungen, die Ihren Unterkörper kräftigen und Sie auf alltägliche körperliche Aktivitäten vorbereiten. Es gibt eine Unzahl von Varianten, die alle Ihre Gesäßmuskulatur, den Quadrizeps und die hinteren Oberschenkel fordern. Wenn Sie diese großen Muskelgruppen regelmäßig trainieren, bringen Sie obendrein Ihren Stoffwechsel auf Trab. Beginnen Sie mit dem Ausfallschritt nach vorn – denken Sie einfach, Sie wollten Ihre Schnürsenkel binden. Diese hochfunktionelle Übung ahmt das Bewegungsmuster des Gehens nach, stellt aber zusätzlich Anforderungen an den Gleichgewichtssinn. Für eine saubere Ausführung sollten Sie Ihre Core-Muskulatur ebenfalls anspannen: Um das Becken kontrolliert kippen zu können, während Sie eine Hüfte beugen und die andere strecken, müssen die Muskeln von Hüften, Bauch und unterem Rücken zusammenarbeiten.

→ SO GEHT'S

Entspannen Sie Ihre Schultern. Das hilft Ihnen dabei, Ihren Rücken aufrecht zu halten. Halten Sie außerdem Ihr Kinn oben und blicken Sie auf einen Punkt vor Ihnen. Auf diese Weise vermeiden Sie es, nach unten zu schauen und so den Nacken und den oberen Rücken zu runden.

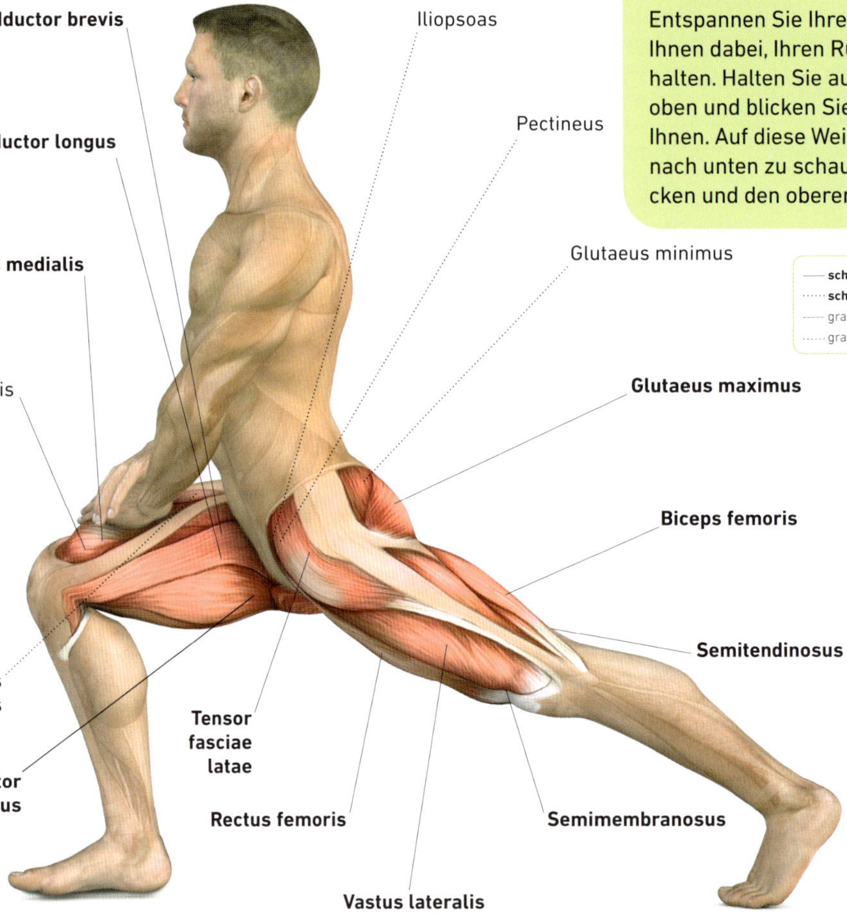

schwarz fett = primär beteiligte Muskeln
schwarz = primär beteiligte tiefe Muskeln
grau fett = sekundär beteiligte Muskeln
grau = sekundär beteiligte tiefe Muskeln

- Schulterbreit hinstellen, die Knie sind ganz leicht gebeugt. Das Becken leicht vorschieben, die Brust aufrichten und die Schultern nach hinten unten ziehen.
- Mit dem rechten Bein einen großen Schritt machen. Gleichzeitig den Körperschwerpunkt nach vorn verlagern, sodass die Ferse zuerst aufsetzt.
- Den Körper absenken, bis der rechte Oberschenkel parallel zum Boden steht. Mit dem linken Knie einmal leicht den Boden berühren, das Gewicht bleibt auf der rechten Ferse.
- Die rechte Ferse in den Boden drücken und aus der Ferse heraus wieder in die Startposition aufrichten.
- Den nächsten Ausfallschritt mit links machen.

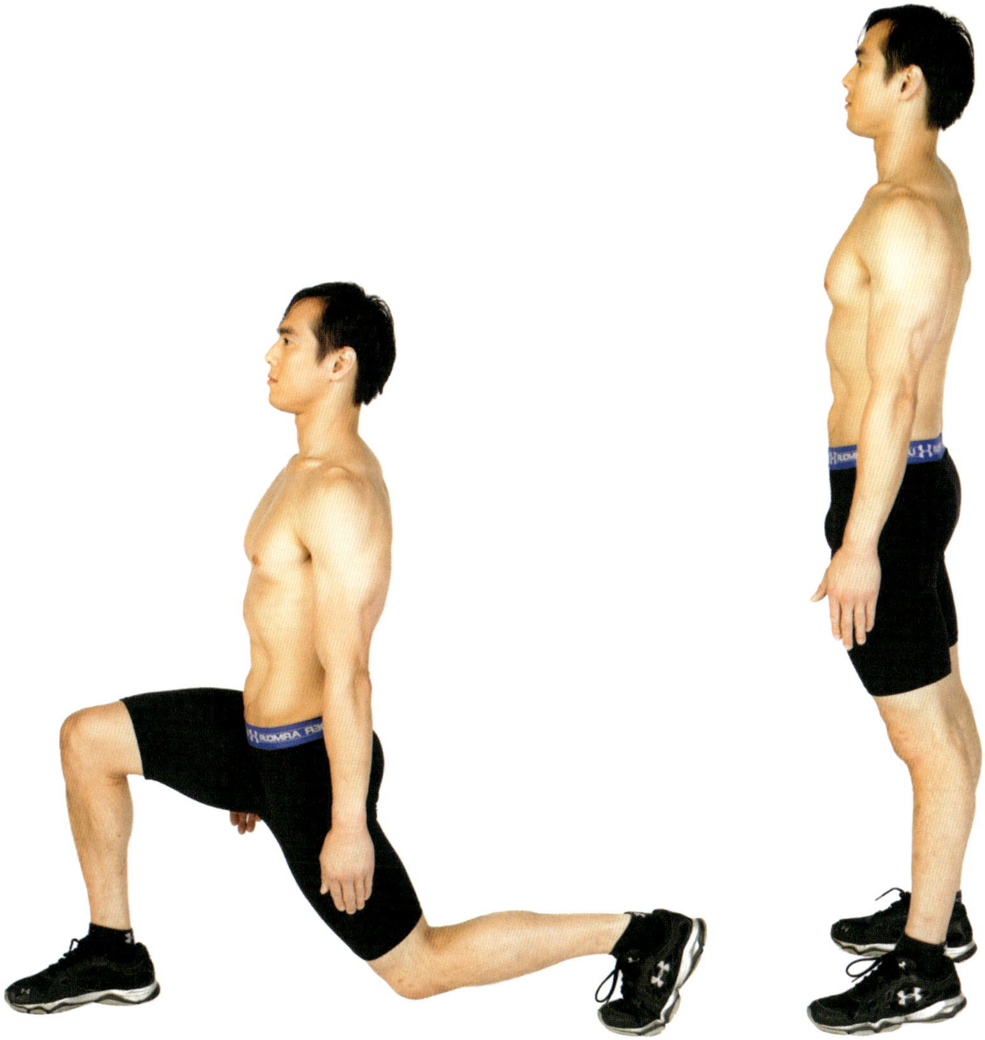

044 Ausfallschritt mit Drehung

Mit rechts einen Ausfallschritt (Nr. 043) ausführen. In der tiefen Position beide Hände auf der Innenseite des rechten Fußes auf dem Boden platzieren. Dann den Oberkörper aufdrehen und den linken Arm in einer Kreisbewegung in Richtung Decke bewegen. Zurück in die tiefe Position. Anschließend wieder aufrichten und die Seite wechseln.

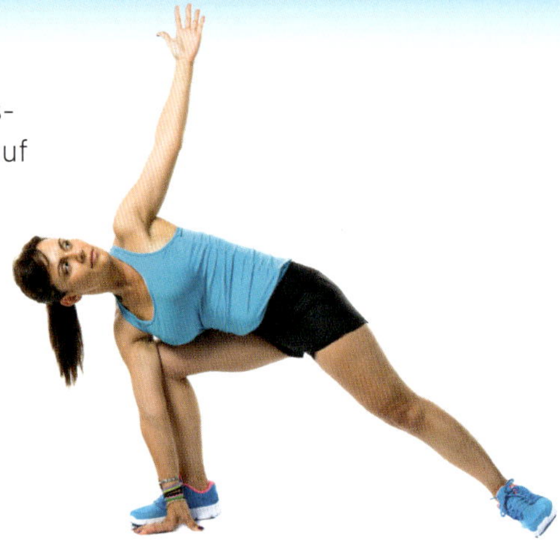

045 Ausfallschritt mit gestreckten Beinen

Schulterbreit hinstellen. Die Knie leicht beugen und das Becken etwas vorschieben. Die Brust aufrichten und die Schultern nach hinten unten ziehen. Den rechten Fuß einen großen Schritt nach vorn setzen, dabei beide Beine weitgehend gestreckt halten. Den Oberkörper über dem rechten Bein nach vorn beugen und die Hände auf dem Knie abstützen. Wieder in den Stand aufrichten und die Seite wechseln.

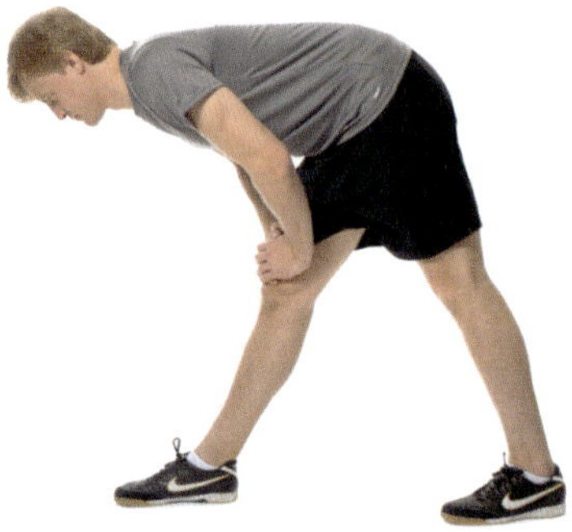

046 Ausfallschritt mit gestreckten Beinen und Bodenberührung

Einen Ausfallschritt mit gestreckten Beinen (Nr. 045) ausführen, dabei aber nicht auf dem vorderen Knie abstützen, sondern den Oberkörper so weit vorbeugen wie möglich. Ziel ist es, die Hände rechts beziehungsweise links neben dem vorderen Fuß flach auf den Boden zu legen. In die Startposition zurückkehren und die Übung auf der anderen Seite wiederholen.

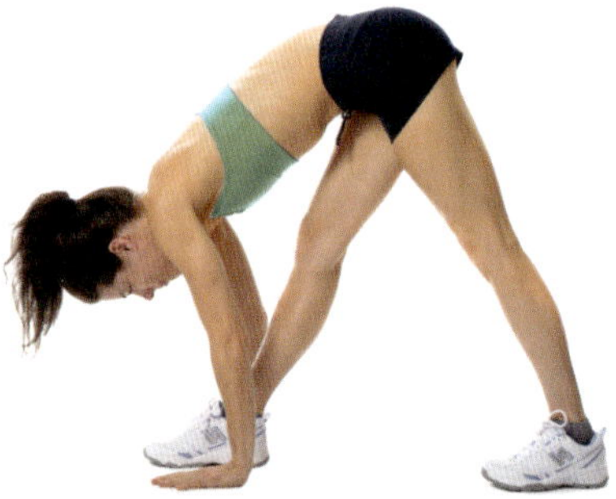

047 Ausfallschritt mit Med-Ball

Mit geschlossenen Füße hinstellen und mit beiden Händen einen Medizinball vor der Brust halten. Den linken Fuß weit nach vorn setzen und in einen Ausfallschritt gehen. Mit geradem Rücken vorlehnen und den Ball in die rechte Hand nehmen. Dann den Ball unter dem linken Oberschenkel hindurch an die linke Hand übergeben. Zurück in die Startposition und Seitenwechsel.

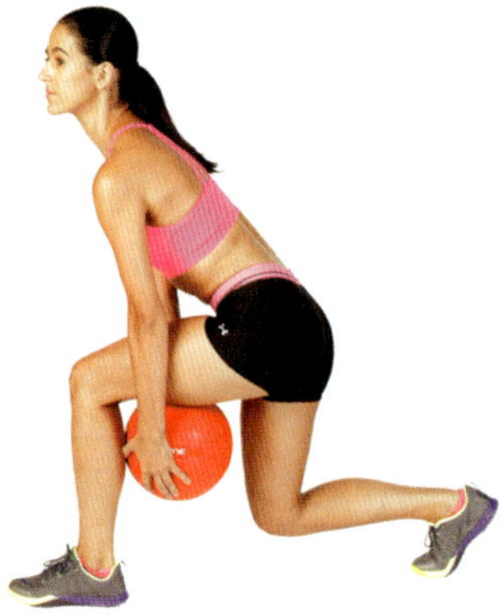

048 Ausfallschritt mit Anheben des hinteren Beins

Einen Ausfallschritt (Nr. 043) ausführen, das rechte Bein ist vorn. Das rechte Bein wieder strecken. Dabei den Oberkörper leicht nach vorn lehnen und das hintere Bein anheben, bis es nahezu parallel zum Boden steht. Zurück in die Startposition und die Übung auf der anderen Seite wiederholen.

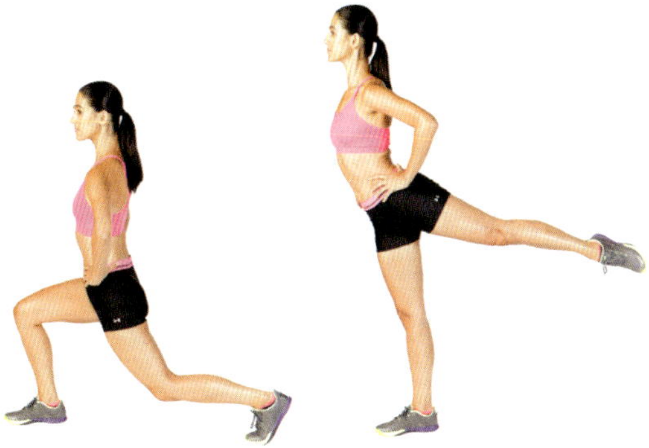

049 Ticktack-Ausfallschritte

Einen Ausfallschritt (Nr. 043) ausführen, dann zur Startposition zurückkehren. Einen umgekehrten Ausfallschritt (Nr. 059) ausführen. Zurück in die Startposition und die Ausfallschritte mit dem jeweils anderen Bein wiederholen.

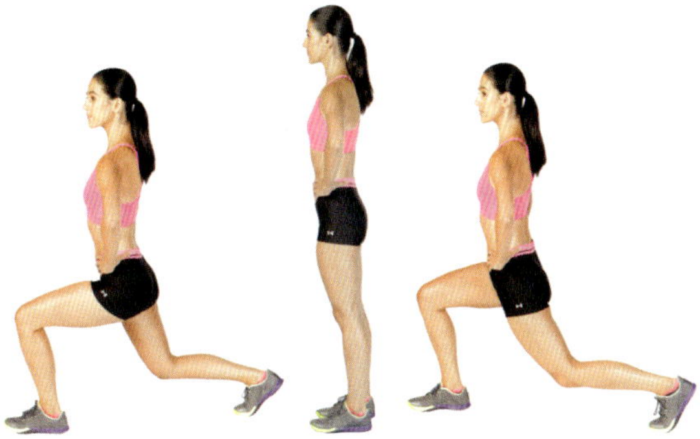

050 Gedrehter Ausfallschritt

Schulterbreit hinstellen und die Arme zur Seite ausstrecken, die Handflächen zeigen nach unten. Einen Ausfallschritt (Nr. 043) mit rechts ausführen, den Rumpf nach rechts drehen und mit der rechten Hand die linke Ferse berühren. Gleichzeitig den rechten Arm gestreckt zur Decke heben. Zurück zur Startposition und die Seite wechseln.

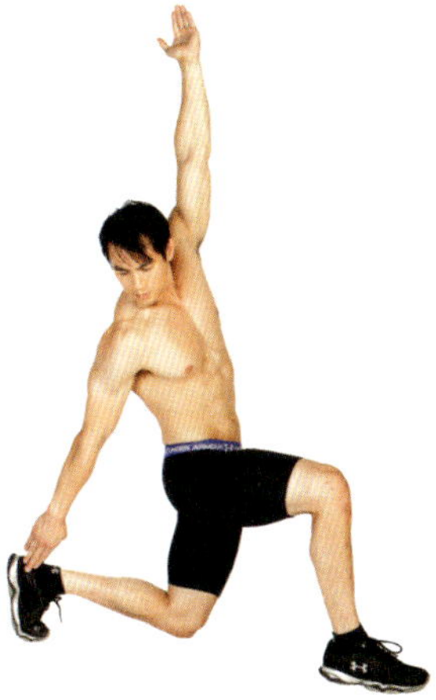

051 Diagonaler Ausfallschritt

Einen Ausfallschritt (Nr. 043) ausführen, dabei aber nicht auf einer geraden Linie nach vorn bewegen, sondern schräg zur Seite. Zurück zur Startposition und die Seite wechseln.

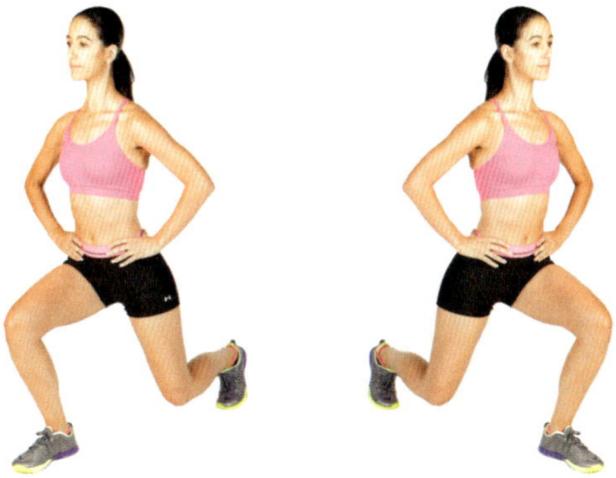

052 Ausfallschritt mit Wechselsprung

Einen Ausfallschritt (Nr. 043) mit rechts ausführen, dann vom Boden abdrücken und hochspringen. Dabei beide Beine strecken und die Schrittstellung wechseln, sodass jetzt der linke Fuß vorn ist. Einen Moment lang das Gleichgewicht finden, dann beide Beine beugen und erneut in einen Ausfallschritt gehen. Wechselweise fortfahren.

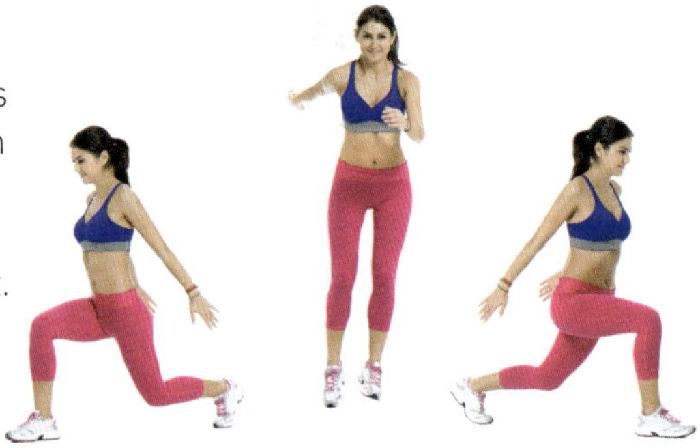

053 Ausfallschritt mit Kurzhanteln

Aufrecht hinstellen und die Core-Muskulatur anspannen. In jeder Hand eine Kurzhantel am langen Arm neben dem Körper halten. Jetzt einen Ausfallschritt (Nr. 043) ausführen.

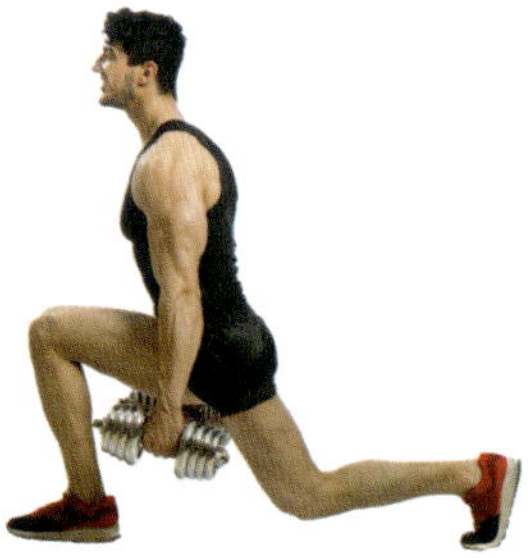

054 Ausfallschritt mit Langhantel

Der Ausfallschritt mit Langhantel ist eine der effektivsten Übungen, um Koordination und Athletik zu verbessern. Wenn er korrekt ausgeführt wird, trägt er dazu bei, die Muskeln zu kräftigen, die Sie bei vielen alltäglichen Bewegungen wie Rennen, Springen und Treppensteigen benötigen. Tasten Sie sich langsam an diese Übung heran – sie verlangt Ihnen einiges an Balance ab. Am sichersten ist es, wenn Sie diesen Ausfallschritt in einem Squat-Rack ausführen.

- Gerade hinstellen und eine Langhantel mit beiden Händen im Obergriff auf der Schultermuskulatur halten, die Füße stehen schulterbreit auseinander.
- Den Kopf oben halten, der Rücken ist gerade und die Brust aufgerichtet. Einen Schritt nach vorn machen und die Knie beugen. Das hintere Knie fast bis zum Boden absenken.
- Mit einer kontrollierten, kraftvollen Bewegung wieder in die Startposition aufrichten.
- Die Übung wiederholen, jetzt den Schritt mit dem anderen Fuß machen.

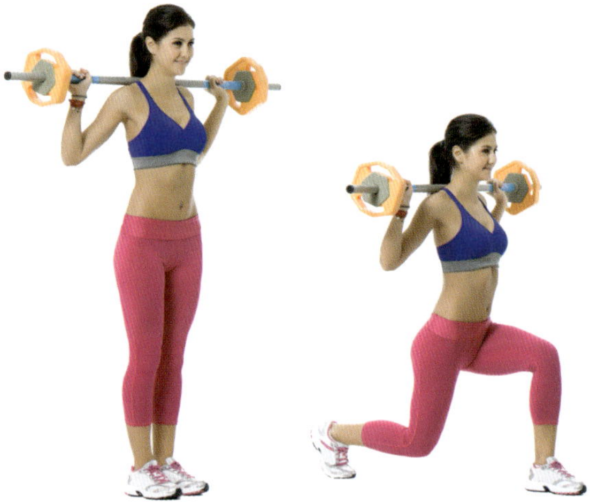

055 Ausfallschritt im Gehen

Wie der Ausfallschritt nach vorn beinhaltet auch der Ausfallschritt im Gehen eine dynamische Dehnung, die Ihre Knie stabilisiert, während gleichzeitig Ihre vorderen und hinteren Oberschenkelmuskeln aufgebaut werden. Der Ausfallschritt im Gehen trainiert obendrein die Gesäßmuskeln, was Ihren Po anhebt und strafft. Die Vorwärtsbewegung schließlich fügt ein Kardio-Element hinzu.

→ SO GEHT'S

Versuchen Sie, das hintere Knie so weit wie möglich zum Boden abzusenken, ohne diesen zu berühren. Beugen Sie das vordere Knie so, dass es direkt über dem Fußgelenk steht.

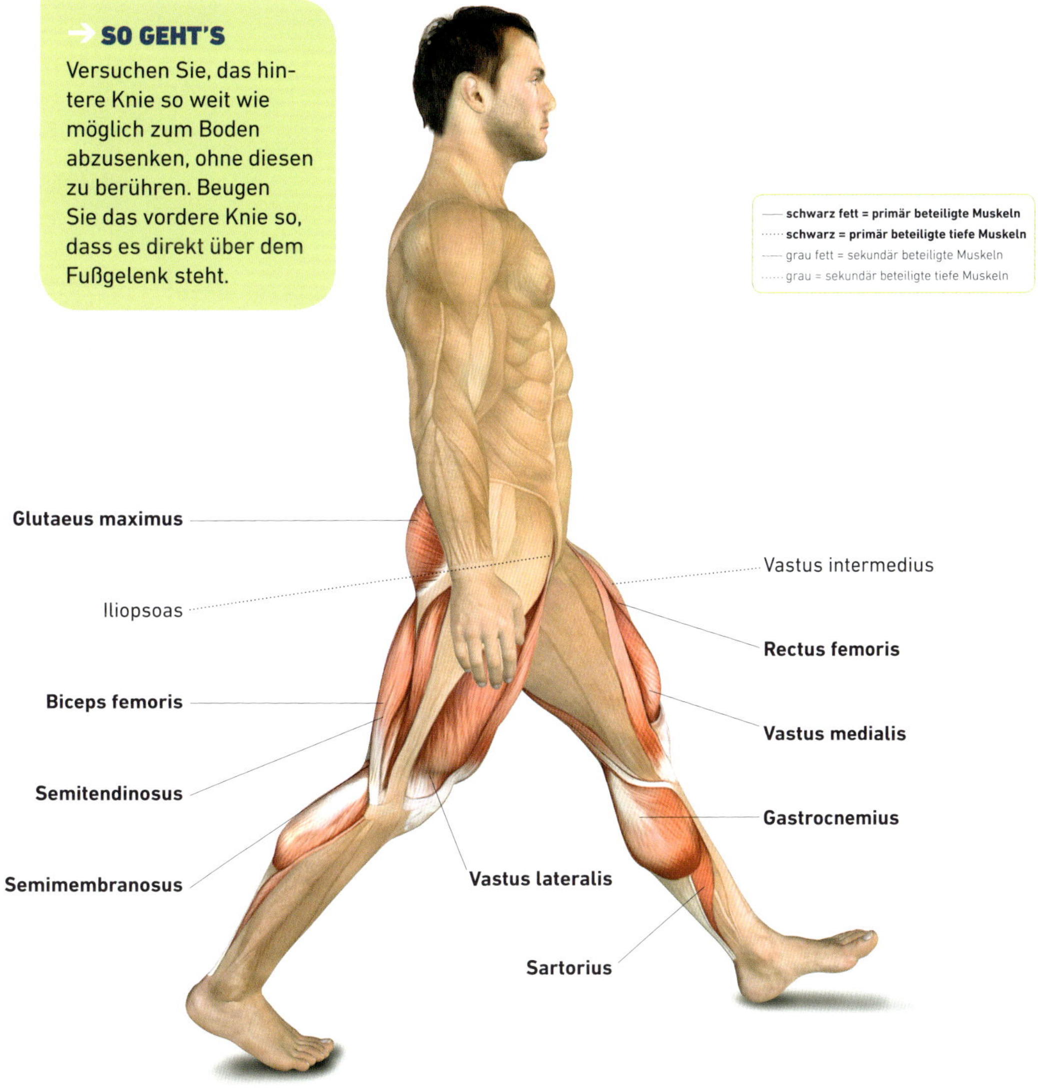

- Aufrecht hinstellen, die Arme hängen locker herab.
- Mit dem linken Bein einen großen Schritt nach vorn machen.
- Das rechte Knie zum Boden absenken. Dann kräftig aus dem linken Fuß nach vorn abdrücken und aufrichten.
- Die Übung mit der anderen Seite wiederholen. Anschließend so lange wechselweise fortfahren, bis Sie die gewünschte Anzahl an Schritten absolviert haben.

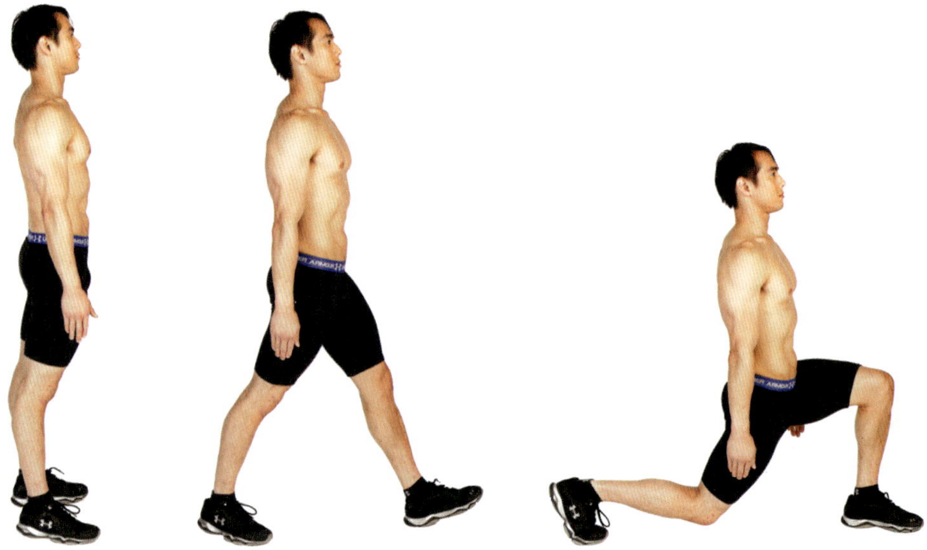

056 Ausfallschritt im Gehen mit Kurzhanteln

Aufrecht hinstellen. Mit jeder Hand eine Kurzhantel greifen und die Arme locker herabhängen lassen. Einen Ausfallschritt im Gehen (Nr. 055) ausführen.

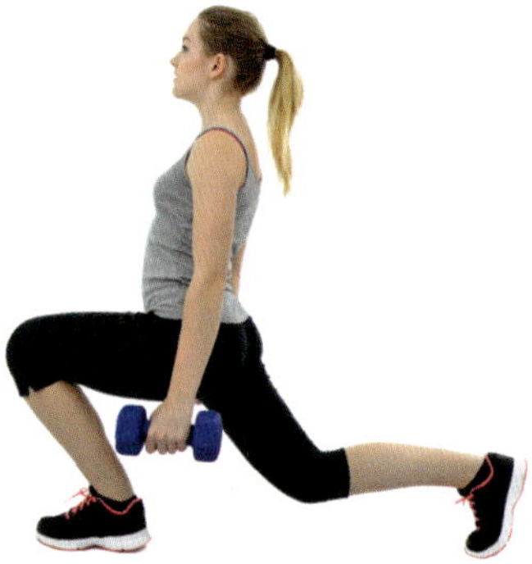

057 Ausfallschritt im Gehen mit Med-Ball

Hüftbreit hinstellen und mit beiden Händen einen schweren Medizinball halten. Mit dem linken Fuß einen Ausfallschritt nach vorn machen. Dazu beide Knie beugen und den Körper absenken. Gleichzeitig den Ball zur Seite anheben, bis er sich über der linken Schulter befindet. In einer fließenden Bewegung wieder aufrichten und den Ball vor die Brust führen. Dann die Übung zur anderen Seite ausführen. Wechselseitig fortfahren und so vorwärts gehen.

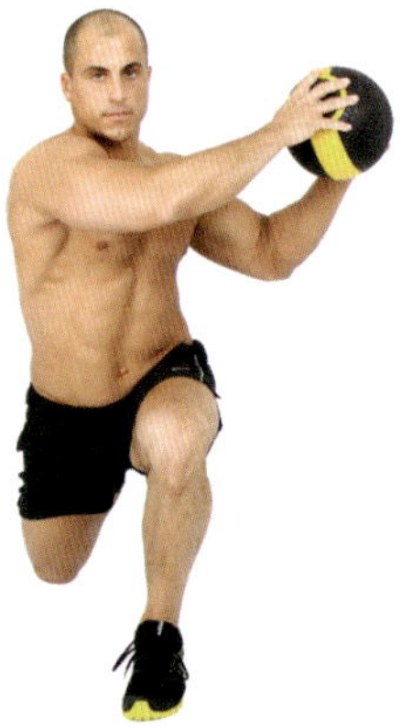

058 Ausfallschritt mit Sprung

Das Tempo dieser Übung intensiviert den ohnehin anstrengenden Ausfallschritt und macht deutlich, wie eine einfache Übung mithilfe von plyometrischen Elementen noch herausfordernder werden kann.

- Hüftbreit aufrecht hinstellen, die Arme seitlich hängen lassen. Mit dem linken Bein einen großen Schritt nach vorn machen.
- Beide Beine beugen und in einen tiefen Ausfallschritt gehen.
- Beide Arme über den Kopf gerade nach oben strecken. Gleichzeitig hochspringen und in der Luft die Schrittstellung wechseln, sodass jetzt das rechte Bein vorn ist.
- Sofort beide Knie beugen und erneut in einen Ausfallschritt absenken. Dann hochspringen. Wechselweise für eine festgelegte Zeit oder eine gewünschte Anzahl an Wiederholungen fortfahren.

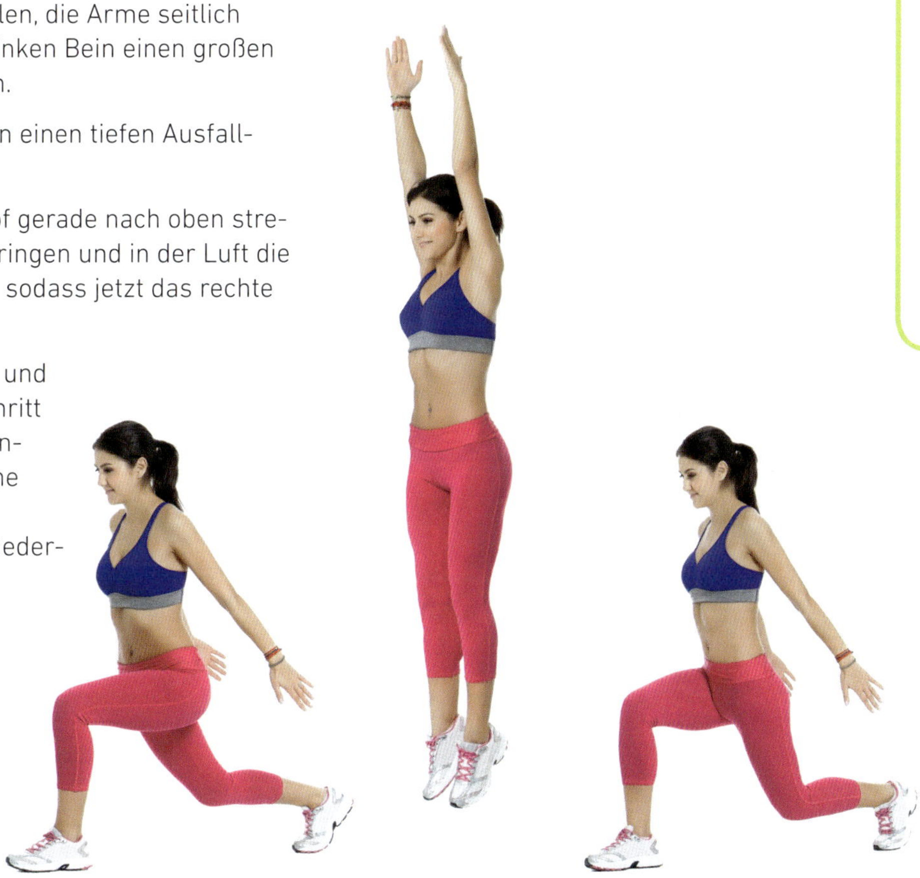

PLYOMETRISCH HEISST INTENSIVER!

Wahrscheinlich eine der leichtesten – und vielleicht auch eine der effektivsten – Methoden zur Intensivierung Ihres Trainings besteht darin, ein paar plyometrische Bewegungen einzubauen. Die Plyometrie, eine Form des Schnellkrafttrainings, basiert darauf, einen Muskel durch explosive Bewegungen schnell aus der Dehnung in die Kontraktion zu bringen. Das passiert beispielsweise, wenn Sie in rascher Folge Sprünge und Kniebeugen abwechselnd ausführen. Sportler nutzen diese Methode, um ihre Leistungsfähigkeit zu steigern – plyometrische Übungen können auch Ihnen mehr Power, Schnelligkeit und Kraft verleihen.

059 Umgekehrter Ausfallschritt

Wie der Ausfallschritt nach vorn ist auch der umgekehrte Ausfallschritt eine hervorragende Übung für den Unterkörper. Manche ziehen diese Version vor, da der Schwung nach hinten Ihren Körper in einer optimalen Position hält – das Gewicht lastet dabei auf der Ferse Ihres vorderen Fußes und das Knie steht genau über dem Fußgelenk. Der umgekehrte Ausfallschritt fordert Sie außerdem, weil Sie sich nach hinten bewegen müssen, eine Richtung, die Sie wahrscheinlich nicht allzu oft einschlagen. Sie haben hier also eine hervorragende Übung, um sich auf sportliche und andere Aktivitäten vorzubereiten, die Schnelligkeit und Power erfordern wie etwa das Sprinten. Und noch ein Vorteil: Der Ausfallschritt nach hinten ist der leichtere und daher eine gute Wahl für alle Menschen mit Gleichgewichtsproblemen.

→ SO GEHT'S

Konzentrieren Sie sich darauf, die Ferse Ihres vorderen Fußes fest in den Boden zu pressen. So fordern Sie Ihre Gesäßmuskeln noch einmal zusätzlich.

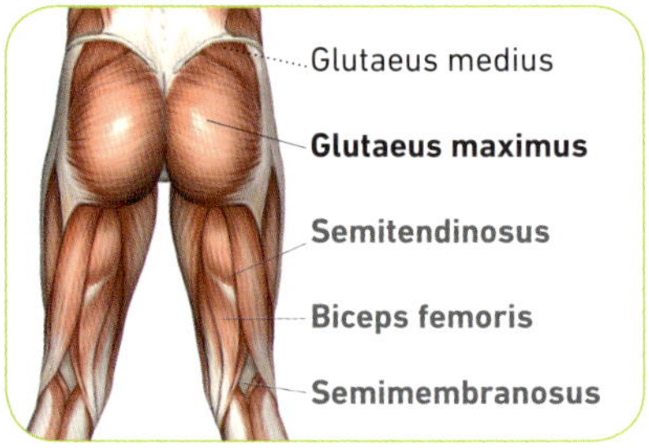

schwarz fett = primär beteiligte Muskeln
schwarz = primär beteiligte tiefe Muskeln
grau fett = sekundär beteiligte Muskeln
grau = sekundär beteiligte tiefe Muskeln

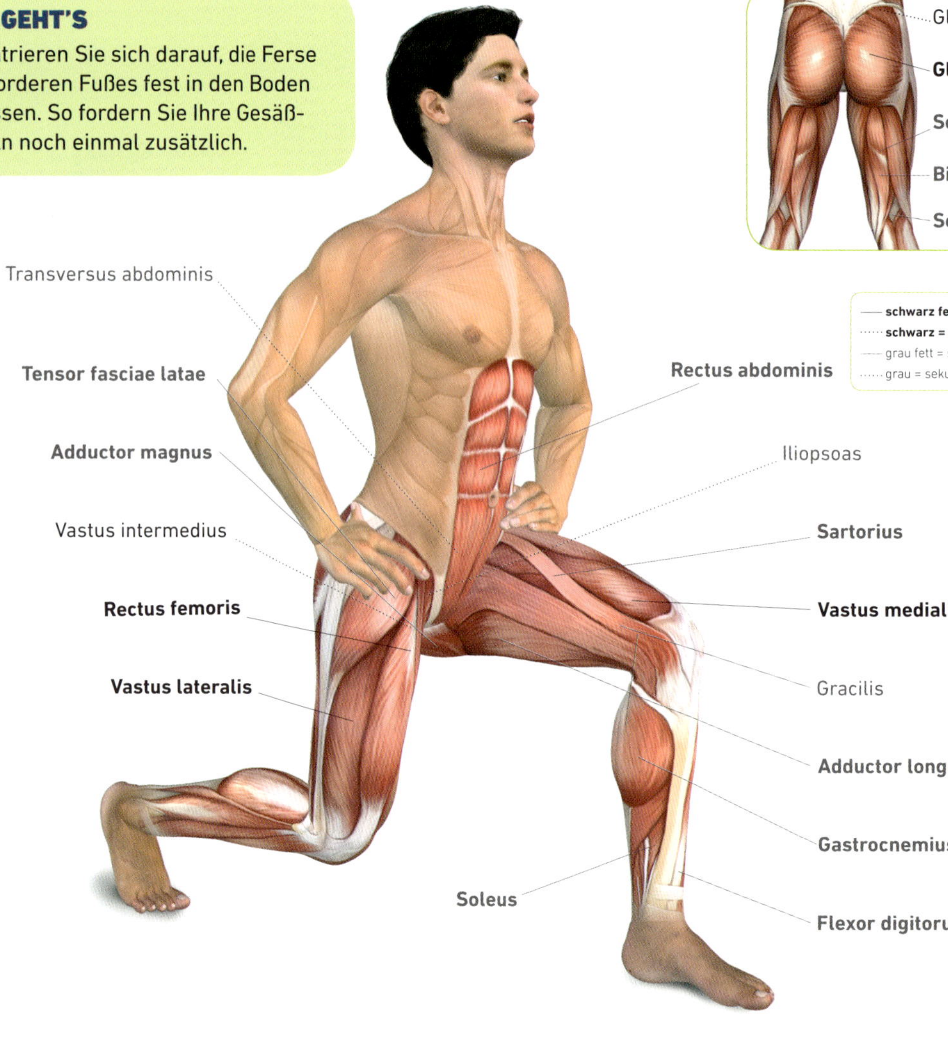

- Mit den Händen auf den Hüften schulterbreit hinstellen.
- Einen großen Schritt nach hinten machen, dabei die Knie beugen.
- Wenn der vordere Oberschenkel etwa parallel zum Boden steht, aus der vorderen Ferse heraus wieder in die Startposition aufrichten.
- Das Bein wechseln und die Übung wiederholen.

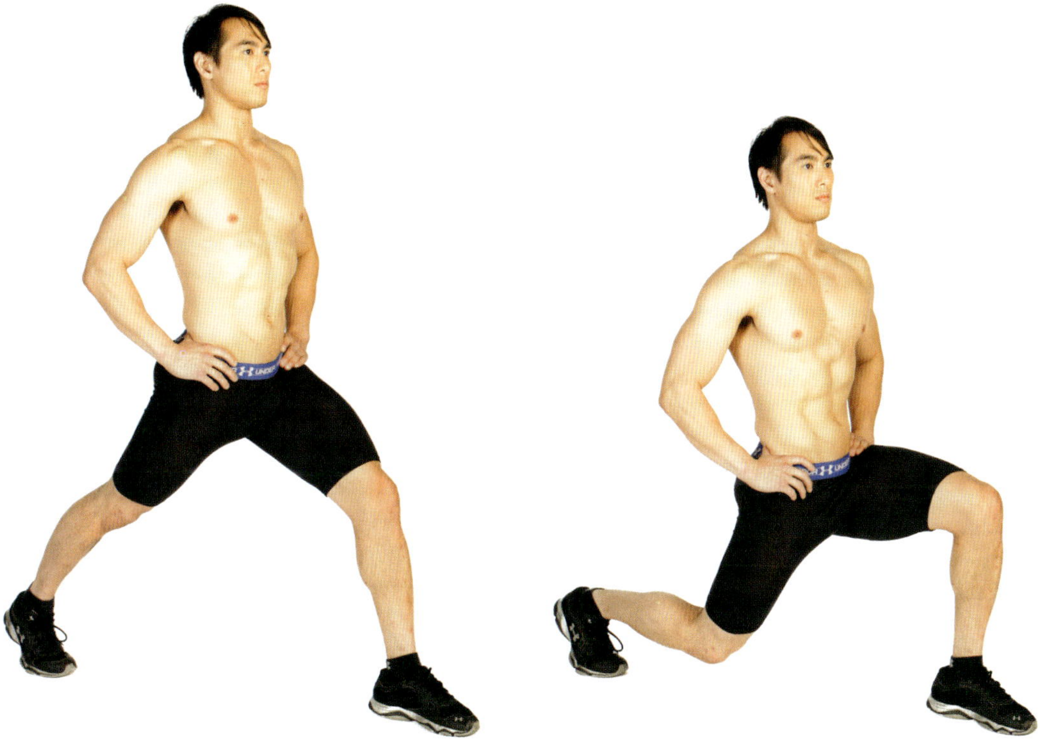

060 Umgekehrter Ausfallschritt mit Kurzhanteln

Um den Widerstand zu erhöhen, den umgekehrten Ausfallschritt (Nr. 059) mit einer Kurzhantel in jeder Hand ausführen.

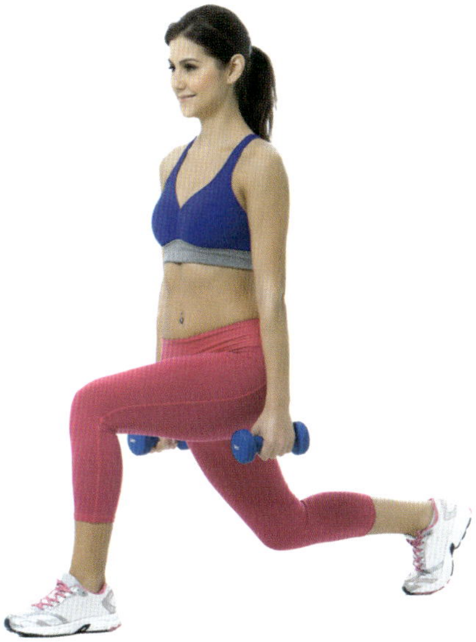

061 Umgekehrter Ausfallschritt mit Langhantel

Eine Langhantel im Obergriff auf der Schultermuskulatur halten und einen umgekehrten Ausfallschritt (Nr. 059) ausführen. Aus der vorderen Ferse heraus mit Unterstützung der Gesäßmuskulatur explosiv wieder in die Startposition aufrichten. Einen ganzen Satz mit einem Bein absolvieren und dann das Bein für den nächsten Satz wechseln.

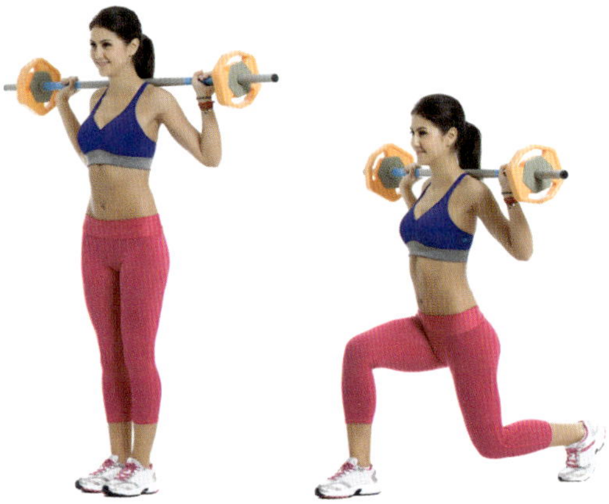

062 Umgekehrter Ausfallschritt mit Kettlebell über Kopf

Eine Kettlebell in der rechten Hand halten und den linken Arm gestreckt zur Seite anheben. Die Kettlebell über den Kopf nach oben drücken. Dann mit links einen umgekehrten Ausfallschritt (Nr. 059) ausführen. Dabei das linke Knie so weit absenken, dass es fast den Boden berührt. Wieder in den Stand aufrichten und wechselseitig fortfahren.

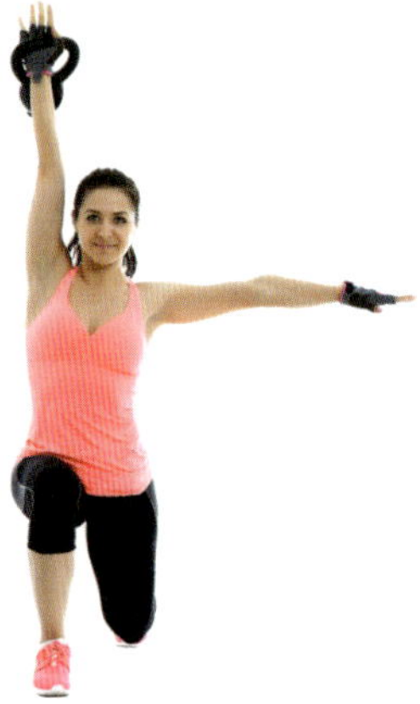

063 Umgekehrter Ausfallschritt mit Seitheben

Hüftbreit hinstellen und die Arme locker hängen lassen. Einen umgekehrten Ausfallschritt (Nr. 059) ausführen. Gleichzeitig beide Arme gestreckt zur Seite bis auf Schulterhöhe anheben. Wieder in den Stand aufrichten, dazu das linke Bein strecken und das rechte nach vorn neben das linke bringen. Wechselseitig fortfahren.

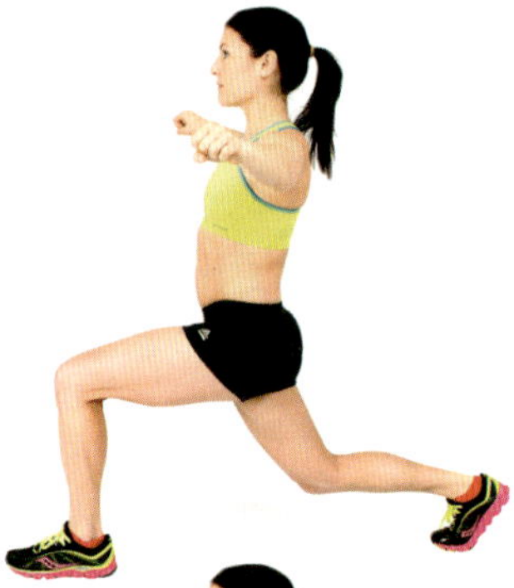

064 Umgekehrter Ausfallschritt mit Kurzhantel-Seitheben

Um den Widerstand zu erhöhen, den umgekehrten Ausfallschritt mit Seitheben (Nr. 063) mit einer Kurzhantel in jeder Hand ausführen.

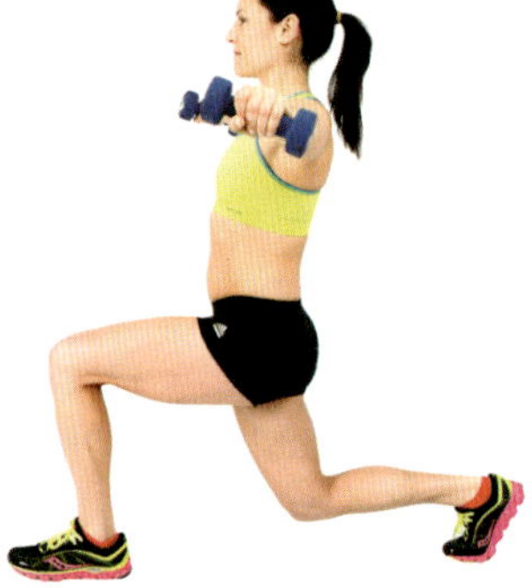

065 Umgekehrter Ausfallschritt mit Brustdrücken

Hüftbreit hinstellen. Ein Widerstandsband um einen fest stehenden Gegenstand legen und mit jeder Hand einen Griff fassen. Die Arme zur Seite anheben, das Band steht jetzt leicht unter Spannung. Mit dem rechten Fuß einen umgekehrten Ausfallschritt (Nr. 059) ausführen. Gleichzeitig beide Arme nach vorn unten führen, sodass der Widerstand des Bandes deutlich spürbar wird. Wieder aufrichten, die Beine strecken und die Arme zur Seite anheben. Aus der Startposition heraus die Übung mit dem anderen Bein wiederholen.

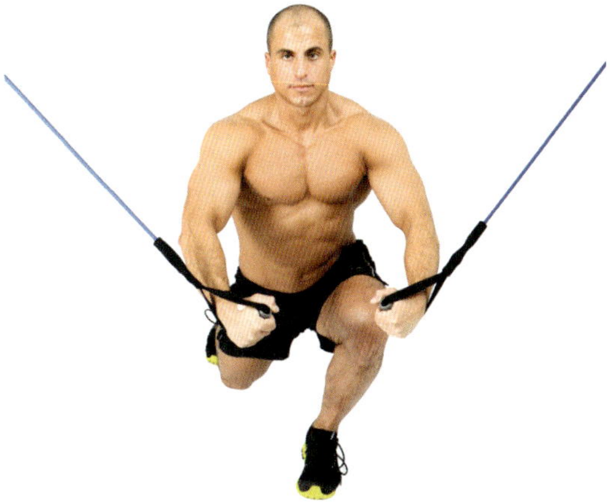

066 Umgekehrter Ausfallschritt mit Knieheben

Einen umgekehrten Ausfallschritt (Nr. 059) ausführen. Dann in einer explosiven Bewegung aufrichten, das vordere Bein strecken und das hintere Bein so weit hochziehen, dass der Oberschenkel parallel zum Boden steht. Den nächsten Ausfallschritt sofort anschließen und dann die gewünschte Anzahl an Wiederholungen absolvieren. Danach die Übung mit dem anderen Bein ausführen.

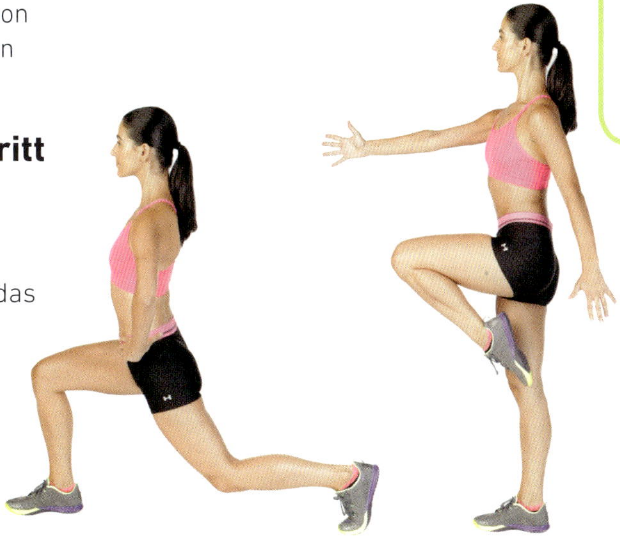

067 Umgekehrter Ausfallschritt und Tritt

Einen umgekehrten Ausfallschritt (Nr. 059) ausführen. Beim Aufrichten das hintere Bein in einer flüssigen Kickbewegung so weit nach vorn anheben, dass Sie die Zehen mit der gegengleichen Hand berühren können. Zurück in die Startposition und mit dem anderen Bein fortfahren.

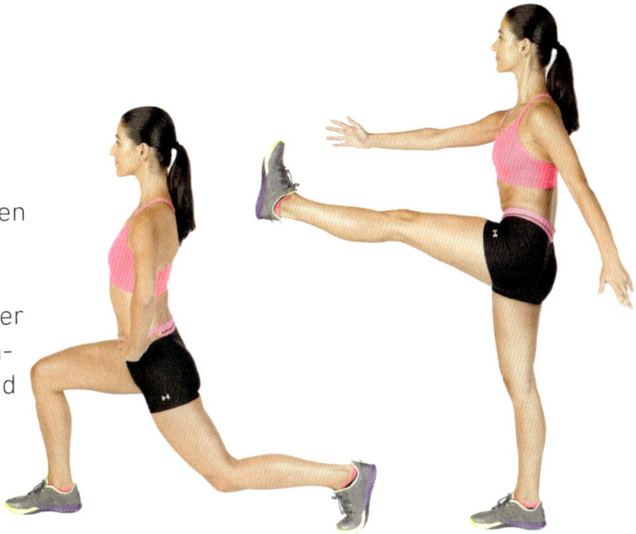

068 Umgekehrter Ausfallschritt am Schlingentrainer

Mit dem Rücken zu einem Schlingentrainer eine Schrittstellung einnehmen. Den hinteren Fuß unterhalb der Aufhängung in beide Schlaufen des Schlingentrainers legen. In einen Ausfallschritt absenken, sodass beide Knie einen rechten Winkel bilden. Den Oberkörper dabei aufrecht halten. Aus der vorderen Ferse heraus wieder in die Startposition hochdrücken.

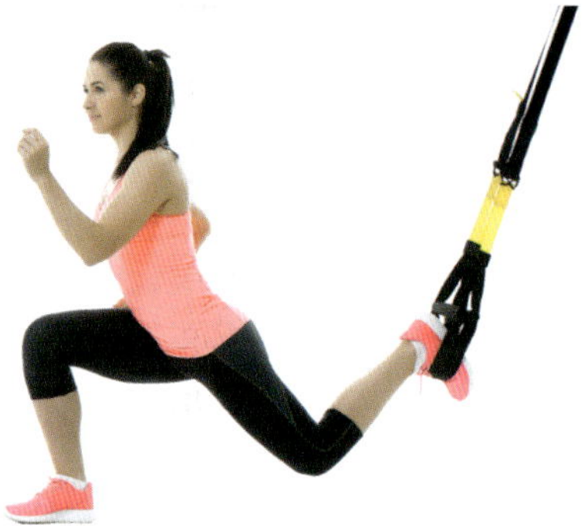

069 Tiefer Ausfallschritt

Hüftbreit hinstellen. Die Knie beugen und den rechten Fuß weit nach hinten setzen. Beine und Hüften dabei auf einer Linie halten und die Hände rechts und links vor dem linken Fuß auf dem Boden platzieren. Den Ballen des rechten Fußes in den Boden drücken, die Oberschenkelmuskulatur anspannen. In die Startposition zurückkehren und die Seite wechseln.

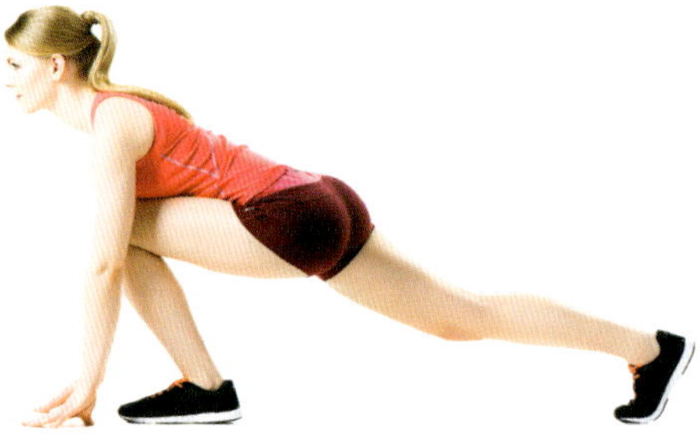

070 Halbmond-Ausfallschritt

Einen tiefen Ausfallschritt (Nr. 069) ausführen. Aus der tiefsten Position das hintere Knie auf dem Boden ablegen. Die Hände auf dem vorderen Knie platzieren. Darauf achten, dass sich das vordere Knie direkt über dem Fußgelenk befindet. Einatmen, dann die beide Arme über den Kopf anheben. Die Arme wieder senken, in den Stand aufrichten und die Übung mit dem anderen Bein hinten wiederholen.

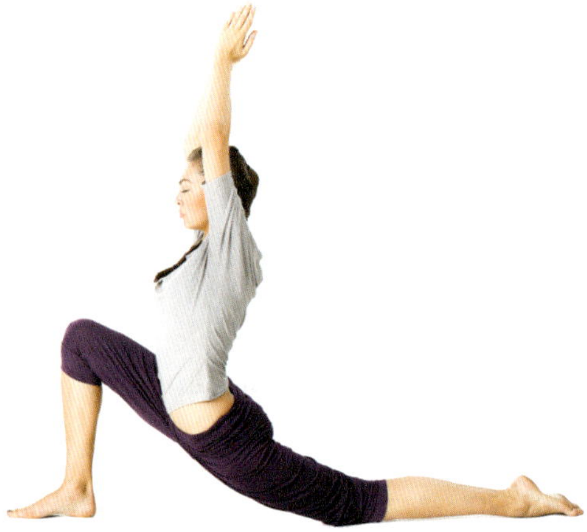

071 Tiefer Ausfallschritt und Strecken

Einen tiefen Ausfallschritt (Nr. 069) ausführen. Am tiefsten Punkt der Bewegung beide Hände zum vorderen Knie führen. Einatmen, dann den Arm auf der Seite des gestreckten Beins nach vorn ausstrecken.

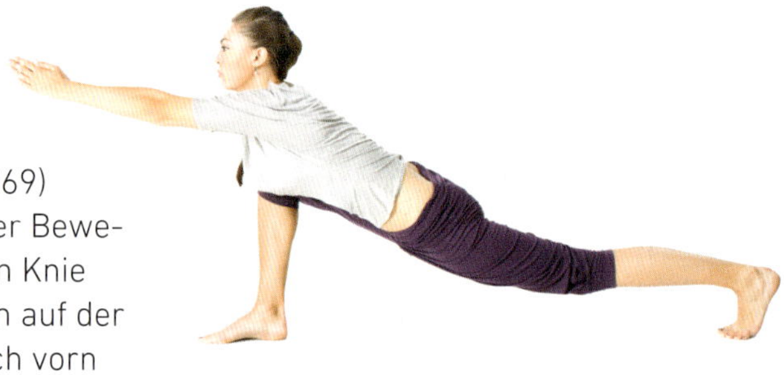

072 Seitlicher Ausfallschritt

Was Ausfallschritte und Kniebeugen anbelangt, führt der seitliche Ausfallschritt eine neue Bewegungsebene ein. Während eine Vorwärts- beziehungsweise Rückwärtsbewegung auf der sogenannten Sagittalebene stattfindet, die den Körper in eine rechte und eine linke Seite teilt, erfolgt eine Seitwärtsbewegung auf der Frontalebene, die einen vorderen und einen hinteren Anteil des Körpers unterscheidet. Bei einem seitlichen Ausfallschritt müssen zudem die Beine unabhängig voneinander arbeiten, sodass Ihr dominantes Bein einfach nicht die Hauptlast übernehmen kann. Es gibt eine ganze Reihe von Variationen dieses Ausfallschritts, die Sie in Ihr Workout-Programm integrieren können. Absolvieren Sie für jede Seite so viele Wiederholungen, wie Sie in ein bis zwei Minuten schaffen, oder bauen Sie eine Variation in ein hochintensives Zirkeltraining ein.

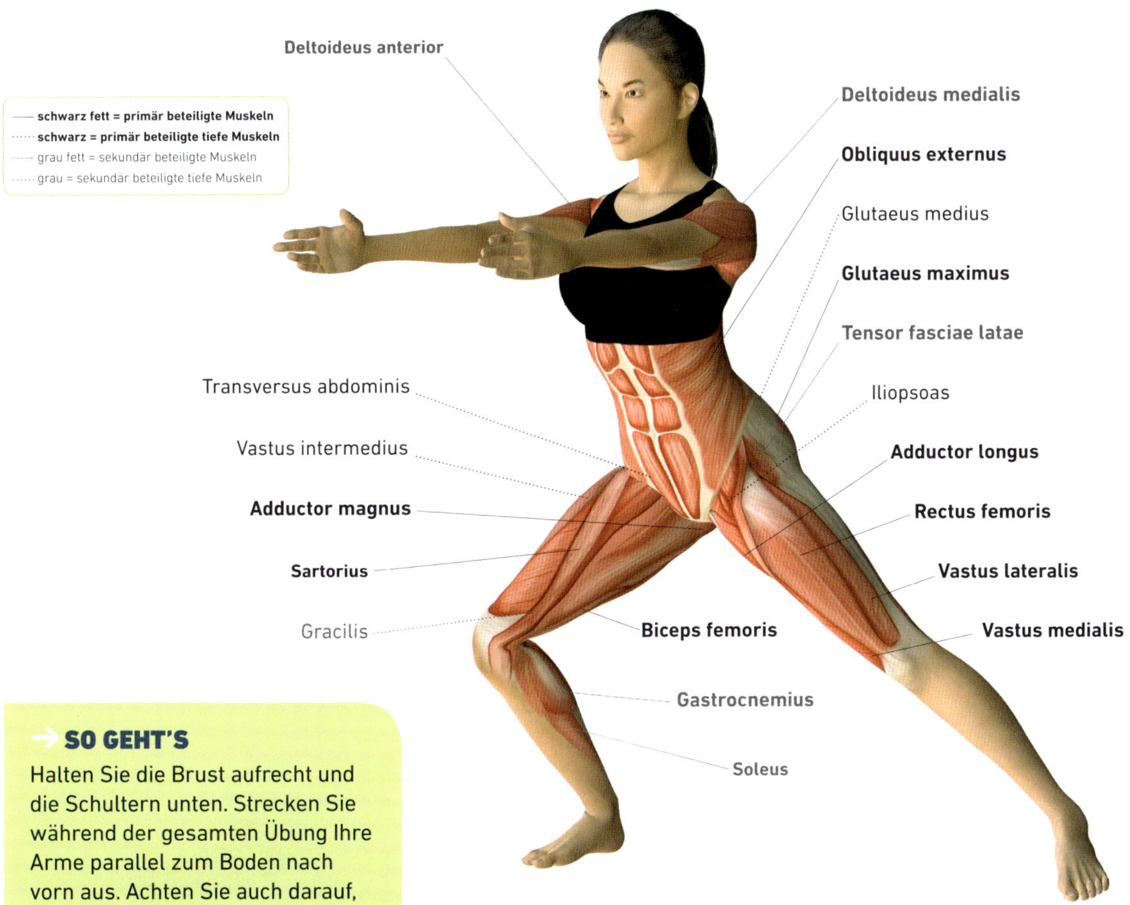

→ SO GEHT'S

Halten Sie die Brust aufrecht und die Schultern unten. Strecken Sie während der gesamten Übung Ihre Arme parallel zum Boden nach vorn aus. Achten Sie auch darauf, dass Ihre Gesäßmuskeln beim Ausfallschritt angespannt sind.

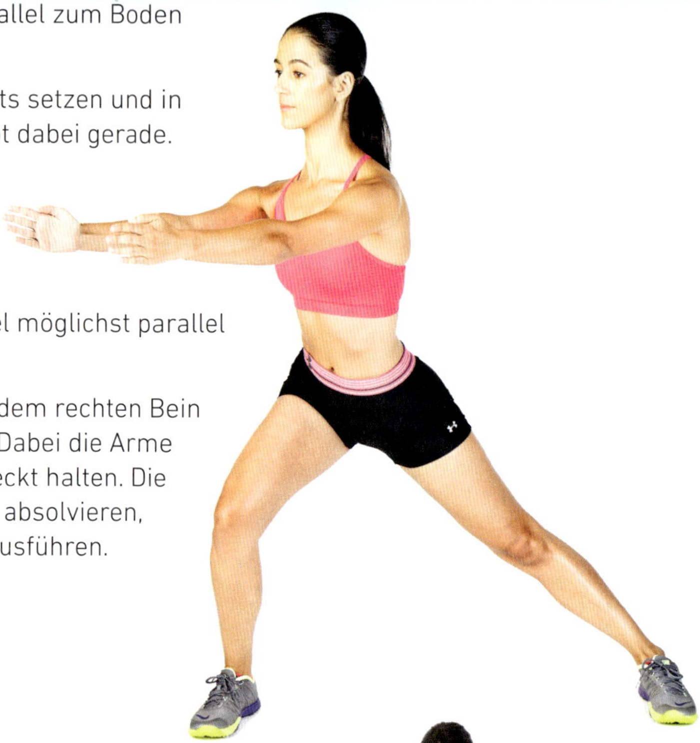

- Aufrecht hinstellen und beide Arme parallel zum Boden nach vorn ausstrecken.
- Das rechte Bein einen Schritt nach rechts setzen und in eine Kniebeuge gehen, der Rücken bleibt dabei gerade.
- Das linke Bein ist ganz ausgestreckt, beide Füße stehen flach auf dem Boden und das Gewicht ruht auf dem rechten Fuß. Den Körper so weit absenken, dass der rechte Oberschenkel möglichst parallel zum Boden steht.
- Die Gesäßmuskeln anspannen und aus dem rechten Bein heraus wieder in den Stand aufrichten. Dabei die Arme die ganze Zeit über nach vorn ausgestreckt halten. Die gewünschte Anzahl an Wiederholungen absolvieren, dann die Übung auf der anderen Seite ausführen.

073 Seitlicher Ausfallschritt über Kreuz

Mit geschlossenen Füßen hinstellen und beide Arme parallel zum Boden nach vorn ausstrecken. Mit dem linken Bein in einen seitlichen Ausfallschritt gehen. Anschließend mit dem rechten Bein einen großen Schritt hinter dem linken Bein vorbei nach links machen. Dabei beide Beine so weit beugen, dass der linke Oberschenkel parallel zum Boden steht. In die Startposition zurückkehren und die Übung zur anderen Seite wiederholen.

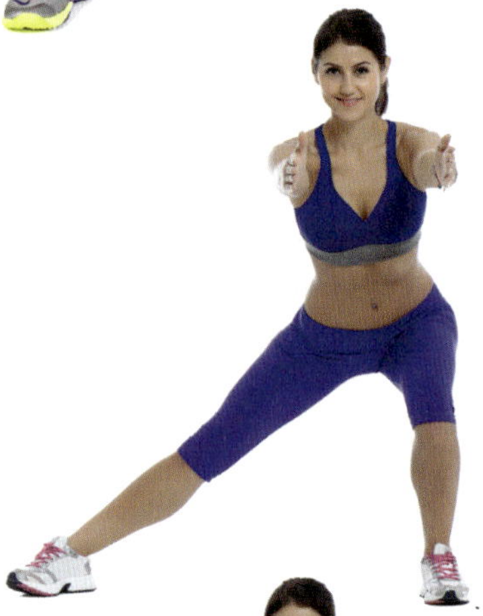

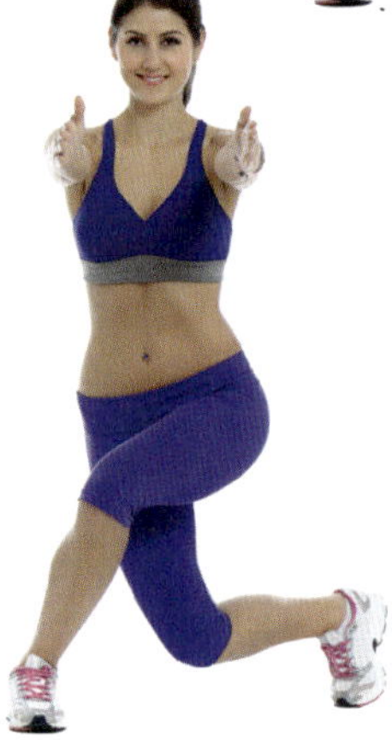

074 Ausfallschritte im Uhrzeigersinn

Diese Übung kombiniert die drei grundlegenden Ausfallschritte. Dazu schulterbreit hinstellen und die Knie ganz leicht beugen. Das Becken etwas vorschieben, die Brust aufrichten und die Schultern nach hinten unten ziehen. Einen Ausfallschritt nach vorn (Nr. 043) machen. Wieder in den Stand aufrichten, dann einen seitlichen Ausfallschritt (Nr. 072) ausführen. In den Stand aufrichten und einen umgekehrten Ausfallschritt (Nr. 059) anschließen. In den Stand zurückkehren und die Übung mit dem anderen Bein wiederholen.

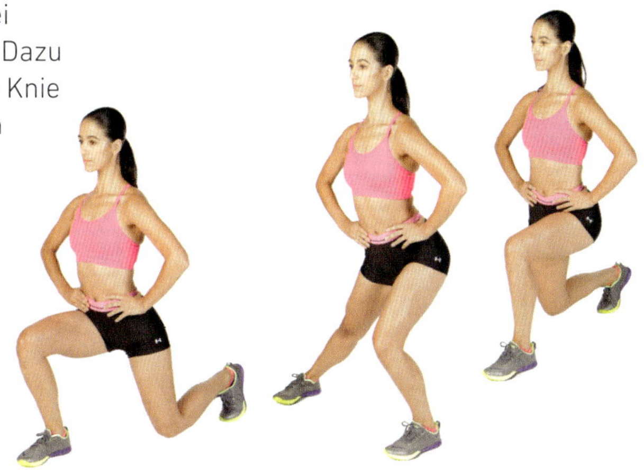

075 Seitlicher Ausfallschritt mit Kurzhantel-Seitheben

Hüftbreit hinstellen. Mit jeder Hand eine Kurzhantel greifen und die Arme neben dem Körper hängen lassen. Einen seitlichen Ausfallschritt (Nr. 072) nach links machen, gleichzeitig beide Arme gestreckt so weit zur Seite anheben, dass sie parallel zum Boden stehen. In einer flüssigen Bewegung kontrolliert zurück in die Startposition. Die Übung zur anderen Seite wiederholen.

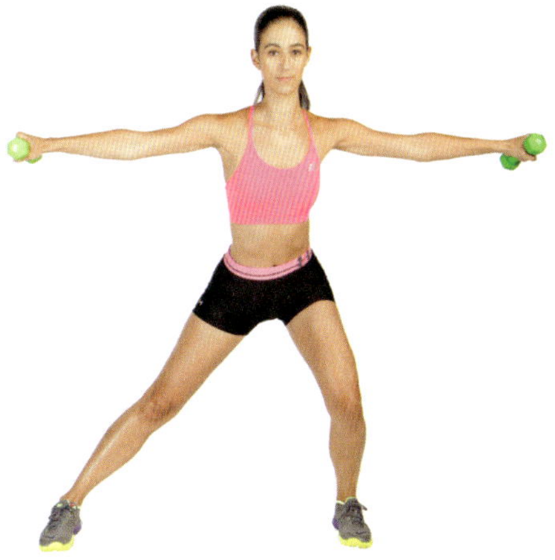

076 Seitlicher Ausfallschritt mit Stretch

Aus einer Sumo-Kniebeuge (Nr. 022) die Hände nach vorn auf den Boden setzen und einen Teil des Gewichts auf die Arme verlagern. Den Körper nach rechts bewegen und das linke Bein strecken, dabei so tief wie möglich bleiben. Zurück in die Mitte, dann den Körper nach links bewegen und das rechte Bein strecken.

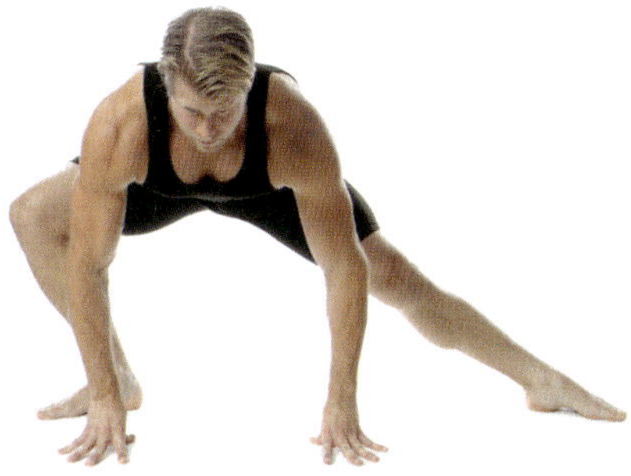

077 Seitlicher Ausfallschritt mit Beinlift

Mit jeder Hand eine Kurzhantel greifen und am langen Arm halten. Mit rechts einen seitlichen Ausfallschritt (Nr. 072) ausführen. Dabei den Oberkörper so weit nach vorn beugen, dass die Hanteln sich auf Kniehöhe befinden. Das rechte Bein strecken, gleichzeitig das linke Bein gestreckt anheben, bis es nahezu parallel zum Boden steht. Die Beine wieder in den Ausfallschritt absenken und dann in den Stand aufrichten. Die Übung mit dem anderen Bein wiederholen.

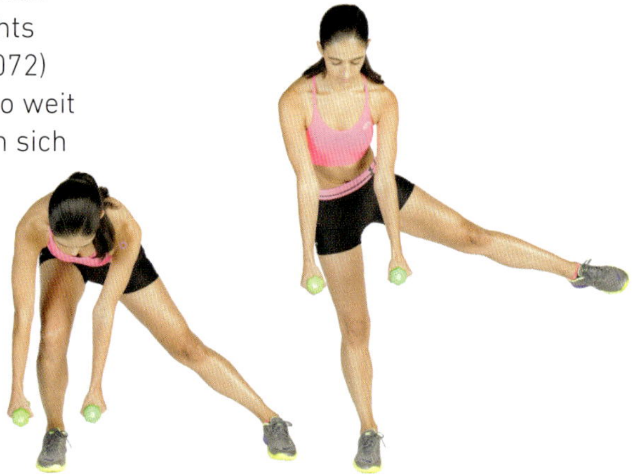

078 Seitlicher Ausfallschritt mit alternierendem Touchdown

Einen seitlichen Ausfallschritt (Nr. 072) nach rechts machen. Dabei den Rücken gerade und die Brust aufrecht halten. Gleichzeitig den linken Arm vor dem Körper nach rechts führen und den rechten Fuß berühren. Auf dem gleichen Weg zurück und wieder aufrichten. Die Übung mit einem Ausfallschritt nach links ausführen und anschließend wechselseitig fortfahren.

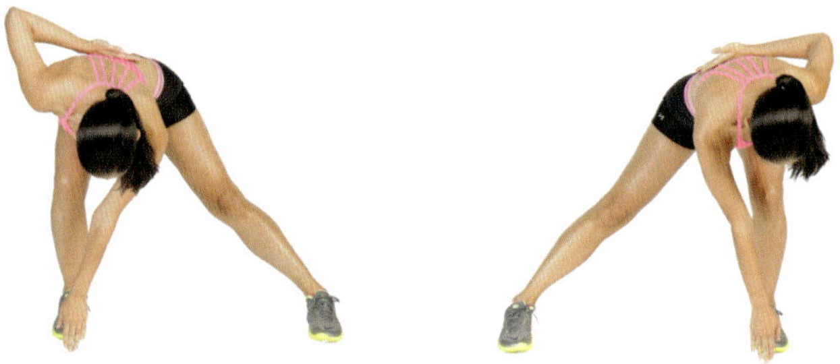

079 Plyo-Ausfallschritt mit alternierendem Touchdown

Einen seitlichen Ausfallschritt (Nr. 072) nach links machen. Gleichzeitig mit der rechten Hand nach der linken Fußspitze greifen. Aus dem linken Fuß abdrücken und hochspringen. Einen Ausfallschritt nach rechts machen. Anschließend in raschem Wechsel fortfahren.

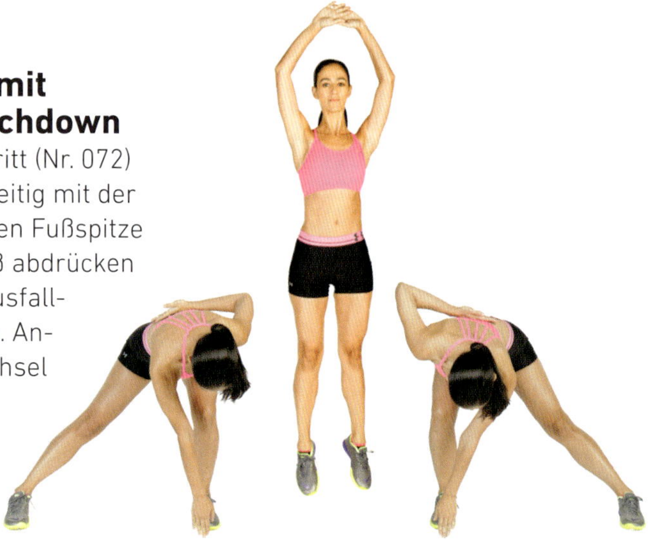

080 Adduktoren-Ausfallschritt

In eine Sumo-Kniebeuge (Nr. 022) gehen und die Hände vor dem Körper ineinanderlegen. Das Gewicht liegt gleichmäßig verteilt auf beiden Beinen. Jetzt den Oberkörper in einem 45-Grad-Winkel nach vorn beugen. Das Gewicht nach rechts verlagern, dabei das linke Bein strecken. Anschließend das Gewicht nach links verlagern. Dazu das linke Bein beugen und das rechte strecken. Auf diese Weise fortfahren.

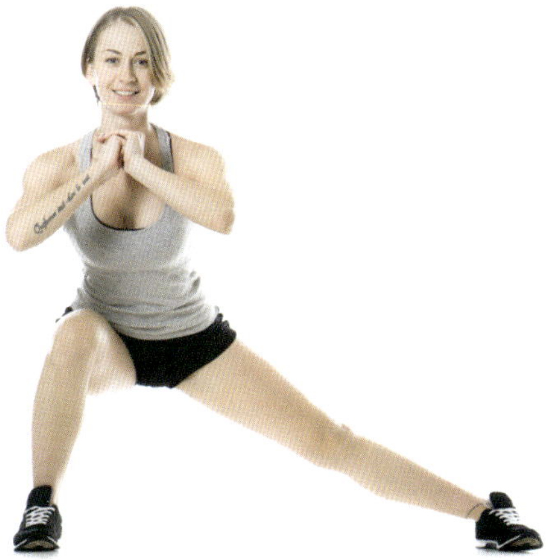

081 Adduktoren-Ausfallschritt am Schlingentrainer

So hinstellen, dass die rechte Körperseite zum Schlingentrainer zeigt und das rechte Bein gestreckt ist. Den rechten Fuß mit der Innenseite in die Schlaufe des Schlingentrainers legen. Das Gesäß nach hinten schieben und das Standbein beugen, während das gestützte Bein zur Seite gleitet. Die Brust die ganze Zeit über aufrecht halten. Aus der Ferse des Standbeins heraus aufrichten und das andere Bein wieder heranziehen. Die gewünschte Anzahl an Wiederholungen absolvieren, dann die Übung auf der anderen Seite ausführen.

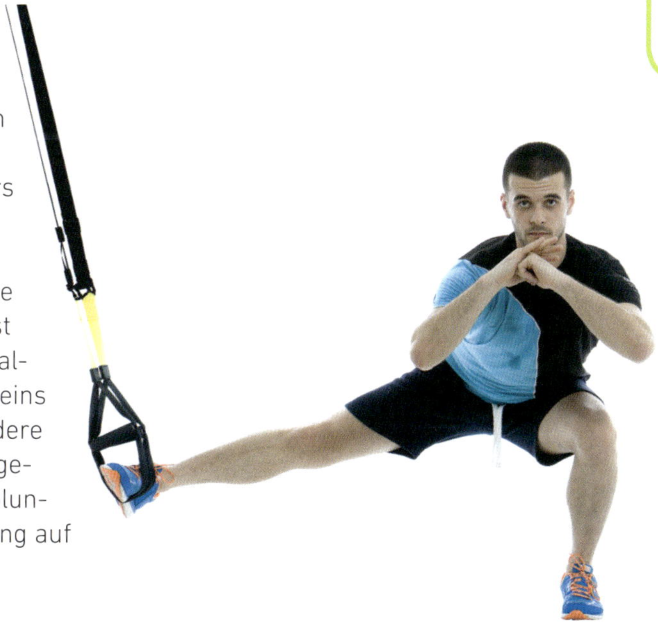

ADDUKTION UND ABDUKTION

Ihre Muskeln und Gelenke erfüllen eine Vielzahl von Aufgaben, wenn Sie trainieren oder sich einfach nur durch Ihren Alltag bewegen. Das spiegelt sich manchmal auch in den Namen der Übungen wider. Mit *Abduktion* wird eine Bewegung vom Körper weg bezeichnet. Die Kontraktion der entsprechenden Muskeln spreizt einen Körperteil von der Mittelachse des Körpers oder von einem anderen Körperteil ab. *Adduktion* ist eine Bewegung zum Körper. Die Kontraktion der entsprechenden Muskeln zieht einen Körperteil zur Mittelachse des Körpers oder zu einem anderen Körperteil hin.

082 Vorbeuge

Sich durch den Alltag zu bewegen, erfordert eine ganze Menge Beugen – ob Sie nun Ihr Kind auf den Arm nehmen wollen oder den runtergefallenen Autoschlüssel aufheben. Bei der Vorbeuge und ihren Variationen üben Sie, diese Alltagsbewegungen mit Leichtigkeit und Effizienz auszuführen. Außerdem werden Sie dabei fit für hochintensive Aktivitäten wie Turnen oder Kampfsport. Beugeübungen kräftigen Muskeln und Gelenke und helfen Ihnen, beweglicher zu werden, da durch sie verspannte Bereiche Ihres Körpers gedehnt und geöffnet werden. Das Vorbeugen zielt besonders auf die Muskulatur der hinteren Oberschenkel und auf die Wirbelsäule.

→ SO GEHT'S

Dehnen Sie sich sanft und machen Sie sich dabei lang. Vermeiden Sie es zu wippen, wenn Sie mit den Fingern Ihre Zehen erreichen wollen. Gehen Sie nur so weit nach unten, wie Sie das ohne Probleme können.

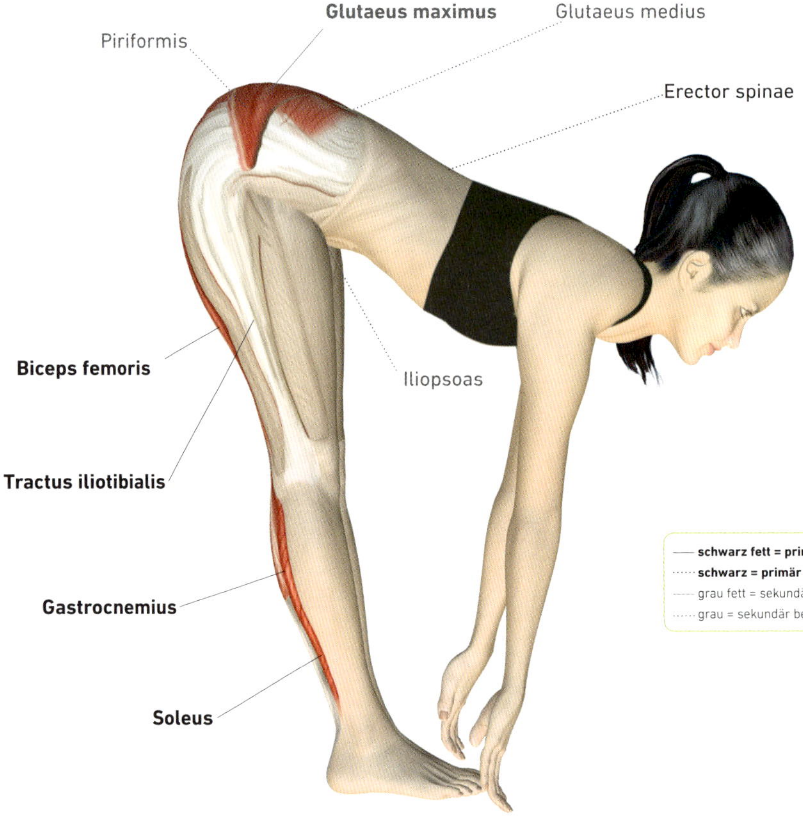

— **schwarz fett = primär beteiligte Muskeln**
······ **schwarz = primär beteiligte tiefe Muskeln**
---- grau fett = sekundär beteiligte Muskeln
······ grau = sekundär beteiligte tiefe Muskeln

- Aufrecht hinstellen und die Arme hängen lassen. Die Arme dann zur Decke strecken.
- Ausatmen und in der Hüfte nach vorn beugen. Die gestreckten Arme nach unten mitnehmen, sodass sie in Richtung Boden zeigen. Beim Absenken des Oberkörpers den Rücken gerade halten und die Bauchmuskeln zur Wirbelsäule ziehen. Die Wirbelsäule dabei so lang machen wie möglich.

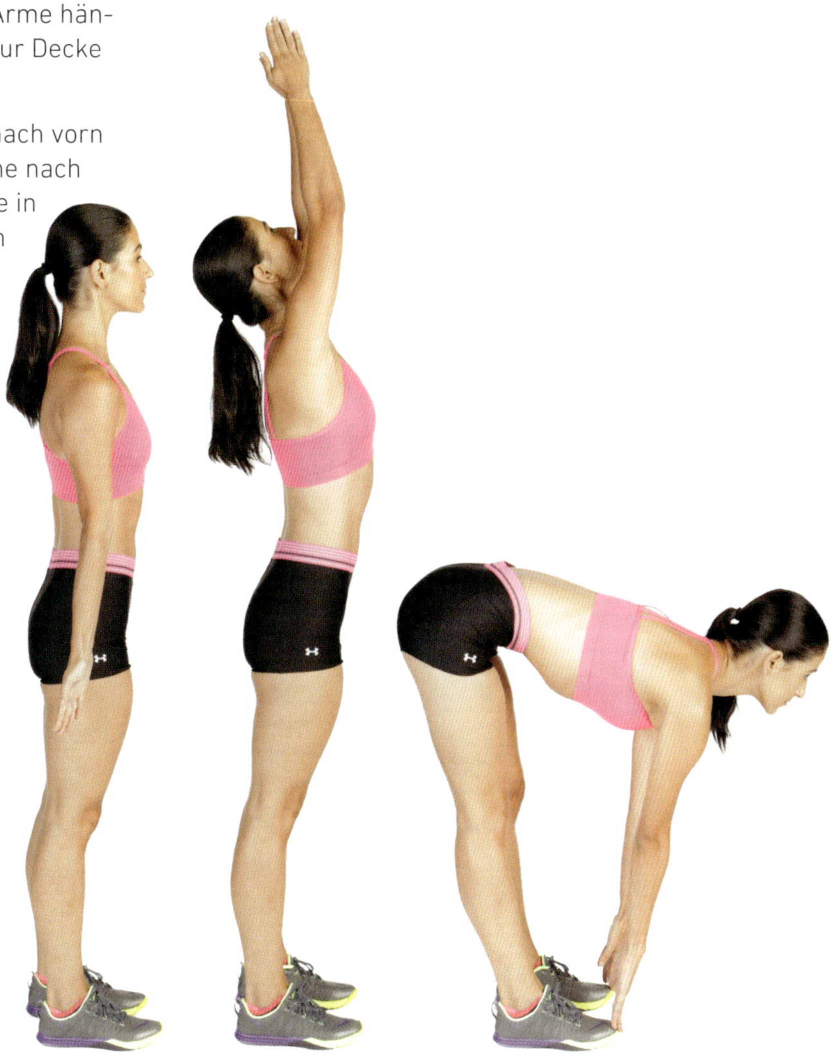

083 Tiefe Vorbeuge

Eine Beuge nach vorn (Nr. 082) ausführen, dann den Oberkörper noch weiter bis zu den Vorderseiten der Oberschenkel einklappen. Dabei die Stirn zu den Schienbeinen bewegen. Die Hände außen neben den Fersen auf den Boden setzen oder mit jeder Hand ein Fußgelenk umfassen. Die Oberschenkelmuskeln anspannen, um die Knie so weit wie möglich zu strecken. Kurz halten, dann die Position wieder auflösen.

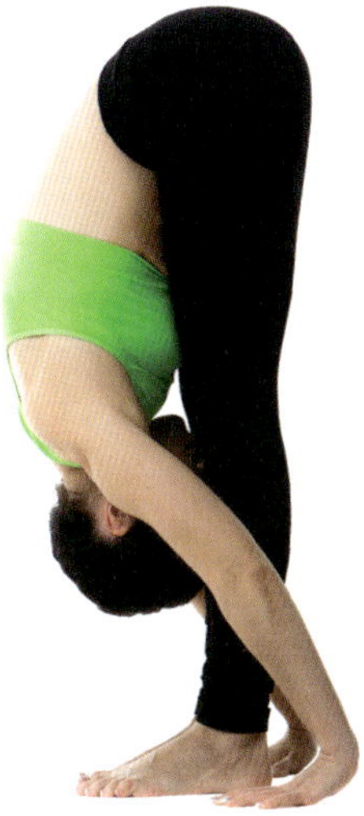

084 Spagat im Stand

Gerade hinstellen und das Gewicht auf den linken Fuß verlagern. Mit geradem Rücken vorbeugen, gleichzeitig das rechte Bein gestreckt nach hinten anheben. Die Schultern straffen und mit den Fingerspitzen zum Boden reichen. Einatmen. Mit der linken Hand das linke Bein von hinten umfassen und das rechte Bein zur Decke heben. Die rechte Hand für die Balance flach auf den Boden setzen. Diese Position für die gewünschte Zeit halten, dann wieder auflösen. Die Seite wechseln und die Übung wiederholen.

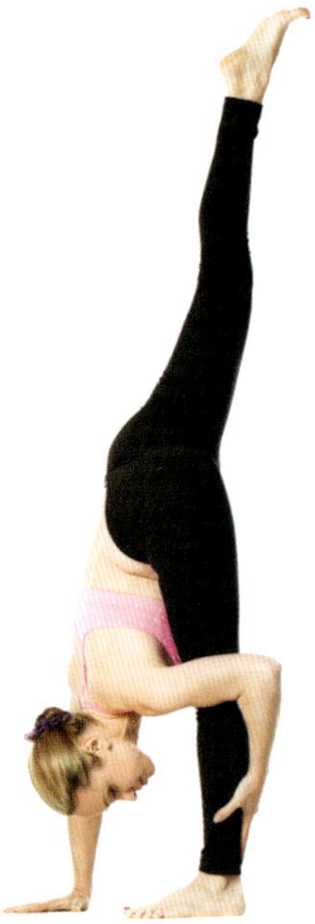

085 Vorbeuge mit gekreuzten Beinen

Aufrecht hinstellen, die Arme seitlich hängen lassen. Ein Bein vor dem anderen kreuzen. In der Hüfte nach vorn beugen und mit den Händen das vordere Schienbein umfassen. Die Position für eine vorgegebene Zeit halten und dann langsam wieder aufrichten. Die Übung zweimal wiederholen, danach die Seite wechseln.

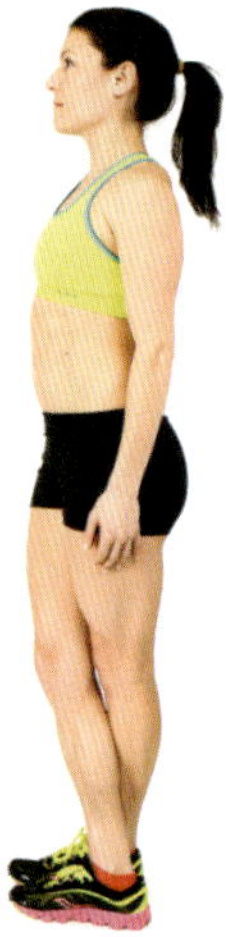

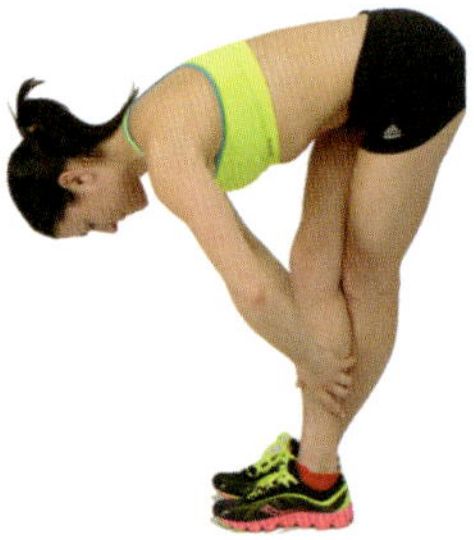

SORGEN UMS ILIOTIBIALBAND?

Der Tractus iliotibialis, auch Iliotibialband oder kurz ITB genannt, ist ein breiter Faszienstreifen, der außen am Oberschenkel vom Beckenkamm zur Außenseite des Schienbeins verläuft. Außerdem ist das ITB mit den Gesäßmuskeln und dem Tensor fasciae latae verbunden, einem Muskel Ihrer Hüfte, der Ihr Bein nach außen bewegt. Zusammen mit einigen Oberschenkelmuskeln trägt das ITB dazu bei, dass Sie den Hüftbereich strecken, abspreizen und zur Seite rollen können. Zudem ist es an der seitlichen Stabilisation des Kniegelenks beteiligt. Für ein Training mit hoher Intensität – vor allem in Bezug auf Laufen und Springen – ist es eine unbedingte Voraussetzung, dass das ITB in guter Verfassung ist. Das Iliotibialband-Syndrom (ITBS), auch Läuferknie genannt, tritt auf, wenn das ITB bei Überlastung Reizzustände am Knie hervorruft – eine schmerzhafte Angelegenheit, die viele Läufer kennen. Bestimmte körperliche Eigenheiten wie etwa ein Unterschied in der Länge Ihrer Beine können Sie anfälliger für das ITBS machen.

086 Tiefe Vorbeuge mit gekreuzten Beinen

Aufrecht hinstellen, die Arme seitlich hängen lassen. Ein Bein vor dem anderen kreuzen. In der Hüfte nach vorn beugen und die Arme zum Boden strecken. Die Position für eine vorgegebene Zeit halten und dann langsam wieder aufrichten. Die Übung zweimal wiederholen, danach die Seite wechseln.

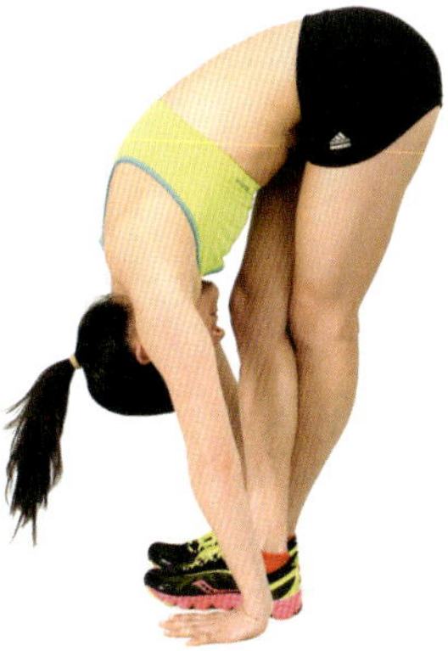

087 Tiefe Vorbeuge in der Grätsche

Aufrecht hinstellen und einen großen Schritt von ungefähr einem Meter zur Seite machen. Die Füße parallel zueinander ausrichten. Ausatmen, dann in der Hüfte nach vorn beugen. Den Rücken dabei gerade halten. Die Fingerspitzen auf den Boden setzen, die Arme sind gestreckt. Erneut ausatmen und so tief beugen, dass Ihre Stirn den Boden berührt. Gleichzeitig die Ellbogen beugen und die Hände zwischen den Füßen flach auf dem Boden platzieren, die Fingerspitzen zeigen nach vorn. Für die gewünschte Zeit halten, dann die Arme strecken und den Oberkörper zur Startposition aufrichten. Den Rücken dabei gerade halten.

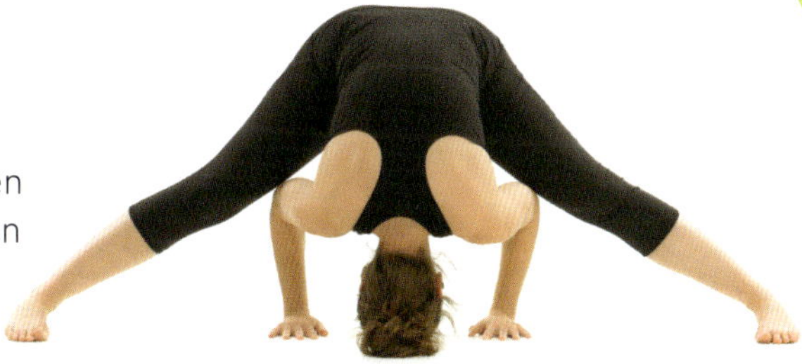

088 Vorbeuge im breiten Stand

Aufrecht hinstellen und einen großen Schritt zur Seite machen. Die Füße parallel zueinander ausrichten. Ausatmen, dann in der Hüfte so weit nach vorn beugen, dass Ihr Oberkörper etwa parallel zum Boden steht. Die Hände flach auf den Boden setzen. Dabei darauf achten, dass der untere Rücken gerade bleibt. Diese Position für eine vorgegebene Zeit halten und dann auflösen.

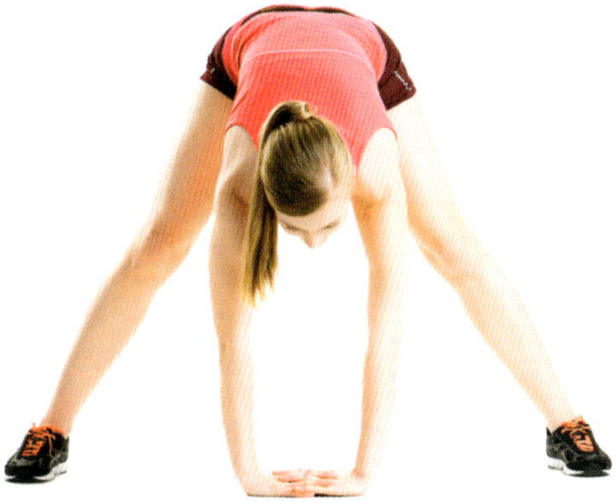

089 Alternierendes Berühren der Fußspitzen

Im breiten Stand mit geradem Rücken vorbeugen (Nr. 088), dann mit den Fingerspitzen die linke Fußspitze berühren. Wieder aufrichten und die Übung zur anderen Seite wiederholen. Anschließend wechselseitig fortfahren.

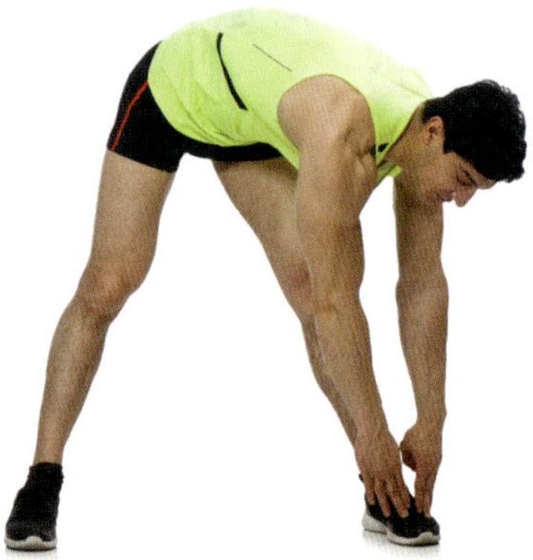

090 Vorbeuge im Sitzen

So aufrecht wie möglich auf den Boden setzen, die Beine nach vorn ausstrecken. Mit geradem Rücken vorbeugen und den Bauch zu den Oberschenkeln bringen. Mit beiden Händen die Fußsohlen umfassen.

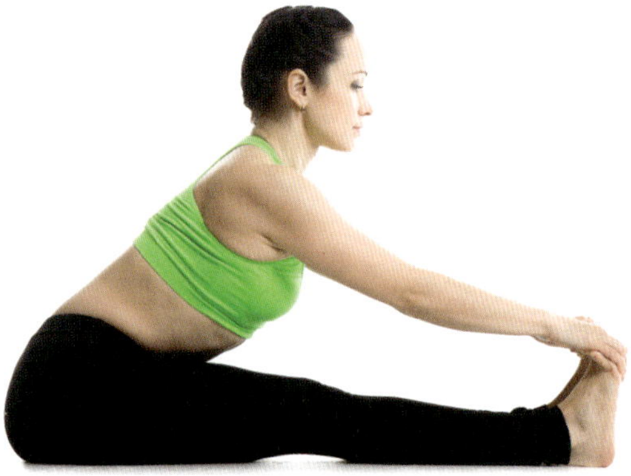

091 Einbeinige Vorbeuge im Sitzen

Mit geradem Rücken so aufrecht wie möglich auf den Boden setzen, die Beine nach vorn ausstrecken. Das rechte Bein so weit beugen, dass das Knie zur Seite zeigt; die Fußsohle liegt direkt oberhalb des Knies am linken Oberschenkel. Beide Hände auf dem linken Knie ablegen. Den Oberkörper über dem linken Bein vorbeugen, dabei mit der rechten Hand die Innenseite des linken Fußes fassen. Zur Startposition zurückkehren und die Übung auf der anderen Seite wiederholen.

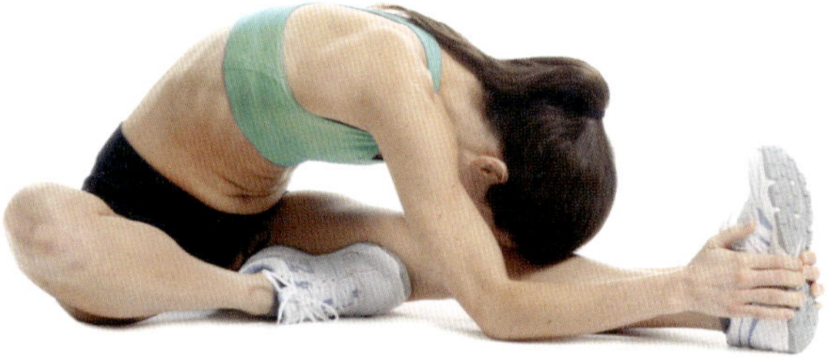

092 Seitbeuge

Eine kleine Übung mit großer Wirkung – mit der Seitbeuge dehnen und kräftigen Sie die Muskeln, die die Wirbelsäule stabilisieren, einschließlich des Erector spinae, des Latissimus dorsi und der schrägen Bauchmuskeln. Diese funktionelle Übung hilft Ihnen dabei, alltägliche Tätigkeiten, beispielsweise das Greifen in ein hohes Schrankfach, aber auch sportliche Bewegungen, etwa das Werfen eines Basketballs, effektiver auszuführen. Seitbeugen verbessern zudem Ihre Balance und Ihren Bewegungsumfang.

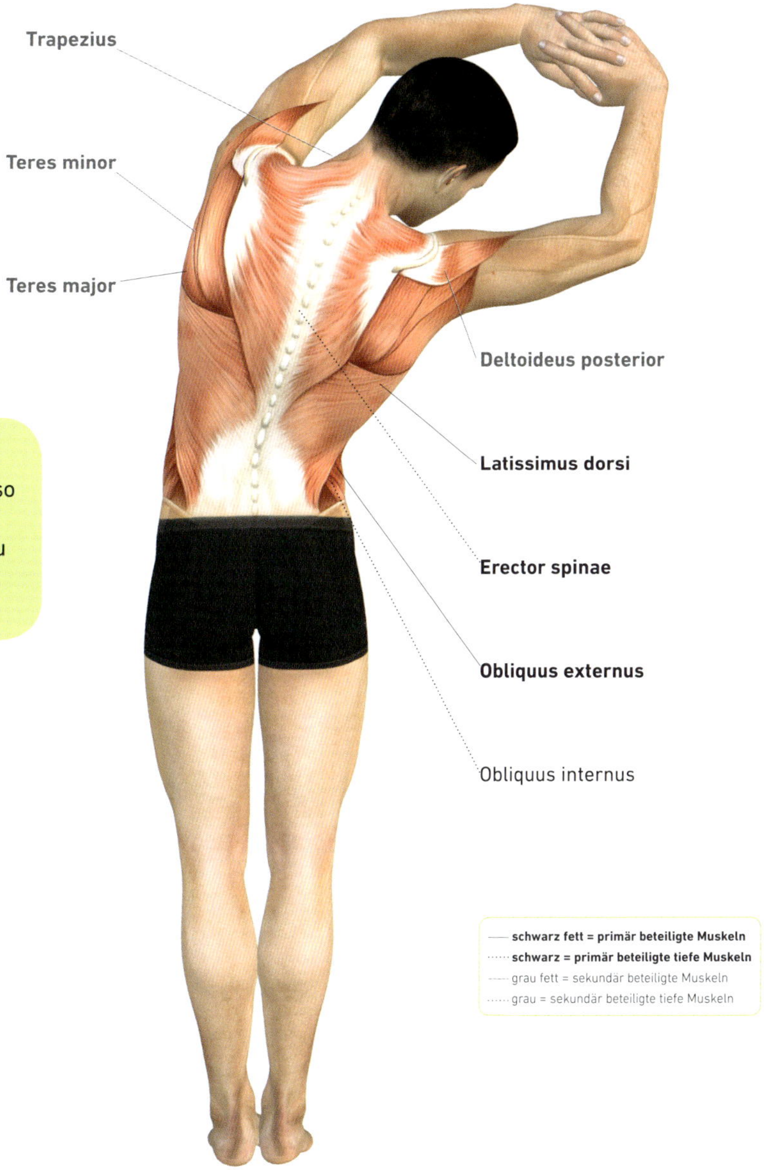

→ SO GEHT'S

Machen Sie Arme und Schultern so lang wie möglich und vermeiden Sie es, sich zu schnell zur Seite zu beugen. Achten Sie auf kontrollierte Bewegungen!

- Mit geschlossenen Füßen hinstellen. Nacken, Schultern und Rumpf gerade halten.
- Beide Arme über den Kopf heben und die Hände ineinander verschränken, die Handflächen zeigen nach oben.
- Den Oberkörper in der Hüfte nach links beugen.
- Zur Startposition zurückkehren, dann den Oberkörper nach rechts beugen. In einer fließenden Bewegung wechselseitig fortfahren.

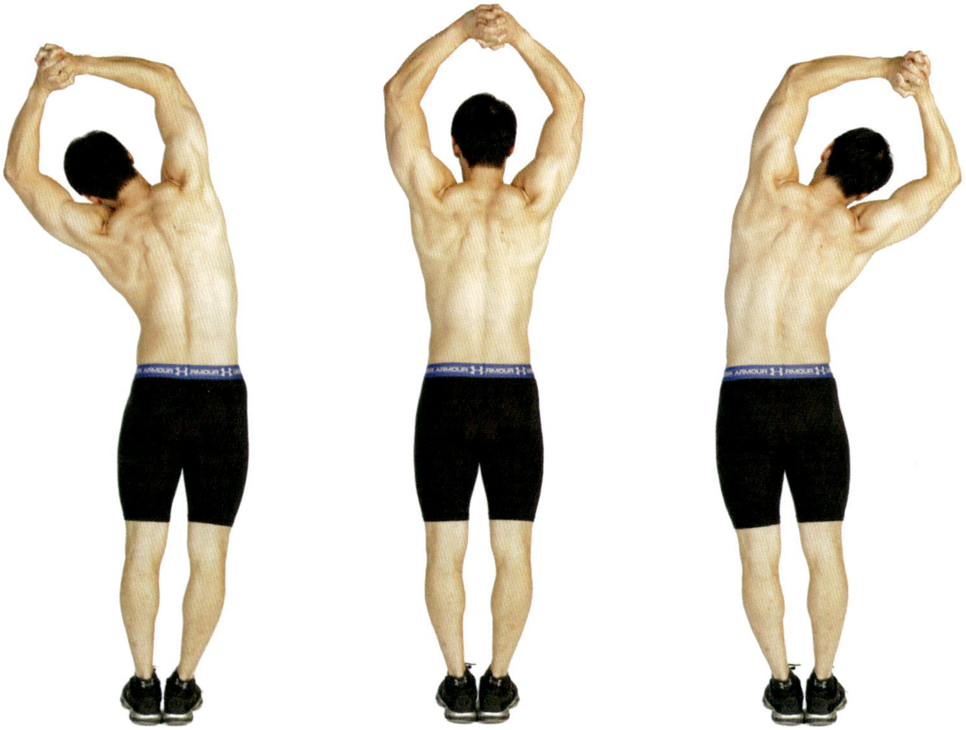

093 Kniebeuge mit Seitbeuge

In einem breiten Stand hinstellen, die Fußspitzen zeigen nach außen. Die Arme neben dem Körper hängen lassen. In eine Kniebeuge gehen. Den Oberkörper in der Hüfte kontrolliert nach rechts beugen, gleichzeitig den linken Arm anheben, bis er in der Verlängerung des rechten zur Decke zeigt. Zur Startposition zurückkehren, dann den Oberkörper nach links beugen und den rechten Arm anheben. In einer flüssigen Bewegung wechselseitig fortfahren.

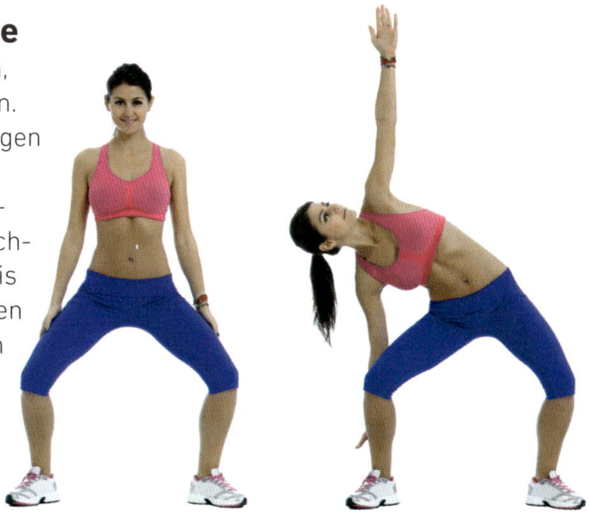

094 Seitbeuge mit Kurzhanteln

Hüftbreit hinstellen, mit jeder Hand eine Kurzhantel greifen und die Arme hängen lassen. Den Oberkörper in der Hüfte nach rechts beugen, das Gewicht dabei zum rechten Knie absenken. Kurze Pause, dann langsam wieder in die Startposition aufrichten. Jetzt den Oberkörper nach links beugen. Im Anschluss in einer flüssigen Bewegung wechselseitig fortfahren.

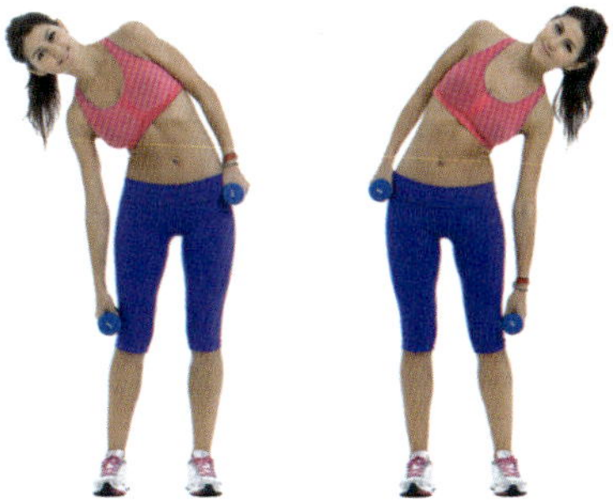

095 Seit-Crunch mit Kurzhanteln

Hüftbreit hinstellen, in jeder Hand eine Kurzhantel halten. Den rechten Arm gerade nach oben zur Decke strecken. Das rechte Knie zur Seite anheben, gleichzeitig den Oberkörper nach rechts beugen und einen Seit-Crunch ausführen, indem Sie Knie und Ellbogen zusammenbringen. Den rechten Fuß wieder absetzen und die Wirbelsäule aufrichten. Dabei den rechten Arm in die Startposition absenken. Dann die Übung zur linken Seite absolvieren. In der Folge in einer flüssigen Bewegung wechselseitig fortfahren.

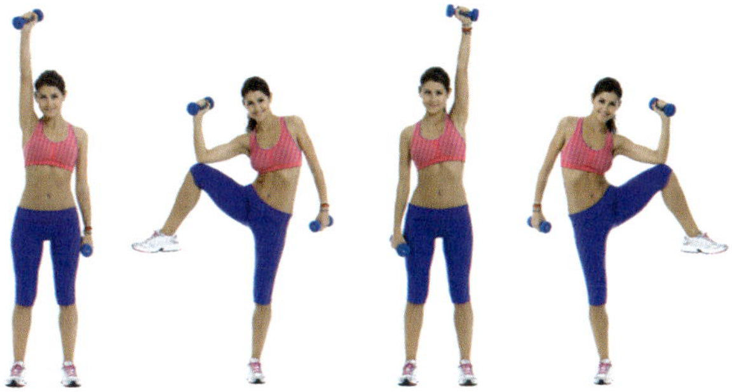

096 Windmühle

Schulterbreit hinstellen, den rechten Arm hängen lassen und den linken Arm zur Decke strecken. Die linke Hüfte nach links schieben, die Knie leicht beugen und den Oberkörper so weit wie möglich nach rechts beugen. Kurze Pause, dann zur Startposition zurückkehren. Die gewünschte Anzahl an Wiederholungen absolvieren, dann die Übung zur anderen Seite ausführen.

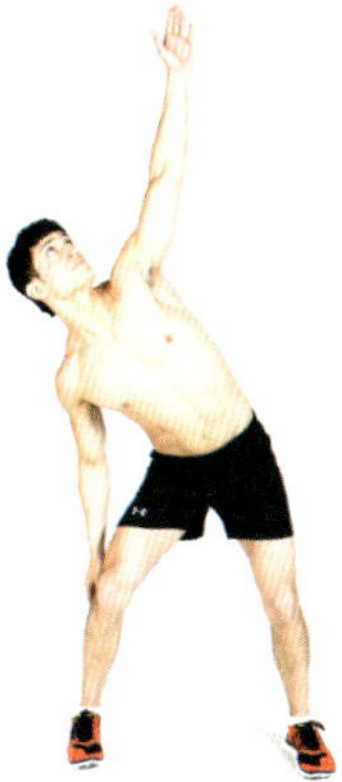

097 Kettlebell-Windmühle

Schulterbreit hinstellen, den rechten Arm hängen lassen. Mit der linken Hand eine Kettlebell greifen und den linken Arm zur Decke strecken. Jetzt eine Windmühle (Nr. 096) ausführen.

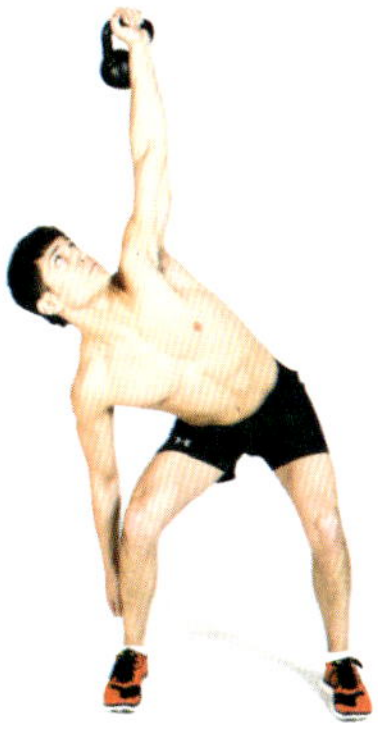

098 Seitlicher Step-over

Der seitliche Step-over ist eine hervorragende Übung, um Ihre Schnelligkeit bei seitlichen Bewegungen zu verbessern und um ganz allgemein Ihre Beweglichkeit zu steigern. Konzentrieren Sie sich bei der Ausführung auf Ihre Koordination und beginnen Sie in einer moderaten Geschwindigkeit, die Sie dann erhöhen können, wenn Sie die Übung verinnerlicht haben. Zusätzlich können Sie auch Höhe und Breite des Hindernisses variieren. Trainieren Sie zu Anfang mit kleinen Kegeln oder einem niedrigen Step und arbeiten Sie sich bis zu höheren Bänken oder Stangen vor.

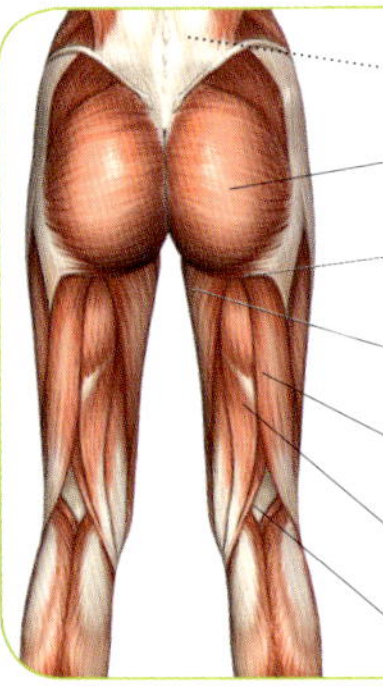

→ SO GEHT'S

Blicken Sie während der gesamten Übung gerade nach vorn. Achten Sie darauf, dass Sie Ihre Hüfte nach dem Anheben eines Beins nach außen drehen, um über die Bank zusteigen.

—— **schwarz fett = primär beteiligte Muskeln**
······ schwarz = primär beteiligte tiefe Muskeln
—— grau fett = sekundär beteiligte Muskeln
······ grau = sekundär beteiligte tiefe Muskeln

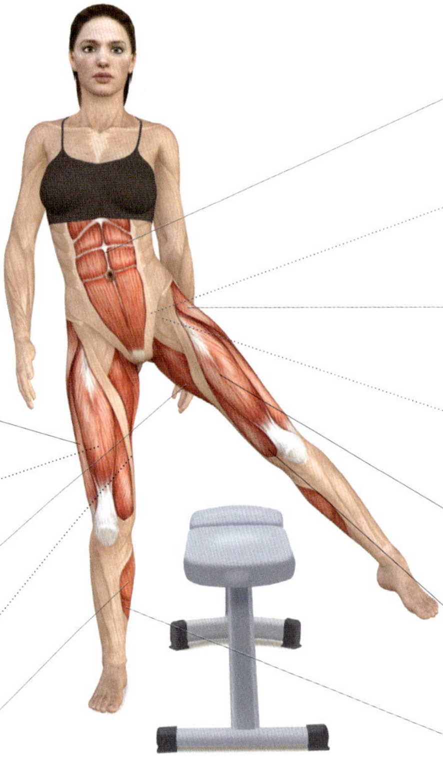

- Mit geschlossenen Füßen neben ein Hindernis wie eine Bank oder einen Step stellen.
- Das der Bank zugewandte Knie anheben, das Bein über die Bank auf die andere Seite führen und dort absetzen.
- Das andere Bein anheben und nachziehen, dann den Fuß ebenfalls absetzen.
- Die Bewegung umkehren, bis Sie wieder in der Startposition stehen. In einer flüssigen Bewegung für eine festgesetzte Zeit oder die erwünschte Anzahl an Wiederholungen fortfahren.

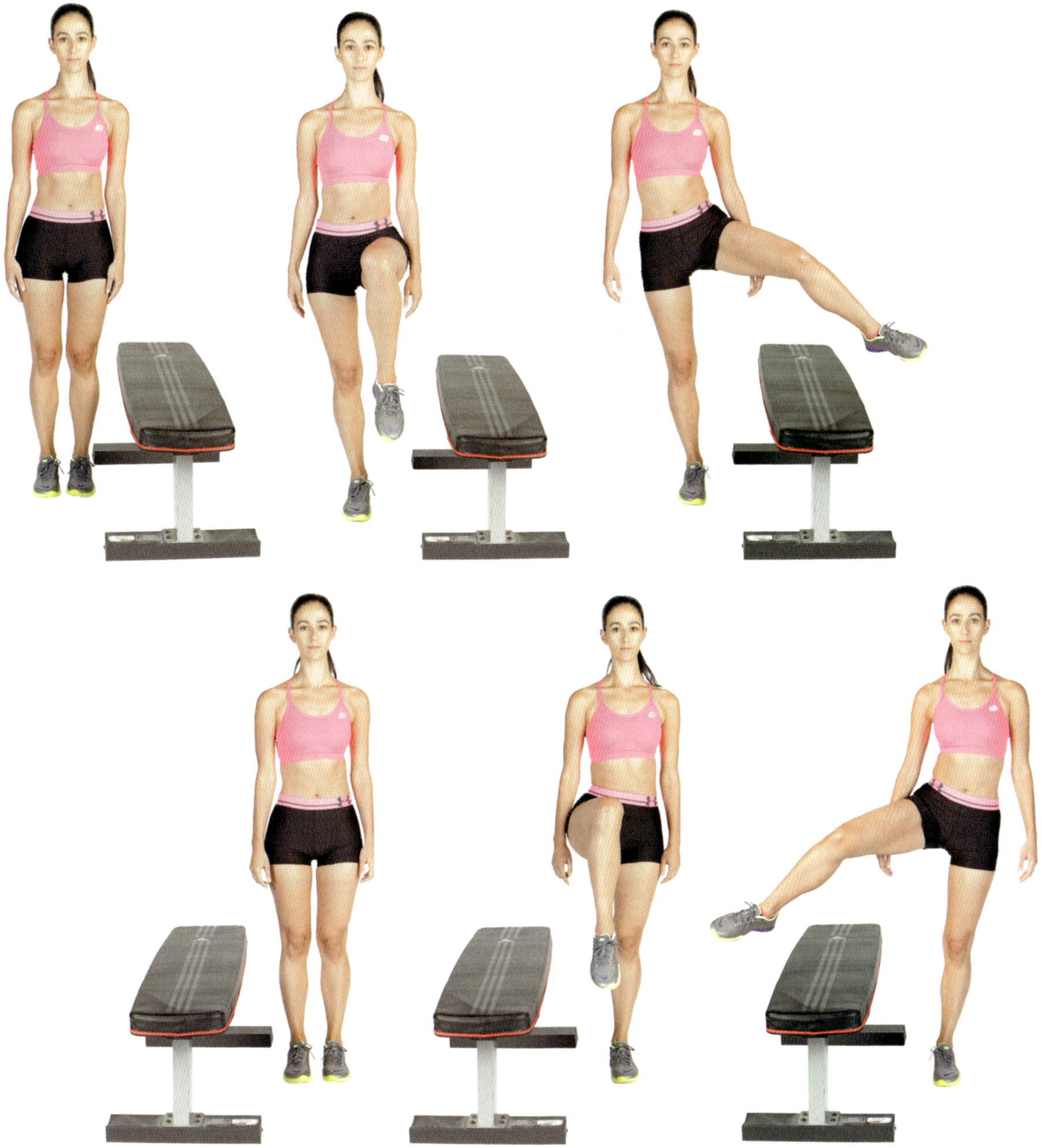

099 Schritte zur Seite mit Widerstand

Schulterbreit hinstellen und ein Miniband auf Höhe des Fußgelenks unter Spannung halten. Das Becken leicht vorschieben, die Brust aufrichten und die Schultern nach hinten unten ziehen. Die Arme hängen lassen oder die Hände in die Hüften stützen, der Blick geht gerade nach vorn. Einen Fuß so weit zur Seite setzen, wie es geht. Die Knie sind leicht gebeugt, der Oberkörper bleibt aufrecht. Den anderen Fuß nachsetzen, sodass Sie wieder schulterbreit stehen. So fortfahren, bis Sie die gewünschte Anzahl an Wiederholungen geschafft haben. Anschließend in die Gegenrichtung zurückgehen.

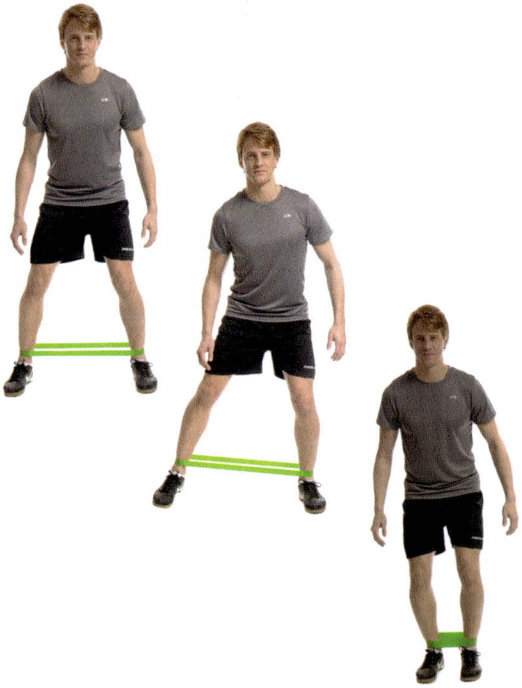

100 Schritte über Kreuz mit Widerstand

Schulterbreit hinstellen und ein Miniband auf Höhe des Fußgelenks unter leichter Spannung halten. Das Becken leicht vorschieben, die Brust aufrichten und die Schultern nach hinten unten ziehen. Jetzt den linken Fuß vor dem rechten Bein vorbei nach rechts setzen. Dann den rechten Fuß nach rechts zurück in den schulterbreiten Stand ziehen. Auf diese Weise mindestens drei Schritte nach rechts gehen. Im Anschluss den rechten Fuß vor dem linken Bein vorbei nach links setzen. Dann den linken Fuß nach links zurück in den schulterbreiten Stand ziehen. Auch in diese Richtung mindestens drei Schritte machen. In der Folge zunächst wieder nach rechts und dann nach links gehen, bis Sie die gewünschte Anzahl an Wiederholungen absolviert haben.

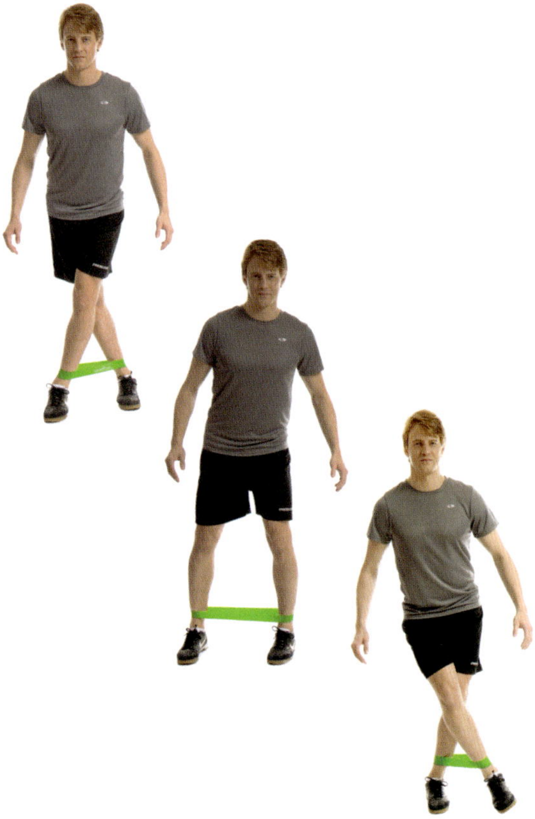

101 Step-up

Als Bestandteil eines Kraft- und Konditionstrainings bringt der Step-up die Muskulatur im unteren Teil Ihres Körpers ordentlich in Form, vor allem Ihren Quadrizeps, die Gesäßmuskeln, die Hüftbeuger und die Muskeln in den hinteren Oberschenkeln. Zusätzlich ist er eine tolle Gleichgewichtsübung, die die Stabilität in Ihrem Becken und Ihren Beinen erhöht. Oberdrein bringt Ihnen der Step-up noch eine gehörige Portion an Ausdauer. Beginnen Sie mit einer Bank (oder einem Kasten), die so hoch ist, dass Sie Ihre Knie mindestens rechtwinklig beugen müssen. Wechseln Sie zu einer höheren Bank, sobald Sie mehr Kraft und Kondition haben.

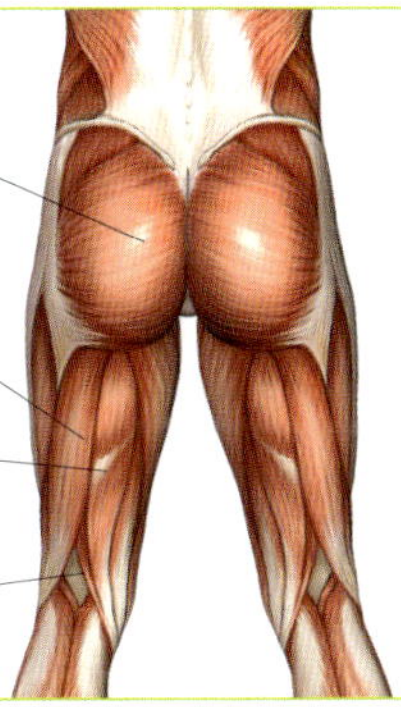

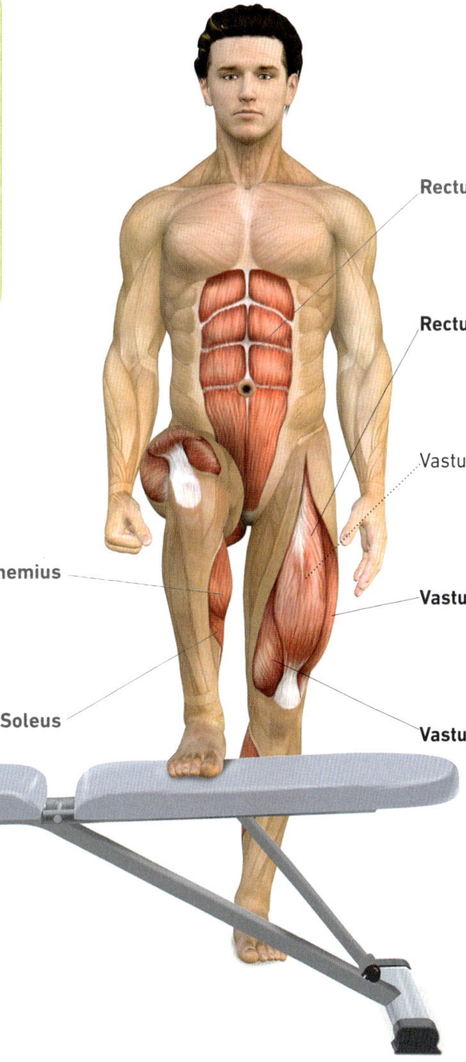

→ SO GEHT'S

Wenn Sie sich aus der Ferse abdrücken, achten Sie darauf, dass der Fuß ganz aufsteht. Vermeiden Sie es, das Knie über die Zehen hinaus nach vorn zu schieben. Bewegen Sie sich nur so schnell, wie Sie die Übung kontrolliert ausführen können.

—— **schwarz fett = primär beteiligte Muskeln**
······ schwarz = primär beteiligte tiefe Muskeln
—— grau fett = sekundär beteiligte Muskeln
······ grau = sekundär beteiligte tiefe Muskeln

- Vor eine Bank, einen Step oder eine andere Erhöhung stellen. Den rechten Fuß mit der ganzen Sohle auf die Bank setzen.
- Leicht nach vorn lehnen und aus der Ferse des rechten Fußes nach oben abstoßen. Auch den linken Fuß auf die Bank stellen.
- Zunächst mit dem rechten Fuß absteigen, dann mit dem linken. Wechselseitig mit dem Auf- und Absteigen fortfahren.

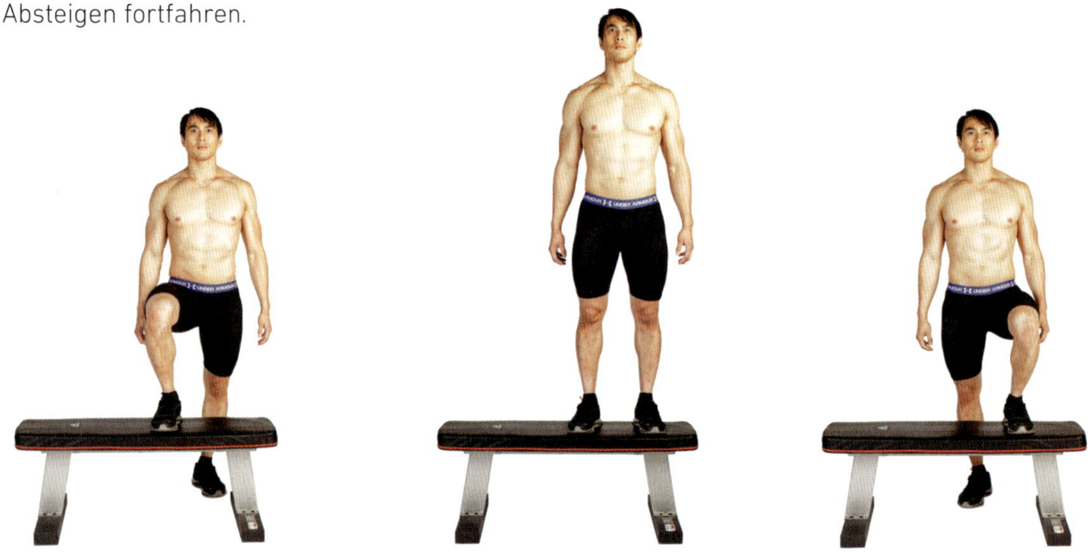

102 Alternierender Step-up mit Knieheben

Einen Step-up (Nr. 101) ausführen. Am höchsten Punkt der Bewegung, wenn beide Füße auf dem Step stehen, ein Knie so hoch anheben, wie es geht. Das Knie wieder absenken, vom Step steigen und die Übung mit dem anderen Bein wiederholen.

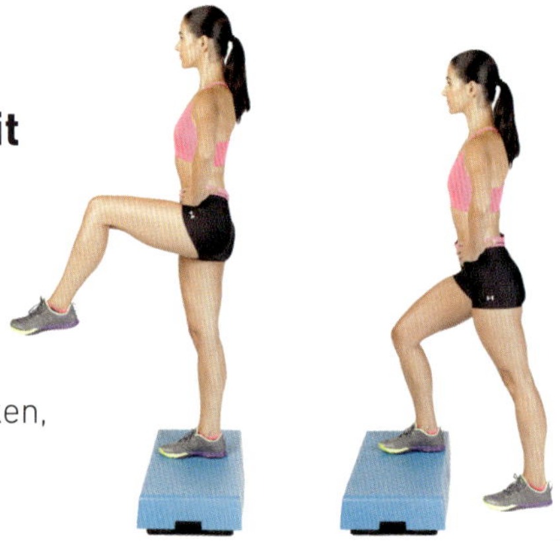

103 Step-up mit Knie- und Armheben

Einen alternierenden Step-up mit Knieheben (Nr. 102) ausführen. Beim Heben des Knies allerdings zusätzlich den gegengleichen Arm zur Decke strecken. Dann Arm und Bein wieder absenken und vom Step steigen. Die Übung auf der anderen Seite wiederholen.

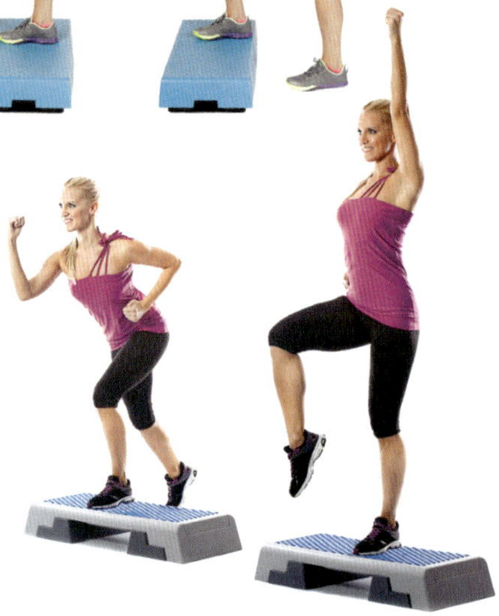

104 Step-up mit Kurzhanteln

In jeder Hand eine Kurzhantel am langen Arm halten. Einen Step-up (Nr. 101) ausführen. Die gewünschte Anzahl an Wiederholungen absolvieren, dabei das Bein wechseln.

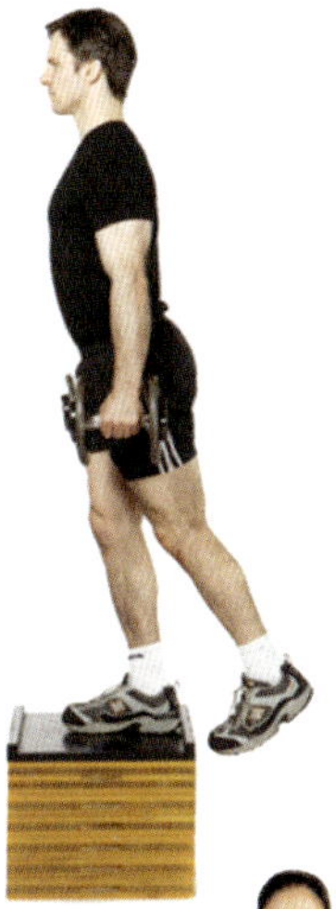

105 Seitlicher Step-up und Curl

Mit dem linken Fuß neben einen Step stellen, mit jeder Hand eine Kurzhantel greifen und die Arme hängen lassen. Den linken Fuß auf den Step setzen, gleichzeitig die Ellbogen beugen und die Hanteln zur Brust curlen. Die Hanteln absenken und den rechten Fuß ebenfalls auf den Step stellen. Mit dem linken Fuß absteigen, dabei erneut einen Bizeps-Curl ausführen. Den rechten Fuß nachziehen und die Hanteln ganz absenken. Die Übung in Gegenrichtung wiederholen.

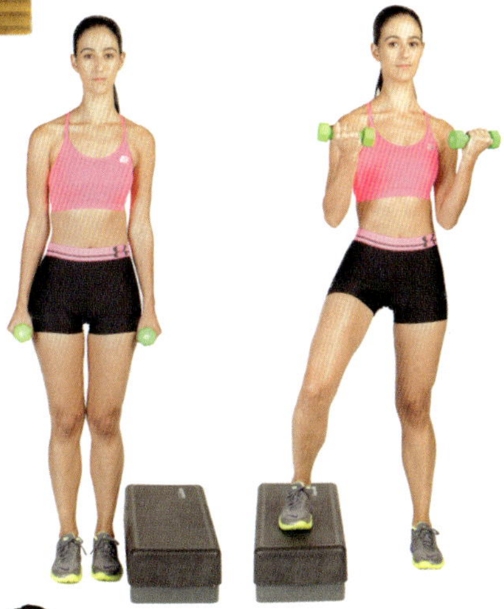

106 Seitlicher Step-up mit Knieheben und Curl

Mit dem linken Fuß neben einen Step stellen, mit jeder Hand eine Kurzhantel greifen und die Arme hängen lassen. Den linken Fuß auf den Step setzen und das Gewicht auf den linken Fuß verlagern. Die Ellbogen beugen und einen Bizeps-Curl zur Brust ausführen. Gleichzeitig das rechte Knie anheben, sodass der rechte Oberschenkel parallel zum Boden steht. Die Hanteln absenken und den rechten Fuß wieder auf den Boden setzen. Dabei das linke Bein beugen. Den linken Fuß nachziehen und neben den rechten stellen. Fortfahren, bis Sie die gewünschte Anzahl an Wiederholungen geschafft haben. Dann die Übung auf der anderen Seite wiederholen.

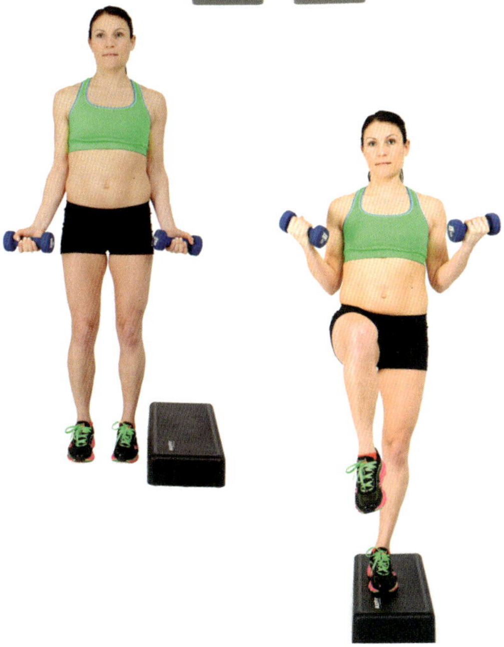

107 Cross-over-Step-up mit Med-Ball

Einen hohen und einen niedrigen Step nebeneinander platzieren. Mit dem linken Fuß neben dem hohen Step hüftbreit hinstellen und einen Medizinball vor der Brust halten. Den rechten Fuß vor dem linken Bein kreuzen und auf den Step setzen. Das Gewicht auf den rechten Fuß verlagern und aufsteigen. Den linken Fuß nach links ziehen und auf dem niedrigen Step absetzen. Den rechten Fuß wieder vor dem linken Bein kreuzen und auf dem Boden absetzen. Den linken Fuß nachziehen und hüftbreit stehen. Die Übung sofort in die andere Richtung wiederholen.

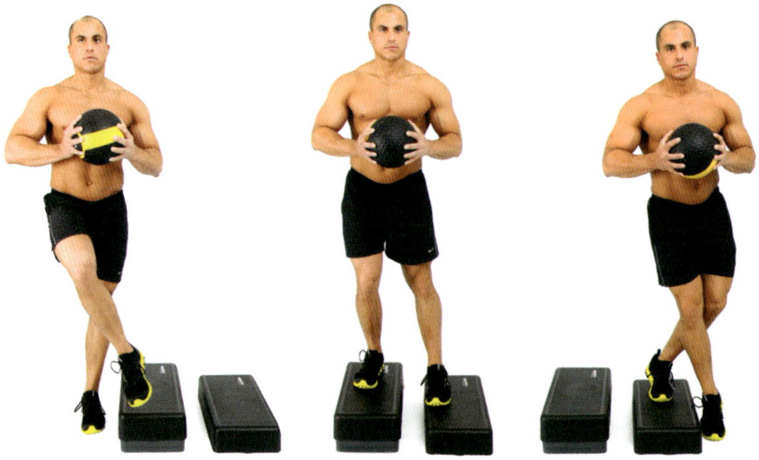

108 Cross-over-Step-up an einer Bank

Rechts neben eine Bank stellen. Den rechten Fuß vor dem linken Bein kreuzen und auf die Bank setzen. Aus der rechten Ferse heraus nach oben abdrücken und aufrichten, den linken Fuß nachziehen und auf die Bank stellen. Die Bewegung umkehren und wieder absteigen. Die gewünschte Anzahl an Wiederholungen absolvieren und dann das Bein wechseln.

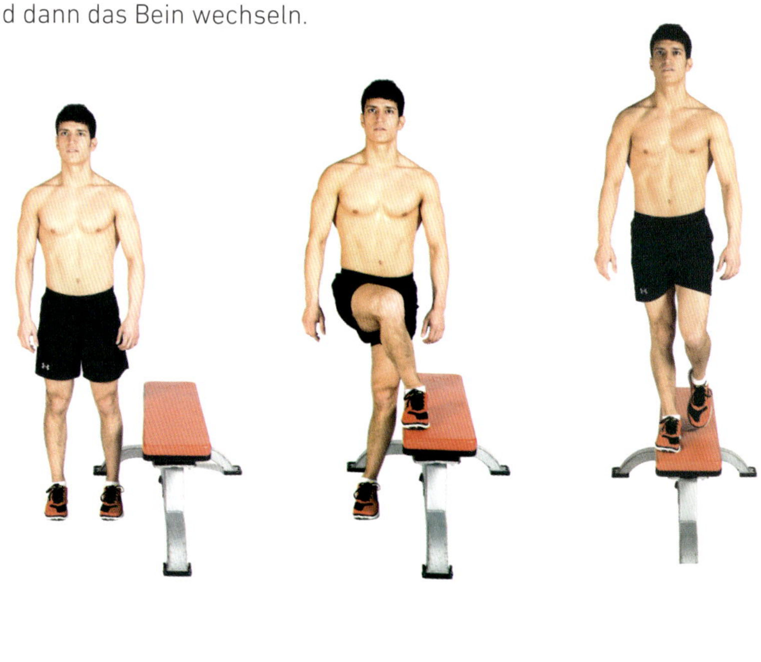

109

Shuffle am Step

Den linken Fuß auf einen Step stellen, den rechten neben dem Step auf den Boden. Leicht in die Knie gehen, die Arme rechtwinklig beugen und eng am Körper halten. Mit dem linken Fuß abstoßen und nach links springen. Mit dem rechten Fuß auf dem Step und mit dem linken Fuß auf dem Boden landen, dabei leicht in die Knie gehen. Mit dem rechten Fuß abstoßen und zurück in die Startposition springen.

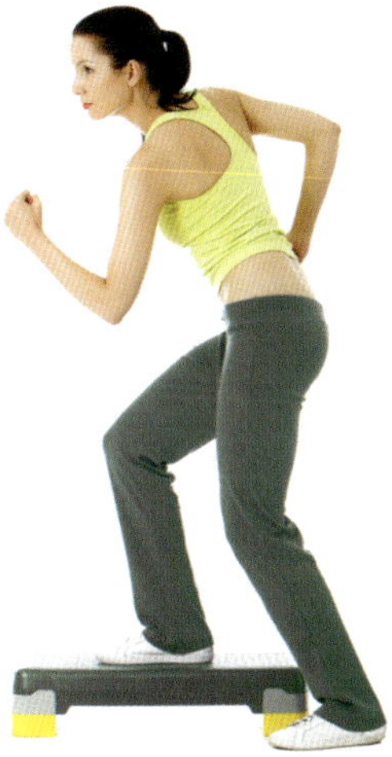

110

Seitlicher Step-up mit seitlichem Beinheben

Rechts neben einen Step oder eine Bank stellen. Den rechten Fuß auf den Step setzen und hochdrücken. Gleichzeitig das linke Bein zur Seite anheben und beide Arme auf Schulterhöhe zur Seite ausstrecken. Die Füße bleiben nach vorn ausgerichtet, der Blick geht gerade nach vorn.

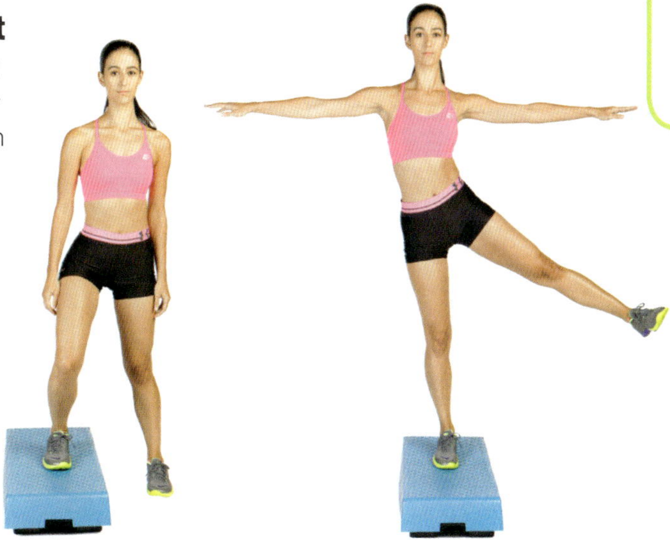

111

Seitlicher Step-up mit Kniebeugen am Bosu-Ball

Einen Bosu-Ball mit der flachen Seite auf den Boden legen. Neben den Ball stellen und den linken Fuß darauf absetzen. In eine Kniebeuge gehen. Dann den rechten Fuß ebenfalls auf dem Ball absetzen und eine weitere Kniebeuge machen. Den linken Fuß auf den Boden stellen und noch eine Kniebeuge machen. Dann die Übung in der Gegenrichtung wiederholen und so fortfahren, bis Sie die gewünschte Anzahl an Wiederholungen erreicht haben.

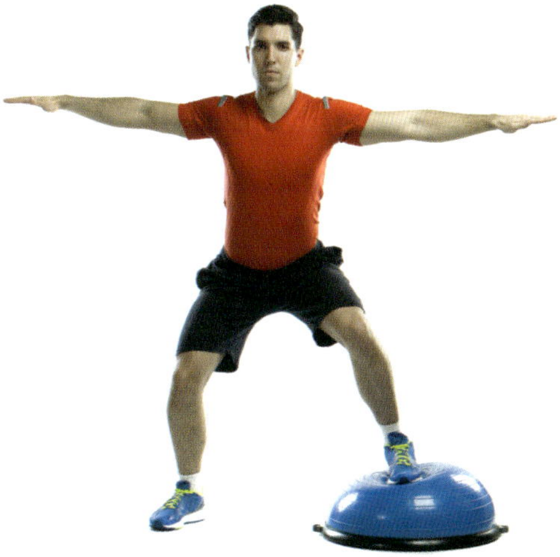

112 Step-down

Hochintensive Workouts erfordern Bewegungen wie Springen und Rennen, die die Knie stark belasten können. Bauen Sie daher unbedingt Übungen in Ihr Training ein, mit denen Sie die kniestabilisierenden Muskeln kräftigen. Der Step-down ist eine besonders wirksame Herausforderung für den Vastus medialis. Dieser Muskel, der einen Kopf des Quadrizeps bildet, verläuft auf der inneren Seite des vorderen Oberschenkels bis zur Kniescheibe. Wenn er wenig ausgebildet ist, kann er die Kniescheibe bei der korrekten Ausrichtung nicht ausreichend unterstützen.

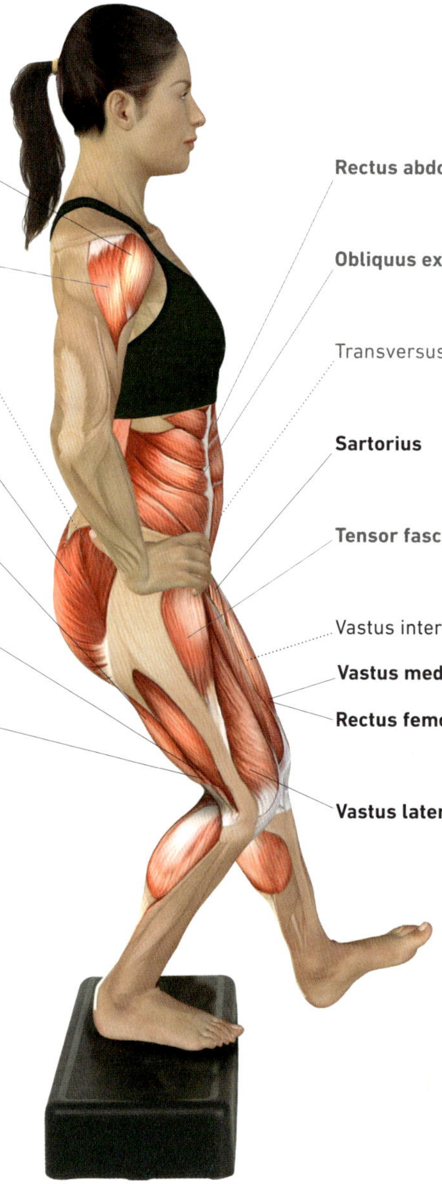

→ SO GEHT'S

Nehmen Sie sich für diese Übung unbedingt Zeit! Konzentrieren Sie sich darauf, den Vastus medialis zu aktivieren, indem Sie das angehobene Bein während des Absteigens lang machen und durch den Ballen in Richtung Boden schieben.Vermeiden Sie dabei, dass sich das Knie einwärts dreht, halten Sie es stattdessen auf einer Linie mit dem mittleren Zeh.

— schwarz fett = primär beteiligte Muskeln
······ schwarz = primär beteiligte tiefe Muskeln
— grau fett = sekundär beteiligte Muskeln
······ grau = sekundär beteiligte tiefe Muskeln

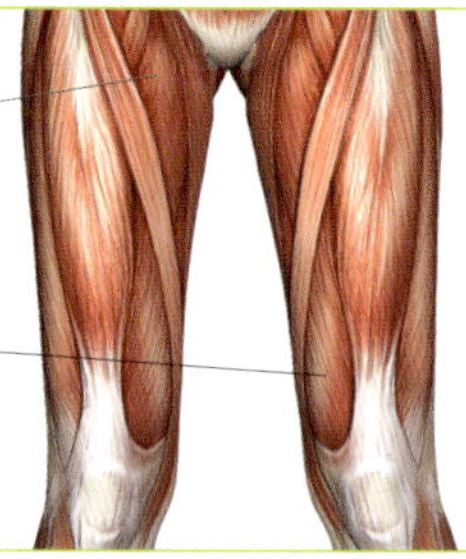

- Mit geschlossenen Füßen in Querrichtung auf einen Step stellen, die Hände in die Hüften stützen.
- Das rechte Bein beugen. Gleichzeitig mit dem linken Bein absteigen. Den Fuß dabei anziehen und mit der Ferse auf dem Boden absetzen.
- Aus dem rechten Fuß heraus wieder in die Startposition hochdrücken. Dabei darauf achten, dass das rechte Knie und der Oberkörper gerade ausgerichtet bleiben. Das Bein wechseln und die Übung wiederholen. Wechselseitig fortfahren, bis Sie die gewünschte Anzahl an Wiederholungen geschafft haben.

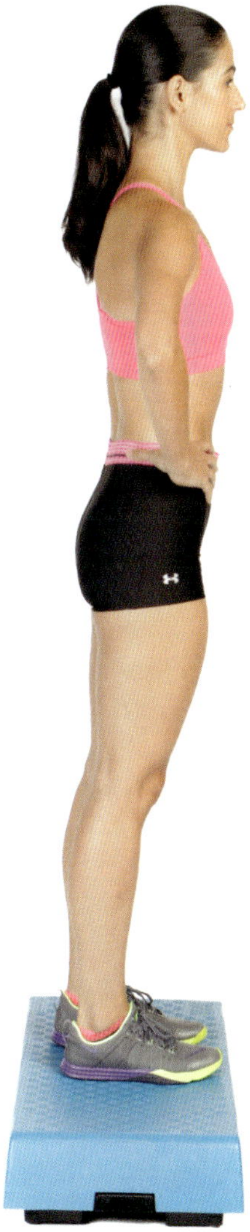

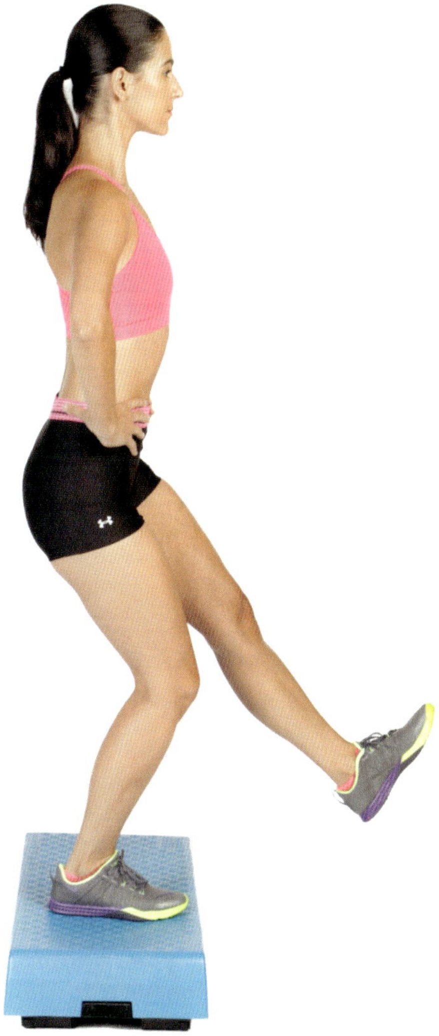

113 Seitlicher Step-down

Wie der Step-down ist auch der seitliche Step-down eine höchst funktionelle Übung zur Kräftigung Ihrer Muskeln, die so bestens auf hochintensive Workouts vorbereitet werden – und natürlich auch auf die Anforderungen des Alltags. Die vorgestellte Version trainiert Ihren Quadrizeps und außerdem Ihre Gesäßmuskeln sowie die Abduktoren und Adduktoren der Hüfte. Schließlich fördert dieser Step-down eine reibungslose Koordination zwischen Hüft- und Beinmuskulatur.

- Den linken Fuß an den rechten Rand eines stabilen Kastens oder Steps stellen. Das rechte Bein in der Luft hängen lassen, den Fuß anziehen.
- Beide Arme für das Gleichgewicht gerade nach vorn ausstrecken und parallel zum Boden halten.
- Die Hüfte und das linke Knie beugen und den Körper absenken, sodass der rechte Fuß sich dem Boden nähert.
- Ohne den Oberköper oder das linke Knie zu drehen, aus dem linken Bein heraus wieder in die Startposition aufrichten.
- Die gewünschte Anzahl an Wiederholungen absolvieren, dann die Seite wechseln.

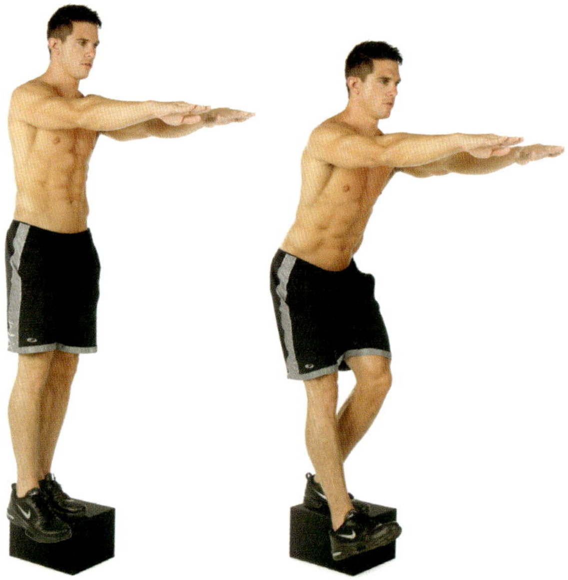

114 Seitlicher Step-down mit Med-Ball

Einen Medizinball mit beiden Händen vor der Brust halten. Einen seitlichen Step-down (Nr. 113) ausführen. Während Sie das rechte Bein zum Boden absenken, die Arme gerade nach vorn ausstrecken. Am tiefsten Punkt der Bewegung sind die Arme ganz gestreckt, was Sie in der Balance hält. Hüfte und linkes Knie strecken und wieder aufrichten. Gleichzeitig den Medizinball wieder zur Brust ziehen. Die gewünschte Anzahl an Wiederholungen absolvieren, dann die Seite wechseln.

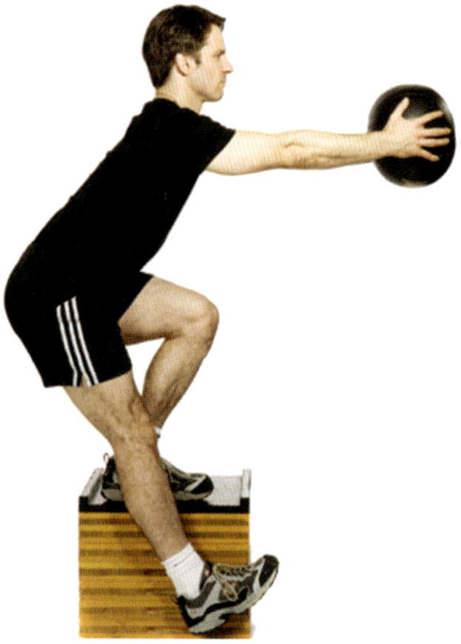

115 Anheben der Zehen

Bei vielen alltäglichen Bewegungen, vor allem beim Gehen, aber auch bei hochintensiven Aktivitäten, etwa beim Springen und Rennen, verlassen Sie sich auf den Gastrocnemius, den zweiköpfigen Muskel, der zusammen mit dem Soleus Ihre Wade bildet. Aus genetischen Gründen ist es schwierig, wenn nicht gar unmöglich, das Aussehen dieses Muskels durch Training zu verändern. Mit Übungen wie dem Anheben der Zehen können Sie den Gastrocnemius und auch den Soleus jedoch aktivieren und fit halten. Das trägt auch dazu bei, dass die Achillessehne geschmeidig und verletzungsfrei bleibt.

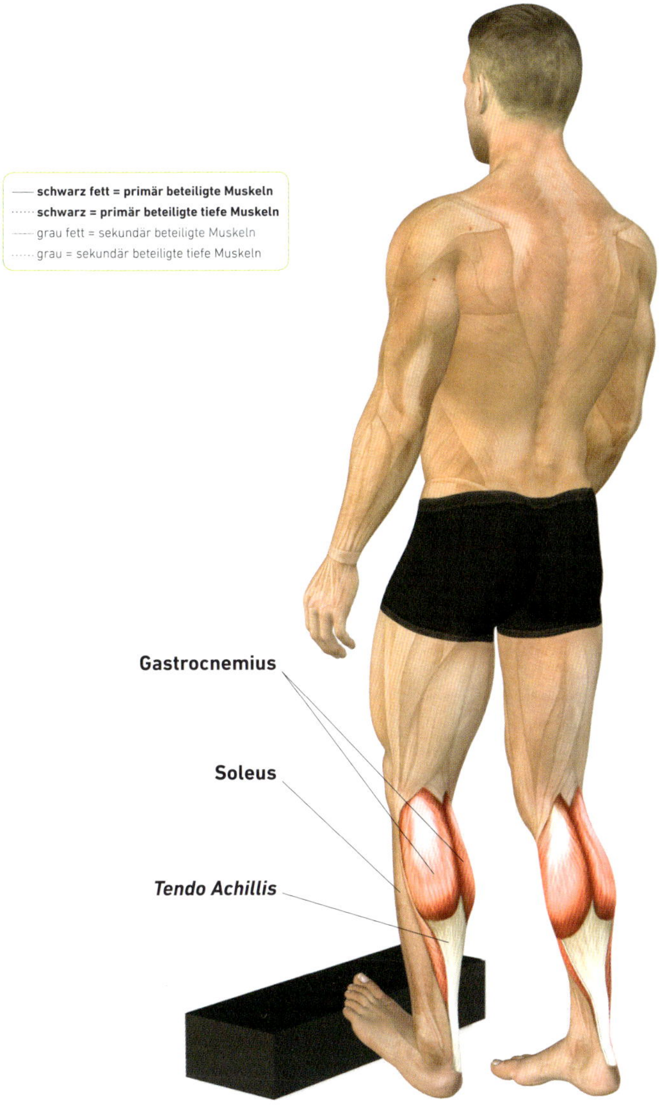

→ SO GEHT'S

Aktivieren Sie beide Köpfe des Wadenmuskels, indem Sie den Fuß auf dem Step langsam und sanft vom großen zum kleinen Zeh rollen. Verlagern Sie Ihr Körpergewicht mit der Bewegung. In Ihrem Kardio-Workout sollten Sie Ihre Waden zwischendurch immer mal wieder dehnen, das lindert Verspannungen und beugt ihnen vor.

- Hüftbreit vor einen Step stellen, die Füße stehen parallel zueinander. Die Knie ganz leicht beugen und das Becken ein wenig kippen. Die Brust aufrichten und die Schultern nach hinten unten ziehen.
- Den Ballen des linken Fußes auf den Step setzen. Die Hüfte vorschieben, die Knie dabei gerade ausgerichtet halten.
- Die Position auflösen, den Fuß wechseln und die Übung wiederholen.

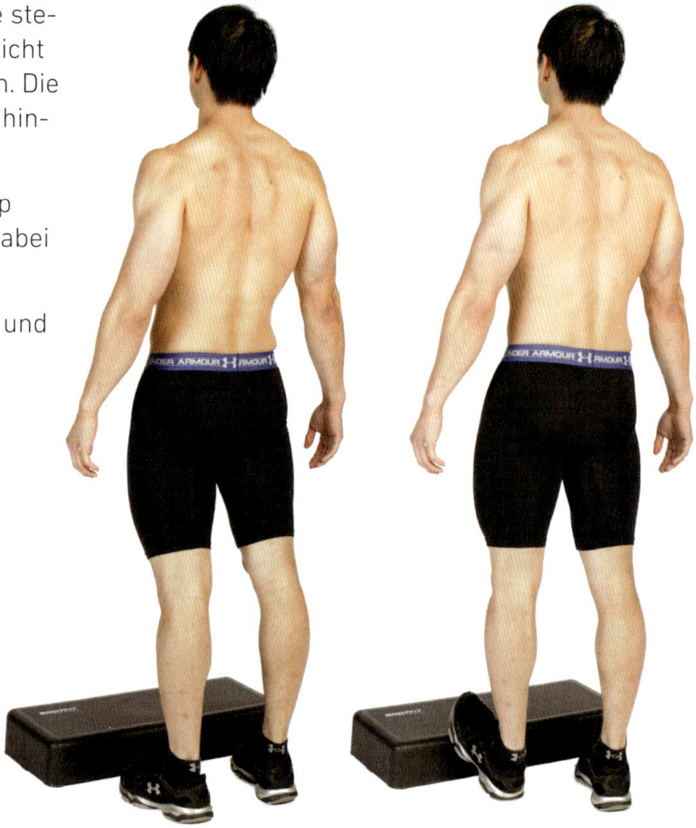

116 Absenken der Fersen

Schulterbreit auf einen Step stellen und die Füße parallel zueinander ausrichten. Die Knie ganz leicht beugen und das Becken ein wenig kippen. Die Brust aufrichten und die Schultern nach hinten unten ziehen. Den linken Fuß ein Stück zurücksetzen, sodass der Ballen an der Kante des Steps steht. Die linke Ferse absenken. Dabei das Gewicht auf das linke Bein verlagern. Mit der Gewichtsverlagerung spielen und so die Intensität der Wadendehnung verstärken oder verringern. Die Position auflösen, den Fuß wechseln und die Übung wiederholen.

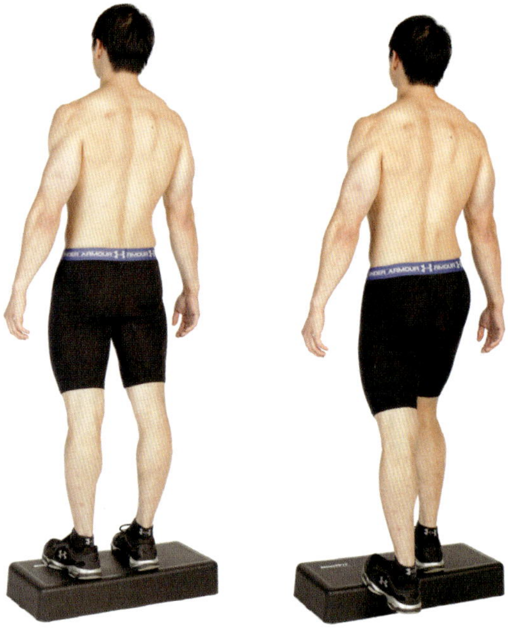

117 Anheben der Fersen

Die Arme neben dem Körper hängen lassen (Sie können auch eine Kurzhantel in jeder Hand halten, die Handflächen zeigen nach innen). Die Fersen anheben und auf den Fußballen die Balance finden. Den übrigen Körper dabei ruhig halten. Zehn Sekunden auf den Ballen stehen, dann die Fersen wieder absenken. Anschließend die gewünschte Anzahl an Wiederholungen absolvieren.

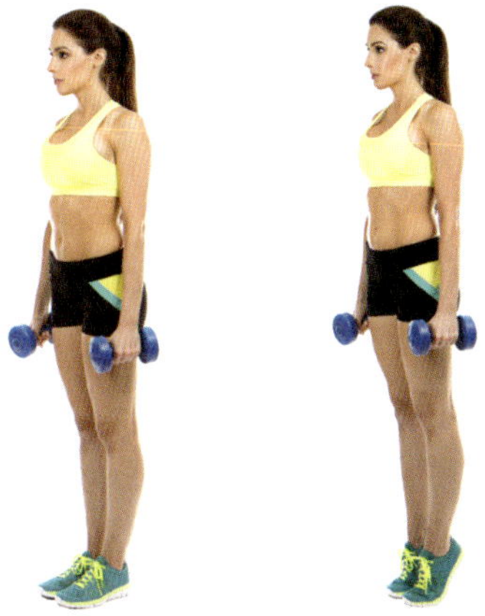

118 Anheben der Fersen und Kurzhantel-Drücken

Das Anheben der Fersen, auch als Wadenheben bekannt, zielt auf dieselben Muskeln wie das Anheben der Zehen, also unter anderem den Gastrocnemius, den Soleus und den Tibialis posterior. In dieser Version führen Sie zusätzlich ein Kurzhantel-Drücken aus, das dieser klassischen Übung für den Unterkörper noch einen gewissen Ausgleich für den Oberkörper hinzufügt.

- Hüftbreit hinstellen und mit jeder Hand eine Kurzhantel oder eine Gewichtsmanschette am langen Arm halten.
- Die Ellbogen beugen und die Arme so weit anheben, dass die Gewichte sich auf Ohrhöhe befinden.
- Die Fersen vom Boden abheben und auf die Zehenspitzen gehen. Die Balance finden, wenn nötig.
- Jetzt die Arme über den Kopf strecken. Anschließend die Fersen auf dem Boden absetzen und die Gewichte in die Startposition absenken. Fortfahren, bis die gewünschte Anzahl an Wiederholungen geschafft ist.

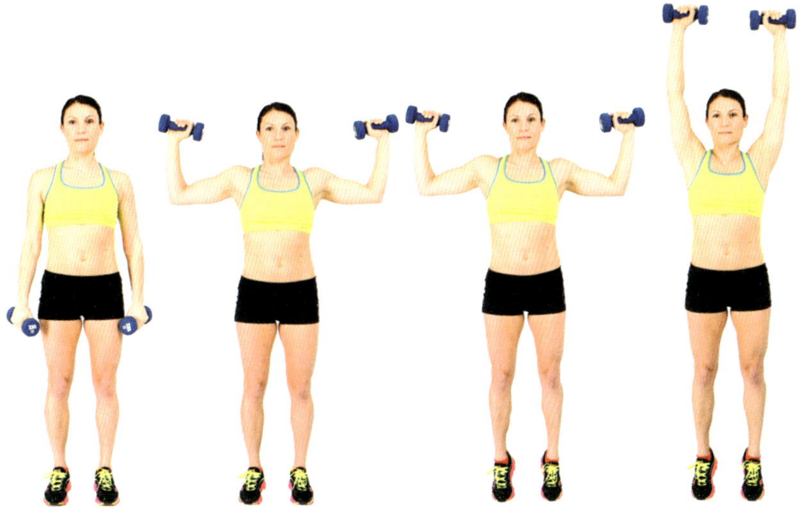

119 Laufen auf der Stelle

Laufen nimmt unter den hochintensiven Kardio-Workouts einen Spitzenplatz ein. Sie müssen aber nicht nach draußen, um vom Laufen profitieren zu können. Das Laufen auf der Stelle bringt die gleichen Resultate, und das überall und bei jedem Wetter. Es geht lediglich darum, die Herzfrequenz erhöht zu halten.

→ SO GEHT'S

Achten Sie darauf, dass Sie Ihre Arme beim Laufen auf der Stelle mitbewegen – je mehr Sie Ihren Körper bewegen, desto mehr Kalorien verbrennen Sie und desto effektiver ist Ihr Kardio-Workout.

schwarz fett = primär beteiligte Muskeln
schwarz = primär beteiligte tiefe Muskeln
grau fett = sekundär beteiligte Muskeln
grau = sekundär beteiligte tiefe Muskeln

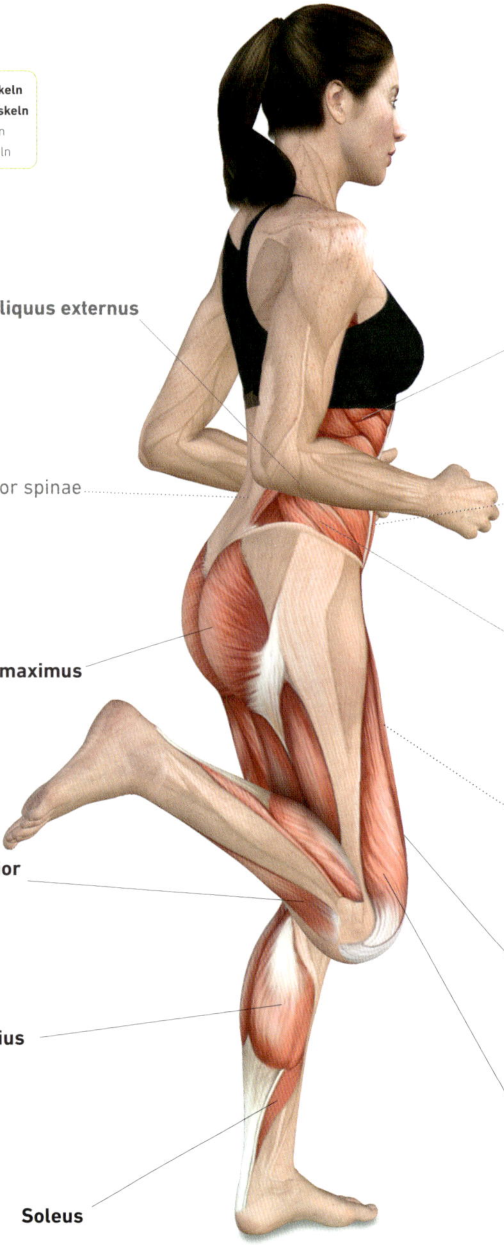

FUNKTIONELLE MOVES

- Gerade hinstellen, mit leichtem Joggen als Warm-up beginnen. Dazu die Füße nur zwei, drei Zentimeter vom Boden abheben und von einem Fuß auf den anderen hüpfen. Den Oberkörper aufwärmen, indem Sie ihn mehrfach umarmen.
- Die Geschwindigkeit steigern, die Füße höher anheben. In der Folge hochintensive Laufphasen mit Erholungsphasen abwechseln.

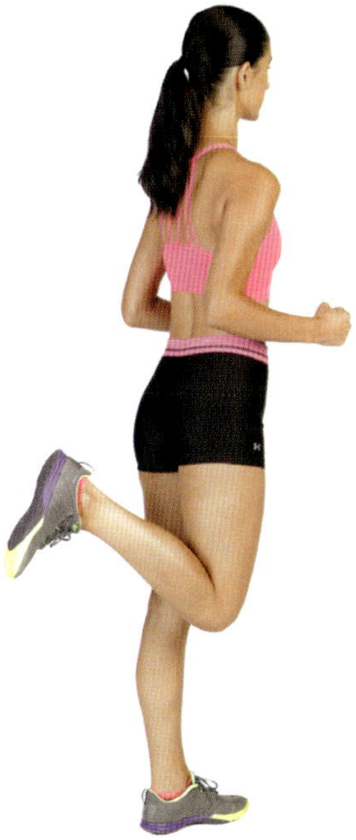

120 Hüpfen

Na los, geben Sie Ihrem inneren Kind nach und hüpfen Sie die Straße runter. Hüpfen sieht vielleicht albern aus, aber es macht mit Sicherheit Spaß und ist außerdem ein hervorragendes Kardio-Workout. Läufer können es als dynamisches Warm-up nutzen.

- Hüftbreit hinstellen. Die Arme rechtwinklig beugen, die Oberarme eng am Körper halten. Das rechte Knie und den linken Arm dynamisch hochziehen. Gleichzeitig explosiv mit dem linken Bein vom Boden abstoßen.
- Zuerst mit dem linken Fuß landen, dann mit dem rechten. Sofort das linke Knie und den rechten Arm hochziehen und mit dem rechten Fuß vom Boden abstoßen.
- Bei jedem Hüpfer so hoch springen wie möglich und das jeweilige Knie in Richtung Brust ziehen. Mit der Übung fortfahren, bis Sie eine festgelegte Strecke geschafft haben.

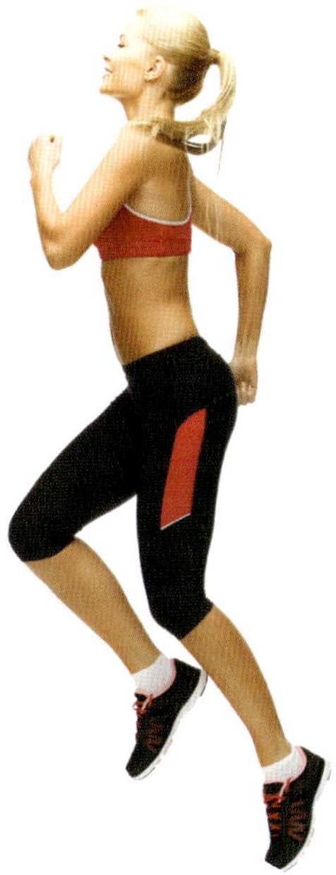

121 Rückwärtslaufen

Hüftbreit hinstellen. Die Arme rechtwinklig beugen, die Oberarme eng am Körper halten. Mit kurzen, schnellen Schritten rückwärts laufen. Auf den Fußballen landen und mit den Armen auf und ab pumpen. Die Brust dabei aufgerichtet halten. Auf diese Weise fortfahren, bis Sie eine festgelegte Strecke geschafft haben.

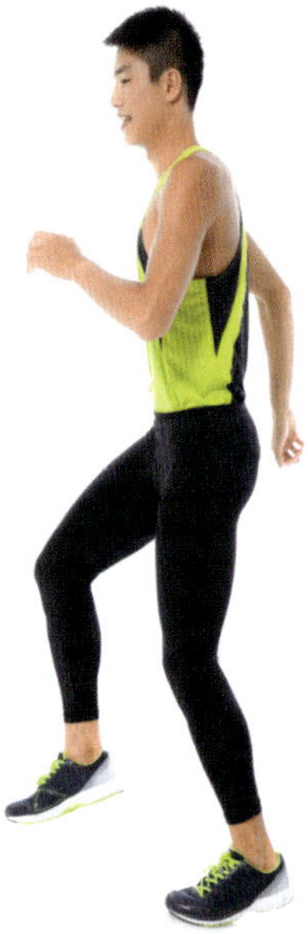

122 Anfersen

Aufrecht hinstellen. Auf der Stelle laufen. Dabei die Fersen so hoch in Richtung Po ziehen, wie es geht. Damit weitermachen, bis Sie die festgelegte Zeit gelaufen sind. Im Verlauf der Übung die Geschwindigkeit steigern.

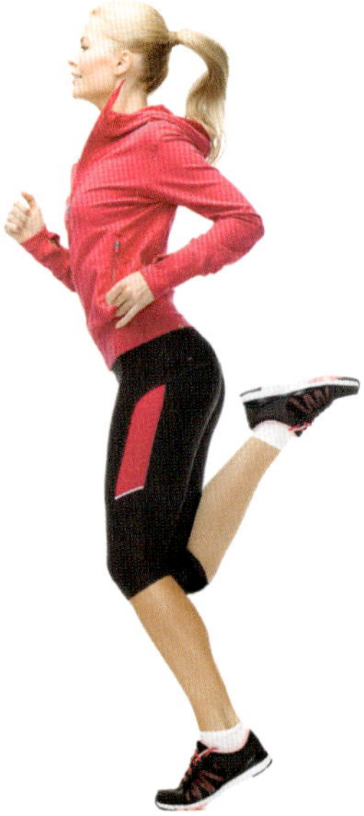

123 Farmer's Walk

Schulterbreit hinstellen, in jeder Hand eine Kettlebell oder eine Kurzhantel am langen Arm halten. Mit den Gewichten eine festgelegte Strecke oder Übungszeit in zügigem Tempo gehen (zum Beispiel die Länge einer Sporthalle oder 20 Sekunden). Dann die Gewichte absenken und kurz pausieren. Die gewünschte Anzahl an Sätzen absolvieren.

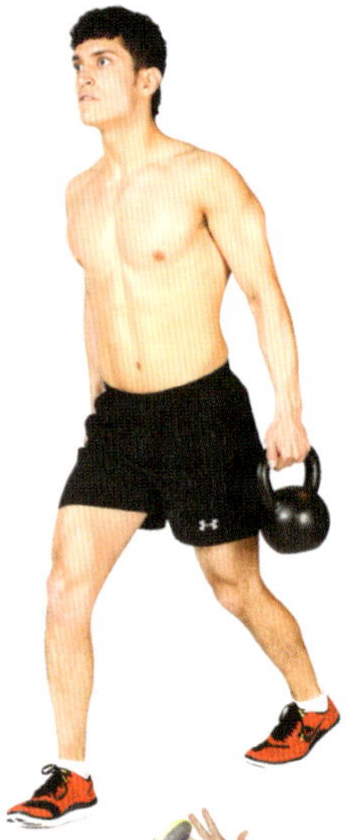

124 Monstergang

Im aufrechten Stand auf der Stelle gehen und mit beiden Beinen abwechselnd gerade nach vorn treten. Dabei versuchen, den Fuß des angehobenen Beins mit der gegengleichen Hand zu erreichen. Wechselseitig für eine festgelegte Zeit fortfahren.

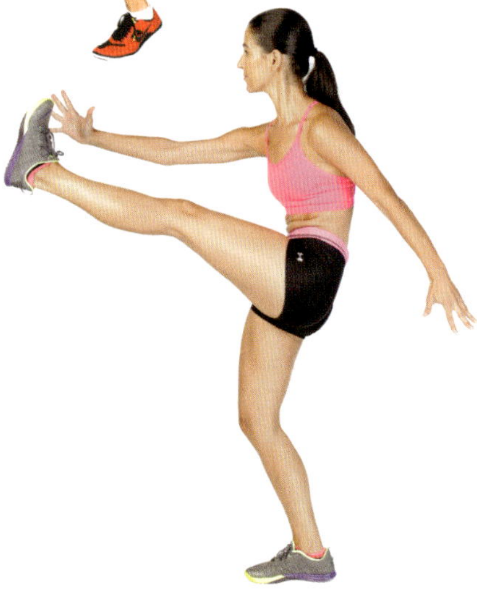

125 High Knees

Bei den High Knees kombinieren Sie das Laufen auf der Stelle mit einem besonders betonten Anheben der Knie. Die Übung ist vielseitig einsetzbar und kann etwa als dynamisches Kardio-Warm-up dienen, was sie vor allem für Läufer interessant macht. Sie kann natürlich auch jeden anderen Sportler fit machen und trägt dazu bei, dass sich Geschwindigkeit, Power und Flexibilität steigern.

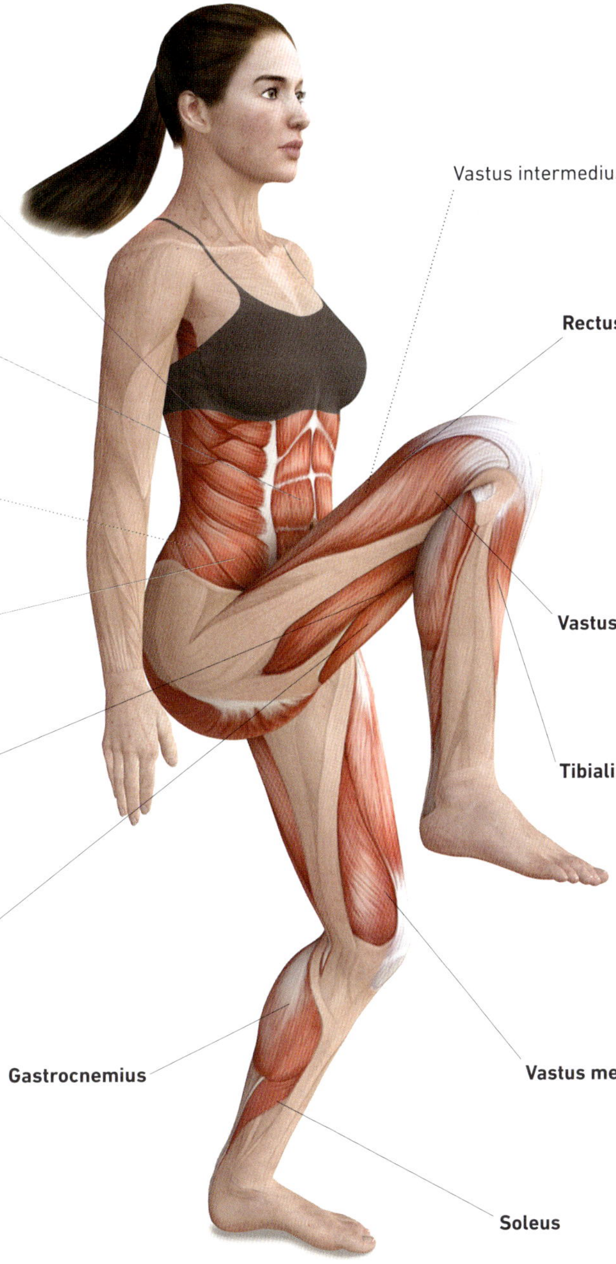

→ SO GEHT'S

Drücken Sie sich aus dem ganzen Fuß heraus ab und nicht nur aus den Fußspitzen.

— schwarz fett = primär beteiligte Muskeln
····· schwarz = primär beteiligte tiefe Muskeln
- - - grau fett = sekundär beteiligte Muskeln
····· grau = sekundär beteiligte tiefe Muskeln

- Gerade hinstellen. Die Arme hängen lassen oder die Hände in die Hüften stützen.
- Ein Knie so hoch wie möglich anheben – ziehen Sie es in Richtung Brust – und dann wieder in die Startposition absenken.
- Wechselseitig fortfahren. Im Verlauf der Übung die Geschwindigkeit erhöhen.

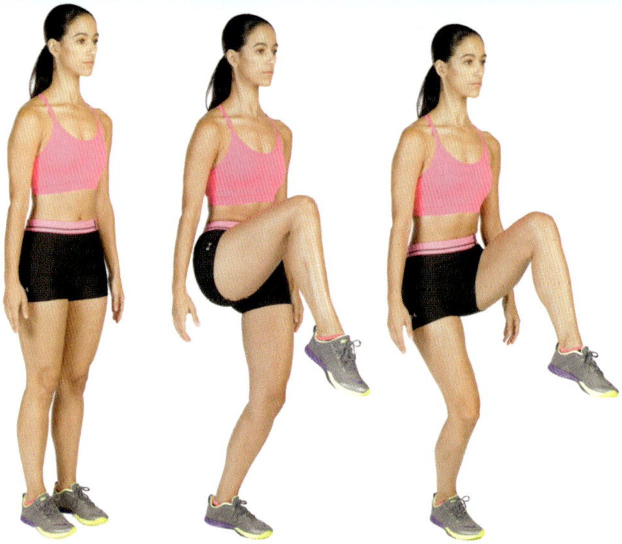

126 Marschieren mit hohen Knien

Mit nicht ganz geschlossenen Füßen aufrecht hinstellen. Ein Knie so hoch anheben, wie es geht, dabei die Fußspitzen anziehen. Beim Absenken des Beins einen Schritt nach vorn machen. Die Übung mit dem anderen Bein wiederholen. Anschließend fortfahren, bis Sie die gewünschte Strecke geschafft haben.

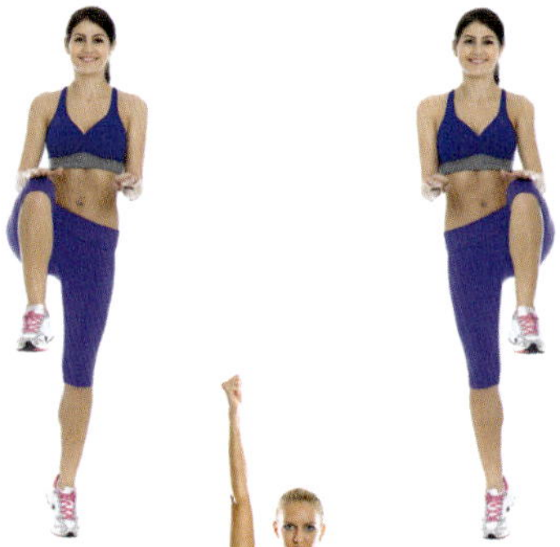

127 Marschieren mit hohen Knien und Armheben

Mit hohen Knien marschieren (Nr. 126). Beim Heben eines Knies zusätzlich den gegengleichen Arm zur Decke strecken.

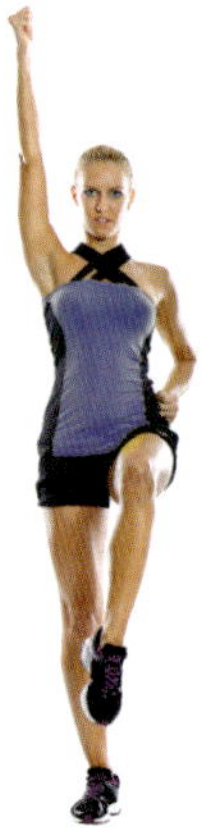

128 Marschieren mit Gymnastikball

Aufrecht hinstellen und einen Gymnastikball über dem Kopf halten. Das rechte Knie anheben. Gleichzeitig den Ball absenken und das Knie berühren. Das rechte Bein mit einem Schritt nach vorn wieder absetzen. Dabei den Ball erneut über den Kopf heben. Die Übung mit dem linken Bein wiederholen und im Anschluss so lange fortfahren, bis Sie eine festgelegte Strecke zurückgelegt haben.

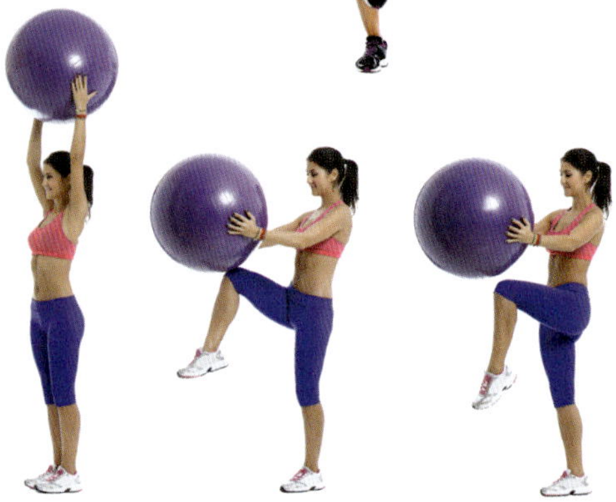

129 Steam-Engine

Hüftbreit hinstellen und die Fingerspitzen an die Ohren legen. Das rechte Knie gerade hochziehen. Gleichzeitig den Oberkörper nach rechts drehen und mit dem linken Ellbogen das rechte Knie berühren. Kurze Pause, dann das rechte Bein wieder absetzen und den Oberkörper in die Startposition zurückdrehen. Das linke Knie hochziehen und mit dem rechten Ellbogen berühren. Wechselseitig fortfahren, bis Ihre Muskeln ermüden.

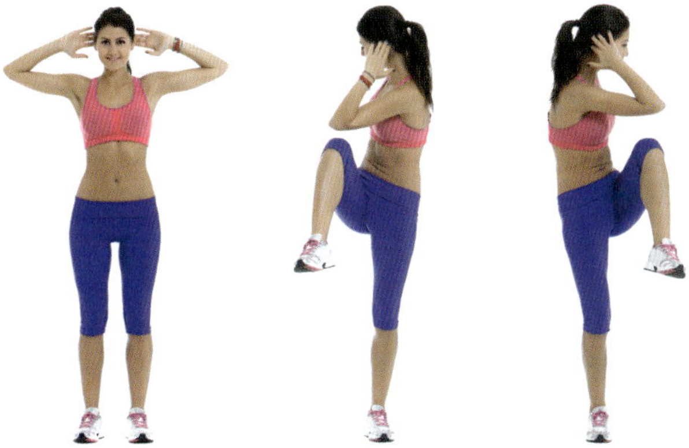

130 Kniestoß zum Ellbogen

Hüftbreit hinstellen. Beide Arme anheben und rechtwinklig beugen. Das rechte Knie dynamisch zur Mitte anheben, gleichzeitig den linken Ellbogen nach rechts zum Knie führen. Der Blick bleibt dabei gerade nach vorn ausgerichtet. Zurück in die Startposition und die Übung sofort auf der anderen Seite ausführen. Wechselseitig fortfahren.

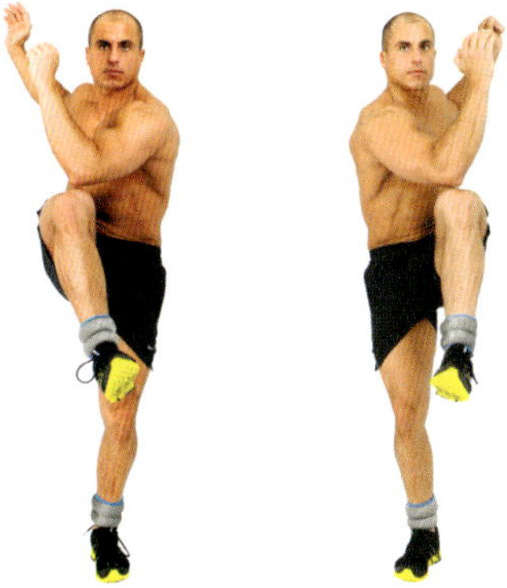

131 Knieheben und Beinstrecken zur Seite

Hüftbreit hinstellen und mit jeder Hand eine Kurzhantel am langen Arm halten. Das Gewicht auf das linke Bein verlagern und das rechte Knie anheben. Gleichzeitig die Ellbogen beugen und die Hanteln so weit anheben, dass sie sich fast auf Schulterhöhe befinden. Die Balance finden. Dann das rechte Bein zur Seite ausstrecken. Oberkörper und Arme bleiben möglichst unbewegt. Die Position kurz halten, dann die Arme absenken und das rechte Bein in die Startposition zurückführen. Die Übung auf der anderen Seite wiederholen. Danach wechselseitig fortfahren, bis Sie die gewünschte Anzahl an Wiederholungen geschafft haben.

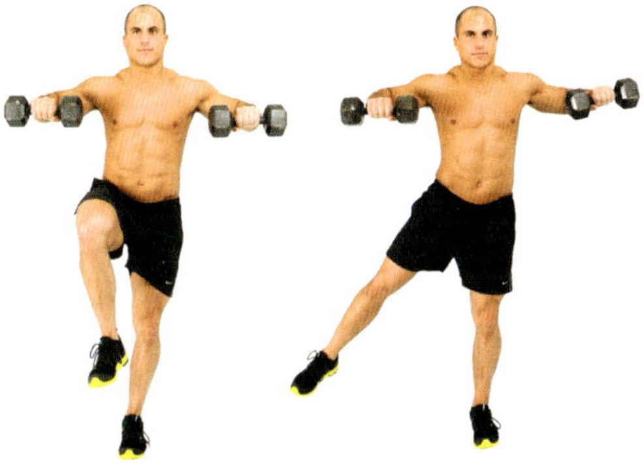

132 Hindernislauf als Warm-up

Hindernisläufe machen nicht nur Spaß, sondern sind hervorragend geeignet, um Ihren Kreislauf so richtig auf Touren zu bringen. Außerdem trainieren Sie damit Tempo, Reaktionsvermögen, Beweglichkeit und Koordination. Die benötigten Hindernisse wie Kegel und Scheiben können Sie gleich als ganzes Set kaufen. Oder Sie legen Ihre Hindernisstrecke im Garten oder im Park mit Papiertellern und Eimern aus. Bei diesem Warm-up gehen, hüpfen, laufen und springen Sie um eine Reihe von niedrigen Kegeln herum.

→ SO GEHT'S

Bewegen Sie sich in einem gleichmäßigen Tempo. Machen Sie kleine Schritte und konzentrieren Sie sich auf Ihre Koordination.

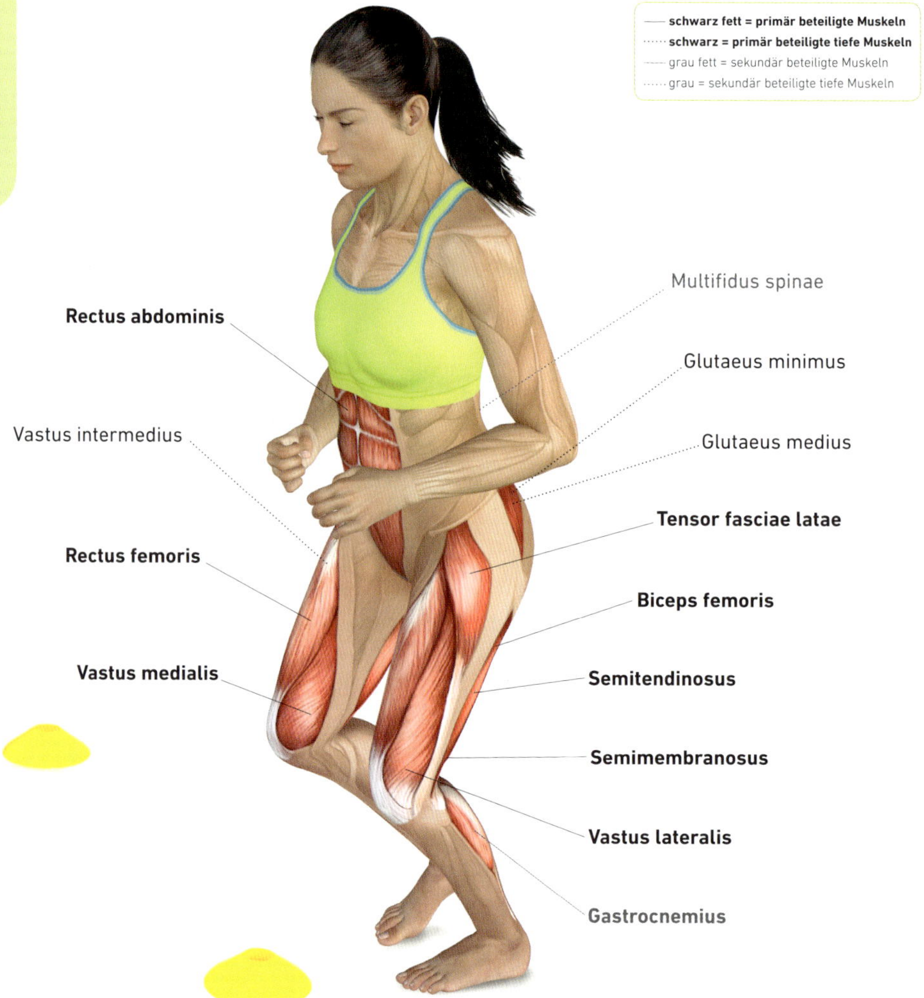

- Mit sieben niedrigen Kegeln oder anderen kleinen Gegenständen ein Quadrat und ein Dreieck auslegen.

- Mit kleinen, schnellen Schritten um alle Kegel im Dreieck herumgehen.

- Vor das Quadrat stellen und mitten hineinspringen. Einen Hampelmann-Sprung (Nr. 165) ausführen.

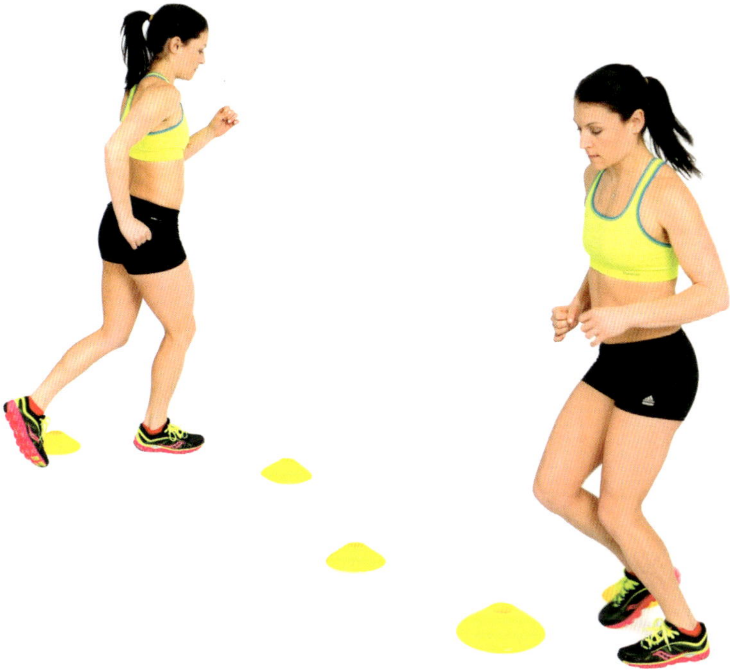

- Nach vorn aus dem Quadrat herausspringen. Zum Startpunkt laufen und den Parcours erneut absolvieren.

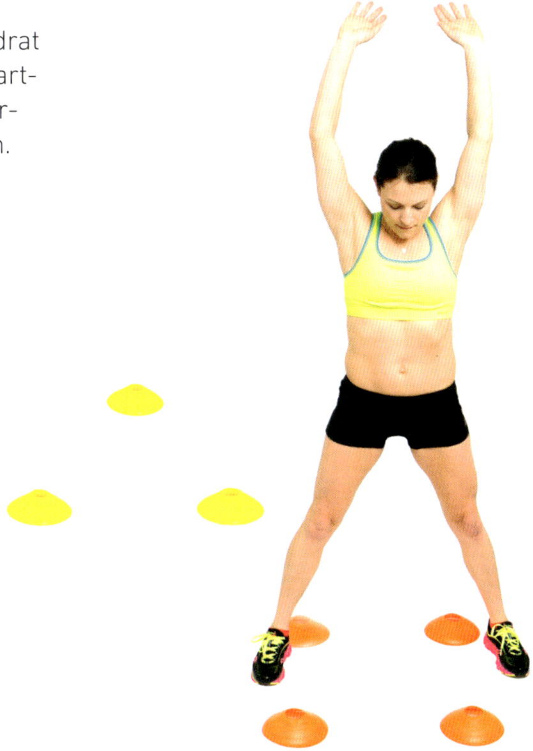

133 Hindernislauf als Challenge

Beim Hindernislauf als Challenge wird die Intensität gesteigert, indem neben den kleinen Kegeln zusätzlich große Kegel und ein Step zum Einsatz kommen. Mit einem vor der Brust gehaltenen Medizinball erhöhen Sie den Widerstand und ergänzen die Übung um eine Krafttrainingskomponente.

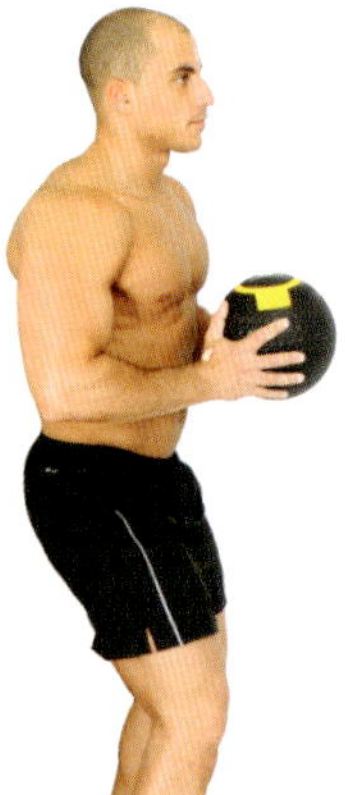

- Eine Reihe von kleinen und großen Kegeln sowie einen Step so auf den Boden stellen, wie es unten abgebildet ist.
- Einen Medizinball mit beiden Händen vor der Brust halten. Im Zickzack von einer Ecke zur anderen durch die niedrigen Kegel springen.
- Über den ersten hohen Kegel springen, dann sofort auch über den zweiten. Zum Abschluss über den Step springen.

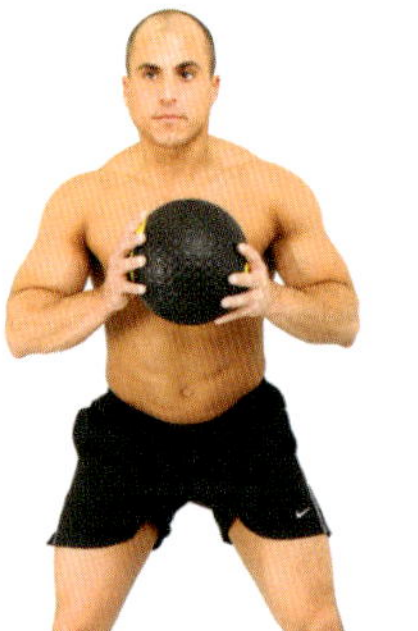

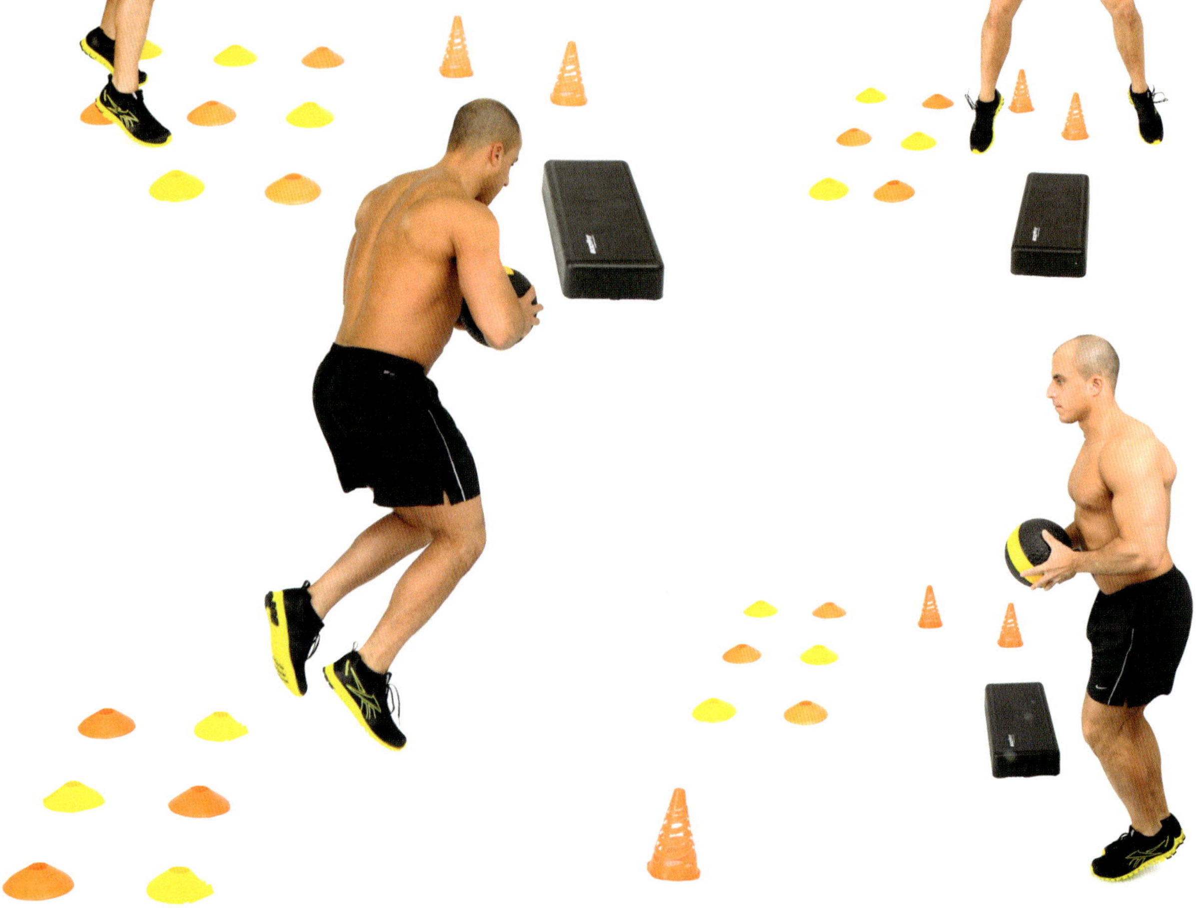

134 Gerader Tritt

Trittübungen gehören zu den Grundlagen in einer Reihe von hochintensiven Sportarten, etwa im Kickboxen oder im Kampfsport allgemein. Oder sie sind einfach Bestandteil einer Aerobic-Trainingseinheit. Wenn Sie Kicks mit Fauststößen kombinieren, kommt dabei ein kalorienfressendes Ganzkörper-Workout heraus, das zudem ein hervorragender Weg ist, um Stress abzubauen. Versuchen Sie auch mal, mit Boxpratzen oder mit einem Punchingball zu arbeiten – so verbrennen Sie sogar noch mehr Kalorien und fordern Ihre Core-Muskulatur so richtig heraus. Beginnen Sie mit dem geraden Tritt, mit dem Sie sich an die Bewegung gewöhnen und zugleich Ihre Balance verbessern können. Nehmen Sie dann später komplexere Übungen hinzu – wie etwa den Halbkreistritt oder andere Kampfsportkicks.

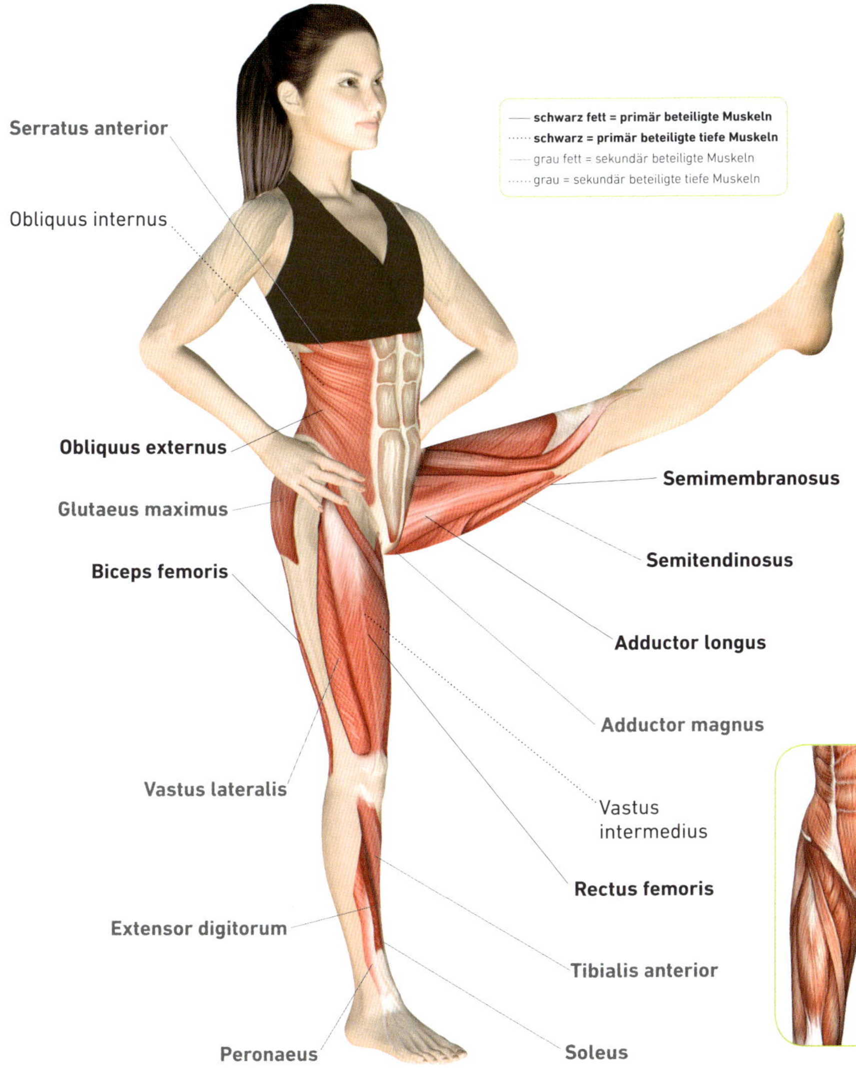

→ SO GEHT'S

Führen Sie diesen Tritt mit geradem Oberkörper aus. Achten Sie auf Ihre Balance. Wenn Sie zu Beginn die Schrittstellung korrekt einnehmen, fühlt sich das an, als würden Sie sich nach vorn lehnen, und Sie fühlen eine leichte Dehnung im hinteren Oberschenkel des arbeitenden Beins.

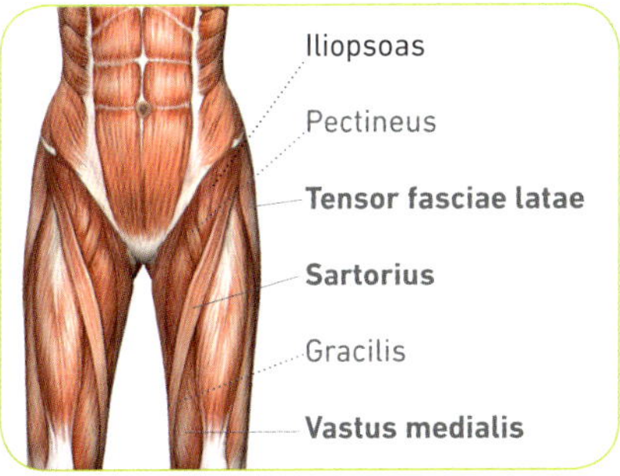

- Mit geschlossenen Füßen hinstellen, die Hände in die Hüften stützen. Mit dem rechten Bein in eine Schrittstellung gehen.
- Das Gewicht auf den rechten Fuß verlagern und mit dem linken Bein gerade nach vorn treten.
- Das linke Bein wieder nach hinten in die Schrittstellung absetzen. Einen weiteren Tritt ausführen und so fortfahren, bis Sie die gewünschte Anzahl an Wiederholungen absolviert haben.
- Im Anschluss die Seite wechseln und mit dem rechten Bein treten.

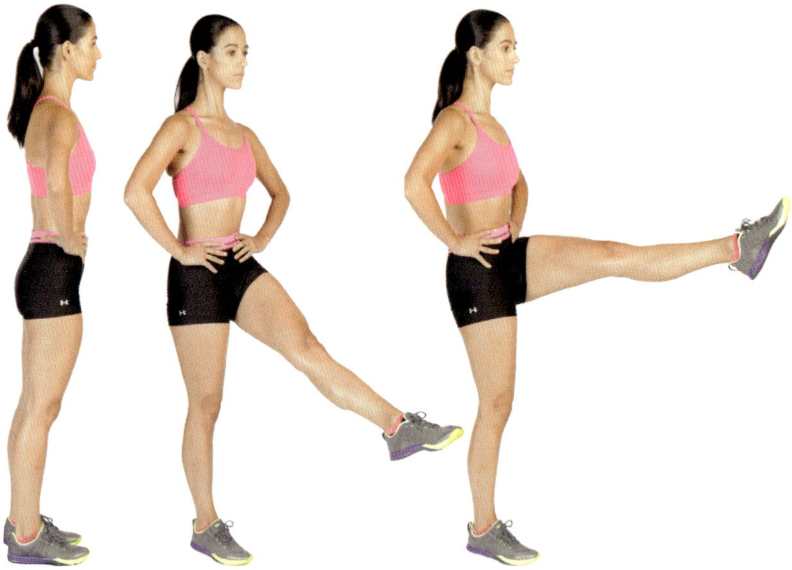

135 Gerader Tritt mit Berühren der Zehen

Gerade hinstellen, die rechte Hand in die Hüfte stützen und den linken Arm zur Decke strecken. Das Gewicht auf den linken Fuß verlagern und mit dem gestreckten rechten Bein nach oben treten. Gleichzeitig den linken Arm gestreckt absenken und die rechte Fußspitze berühren. Dazu den Oberkörper leicht eindrehen. Den rechten Fuß absetzen und den linken Arm hängen lassen. Sofort die Übung auf der anderen Seite wiederholen und in der Folge wechselseitig fortfahren.

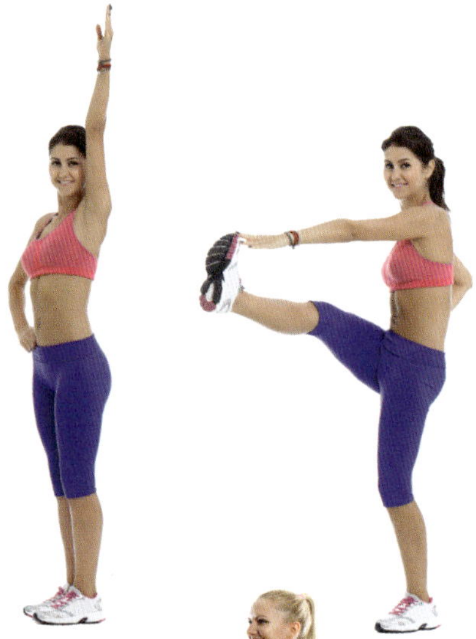

136 Gerader Tritt und Armstrecken

Einen geraden Tritt (Nr. 134) ausführen, dabei aber zusätzlich den gegengleichen Arm nach vorn ausstrecken und in der Endposition fest anspannen. Zurück in die Startposition und die Übung mit der anderen Seite wiederholen.

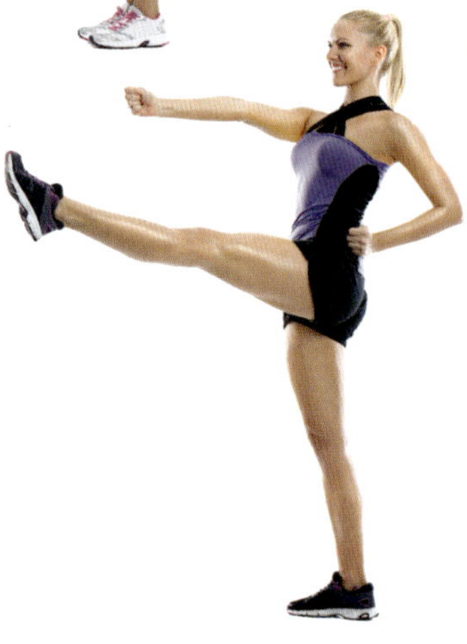

137 Gerader Tritt und Fauststoß

Aufrecht hinstellen und eine Boxhaltung einnehmen: Die Knie sind leicht gebeugt und die Fäuste sind oben. Mit dem rechten Bein in eine Schrittstellung gehen. Jetzt die Core-Muskulatur anspannen und mit dem linken Bein gerade nach vorn treten. Gleichzeitig die linke Faust in Richtung des linken Fußes stoßen. Sofort zurück in die Startposition, die Schrittstellung wechseln und die Übung mit rechts wiederholen. Wechselseitig fortfahren.

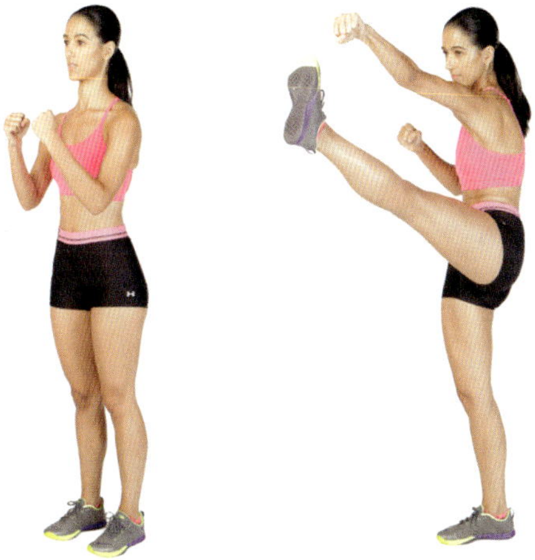

138 Stoßtritt

Eine Boxhaltung einnehmen: Die Füße stehen versetzt, der rechte Fuß ist vorn, die Knie sind leicht gebeugt und die Fäuste sind oben. Das linke Knie anheben, die Hüfte eindrehen und mit der linken Ferse nach vorn treten. Gleichzeitig mit links einen Fauststoß machen. Das linke Bein einklappen und so absetzen, dass diesmal der linke Fuß vorn steht. Den linken Arm beugen und wieder die Boxhaltung einnehmen. Die Übung noch einmal mit rechts ausführen. Das ist eine Wiederholung.

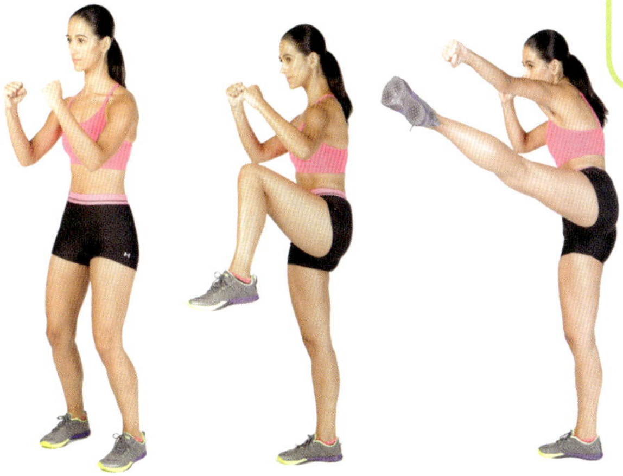

139 Halbkreistritt

Eine Boxhaltung einnehmen: Die Füße stehen versetzt, der linke Fuß ist vorn, die Knie sind leicht gebeugt und die Fäuste sind oben. Das Gewicht auf das linke Bein verlagern. Das rechte Bein gebeugt anheben. Den linken Fuß eindrehen, das rechte Bein in einer Kreisbewegung strecken und mit dem Spann nach vorn treten. Zu Beginn höchstens auf Hüfthöhe treten, bis Sie den Bewegungsablauf verinnerlicht haben. Das rechte Bein einklappen und absetzen. Die Übung noch einmal mit links ausführen. Das ist eine Wiederholung.

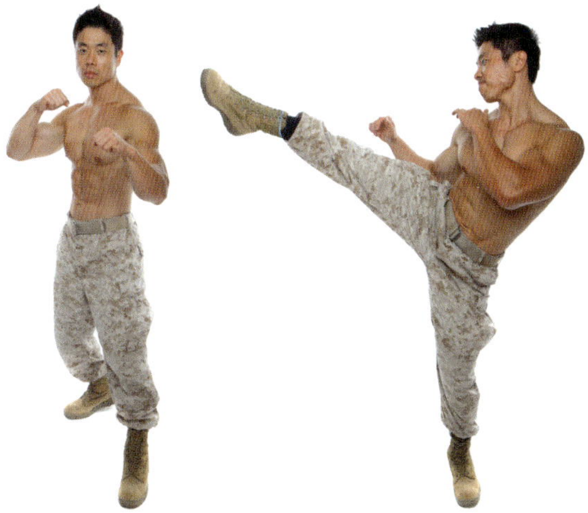

140 Tritt zur Seite

Wie auch der gerade Tritt kräftigt der Tritt zur Seite die Muskulatur der unteren Körperbereiche. Gleichzeitig funktioniert er als Kardio-Übung und bereitet Sie obendrein auf komplexere Kickkombinationen vor. Die seitliche Bewegung der Beine trainiert zusätzlich auch die schrägen Bauchmuskeln.

→ SO GEHT'S

Achten Sie darauf, dass Sie gerade zur Seite treten und dass der Fuß sich auf einer Linie mit den Schultern befindet, sich also weder nach vorn noch nach hinten bewegt.

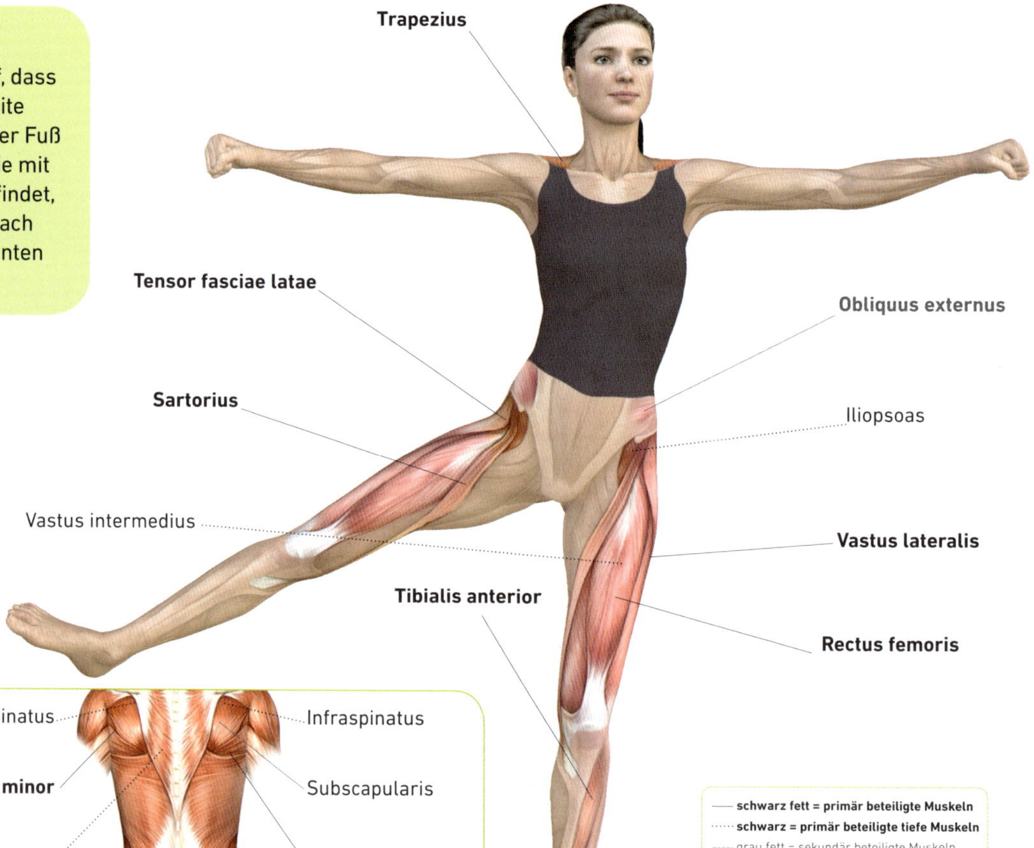

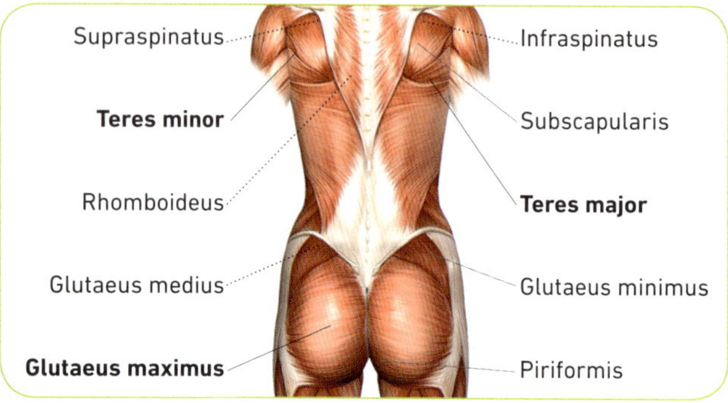

- Hüftbreit hinstellen, die Arme seitlich hängen lassen. Das Gewicht auf den linken Fuß verlagern und mit dem rechten Bein zur Seite treten. Gleichzeitig beide Arme gestreckt bis auf Schulterhöhe anheben.
- Zurück in die Startposition und die Übung mit dem anderen Bein wiederholen. Wechselseitig fortfahren.

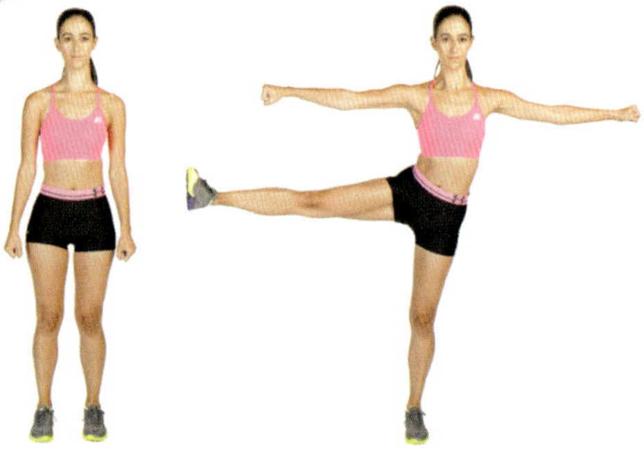

141

Tritt zur Seite mit Gymnastikball

Hüftbreit hinstellen und mit gestreckten Armen einen Gymnastikball über dem Kopf halten. Das Gewicht auf den linken Fuß verlagern und mit dem rechten Bein gerade zur Seite treten. Gleichzeitig den Oberkörper zur Seite beugen und den Ball in Richtung des rechten Fußes führen. In die Startposition zurückkehren und die Übung auf der anderen Seite wiederholen. Anschließend wechselseitig fortfahren.

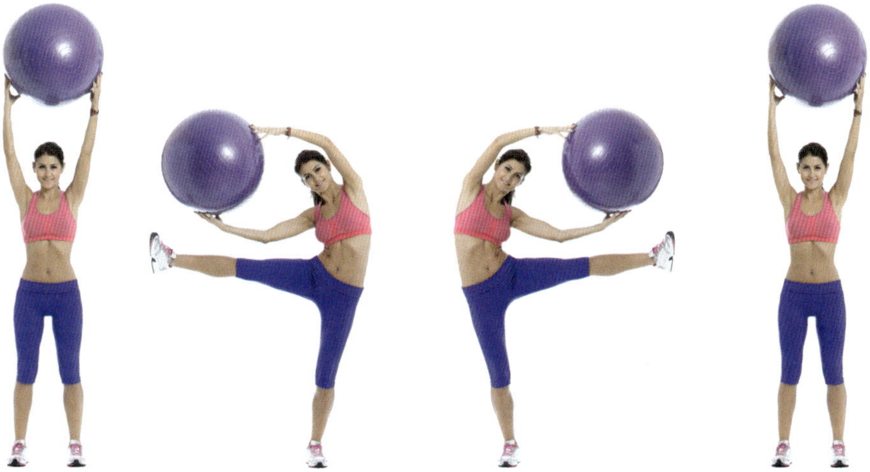

142

Tiefer Kreistritt

Eine Boxhaltung einnehmen: Die Füße stehen versetzt, der linke Fuß ist vorn und die Fäuste sind oben. Den linken Fuß aufdrehen und das rechte Bein aus der Hüfte heraus wie einen Baseballschläger in einer Kreisbewegung nach oben bis auf Hüfthöhe schwingen. Das rechte Bein absetzen. Dann die Übung mit links ausführen. Das ist eine Wiederholung.

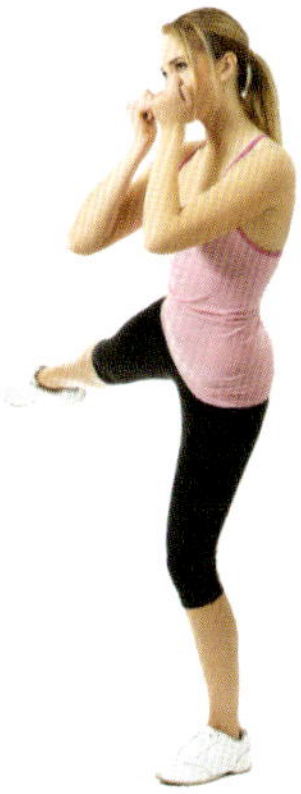

143

Tritt zur Seite mit Armstrecken

Hüftbreit hinstellen. Die linke Hand auf der Hüfte platzieren und den rechten Arm zur Decke strecken. Das Gewicht auf den linken Fuß verlagern und mit dem rechten Bein gerade zur Seite treten. Gleichzeitig den rechten Arm absenken und zum rechten Fuß strecken. Dazu den Oberkörper zur Seite beugen. Das rechte Bein absetzen. Sofort die Übung auf der anderen Seite wiederholen und in der Folge wechselseitig fortfahren.

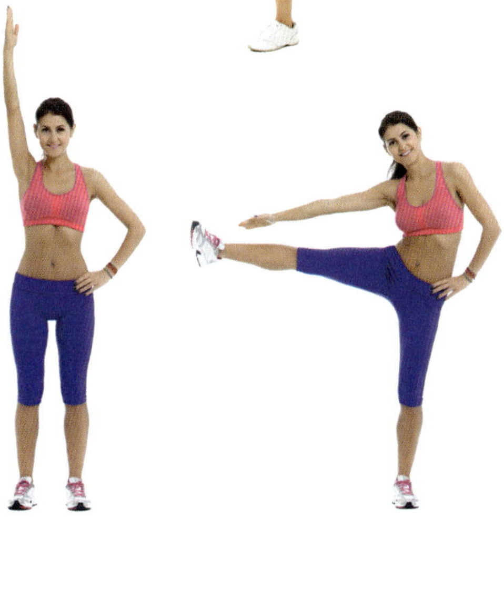

144 Dynamisches Seitspringen

Beim Seitspringen trainieren Sie mehrere Körperregionen, darunter den Quadrizeps, die hinteren Oberschenkel, das Gesäß und die Waden. Das Hauptziel ist es allerdings, eine Bewegung zur Seite bei hohem Tempo zu üben. Erhöhen Sie das Schwierigkeitslevel, indem Sie die Übung mit einem Medizinball in den Händen ausführen.

→ SO GEHT'S

Vermeiden Sie es, Ihre Kniegelenke zu stark zu belasten. Und achten Sie darauf, dass Ihre Knie nicht über Ihre Fußspitzen hinausragen, wenn Sie abbremsen, landen oder in eine Kniebeuge gehen. Spannen Sie Ihre Core-Muskulatur während der gesamten Übung an. Zur Vorbereitung können Sie eine saubere Ausführung des seitlichen Ausfallschritts (Nr. 072) trainieren.

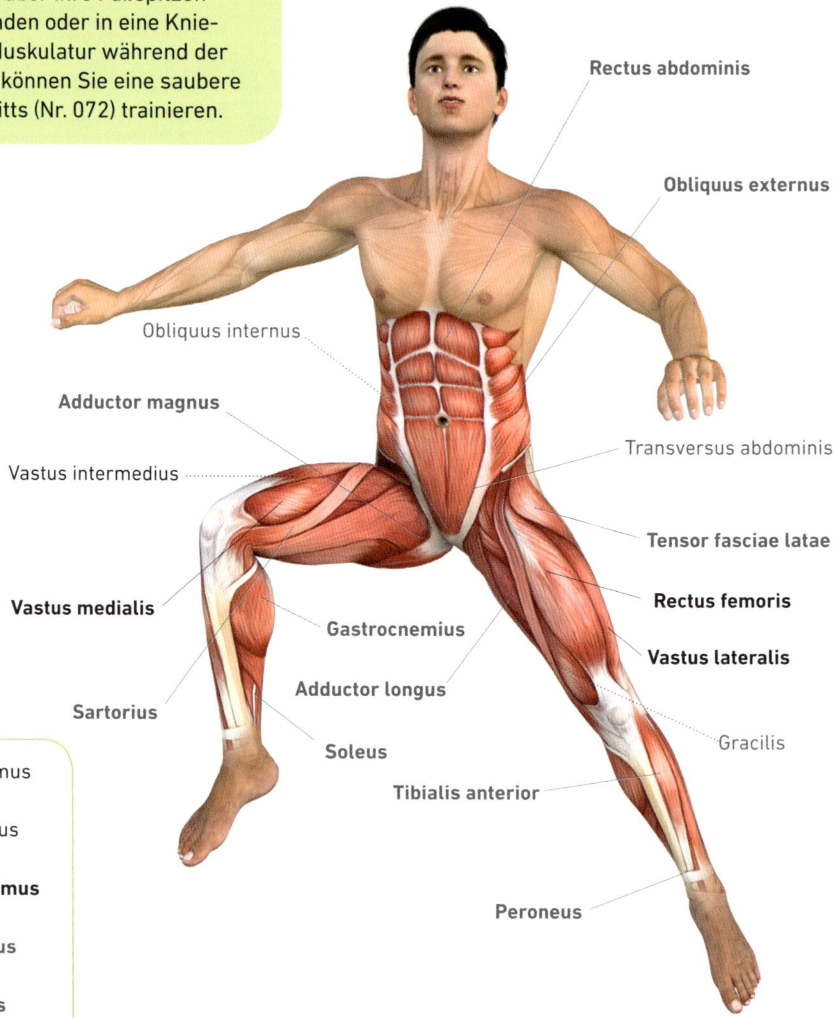

— schwarz fett = primär beteiligte Muskeln
····· schwarz = primär beteiligte tiefe Muskeln
---- grau fett = sekundär beteiligte Muskeln
····· grau = sekundär beteiligte tiefe Muskeln

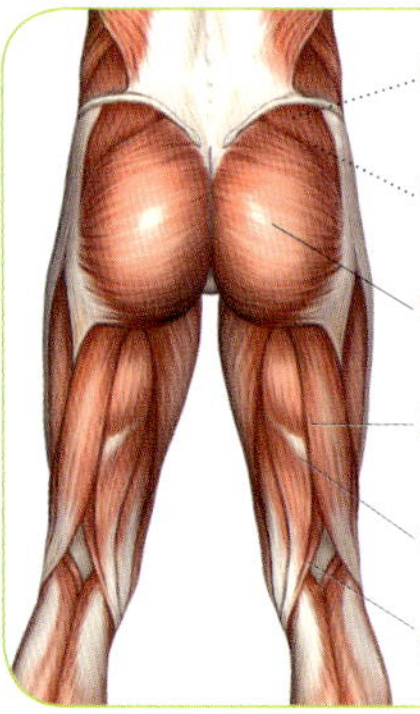

- In eine hohe Kniebeuge gehen. Aus dem rechten Fuß heraus explosiv so hoch und so weit wie möglich nach links springen. Auf dem linken Fuß landen.
- Sofort aus dem linken Fuß heraus so hoch und so weit wie möglich nach rechts zurückspringen. Von Seite zu Seite springend fortfahren.

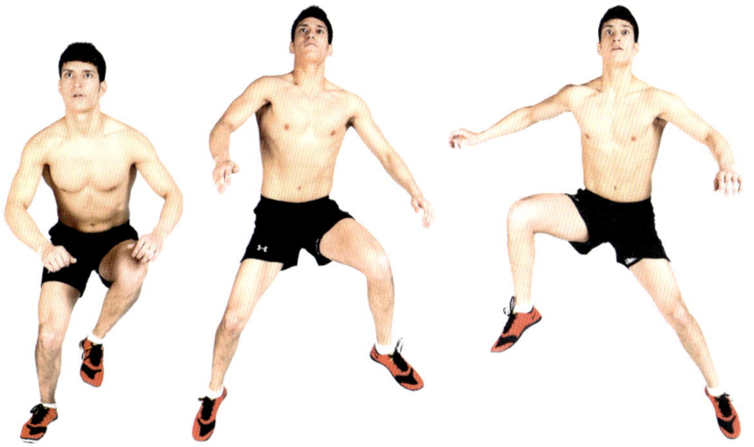

145 Kaninchenhopser

Mit geschlossenen Füßen hinstellen. Zur Seite springen, die Beine dabei so geschlossen wie möglich halten. Mit kleinen Sprüngen von Seite zu Seite für eine festgesetzte Zeit oder die erwünschte Anzahl an Wiederholungen fortfahren.

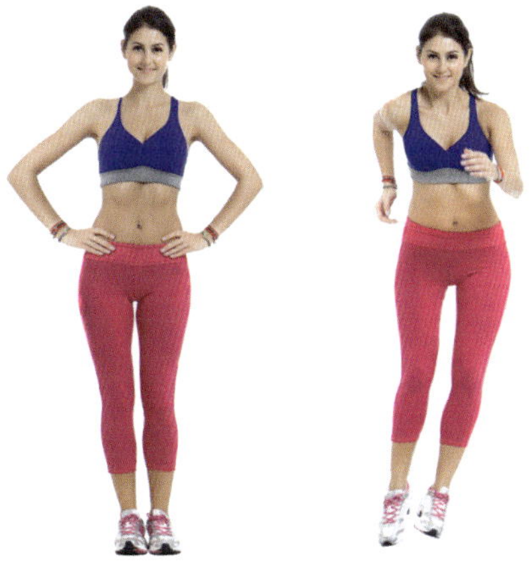

146 Seitlicher Shuffle

Doppelt schulterbreit hinstellen, die Fußspitzen zeigen nach außen. In eine halbe Kniebeuge gehen und die Hände direkt über dem Knie auf den Oberschenkeln aufstützen. Den rechten Fuß zum linken heranziehen und den linken sofort nach links in den Anfangsabstand setzen. Dann den linken Fuß zum rechten heranziehen und so fortfahren, bis Sie die gewünschte Anzahl an Wiederholungen erreicht haben. Die ganze Zeit über in der Kniebeuge bleiben.

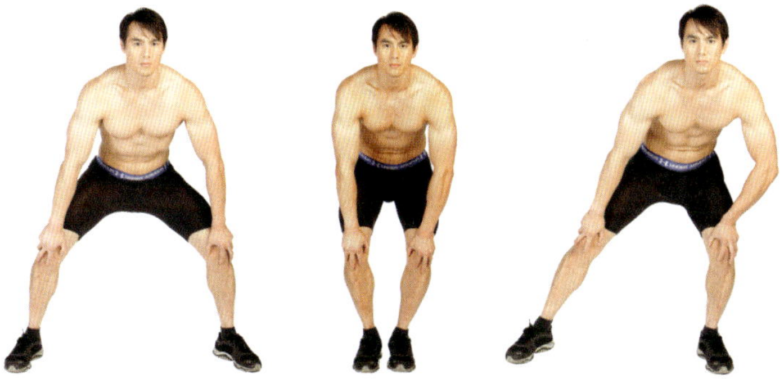

147 Zickzackhüpfen

Eine gerade Linie mit einem Maßband, einem Zollstock oder einem Widerstandsband auf dem Boden markieren. Links neben die Linie stellen und das rechte Bein gebeugt anheben. Mit dem linken Bein über die Linie nach rechts hüpfen. Im Zickzack für eine festgesetzte Zeit oder die erwünschte Anzahl an Wiederholungen weiterhüpfen. Dann das Bein wechseln.

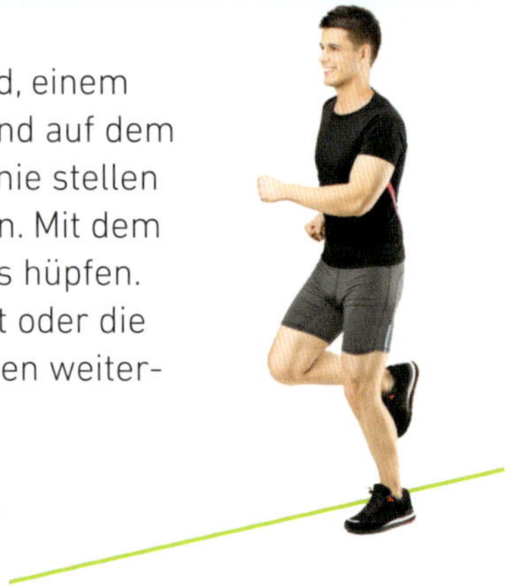

148 Zickzackspringen über ein Hindernis

Eine Trainingshürde, einen Kegel oder einen umgedrehten Eimer auf den Boden stellen. Mit einem Fuß auf jeder Seite über das Hindernis stellen. Hochspringen und dabei das linke Knie hochreißen. Mit dem linken Bein landen und gleichzeitig das rechte Bein hochreißen. Weiter hin- und herspringen, bis Sie eine festgesetzte Zeit oder die erwünschte Anzahl an Wiederholungen geschafft haben.

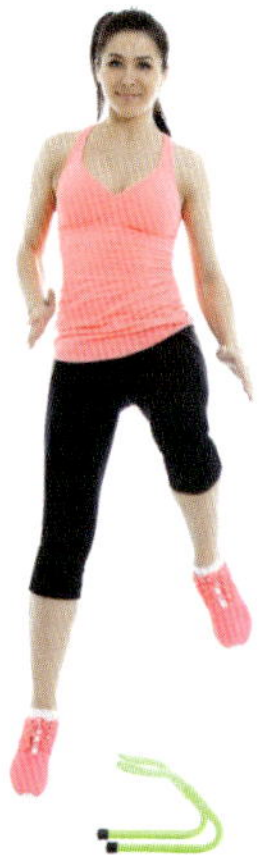

149 Slalomspringen

Mit geschlossenen Füßen hinstellen und nach unten beugen. Den rechten Arm zum Boden ausstrecken, der gebeugte linke Arm zeigt zum rechten Oberarm. Jetzt nach links springen. Gleichzeitig in einer fließenden Bewegung beide Arme vor dem Körper ebenfalls nach links schwingen, den rechten Arm beugen und sofort den linken Arm zum Boden ausstrecken und den gebeugten rechten Arm zum linken Oberarm zeigen lassen. Auf dem gleichen Weg zurück in die Startposition. In der Folge wechselseitig fortfahren.

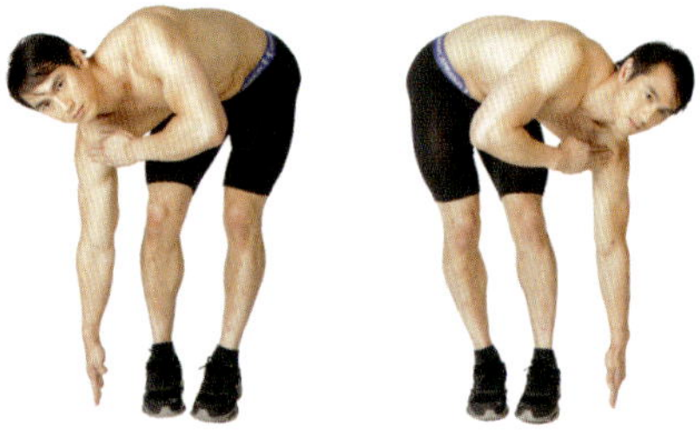

150 Springen über einen Kegel

Rechts neben einen Kegel stellen. Aus beiden Füßen heraus über den Kegel nach links springen. Auf dem linken Fuß landen, dann erst den rechten absetzen. Aus beiden Füßen heraus zurückspringen. Diesmal auf dem rechten Fuß landen, anschließend den linken absetzen. Wechselseitig so fortfahren.

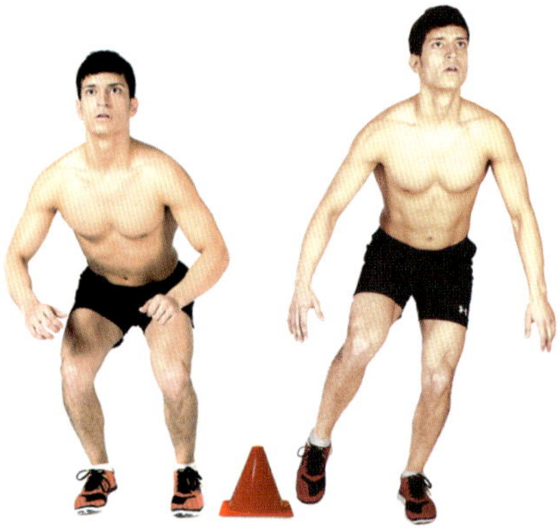

151 Springen

Bevor Sie ein hochintensives Workout beginnen, sollten Sie diese einfache Übung ausführen, um Ihre Wadenmuskulatur, also den Soleus und den Gastrocnemius, aufzuwärmen und Ihre Herzfrequenz auf Touren zu bringen. Sie können Sprünge mit nahezu jeder Übung kombinieren – von Kniebeugen über Ausfallschritte bis hin zu Liegestützen – und so jedes Training um ein explosives Kardio-Element ergänzen. Sobald Sie fit genug sind, können Sie sich den zahllosen Sprungvarianten widmen, die es etwa im Ballett oder in der Leichtathletik gibt.

→ SO GEHT'S

Achten Sie während der gesamten Übung auf eine aufrechte Haltung. Vermeiden Sie es, auf Ihren Zehen oder Fersen zu landen – landen Sie auf Ihren Fußballen.

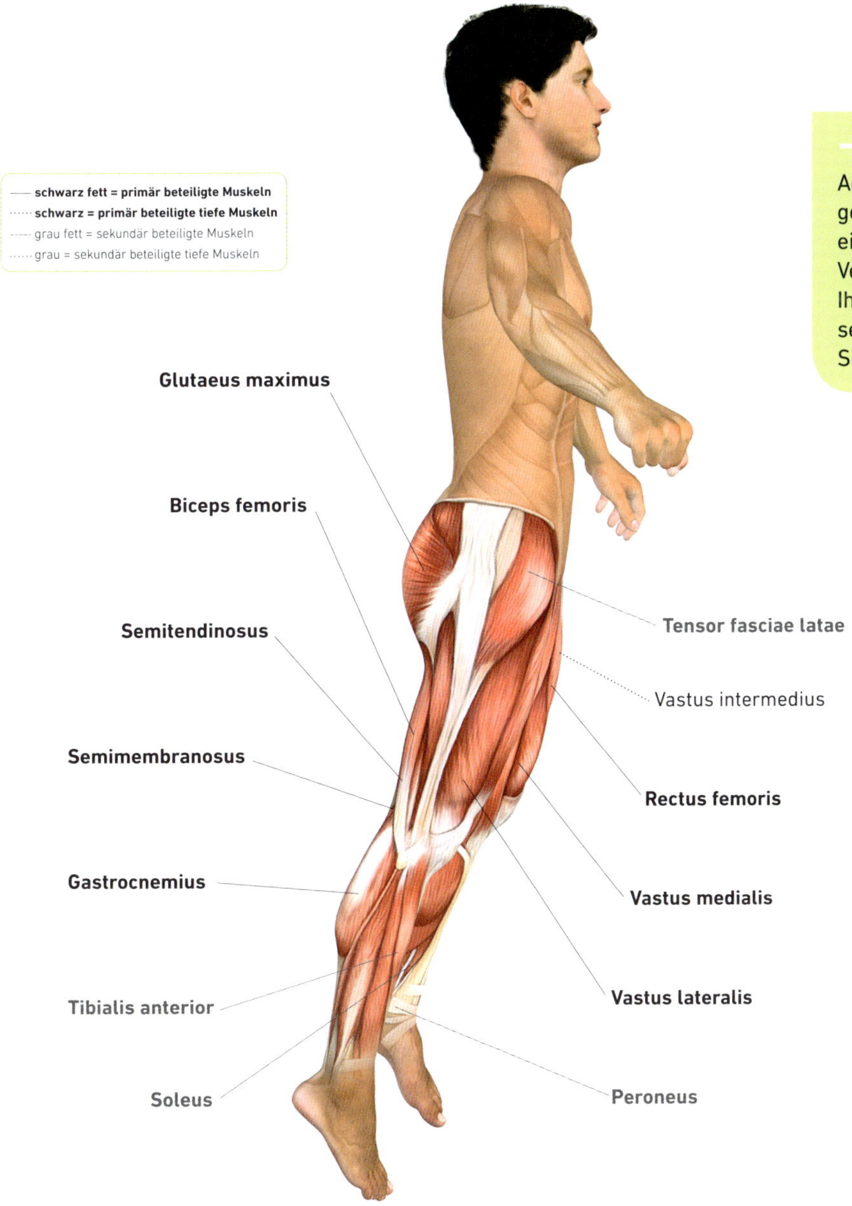

- Mit fast geschlossenen Füßen gerade hinstellen.
- Einen kleinen Sprung nach oben machen und dann auf den Fußballen landen, ohne die Fersen aufzusetzen. Für eine festgelegte Zeit oder eine vorgegebene Anzahl von Wiederholungen weiterspringen.

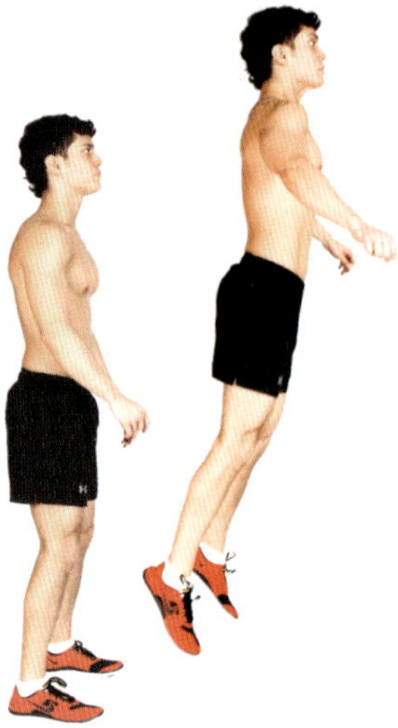

152 Weitspringen

Mit fast geschlossenen Füßen gerade hinstellen. Aus dem linken Fuß heraus nach vorn abspringen und auf dem rechten landen. Sofort aus dem rechten Fuß heraus wieder abspringen und auf dem linken landen. Zügig weiterspringen, bis Sie eine festgelegte Strecke oder Übungszeit geschafft haben.

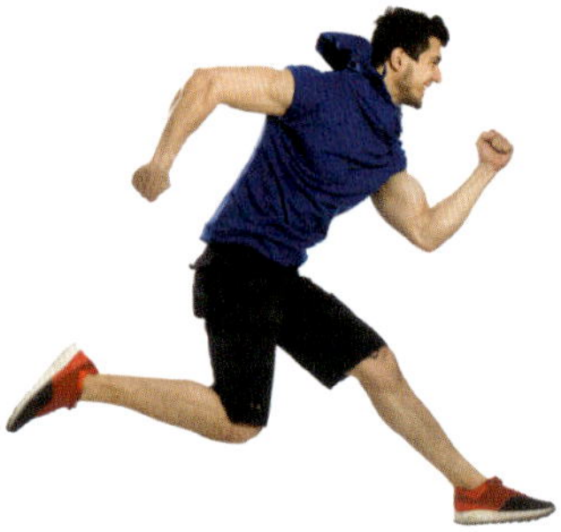

153 Bosu-Springen

Vor einen Bosu-Ball stellen, dessen Wölbung nach oben zeigt. In eine hohe Kniebeuge gehen, aus den Fersen abstoßen und auf den Ball springen. Zur Unterstützung die Arme gleichzeitig dynamisch nach vorn schwingen. Sanft landen, dann wieder nach hinten auf den Boden springen.

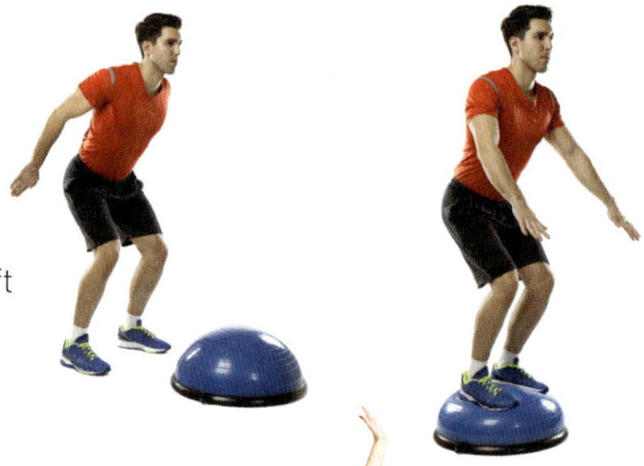

154 Cheerleader-Springen

Mit geschlossenen Füßen hinstellen und die Hände in die Hüften stützen. In eine halbe Kniebeuge gehen, dann so hoch springen, wie Sie können. Dabei die Unterschenkel zum Gesäß einklappen. Gleichzeitig die Arme hochreißen, sodass sie ein V bilden. Ohne Pause für eine festgelegte Zeit oder eine vorgegebene Anzahl von Wiederholungen fortfahren.

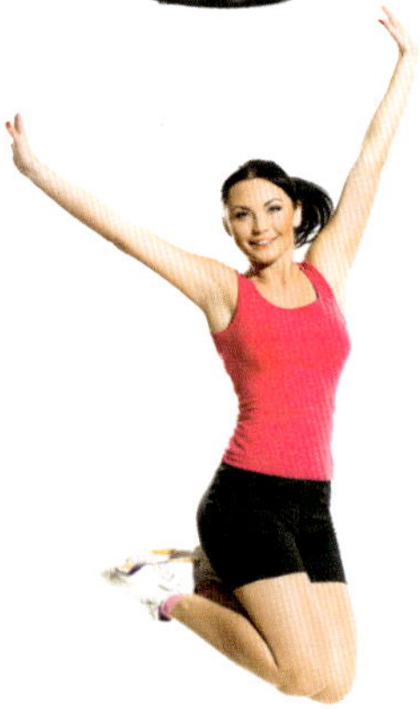

155 Sprung von einer Erhöhung

Zwei Steps oder Kästen in einem Abstand von knapp einem Meter nebeneinander platzieren. Auf einen Step stellen. Zwischen die Steps auf den Boden springen. Auf den Fußballen landen und in die Knie gehen. Ohne Pause direkt auf den anderen Step springen. Sofort umdrehen und wieder zurückspringen.

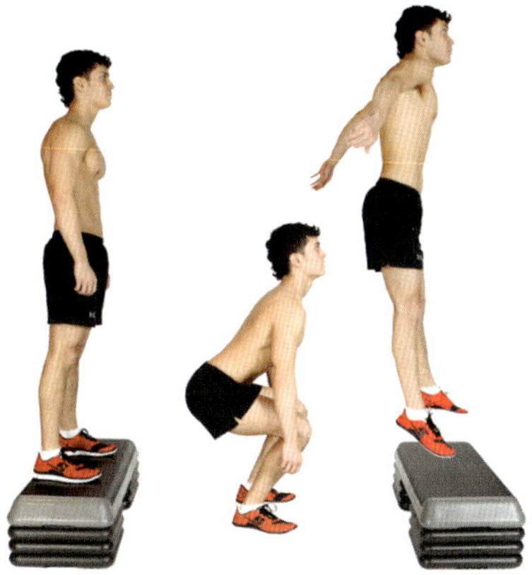

156 Springen mit Knieanziehen

Mit leicht gebeugten Knien hinstellen. Die Ellbogen rechtwinklig beugen. In eine halbe Kniebeuge gehen, dann gerade nach oben springen. Dabei etwas nach vorn lehnen und die Knie dynamisch zu den Ellbogen anziehen. Auf den Fußballen landen. Ohne Pause für eine festgelegte Zeit oder eine vorgegebene Anzahl von Wiederholungen fortfahren.

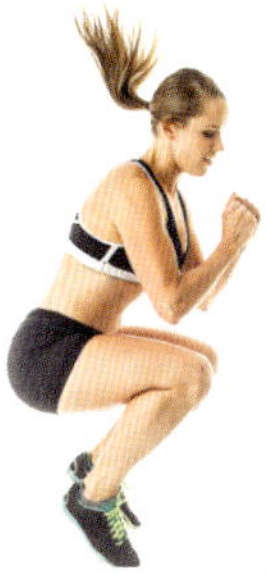

157 Treppenspringen

An den Fuß einer Treppe stellen, deren Stufen mindestens so tief sind wie Ihre Fußlänge. In eine hohe Kniebeuge gehen, dann aus den Fersen heraus auf die erste Stufe springen. Gleichzeitig zur Unterstützung die Arme dynamisch nach vorn schwingen. Das Gleichgewicht finden und auf die nächste Stufe springen. In einem gleichmäßigen Rhythmus fortfahren.

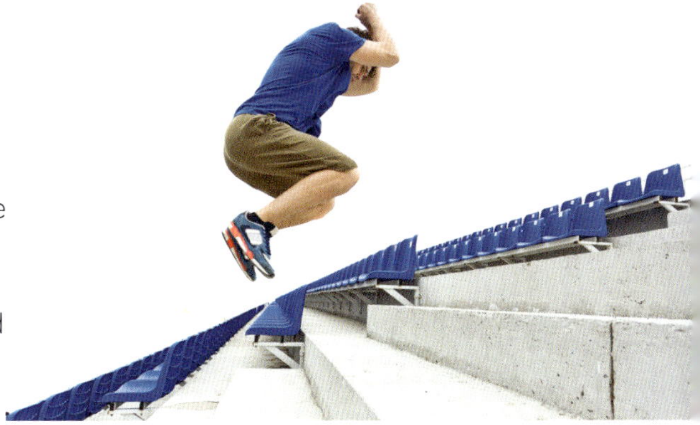

STEPS UND KÄSTEN

Wenn Sie Ihr Workout intensivieren wollen, setzen Sie Kästen und Steps ein – denken Sie nur einmal an die lang anhaltende Popularität der Aerobic-Kurse, in denen es darum ging, Kalorien zu verbrennen und die Herzfrequenz zu erhöhen. Im funktionellen Training gibt es eine ganze Reihe an Unterkörperübungen, in denen Sie auf einen Kasten oder Step springen oder von dort wieder herunterspringen müssen. Solche Sprünge tragen zur Steigerung Ihrer Schnelligkeit, Kraft und Explosivität bei. Bei der Auswahl eines Kastens sollten Sie auf eine stabile Verarbeitung achten. Manche Modelle gibt es praktischerweise gleich im Set mit unterschiedlichen Größen, andere sind höhenverstellbar. Die Sprunghöhen variieren zwischen 30 und 75 Zentimetern. Auch Steps gibt es in verschiedenen Höhen. Hier sollten Sie zu einem stapelbaren Modell greifen, das Sie immer wieder an Ihre Trainingsziele beziehungsweise Ihr aktuelles Workout anpassen können.

158

Sprung auf einen Step

Vor einen Step oder einen niedrigen Kasten stellen. In eine hohe Kniebeuge gehen. Dann aus den Fersen heraus abdrücken, die Arme nach vorn schwingen und auf den Step springen. Sanft auf den Fersen landen und sofort wieder rückwärts auf den Boden springen. Ohne Pause für eine festgelegte Zeit oder eine vorgegebene Anzahl von Wiederholungen weiterspringen.

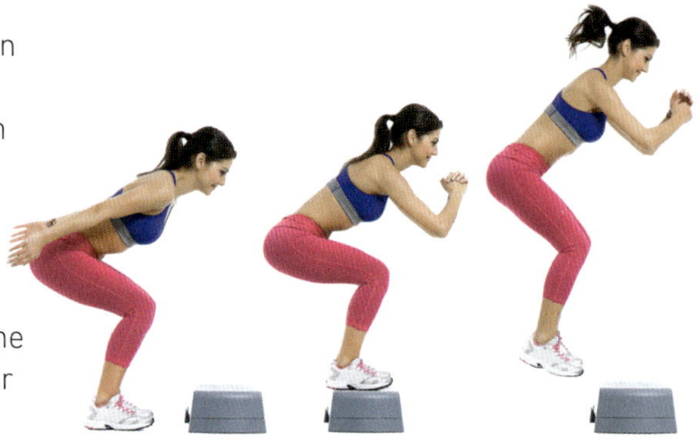

159

Sprung auf einen Kasten

Vor einen Kasten mit einer flachen Oberfläche stellen. In eine hohe Kniebeuge gehen. Dann aus den Fersen heraus abdrücken, die Arme dynamisch nach vorn schwingen und auf den Kasten springen. Sanft auf den Fersen landen und sofort wieder rückwärts absteigen. Für eine festgelegte Zeit oder eine vorgegebene Anzahl von Wiederholungen fortfahren.

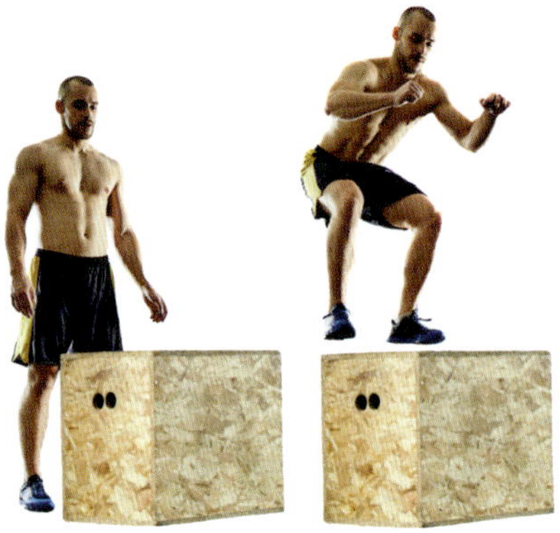

160

Grätschsprung am Step

Mit einem Fuß auf jeder Seite über einen Step stellen. In eine hohe Kniebeuge gehen. Dann aus den Fersen heraus abdrücken, die Arme dynamisch nach vorn schwingen und mit beiden Füßen auf den Step springen. Das Gleichgewicht finden und dann so hoch wie möglich springen. Dabei die Beine weit grätschen und die Arme gestreckt nach vorn führen, sodass sie parallel zum Boden stehen. In der Startposition auf den Fußballen landen. Ohne Pause für eine festgelegte Zeit oder eine vorgegebene Anzahl von Wiederholungen fortfahren.

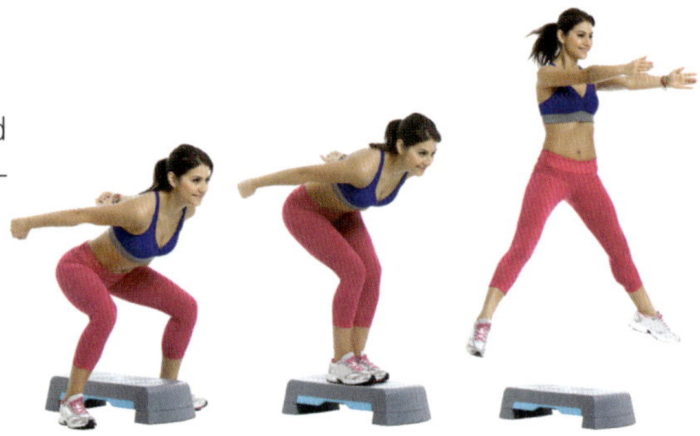

161 Seilspringen

Vielleicht erinnern Sie sich an Seilspringen als etwas, das Sie auf dem Schulhof gemacht haben. Aber wie viele andere Kinderaktivitäten ist es nicht nur ein Spiel, sondern auch eine hochintensive Übung, die jede Menge Kalorien verbrennt. Viele Sportler wie zum Beispiel Boxer kennen Seilspringen als regelmäßiges Trainingselement. Zudem ist es eine wunderbare und effektive Abwechslung zwischen zwei Trainingsblöcken.

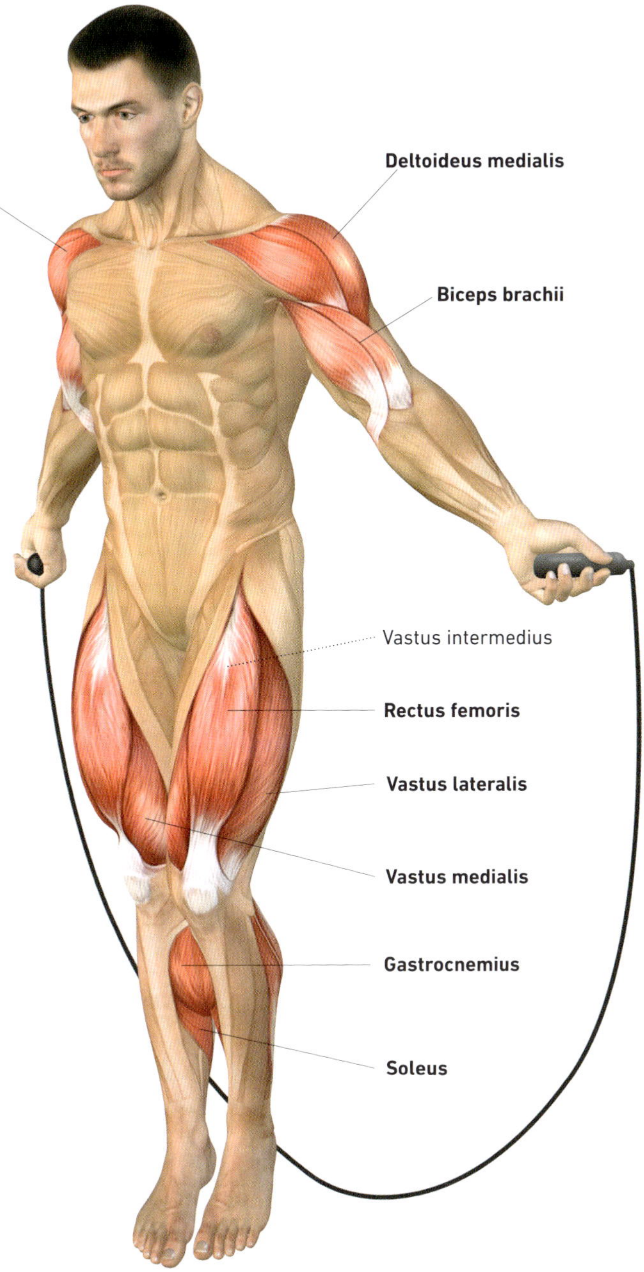

→ SO GEHT'S

Als Erstes müssen Sie das passende Seil auswählen. Die richtige Länge des Seiles bestimmen Sie so: Fassen Sie mit jeder Hand ein Seilende und stellen Sie sich dann mittig auf das Seil. Wenn Sie das Seil jetzt straffen, sollten die Enden bis in die Achselhöhlen reichen. Halten Sie das Seil zu Beginn der Übung so, dass sich Ihre Hände etwa auf Hüfthöhe befinden. Die Ellbogen sind leicht gebeugt, die Oberarme dicht am Körper. Schwingen Sie das Seil aus den Handgelenken. Machen Sie kleine Sprünge und achten Sie darauf, dass Sie auf den Fußballen landen. Halten Sie die ganze Zeit über die Brust aufrecht und ziehen Sie Ihre Schultern nach hinten unten.

- Ein Springseil mit beiden Händen fassen und hinter dem Körper hängen lassen.
- Das Seil aus den Handgelenken über den Kopf schwingen. Vorn das Seil weiterschwingen lassen, mit beiden Füßen federnd hochspringen und das Seil unter den Füßen hindurchgleiten lassen.
- Mit geschlossenen Füßen wieder landen und das Seil aus den Handgelenken hinter dem Körper weiterschwingen. Die Arme dabei möglichst gestreckt halten.

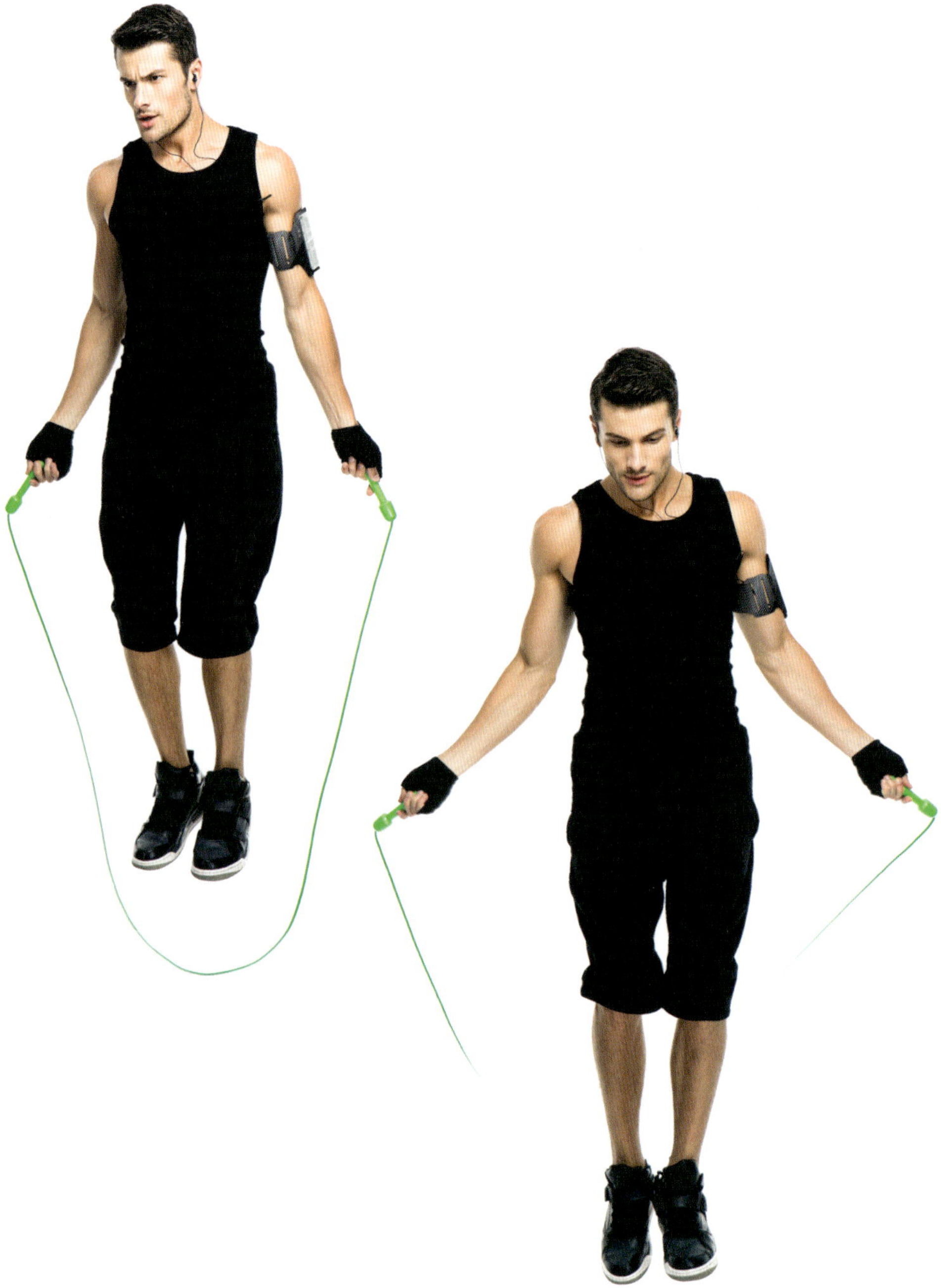

162 Sternsprung

Er sieht ganz harmlos aus, aber der Sternsprung ist die Hardcore-Variante des Hampelmanns. Fordern Sie sich heraus und versuchen Sie, so viele Sternsprünge wie möglich schnell hintereinander zu absolvieren, ohne die saubere Ausführung zu vernachlässigen. Das baut Ihre Beinmuskeln auf, verbessert Ihre Ausdauer und erhöht Ihre Knochendichte.

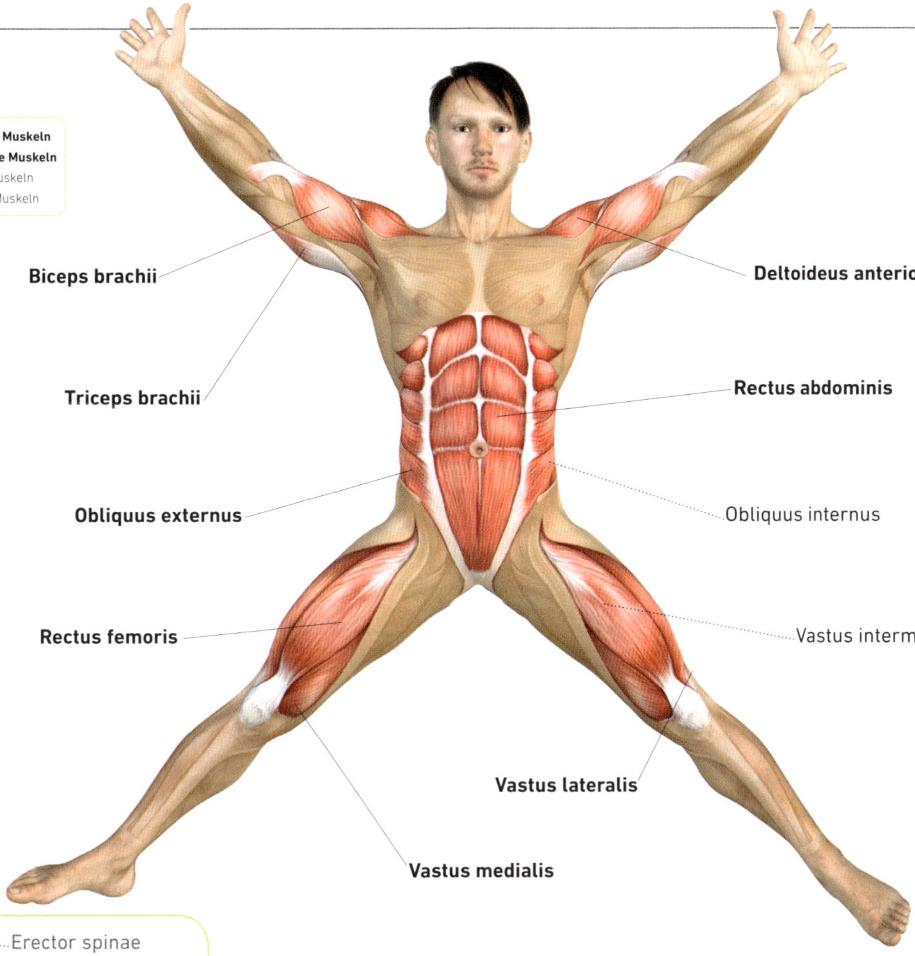

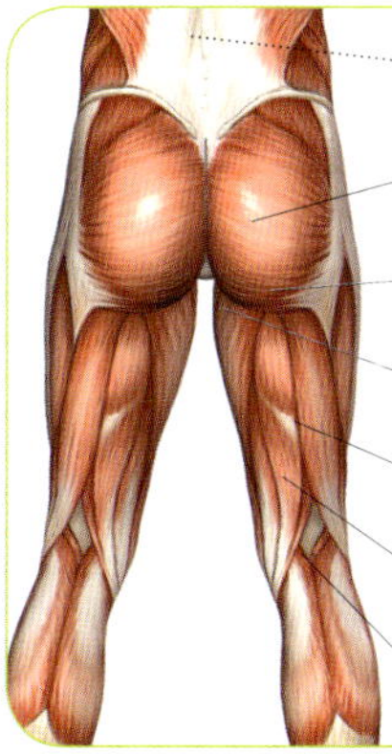

→ SO GEHT'S

Spreizen Sie Ihre Beine so weit, wie Sie können. Achten Sie aber darauf, dass Sie sich im Sprung nicht verdrehen. Mit einer ungünstigen Landung belasten Sie nur Ihre Gelenke. Zudem sollten Sie den Sternsprung auf einem weichen Boden, etwa einer Übungsmatte, ausführen, um einen Aufprall bei der Landung zu vermeiden.

- Schulterbreit hinstellen und in eine halbe Kniebeuge gehen, die Knie stehen über den Fußspitzen (aber nicht davor!).
- In einer explosiven Bewegung so hoch springen, wie Sie können. Dabei Arme und Beine weit nach außen spreizen. In der Endposition bildet Ihr Körper einen Stern.
- Im schulterbreiten Stand landen und wieder in die Knie gehen. Die Übung erneut ausführen, ein Sprung ist eine Wiederholung.

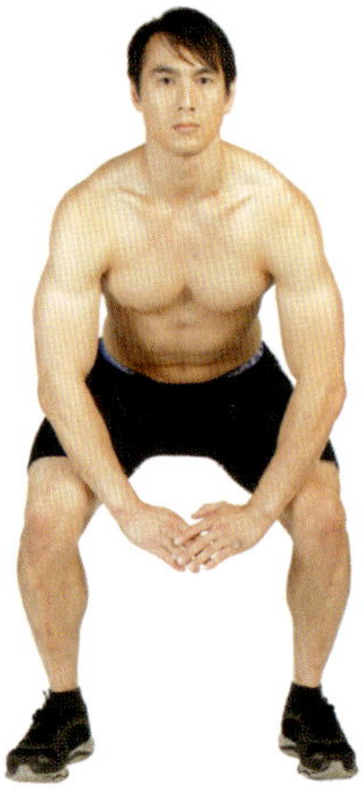

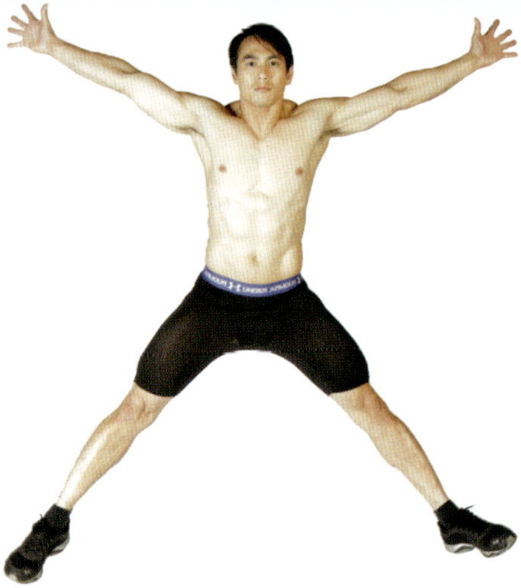

163 Grätschsprung

Mit geschlossenen Füßen hinstellen und die Arme locker hängen lassen. In eine tiefe Kniebeuge gehen, die Fersen dürfen sich leicht vom Boden lösen. Die Hände auf den Boden setzen, um das Gleichgewicht zu halten. Nach oben schauen und dann explosiv hochspringen. Am höchsten Punkt die Beine so weit grätschen wie möglich. Gleichzeitig mit beiden Händen nach den Fußspitzen greifen. Sanft auf den Fußballen landen. Anschließend fortfahren, bis Sie eine festgelegte Zeit oder eine vorgegebene Anzahl von Wiederholungen geschafft haben.

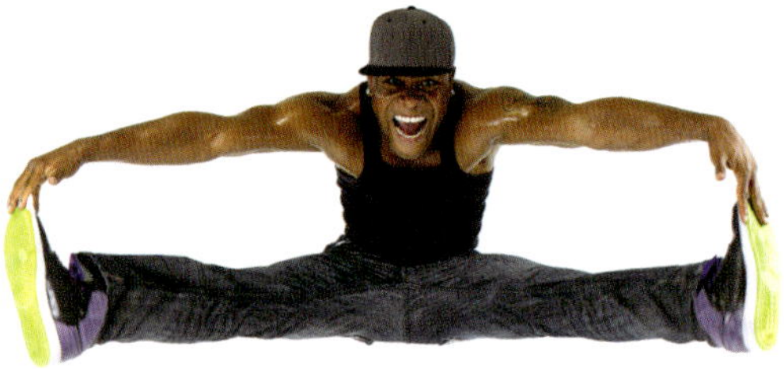

164 Hirschsprung

Mit geschlossenen Füßen hinstellen. Die Knie beugen und so hoch springen, wie es geht. Dabei ein Knie nach vorn hochziehen, das andere Bein nach hinten anheben und beugen, sodass die Fußsohle zur Decke zeigt. Gleichzeitig beide Arme über den Kopf nach oben reißen. Dann sanft wieder auf den Fußballen landen. Im Anschluss für eine festgelegte Zeit oder eine vorgegebene Anzahl von Wiederholungen fortfahren.

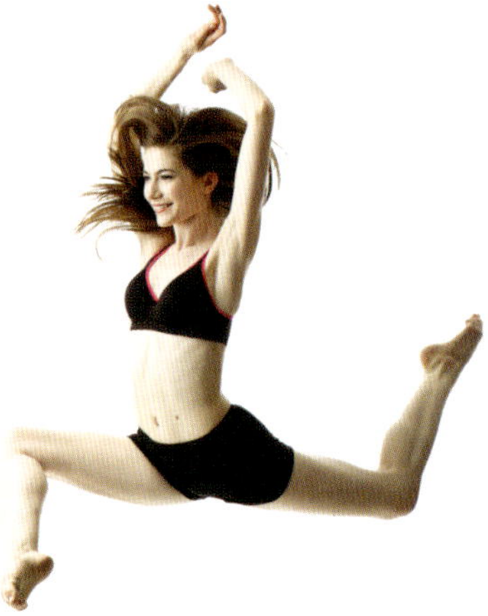

165 Hampelmann-Sprung

Mit geschlossenen Füßen hinstellen, die Hände liegen an den Oberschenkeln. Die Knie leicht beugen, aus den Fußballen heraus abdrücken und hochspringen. Gleichzeitig die Arme in einem Bogen über die Seite nach oben reißen, sodass sich die Hände über dem Kopf befinden. In der Startposition landen. Anschließend weiterspringen, bis Sie eine festgelegte Zeit oder eine vorgegebene Anzahl von Wiederholungen geschafft haben.

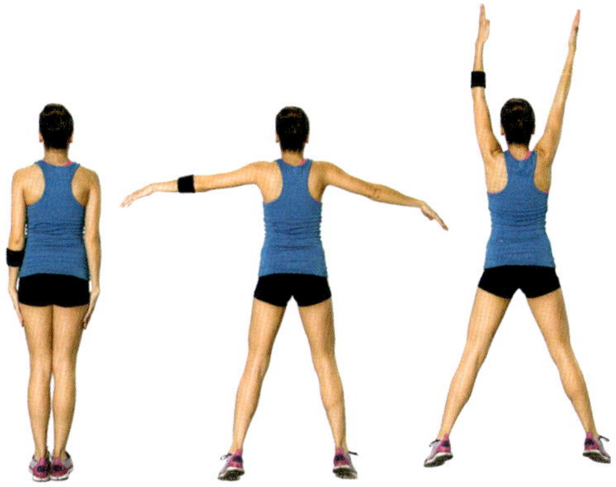

166 Hampelmann-Sprung mit Klatschen

Einen Hampelmann-Sprung (Nr. 165) ausführen, aber in der höchsten Position des Grätschsprungs zusätzlich in die Hände klatschen.

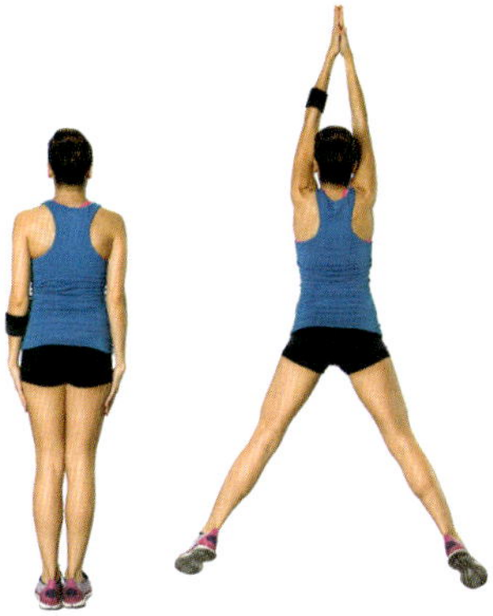

167 Scissors-Sprung mit Griff zum Fuß

Doppelt schulterbreit hinstellen und die Knie leicht beugen. Nach vorn links beugen, mit der rechten Hand den linken Fuß berühren. Gleichzeitig den linken Arm nach hinten zur Decke strecken. Aus beiden Füßen heraus abdrücken. Dabei die Arme beugen und auf Brusthöhe ziehen, die Ellbogen zeigen nach außen. Im Sprung das rechte Bein vor dem linken kreuzen und wieder im doppelt schulterbreiten Stand landen. Jetzt nach vorn rechts beugen, mit der linken Hand den rechten Fuß berühren. Gleichzeitig den rechten Arm nach hinten zur Decke strecken. Beim nächsten Sprung das linke Bein vor dem rechten kreuzen. Wechselseitig fortfahren, bis Sie eine festgelegte Zeit oder eine vorgegebene Anzahl von Wiederholungen erreicht haben.

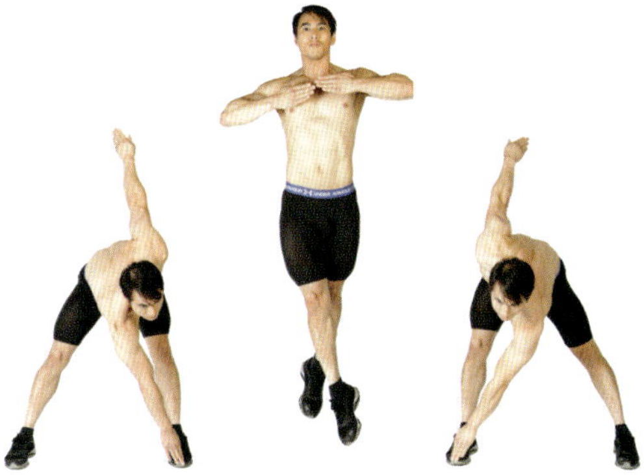

168 Skater

Der Skater ist eine Power-Übung, die Ihre inneren und äußeren Oberschenkel ins Visier nimmt, einschließlich der Hüftbeuger und -strecker sowie der Iliotibialbänder, die alle zusammen für die Stabilität von Hüfte und Knien sorgen. Es handelt sich um eine großartige Übung für Läufer, die die beim Laufen entstehende kräftemäßige Dysbalance zwischen den inneren und äußeren Oberschenkelmuskeln einerseits und dem Quadrizeps und den hinteren Oberschenkelmuskeln andererseits verringert.

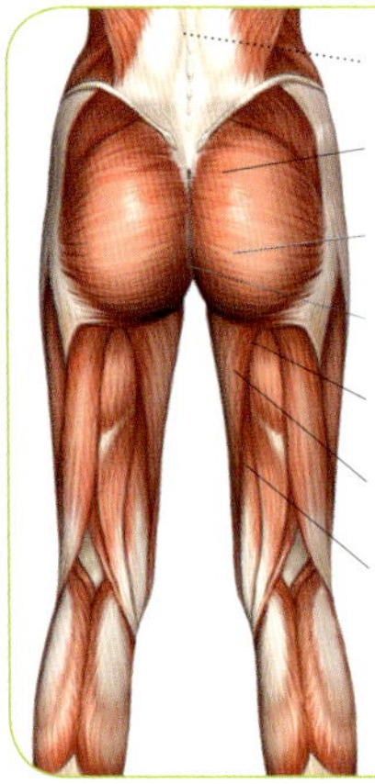

→ SO GEHT'S

Drücken Sie sich aus den Fersen ab und bewegen Sie sich kontrolliert in einem raschen, gleichmäßigen Tempo. Vermeiden Sie es dabei, die Knie über die Fußspitzen hinauswandern zu lassen.

schwarz fett = primär beteiligte Muskeln
schwarz = primär beteiligte tiefe Muskeln
grau fett = sekundär beteiligte Muskeln
grau = sekundär beteiligte tiefe Muskeln

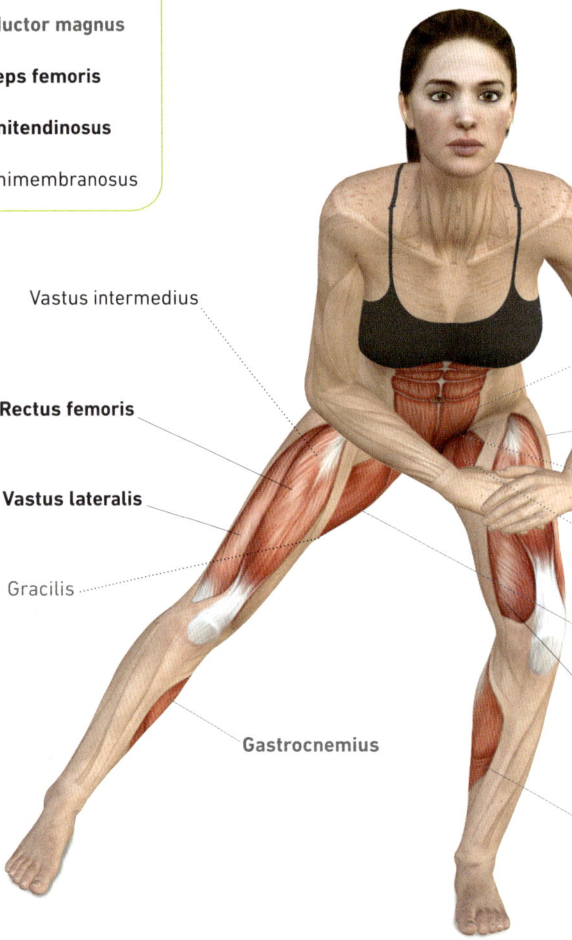

- Überschulterbreit hinstellen, die Fußspitzen zeigen nach vorn.
- Das rechte Bein gestreckt nach rechts setzen. Dabei den Oberkörper nach links vorbeugen und die Hände wie bei einem seitlichen Ausfallschritt oberhalb des Knies auf dem linken Oberschenkel platzieren.
- Das rechte Bein wieder heranziehen, die Hände auf das rechte Bein setzen und nach links in einen Ausfallschritt gleiten.
- So lange hin- und hergleiten, bis Sie eine festgelegte Zeit oder eine vorgegebene Anzahl von Wiederholungen geschafft haben.

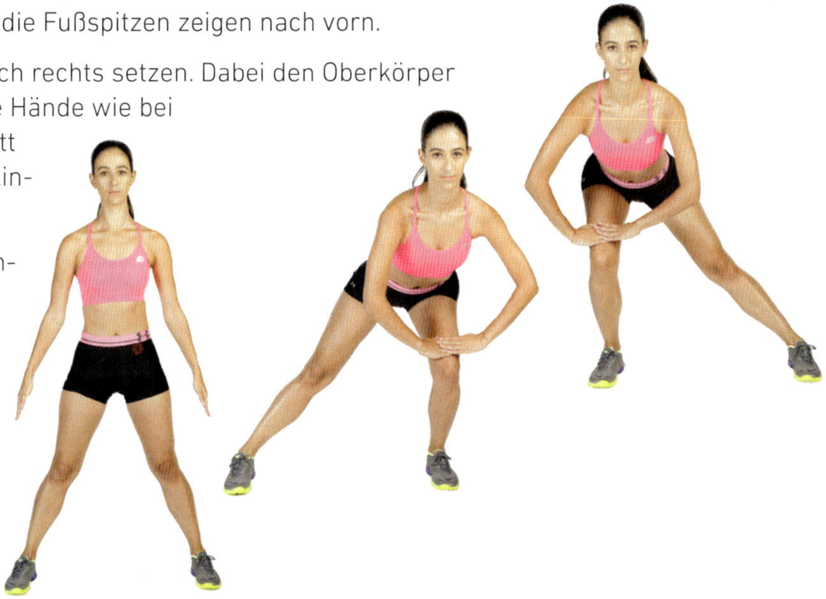

169 Skater mit Kurzhanteln

Mit jeder Hand eine Kurzhantel greifen und den Skater (Nr. 168) ausführen. Dabei zusätzlich mit den Hanteln einen Bizeps-Curl machen.

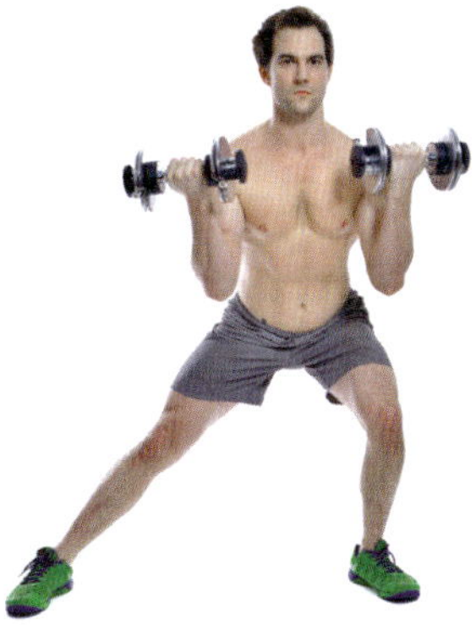

170 Skater-Sprung mit gestreckten Beinen

Aufrecht hinstellen. Die linke Fußspitze hinter der rechten Ferse aufsetzen. Mit gestreckten Beinen so weit wie möglich nach links springen. Den Rücken dabei gerade halten und die Arme mitschwingen lassen. Auf dem linken Fuß landen, dann die rechte Fußspitze hinter der linken Ferse aufsetzen. In der Folge weiter von Seite zu Seite springen. Einmal hin und zurück entspricht einer Wiederholung.

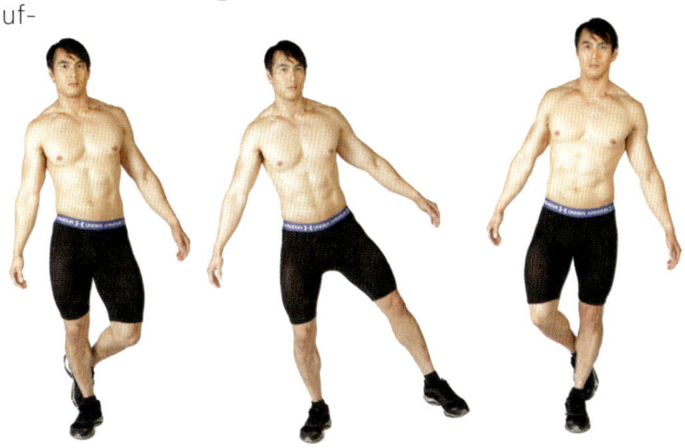

171 Speed-Skater-Sprung

In eine hohe Kniebeuge gehen. Den linken Fuß hinter dem rechten Bein zur Seite setzen. Dann so weit wie möglich nach links springen, die Arme dabei ebenfalls nach links mitschwingen. Auf dem linken Bein landen, das Knie beugen und den rechten Fuß hinter dem linken Bein zur Seite setzen. Sofort wieder nach rechts zurückspringen. In der Folge weiter hin- und herspringen, bis Sie eine festgelegte Zeit oder eine vorgegebene Anzahl von Wiederholungen geschafft haben.

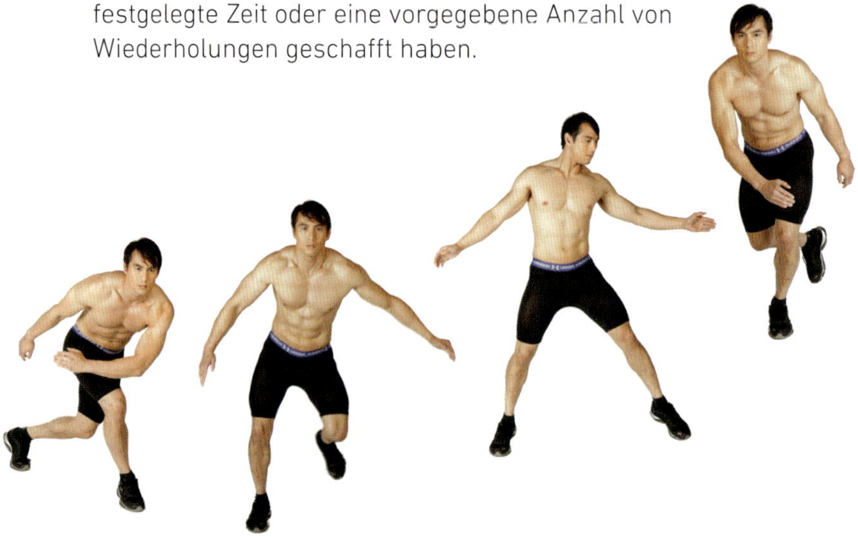

172 Skater-Schritt

Mit dem rechten Fuß auf einen Step stellen, der linke Fuß steht etwa einen halben Meter neben dem Step auf dem Boden. Die Arme zur Seite ausstrecken, dann das rechte Knie beugen, den Oberkörper vorbeugen und die linke Hand zum rechten Fuß führen. Aufrichten und auch den linken Fuß auf den Step stellen. Den rechten Fuß vom Step lösen und nach rechts auf den Boden setzen. Dabei den linken Arm zur Seite ausstrecken, das linke Knie beugen, den Oberkörper vorbeugen und mit der rechten Hand den linken Fuß berühren. Anschließend fortfahren, bis Sie eine festgelegte Zeit oder eine vorgegebene Anzahl von Wiederholungen absolviert haben.

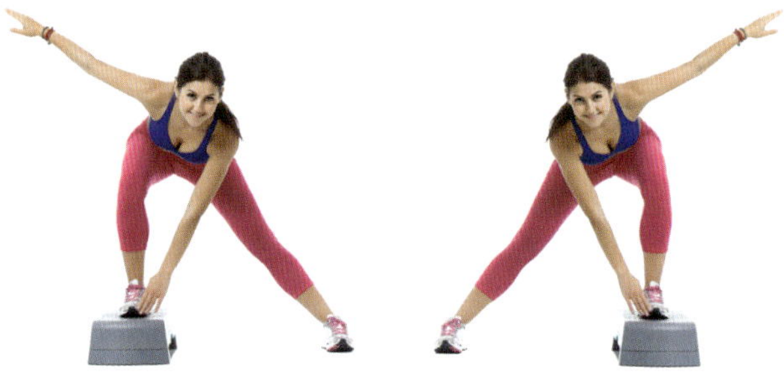

173 Schwimmen

Schwimmen, eine funktionelle Übung, die man aus dem Pilates kennt, trägt dazu bei, Ihre Core-Muskulatur zu kräftigen, und verbessert gleichzeitig Ihre Koordination und Ausdauer. Sobald Ihre Kraft zugenommen hat, sollten Sie das Tempo Ihrer Bewegungen erhöhen.

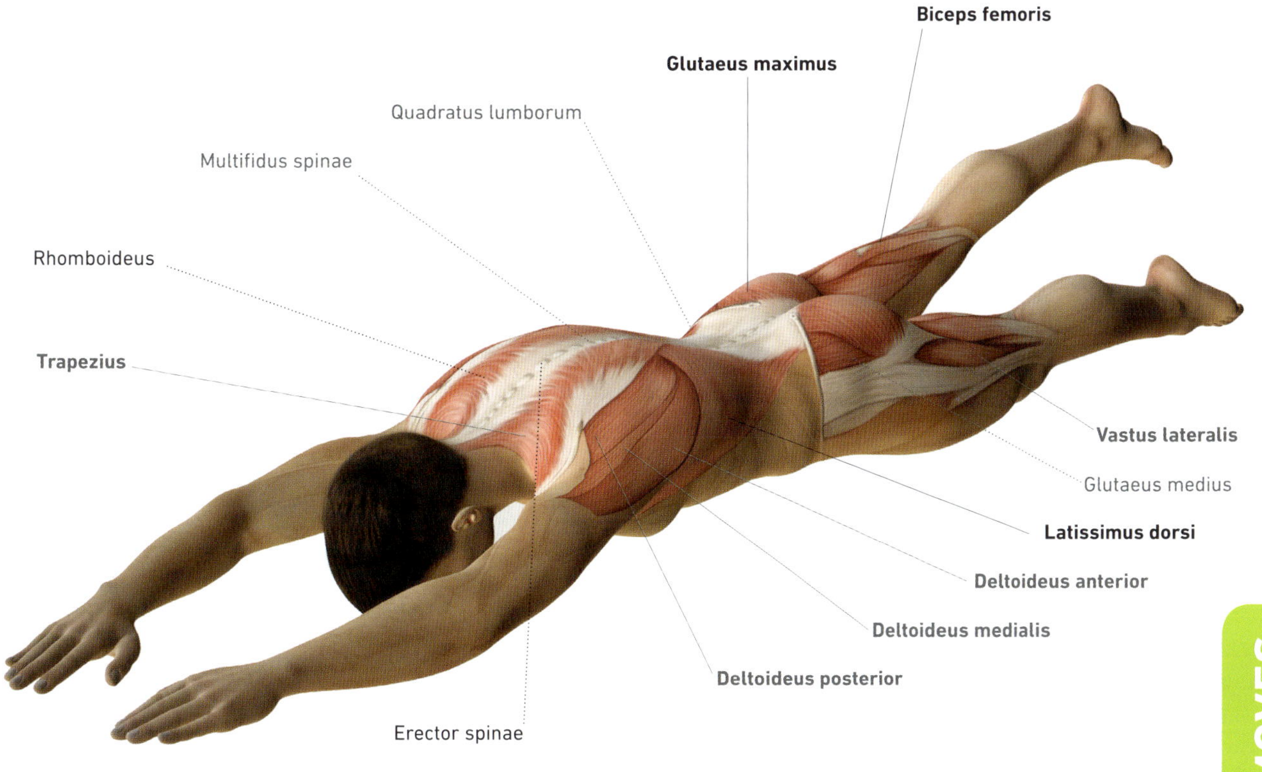

— **schwarz fett = primär beteiligte Muskeln**
······ **schwarz = primär beteiligte tiefe Muskeln**
---- grau fett = sekundär beteiligte Muskeln
······ grau = sekundär beteiligte tiefe Muskeln

→ SO GEHT'S

Strecken Sie Ihre Gliedmaßen so lang wie möglich. Spannen Sie die Gesäß- und Bauchmuskulatur während der gesamten Übung an.

- Auf den Bauch legen, die Füße sind hüftbreit auseinander. Die Arme neben den Ohren nach vorn ausstrecken. Den Beckenboden aktivieren und den Bauchnabel zur Wirbelsäule ziehen.
- Aus dem oberen Rücken heraus lang machen und gleichzeitig den linken Arm und das rechte Bein anheben. Auch Kopf und Schulter dabei vom Boden lösen.
- Den linken Arm und das rechte Bein wieder ablegen, dann den rechten Arm und das linke Bein anheben. Kopf und Schulter dabei vom Boden lösen.
- Wechselseitig fortfahren.

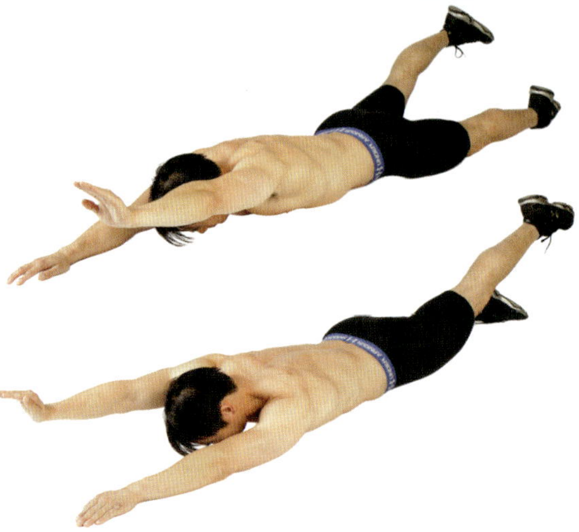

174 Delfin-Schwimmen

Auf den Bauch legen, die Arme auf Schulterhöhe zur Seite ausstrecken. Den Kopf anheben. Die Arme vom Boden lösen und so weit wie möglich nach hinten strecken. Ohne mit den Händen den Boden zu berühren, die Arme nach vorn führen, sodass die Fingerspitzen sich kurz berühren. Die Arme wieder in die Startposition ziehen. Anschließend fortfahren, bis Sie die gewünschte Anzahl an Wiederholungen geschafft haben.

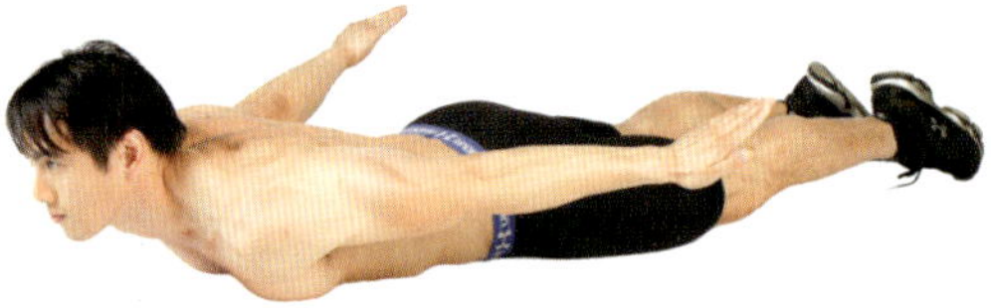

175 Schnee-Engel

Auf den Bauch legen, die Füße sind hüftbreit auseinander. Gleichzeitig beide Arme und Beine gestreckt anheben. Arme und Beine auseinanderbewegen und wieder zusammenführen, als würden Sie einen Engel in den Schnee zeichnen.

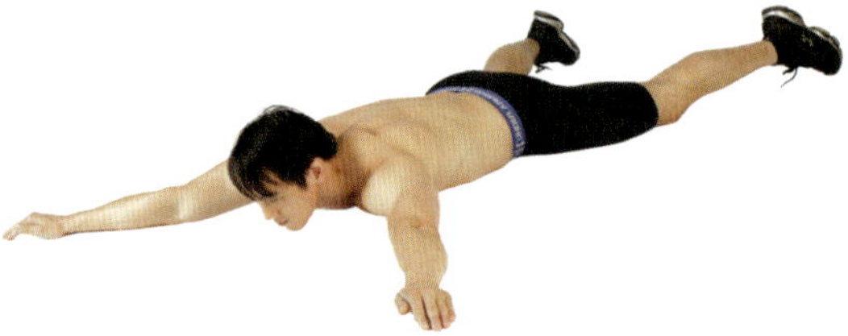

176 Superman

Bäuchlings auf den Boden legen, die Füße sind hüftbreit auseinander. Gleichzeitig beide Arme und Beine anheben. Die Position halten. Dabei durchgängig den Bauchnabel zur Wirbelsäule ziehen.

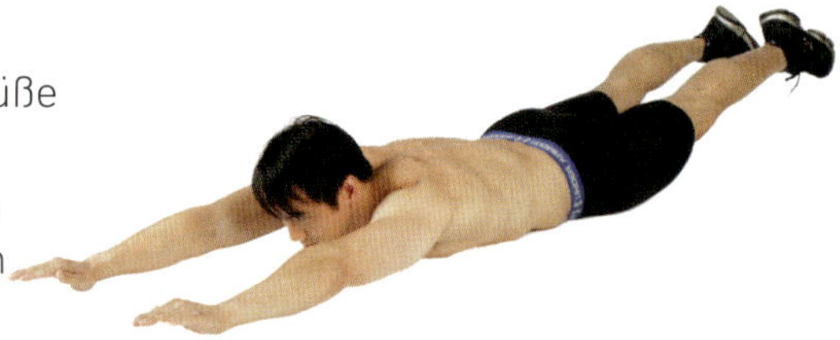

177 Heel-Beats

Heel-Beats trainieren die hinteren und die inneren Oberschenkel, das Gesäß, den unteren Rücken und den unteren Teil der Bauchmuskeln – und das alles, während Sie bäuchlings auf dem Boden liegen. Diese Pilatesübung tut zudem etwas für Ihre Koordination und Ihre Ausdauer.

- Mit dem Gesicht nach unten auf den Boden legen. Die Arme neben dem Körper austrecken und anheben, die Handflächen zeigen nach oben. Die Schultern nach unten ziehen, weg von den Ohren. Die Beine nach außen drehen und die inneren Oberschenkel zusammenziehen.
- Die Beine vom Boden lösen und lang machen. Dabei die Oberschenkel anspannen. Dann die Fersen in einer zügigen, aber kontrollierten Bewegung zusammenpressen und wieder voneinander trennen.

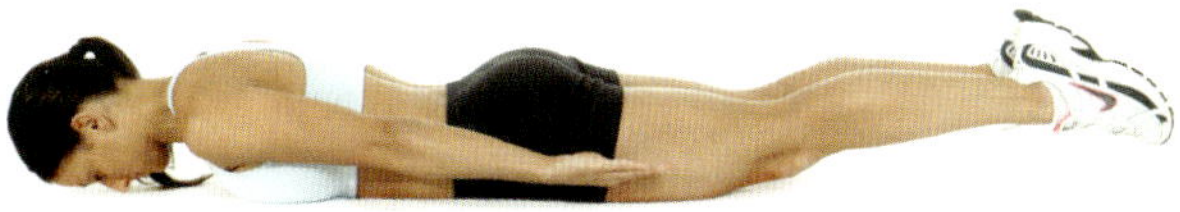

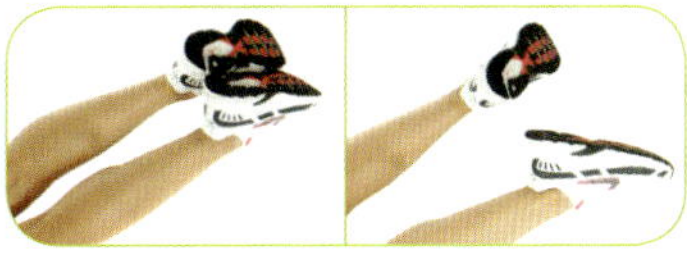

178 Heel-Beats auf einem Gymnastikball

Bäuchlings mit der Hüfte auf einen kleinen Gymnastikball legen, mit den Unterarmen auf dem Boden abstützen. Die Beine vom Boden lösen und lang machen. Dann die Fersen in einer zügigen, aber kontrollierten Bewegung zusammenpressen und wieder voneinander trennen.

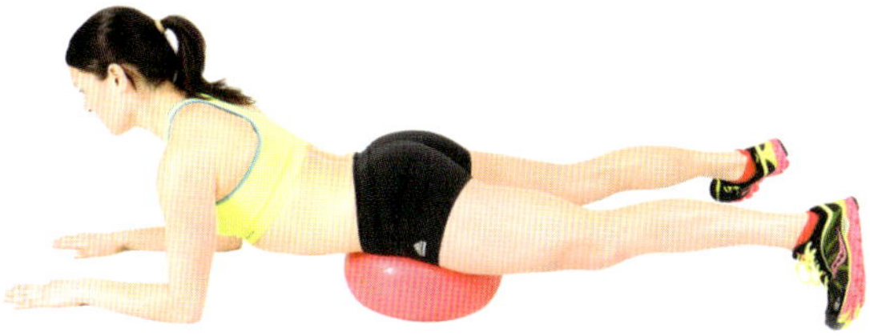

179 Beinheben in Rückenlage

Auf dem Rücken liegend die Arme neben dem Körper ablegen. Die Fersen ein paar Zentimeter vom Boden abheben und so halten. Jetzt die gestreckten Beine abwechselnd anheben und wieder absenken.

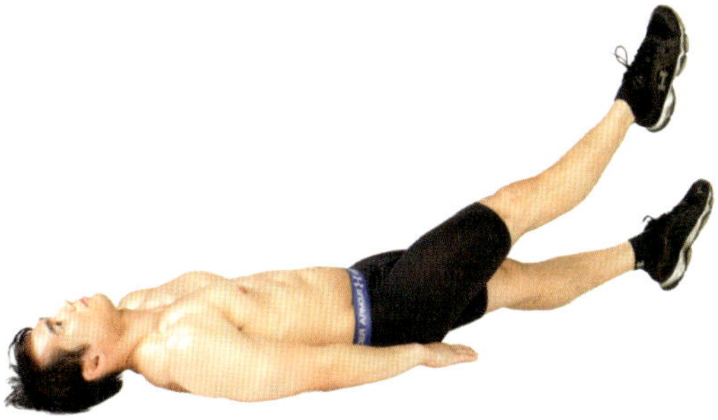

180 Bärengang

Wie auch viele andere Übungen im Kriechen ist der Bärengang eine echte Herausforderung. Wenn Sie diese meistern, verbessern Sie damit Ihre Beweglichkeit, die Leistungsfähigkeit Ihres Herz-Kreislauf-Systems und die Kraft Ihres Oberkörpers. Übungen im Kriechen sind anaerobe Übungen, das heißt, dass sie die Bildung von Milchsäure anregen – und das gibt Ihnen Kraft, Geschwindigkeit und Power.

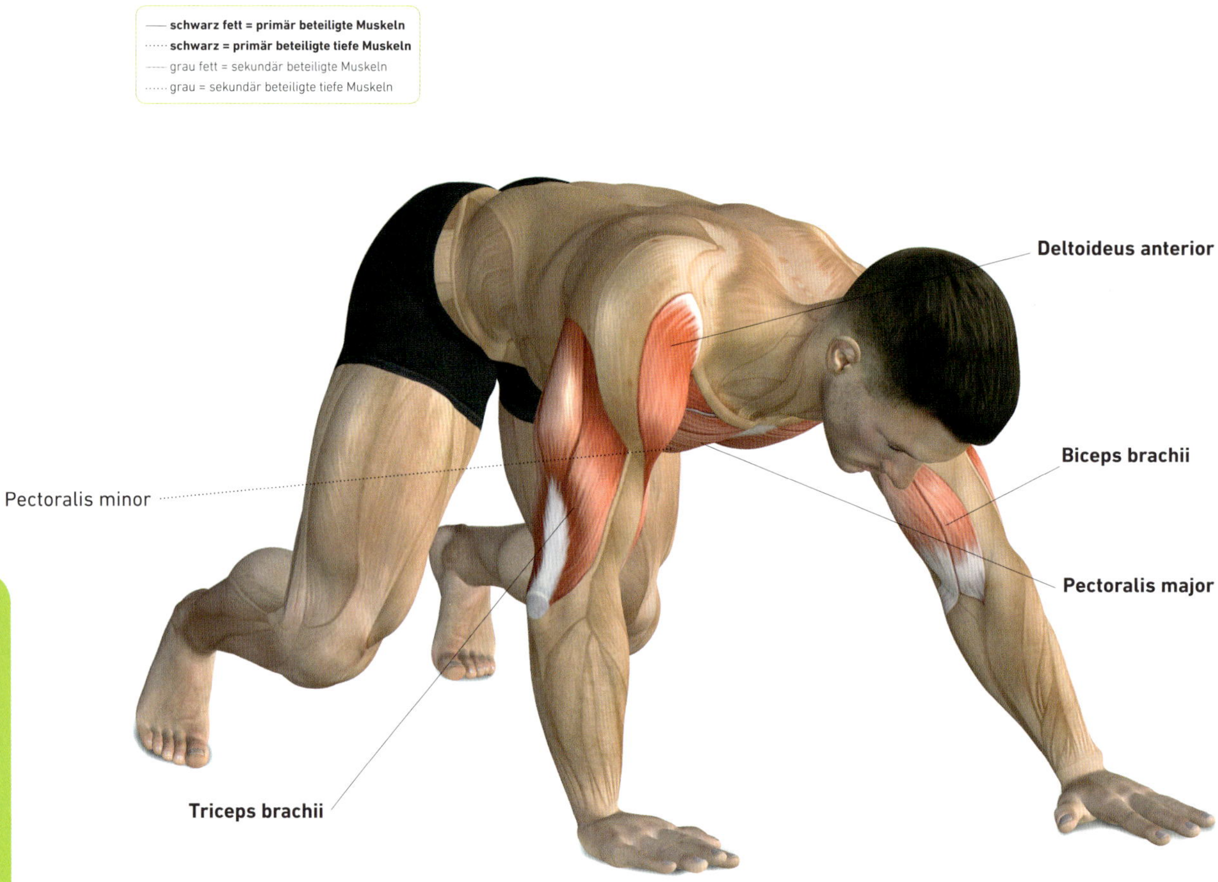

→ SO GEHT'S

Bewegen Sie sich so gleichmäßig und flüssig wie möglich. Achten Sie darauf, dass Sie Ihr Gewicht nicht einseitig auf Arme und Schultern legen, das belastet nur unnötig die Rotatorenmanschetten. Vermeiden Sie es auch, mit den Knien den Boden zu berühren.

- In einen Vierfüßlerstand gehen. Die Füße aufstellen und die Knie vom Boden lösen.
- Erst mit dem linken Arm und dem rechten Bein nach vorn gehen, dann mit dem rechten Arm und dem linken Bein.
- Auf diese Weise vorwärts und rückwärts durch den Raum bewegen. Das Gewicht ist gleichmäßig auf Arme und Beine verteilt.

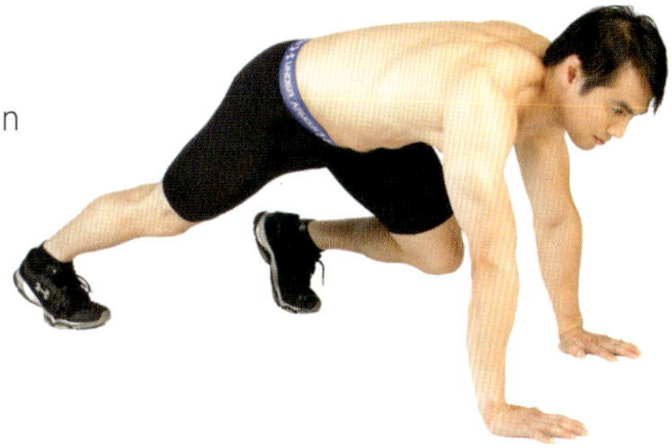

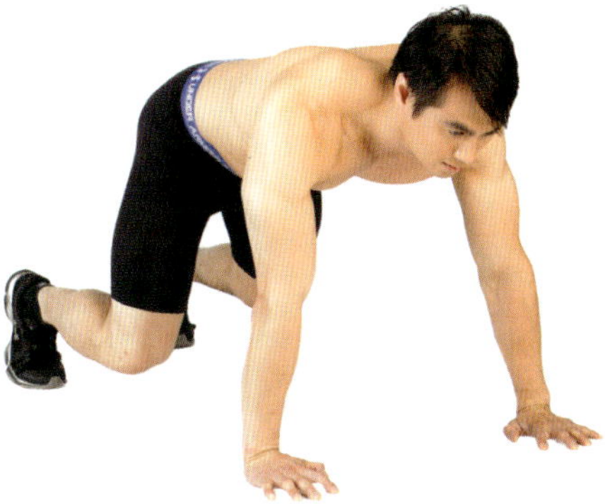

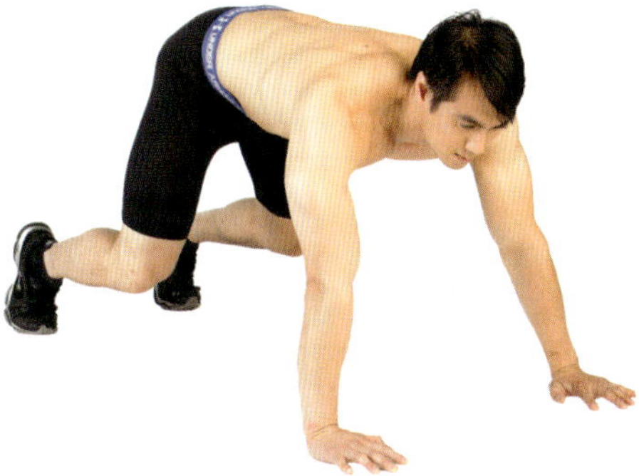

181 Alligatorengang

Eine Liegestützposition einnehmen. Dazu mit den Händen unterhalb der Schultern abstützen, der ganze Körper ist in einer geraden Linie ausgerichtet. Die Arme beugen und mit geradem Rücken in einen tiefen Liegestütz gehen. Das linke Knie zum linken Ellbogen ziehen und die rechte Hand nach vorn setzen. Jetzt die gleiche Bewegung auf der anderen Seite ausführen: Das rechte Knie zum rechten Ellbogen führen und die linke Hand nach vorn setzen. Auf diese Weise für eine festgelegte Zeit vorwärts bewegen.

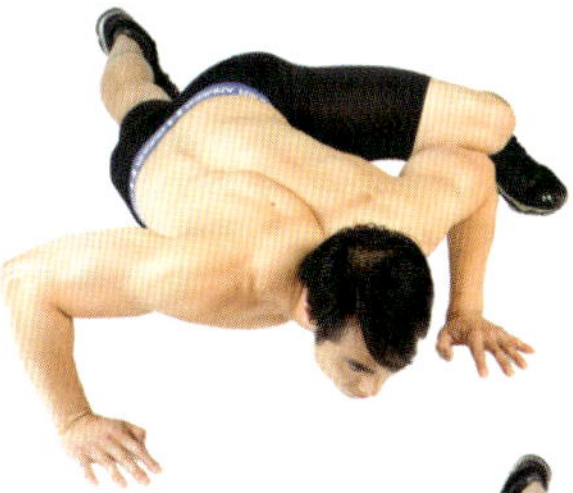

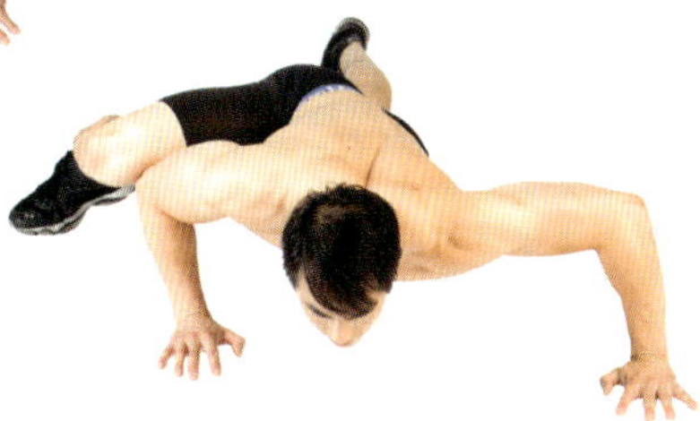

182 Krabbengang

Auf den Boden setzen. Die Hände hinter dem Rücken abstützen und die Füße aufstellen. Jetzt das Gesäß vom Boden abheben. Den rechten Fuß einen kleinen Schritt nach vorn setzen, dann den linken Fuß. Abwechselnd mit beiden Füßen kleine Schritte nach vorn und dann wieder zurück machen. Die Übung für eine festgelegte Zeit fortsetzen.

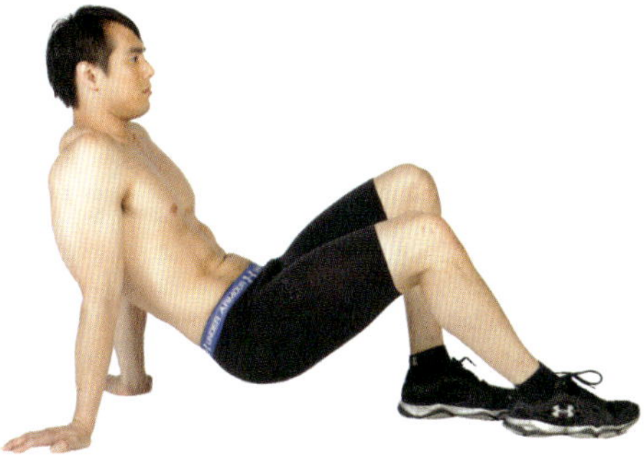

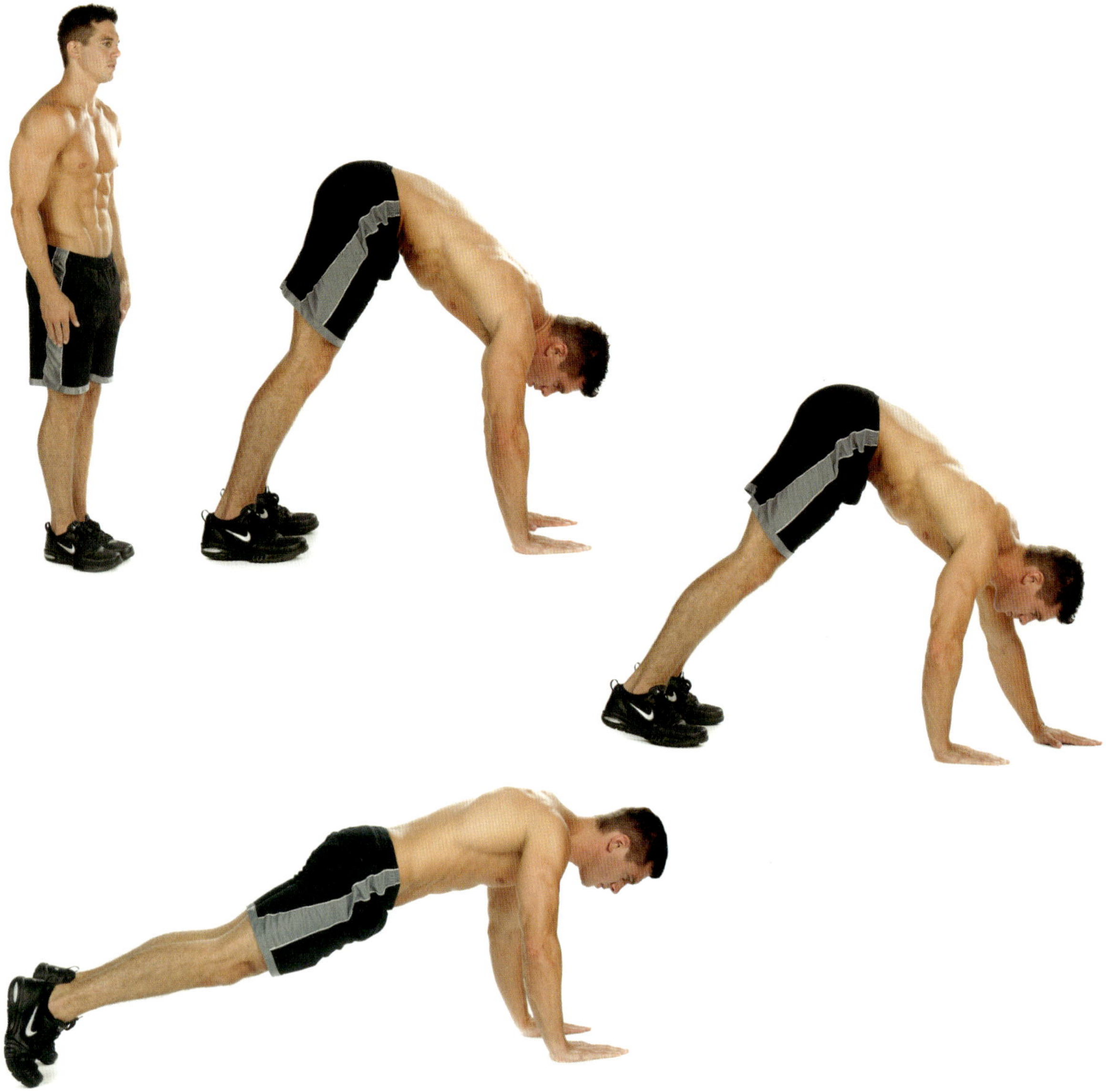

183 Raupengang

Aufrecht hinstellen und die Arme neben dem Körper hängen lassen. Den Oberkörper vorbeugen und die Hände etwas breiter als die Füße auf den Boden setzen. Das Gewicht auf die Hände verlagern, dann mit den Händen Schritt für Schritt vorwärts wandern – bis in eine Liegestützposition. Die Knie dabei so gestreckt wie möglich und den Rücken gerade halten. Die Füße bleiben in Position, nur die Fersen und dann die Ballen heben vom Boden ab. Nun mit den Händen wieder zurückwandern. Dabei die Hüfte beugen und nach oben schieben. Schließlich in die Startposition aufrichten.

184 Bergsteiger

Der Bergsteiger ist eine hochintensive Übung, die Ihre Herzfrequenz auf Touren bringt, während sie gleichzeitig Ihre Bein- und Core-Muskulatur fordert. Der Bergsteiger trägt zudem dazu bei, die Kraftausdauer Ihrer Armmuskeln zu steigern, und verbessert Ihre Balance, Beweglichkeit, Koordination und Propriozeption, also die Eigenwahrnehmung Ihres Körpers. Trainieren Sie in einem gleichmäßigen Tempo.

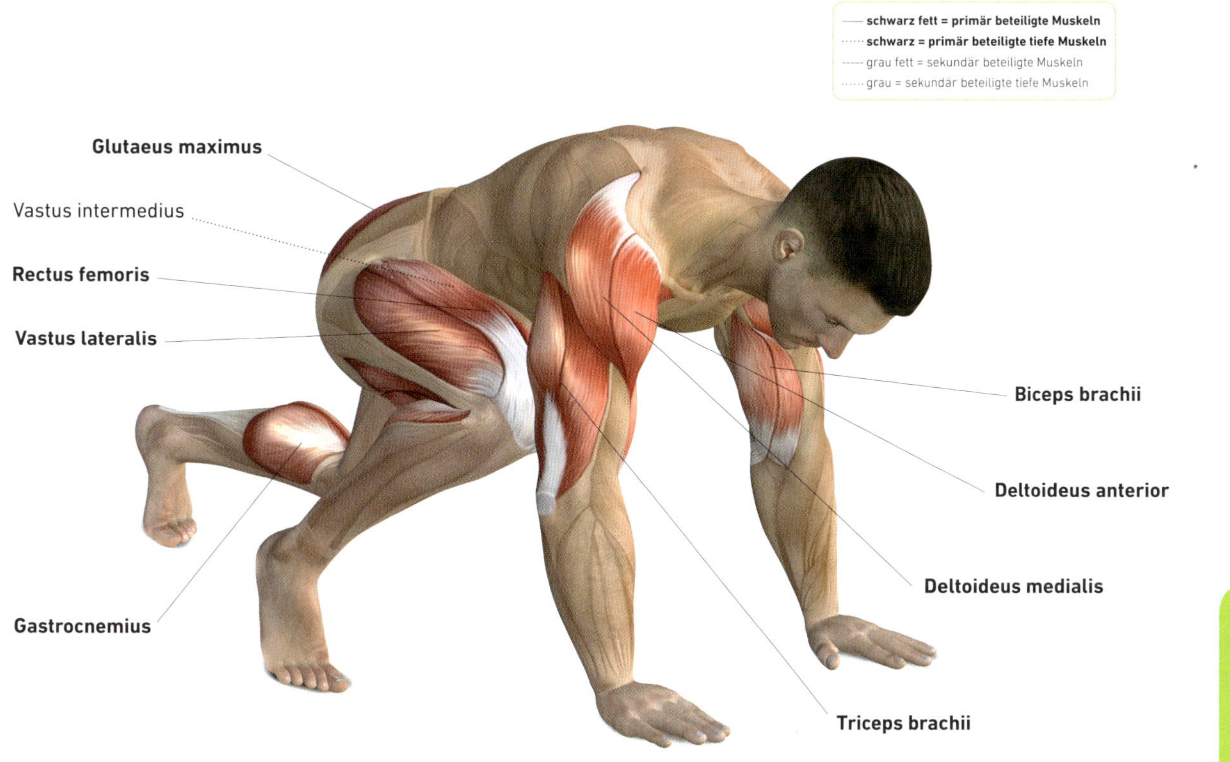

→ SO GEHT'S

Führen Sie den Bergsteiger auf einer stabilen, nicht rutschenden Oberfläche aus. Eine Übungsmatte kommt in diesem Fall also nicht infrage. Wählen Sie einen Boden, von dem Sie sich gut abstoßen können, ohne dass sich der Boden dabei bewegt.

- Eine hohe Liegestützposition, auch hohes Brett genannt, einnehmen: Die Hände sind unter den Schultern und liegen flach auf dem Boden, der Rücken ist gerade und die Füße sind geschlossen.
- Auf 1 das rechte Knie zum rechten Ellbogen führen und das Bein auf dem Fußballen absetzen.
- Auf 2 in einem Wechselsprung das linke Knie zum linken Ellbogen ziehen und das rechte Bein wieder strecken. Wechselseitig so schnell fortfahren, wie es geht, ohne dass Sie auf eine saubere Ausführung verzichten. So fortfahren, bis Sie eine festgelegte Zeit oder eine vorgegebene Anzahl von Wiederholungen geschafft haben. Das Tempo halten, indem Sie sich auf die Zähler 1–2, 1–2 bewegen.

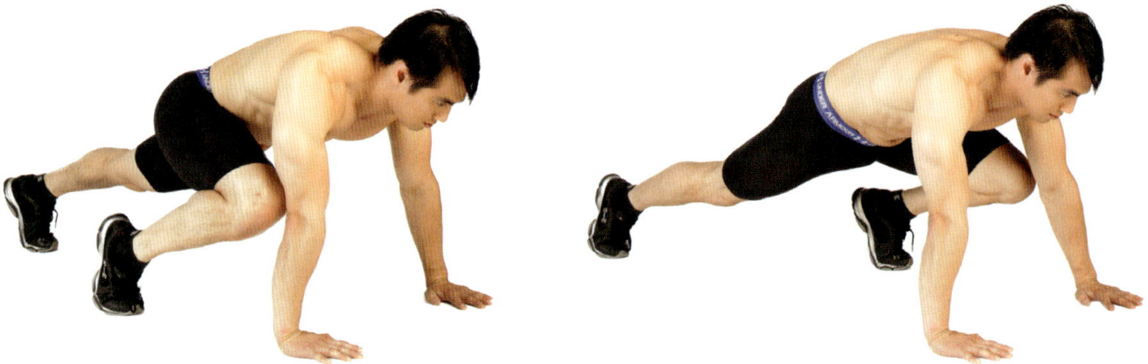

185 Bergsteiger über Kreuz

Eine hohe Liegestützposition einnehmen: Der Körper bildet eine gerade Linie und die Core-Muskulatur ist angespannt. Ein Knie anheben und in Richtung des gegenüberliegenden Ellbogens ziehen. Zur Startposition zurückkehren. Zügig wechselseitig fortfahren.

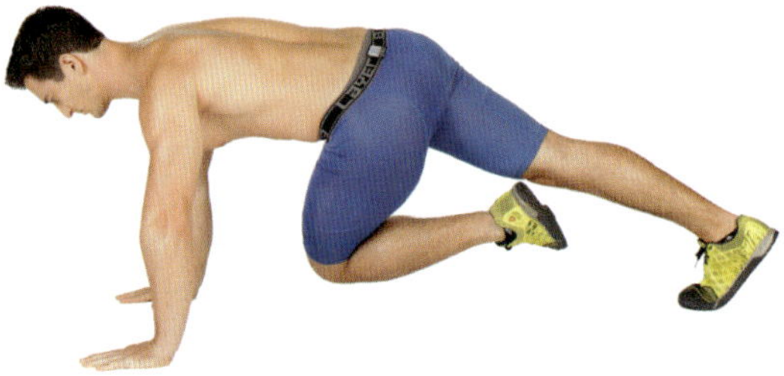

186 Bergsteiger am Bosu-Ball

Einen Bosu-Ball mit der gewölbten Seite nach unten auf dem Boden platzieren. Eine hohe Liegestützposition einnehmen: Ihre Schultern stehen direkt über den Handgelenken. Die Core-Muskulatur anspannen und ein Knie zur Brust ziehen. Anschließend die Beine zügig wechseln. Ihre Hüfte bleibt dabei in Position.

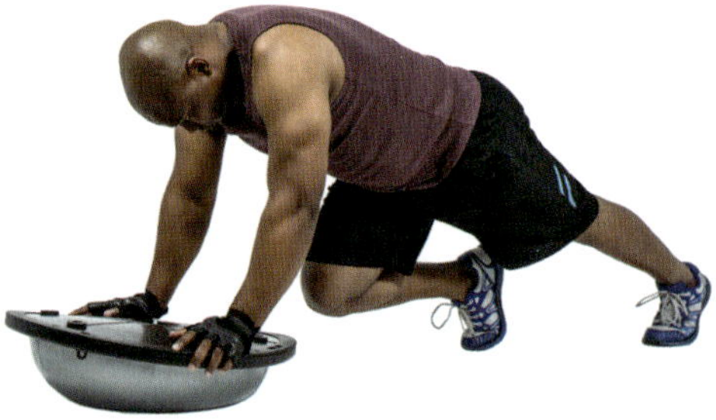

187 Spiderman-Bergsteiger

Eine tiefe Liegestützposition einnehmen. Das linke Knie so nah zum linken Ellbogen führen, wie Sie können. Das linke Bein wieder strecken und absetzen. Die Übung mit dem rechten Bein wiederholen.

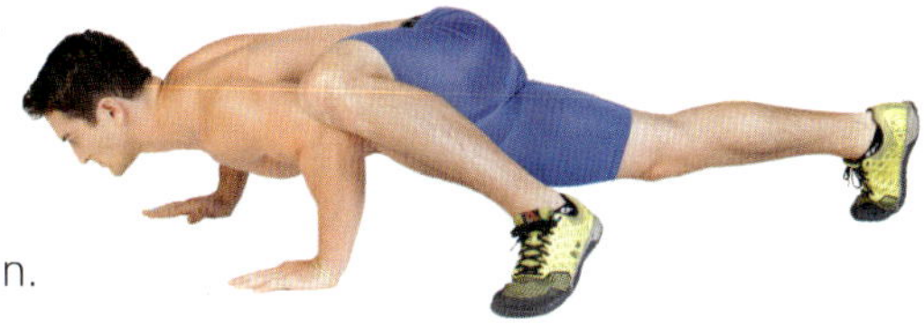

188 Gleitender Bergsteiger

Unter jedem Fuß eine Gleitscheibe, einen Pappteller oder ein kleines Handtuch platzieren. Eine hohe Liegestützposition einnehmen, die Hände etwas weiter als schulterbreit setzen. Das rechte Knie zur Brust bringen, indem Sie an der Gleitscheibe ziehen. Dann das rechte Bein wieder strecken und zügig wechselseitig fortfahren.

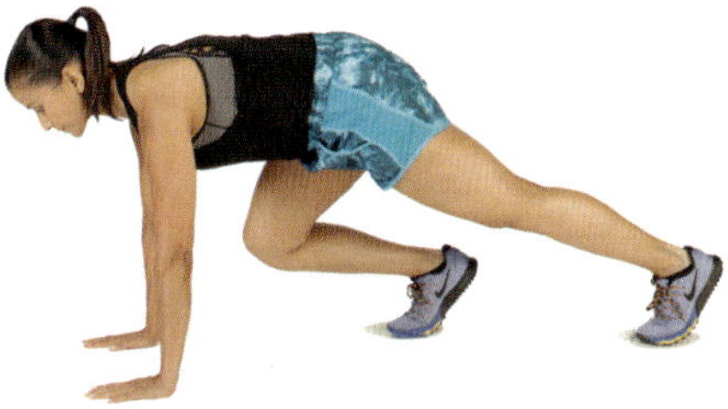

189 Bergsteiger an einem Gymnastikball

Die Hände auf einem Gymnastikball platzieren, dann die Beine nach hinten ausstrecken und eine hohe Liegestützposition einnehmen. Ein Bein anheben und das Knie langsam zur Brust führen. Dann das Bein wieder strecken und den Fuß absetzen. Die Übung mit dem anderen Bein wiederholen. Wechselseitig fortfahren, dabei versuchen, den Ball in Position zu halten.

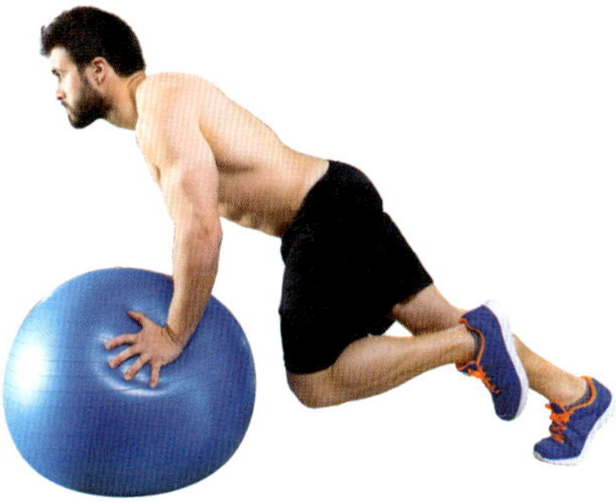

190 Bergsteiger mit Beinaufdrehen

Eine hohe Liegestützposition einnehmen. Ein Knie zur Brust ziehen und dann zur Seite anheben, bis der Oberschenkel parallel zum Boden steht. Dabei das Knie so weit vorn wie möglich halten.

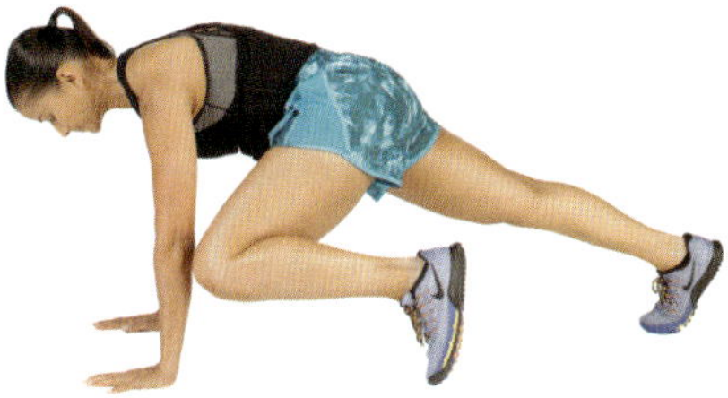

191 Bergsteiger am Schlingentrainer

Eine hohe Liegestützposition mit dem Rücken zu einem Schlingentrainer einnehmen: Die Hände befinden sich genau unter den Schultern. Die Füße in die Schlaufen legen. Dann ein Bein zur Brust ziehen. Das Bein wieder strecken und das andere Bein anziehen. Im Wechsel fortfahren.

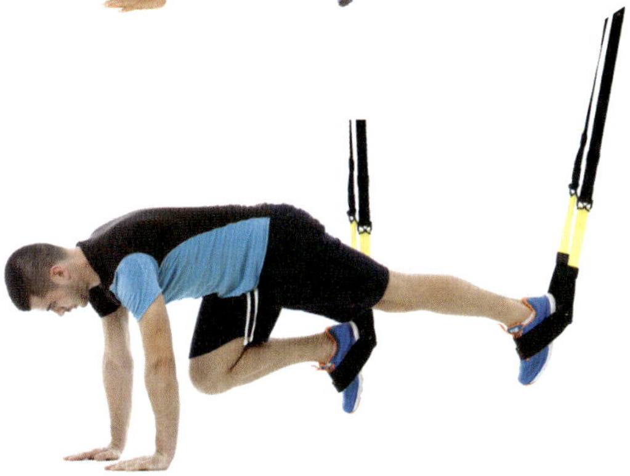

192

Bergsteiger an einer Bank

Die Hände auf eine Bank setzen und eine hohe Liegestützposition einnehmen, die Füße stehen fest auf dem Boden. Die Arme gestreckt unter den Schultern halten. Die Core-Muskulatur anspannen und ein Knie zur Körpermitte ziehen. Das Bein wieder absetzen und die Bewegung mit dem anderen Bein wiederholen. Die Übung funktioniert übrigens auch am Schreibtisch.

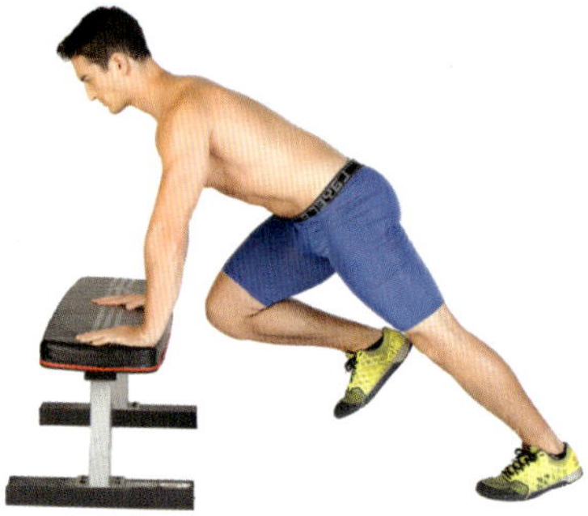

193

Bergsteiger mit Widerstand

Ein Miniband locker um die Füße legen. Eine hohe Liegestützposition einnehmen. Jetzt den Bergsteiger (Nr. 184) ausführen.

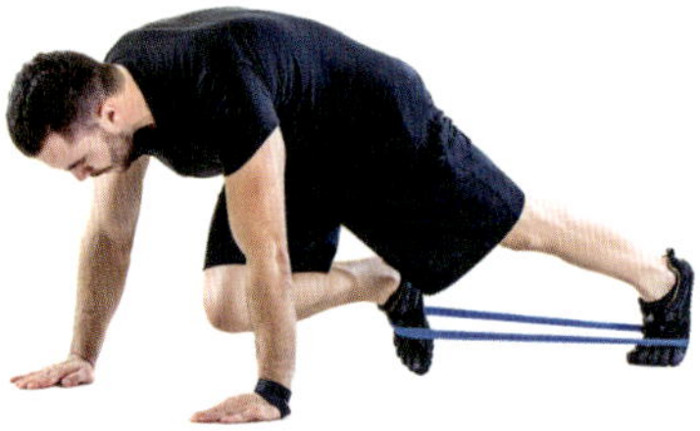

194

Slalom-Bergsteiger

Eine hohe Liegestützposition einnehmen. Mit beiden Füßen nach rechts springen. Dazu die Knie im Sprung zur Brust ziehen. Mit geschlossenen Füßen rechts vom rechten Arm landen. In die Liegestützposition zurückspringen. Sofort einen Sprung nach links anschließen. Das ist eine Wiederholung. In der Folge wechselseitig fortfahren.

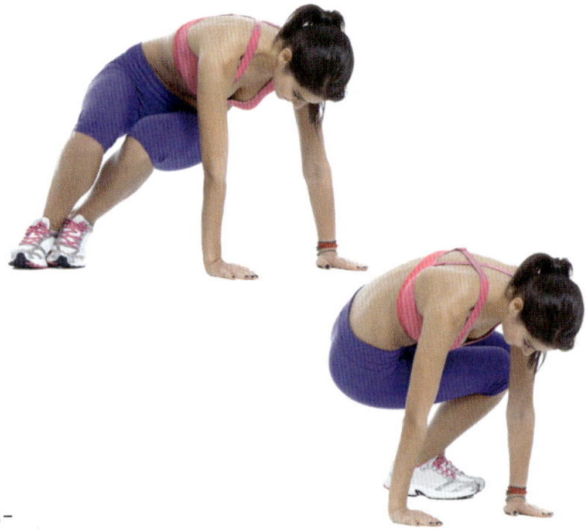

195

Hasensprung-Bergsteiger

Eine gerade Linie mit einem Maßband, einem Zollstock oder einem Widerstandsband auf dem Boden markieren. In eine hohe Liegestützposition gehen, die Hände rechts und links der Linie platzieren und die Füße geschlossen links neben die Linie stellen. Mit beiden Füßen nach vorn hüpfen, sodass Ihre Unterschenkel etwa parallel zum Boden stehen und mit den Oberschenkeln einen rechten Winkel bilden. In einer explosiven Bewegung mit beiden Füßen nach rechts springen, dabei den Körper so hoch wie möglich bringen. Auf den Fußballen landen und sofort zur anderen Seite zurückspringen. Ohne Pause für eine festgesetzte Zeit oder die erwünschte Anzahl an Wiederholungen fortfahren.

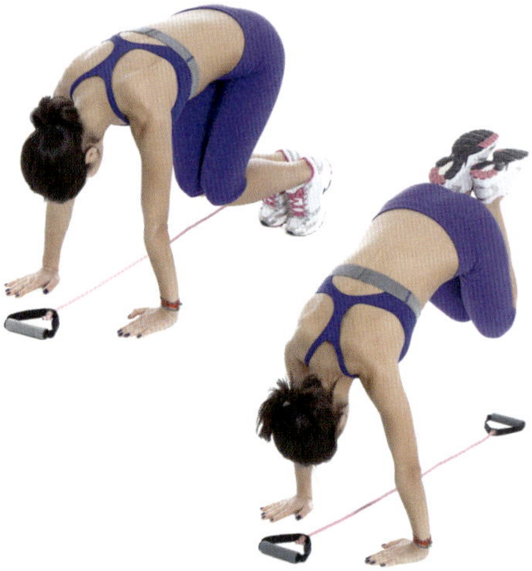

196 Diagonales Strecken

So einfach, wie es auch aussehen mag – das diagonale Strecken trainiert eine ganze Reihe von Muskeln gleichzeitig, vor allem die geraden und schrägen Bauchmuskeln. Genauso wie der Wurf über die Schulter (Nr. 197) ist es eine ausgesprochen vielseitige Übung, die Ihnen hilft, Balance, Koordination und Power aufzubauen, und gleichzeitig Ihren Rumpf kräftigt und stabilisiert.

→ SO GEHT'S

Spannen Sie Ihre Bauchmuskeln während der gesamten Übung an und halten Sie dabei die Hüfte nach vorn ausgerichtet und die Schultern unten. Vermeiden Sie es, die Hüfte einzudrehen, die Schultern hochzuziehen oder den Nacken anzuspannen, während Sie Ihre Arme heben oder senken.

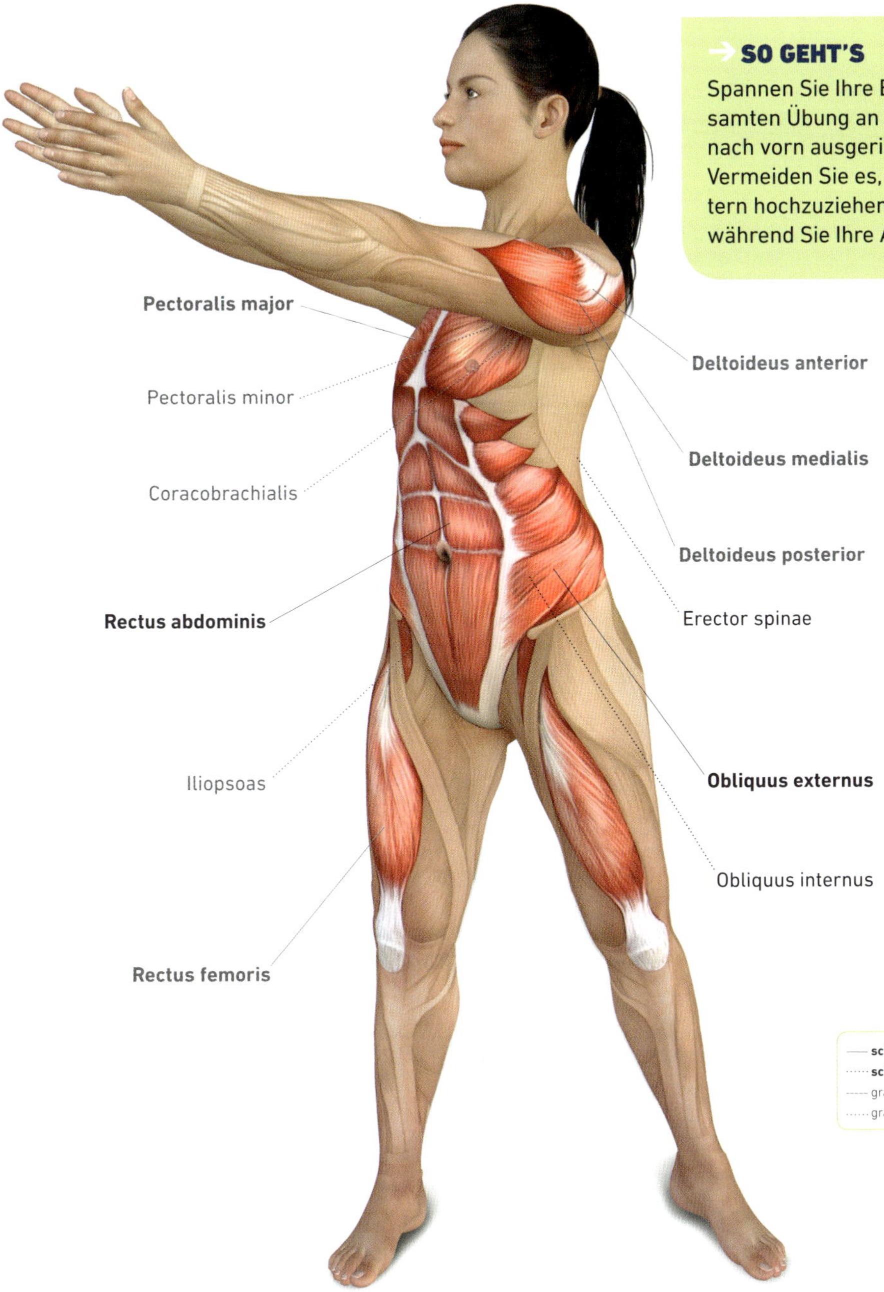

schwarz fett = primär beteiligte Muskeln
schwarz = primär beteiligte tiefe Muskeln
grau fett = sekundär beteiligte Muskeln
grau = sekundär beteiligte tiefe Muskeln

- Hüftbreit hinstellen, die Arme hängen lassen.
- Beide Arme schräg nach rechts über Kopfhöhe anheben, der Blick folgt den Händen.
- Zur Startposition zurückkehren und die Übung zur linken Seite wiederholen.

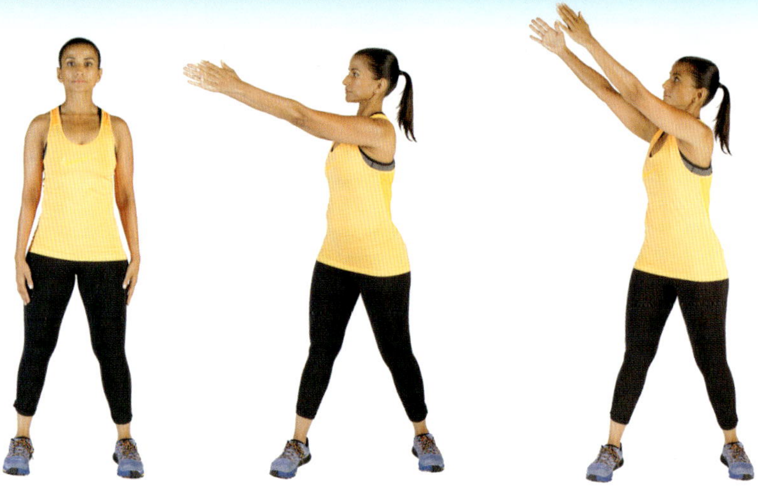

197 Wurf über die Schulter

Dieser Wurf mit einem Medizinball fügt dem diagonalen Strecken zusätzlichen Widerstand und Schwung hinzu und genauso wie das diagonale Strecken bietet auch diese Übung eine Reihe von Benefits. Sie trägt unter anderem dazu bei, dass Sie Ihre Balance und Koordinationsfähigkeit verbessern, und stabilisiert und kräftigt Ihre Core-Muskulatur.

- Hüftbreit hinstellen und mit beiden Händen einen Medizinball auf Taillenhöhe vor dem Körper halten. Die Arme nach vorn austrecken. Den Rumpf drehen und die Arme leicht nach oben und zur Seite bewegen, sodass der Ball der Körperdrehung folgt.
- Den Rumpf in die Gegenrichtung drehen und die Arme in einem Bogen anheben. Am höchsten Punkt der Bewegung den Ball gegen eine Wand schleudern.
- Die Arme absenken und den Rumpf in die Mitte zurückdrehen, dann den Ball wieder aufnehmen. Die gewünschte Anzahl an Wiederholungen absolvieren und dann die Seite wechseln.

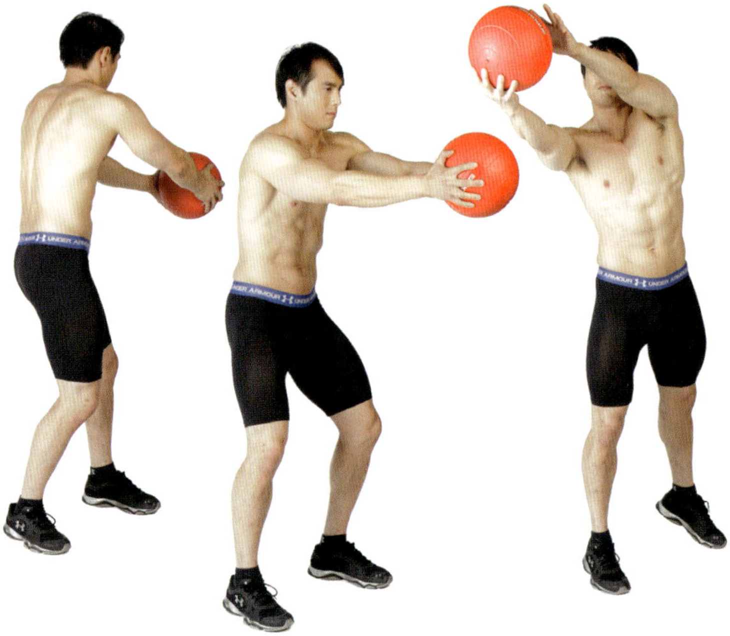

198 Acht

Die Acht stabilisiert Ihren Rumpf und kräftigt ihn gleichzeitig. Sie ist eine großartige Übung für alle, die Drehbewegungen mit Power ausführen wollen wie zum Beispiel Golfer oder Tennisspieler. Beim Training können Sie mit der Form und dem Tempo experimentieren – je größer Sie die Achten machen, desto größer wird die Anstrengung. Versuchen Sie auch, Ihr Tempo zu steigern, aber achten Sie immer auf eine saubere Technik.

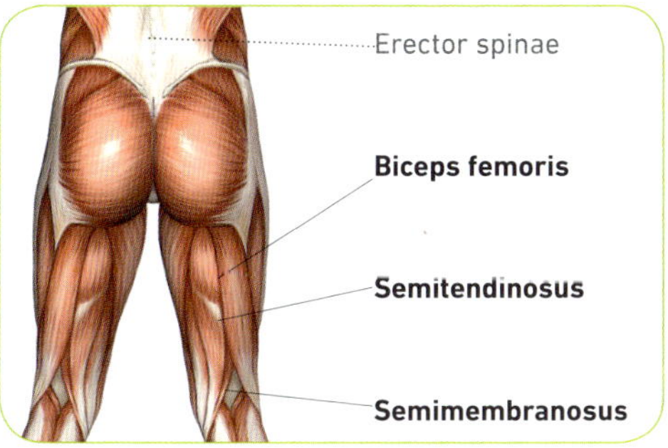

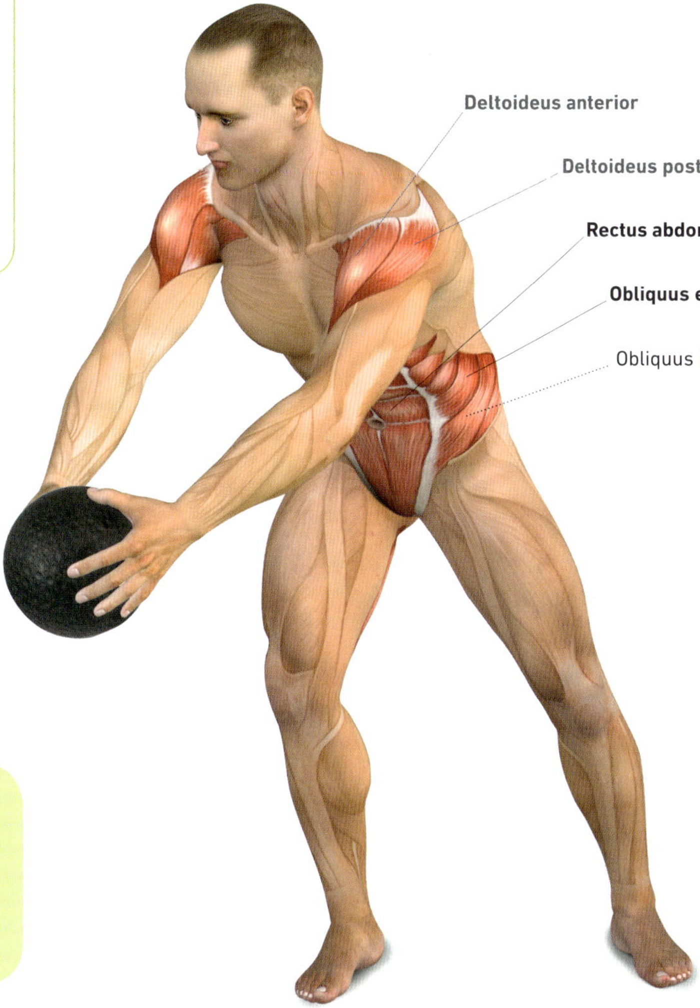

—— schwarz fett = primär beteiligte Muskeln
······ schwarz = primär beteiligte tiefe Muskeln
—— grau fett = sekundär beteiligte Muskeln
······ grau = sekundär beteiligte tiefe Muskeln

→ SO GEHT'S

Führen Sie die Übung so schnell wie möglich aus, aber machen Sie immer kontrollierte Bewegungen und lassen Sie sich nicht vom Schwung des Balls mitreißen. Setzen Sie dazu Ihre Core-Muskulatur ein.

- Hüftbreit hinstellen und mit beiden Händen einen Medizinball vor dem Körper halten. Die Arme nach rechts unten ausstrecken, dann den Ball in einem Bogen über die Seite nach rechts oben anheben.

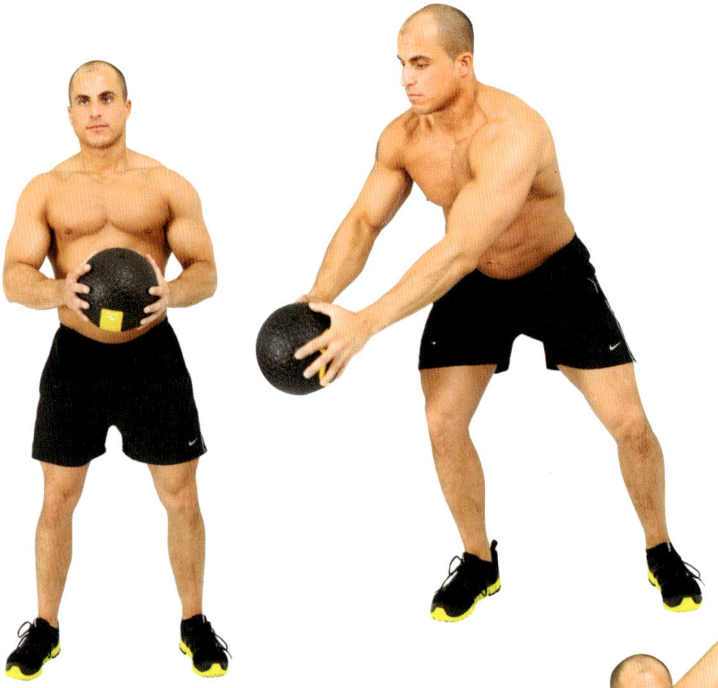

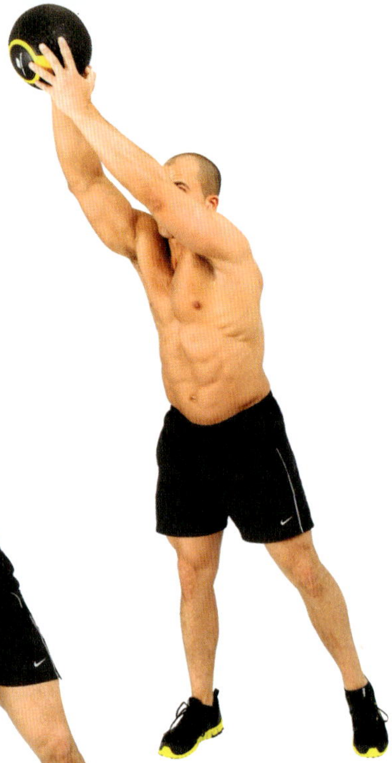

- Die Ellbogen beugen und den Ball in die Startposition absenken. Sofort die Arme nach links unten ausstrecken und die Übung zur anderen Seite ausführen. Das ist eine Wiederholung.
- In der Folge in einer flüssigen Bewegung fortfahren.

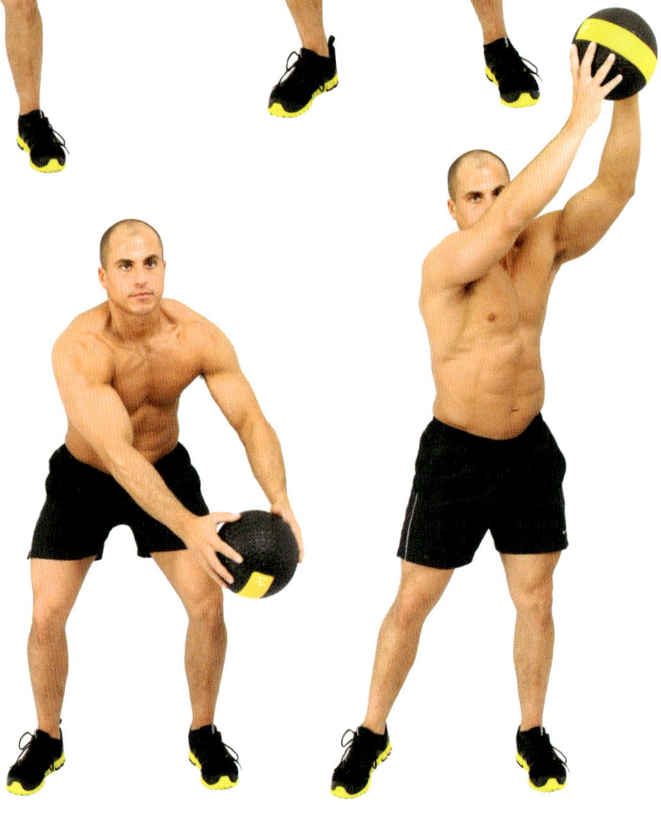

199 Acht mit Kettlebell

Überschulterbreit hinstellen. Mit rechts eine Kettlebell am langen Arm zwischen den Beinen halten. Nach vorn beugen und das Gesäß nach hinten schieben. Dabei den Rücken gerade halten. Die Kettlebell zum linken Bein bewegen. Gleichzeitig die linke Hand hinter dem linken Bein herumführen, die Hantel mit links übernehmen und um das linke Bein herumschwingen. Sofort die Hantel zum rechten Bein führen und dort mit der rechten Hand hinter dem rechten Bein übernehmen. Auf diese Weise mit der Kettlebell eine Acht beschreiben, die Beine bleiben unbewegt. In einer flüssigen Bewegung für eine festgesetzte Zeit oder die erwünschte Anzahl an Wiederholungen fortfahren.

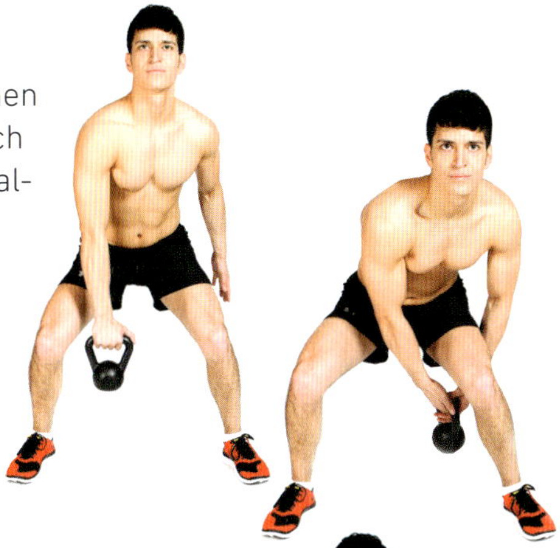

200 Acht mit Händeklatschen

Die Übung wie die Acht mit Kettlebell (Nr. 199), aber ohne Hantel ausführen. Statt die Hantel zu übergeben, in die Hände klatschen.

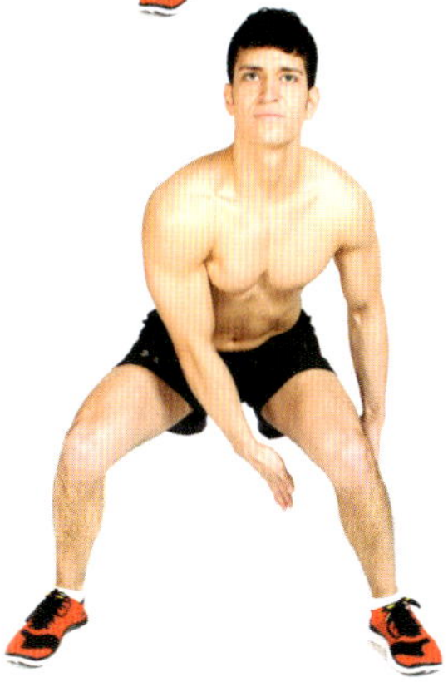

201 Holzhacken am Kabelzug

Etwas weiter als hüftbreit links neben einen Kabelzug stellen. Den Kabelgriff mit beiden Händen greifen. In einer flüssigen Bewegung die Arme nach rechts oben anheben. Dabei den Rumpf mitdrehen, die Knie sind leicht gebeugt. Dann die Hände kontrolliert über die Startposition schräg nach links unten führen, als wollten Sie Holz hacken. Dabei den Rumpf vom Kabelzug wegdrehen. Die gewünschte Anzahl an Wiederholungen absolvieren und anschließend die Übung zur anderen Seite erneut ausführen.

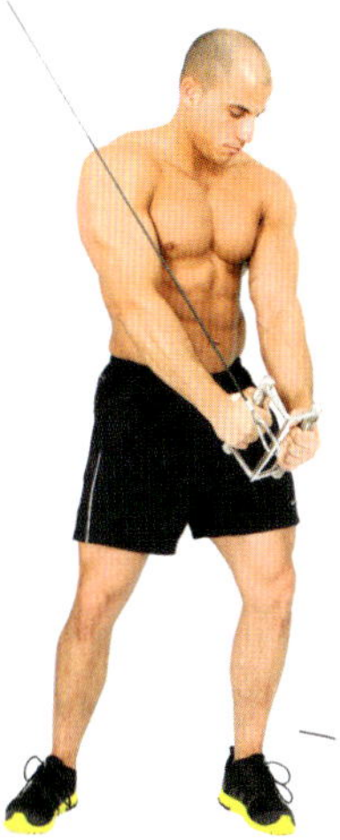

202 Brusthohes Holzhacken

Die Übung wie das Holzhacken am Kabelzug (Nr. 201) ausführen, dabei aber das Kabel nur bis auf Brusthöhe führen. Auf diese Weise können Sie sich auf eine saubere Technik konzentrieren, ohne die Armmuskeln zu sehr zu fordern.

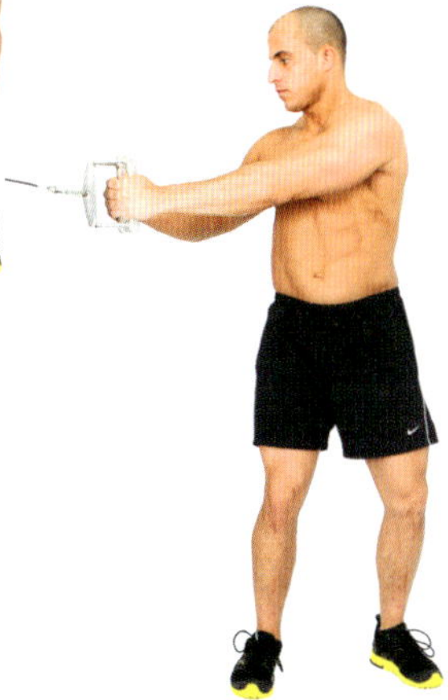

203 Kabelziehen zur Brust mit Drehung

Hüftbreit vor einen Kabelzug stellen und eine Latzug-Stange mit beiden Händen greifen. Die Ellbogen beugen und die Stange flüssig zur Brust ziehen. Die Ellbogen dabei bis auf Schulterhöhe anheben. In der Hüfte nach rechts drehen, die Arme bleiben unbewegt und der Oberkörper ist weiter nach vorn ausgerichtet. Beim Eindrehen das linke Knie beugen. Langsam in die Startposition zurückdrehen. Die gewünschte Anzahl an Wiederholungen ausführen und dann die Übung zur anderen Seite machen.

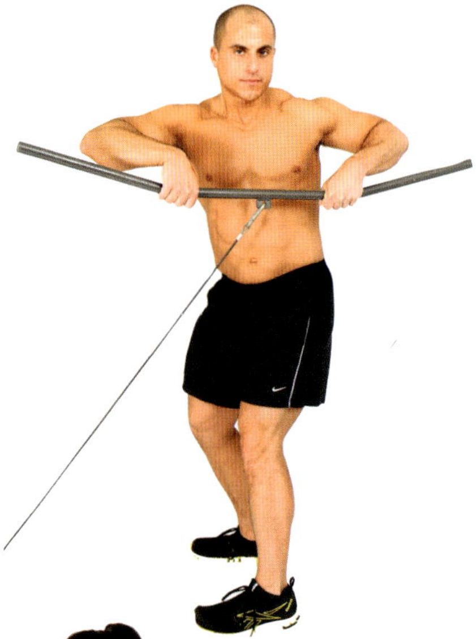

204 Große Kreise mit Med-Ball

Hüftbreit oder etwas breiter hinstellen. Einen Medizinball mit gestreckten Armen über dem Kopf halten. Die Arme über die Seite nach unten schwingen, dabei die Arme die ganze Zeit über gestreckt halten. Auf der anderen Seite die Arme wieder nach oben schwingen, sodass Sie einen vollständigen Kreis beschreiben. Die gewünschte Anzahl an Wiederholungen absolvieren und anschließend die Übung zur anderen Seite noch einmal ausführen.

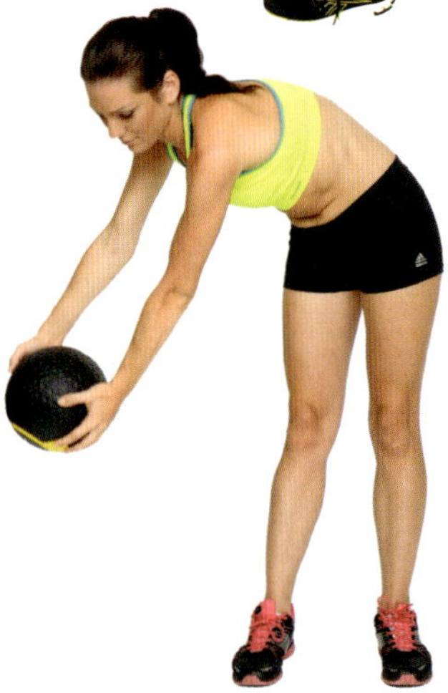

WAS BRINGT EIN MED-BALL?

Ein Medizinball ist ein nützliches Tool. Sie können ihn beispielsweise wie eine Kurzhantel einsetzen, um einen zusätzlichen Widerstand in eine Übung einzubauen. Sie können ihn auch werfen oder auf den Boden schmettern, wenn Sie Ihre Schnellkraft trainieren wollen. Mit dem Med-Ball können Sie auf allen drei Bewegungsebenen arbeiten: frontal (vor und zurück), sagittal (von Seite zu Seite) und transversal (nach oben und unten). Und schließlich ist der Med-Ball ein tolles Trainingsgerät, wenn es um Kraft, Stabilität, Balance und Koordination geht. Es gibt eine ganze Bandbreite verschiedener Größen und Gewichte – von kleinen 1-Kilo-Versionen bis hin zu riesigen 75-Kilo-Bällen. Zudem können Sie zwischen harten oder eher weicheren Bällen, die nach einem Aufprall zurückspringen, zwischen Bällen mit Griff oder solchen mit einer Wasserfüllung wählen. Um einen Med-Ball sicher halten zu können, sollten Sie ihn mit offenen Händen und gespreizten Fingern fassen.

205 Wurf mit dem Med-Ball

Bei dieser Übung wird die einfache Bewegung des Werfens durch die explosive Power des Medizinballs ergänzt. Der Schwung des Balls trägt dazu bei, dass Sie Kondition und Core-Stabilität aufbauen. Sie können die Übung allein ausführen oder den Ball einem Partner zuwerfen. Der Bewegungsablauf bleibt dabei der gleiche.

→ SO GEHT'S

Spannen Sie Ihre Bauchmuskeln an, wenn Sie den Medizinball werfen. Vermeiden Sie es möglichst, Ihren Rumpf dabei zu drehen. Bleiben Sie während der ganzen Übung nach vorn ausgerichtet.

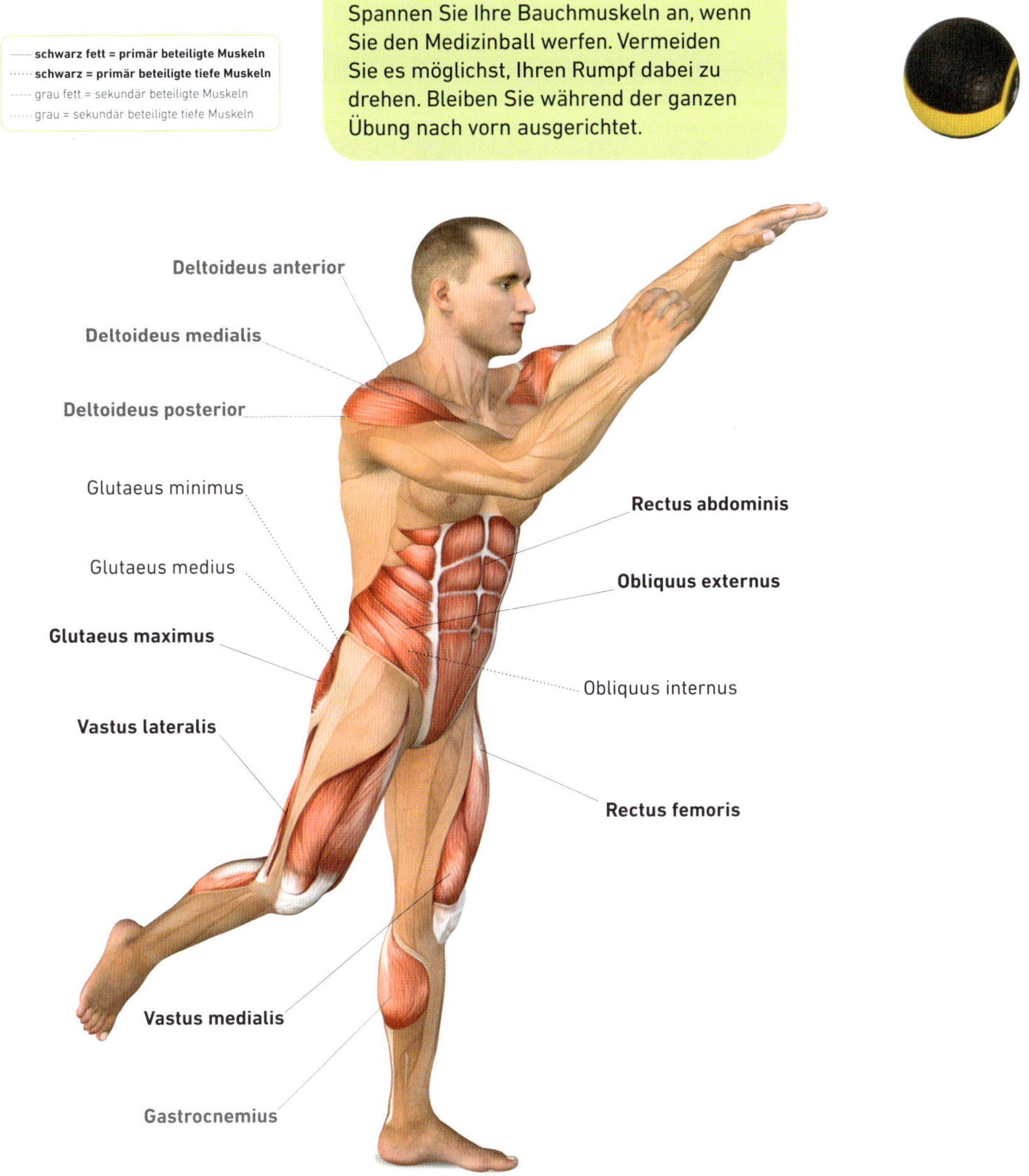

- Einen schweren Medizinball vor der Brust halten. Zur Vorbereitung auf den Wurf ein paar Schritte machen.
- Wenn der rechte Fuß hinten steht, die Ferse vom Boden lösen und gleichzeitig den Ball anheben, bis er sich über der linken Schulter befindet. Dabei den Rumpf stabil halten.

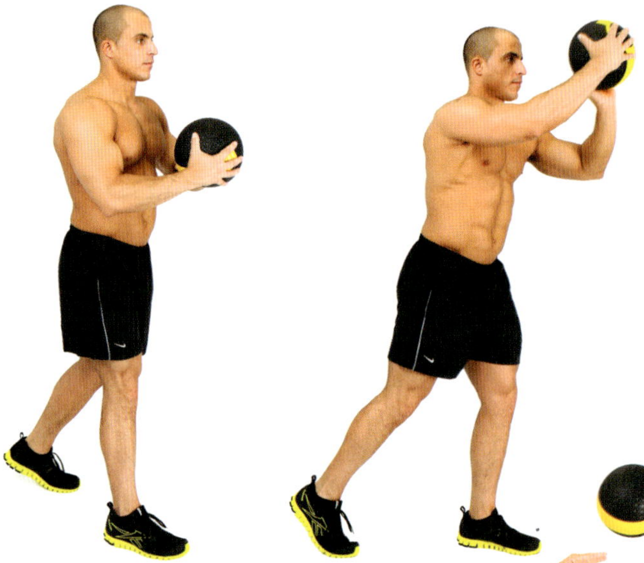

- Das rechte Knie beugen, den Fuß anheben und den Ball nach vorn werfen.
- Den Ball aufheben und die Übung auf der anderen Seite ausführen. Auf diese Weise fortfahren, bis Sie die gewünschte Anzahl an Wiederholungen geschafft haben.

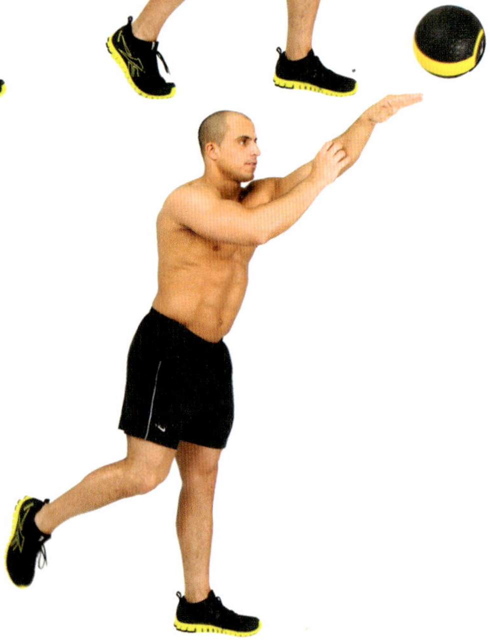

206 Werfen und Fangen mit dem Med-Ball

Gerade hinstellen und einen Medizinball hinter dem Kopf halten. Den Ball in einer schnellen Bewegung über den Kopf nach vorn führen und zur Trainingspartnerin werfen. Den zurückgeworfenen Ball auffangen und wieder werfen. Auf diese Weise fortfahren.

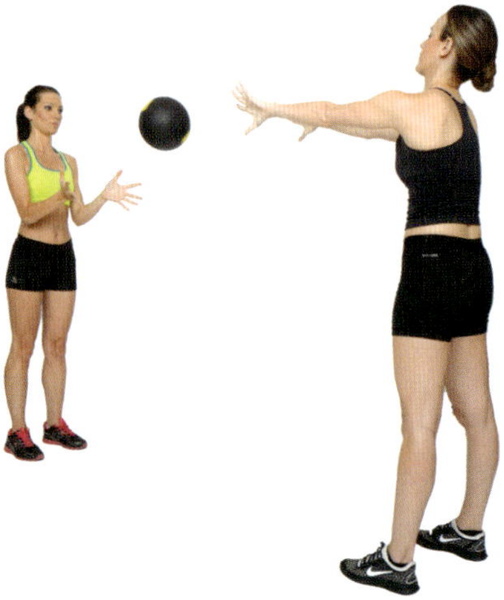

207 Slamball

Aufrecht hinstellen und einen Medizinball mit gebeugten Ellbogen hinter dem Kopf halten. Den Ball über den Kopf schwingen und mit voller Kraft auf den Boden schmettern. Gleichzeitig in eine Kniebeuge gehen und den vom Boden abprallenden Ball wieder auffangen. Aufrichten und die Übung erneut ausführen.

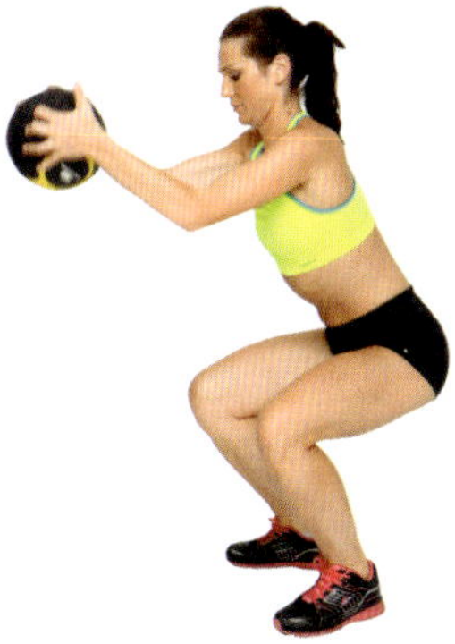

208 Wall-Ball

Einen Medizinball mit beiden Händen unterhalb des Kinns halten, die Ellbogen zeigen nach unten. In einer Entfernung von etwa einer Armlänge schulterbreit vor eine Wand stellen, die Füße stehen parallel zueinander und die Knie sind ganz leicht gebeugt. Das Becken vorschieben, die Brust gerade halten und die Schultern nach hinten unten ziehen. In eine tiefe Kniebeuge gehen und dann explosiv aufrichten. Gleichzeitig den Ball über Kopfhöhe gegen die Wand werfen. Den Ball auffangen und sofort wieder in eine tiefe Kniebeuge absenken. Auf diese Weise für eine festgelegte Zeit fortfahren.

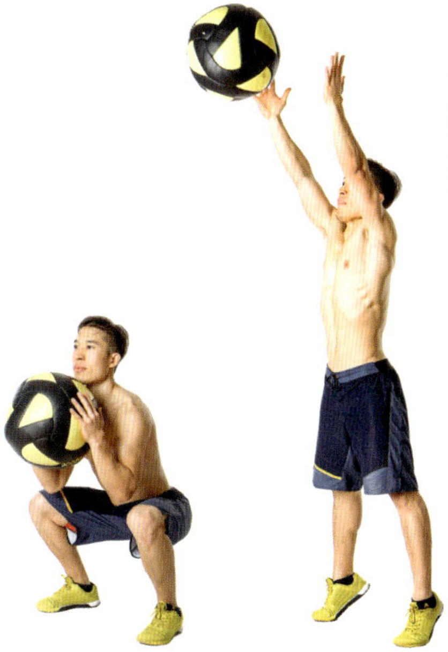

HOCHINTENSIVES FUNKTIONELLES TRAINING

Mit dem Hype des funktionellen Trainings und der Workout-Programme im Stil von Bootcamps haben hochintensive Übungen wie Wall-Balls, Sprünge auf einen Kasten oder Kettlebell-Swings die Fitnessstudios im Sturm erobert. Studios, die CrossFit® oder ähnliche Trainingsmethoden anbieten, setzen auf vielseitige Fitnesstechniken und ein reichhaltiges Equipment, darunter Gewichte wie Lang- und Kurzhanteln, Kettlebells und Med-Bälle, Reifen aus der rhythmischen Sportgymnastik, Klimmzugstangen, Springseile, Plyo-Kästen und Widerstandsbänder. Die Trainingsinhalte wechseln regelmäßig. Wall-Balls sind ein häufiger Bestandteil, da diese anstrengende Übung jede Menge Muskeln fordert – unter anderem Ihre Bauch- und Gesäßmuskeln, den Quadrizeps, die hinteren Oberschenkel, die Waden, die Muskeln des unteren Rückens und der Brust, die Deltamuskeln sowie Bizeps und Trizeps – und zudem Ihre allgemeine Power und Schnellkraft verbessert.

209 Power-Punch

Sie müssen nicht in den Ring steigen, um von den Benefits des Boxens zu profitieren. Boxen ist ein großartiger Weg, um Kalorien zu verbrennen, Kraft aufzubauen und die Ausdauer auf Vordermann zu bringen. Damit Sie aus dieser hochintensiven, kalorienfressenden Art des Workouts alles herausholen können, sollten Sie die Kampfgrundhaltung und die wesentlichen Fauststöße kennen: Jab, Cross, Uppercut und Haken. Übungen wie der Power-Punch legen die Basis, von da aus können Sie sich weiter vortasten – bis hin zu Kombinationstechniken. Sie können diese Boxübungen allein durchführen – in anderen Worten: Schattenboxen trainieren –, einen Punchingball einsetzen oder mit einem Sparringspartner arbeiten.

SO GEHT'S

Vermeiden Sie eine schlampige Technik und arbeiten Sie auch nicht zu schnell – behalten Sie ein ruhiges, gleichmäßiges Tempo bei. Nutzen Sie die Rumpfdrehung, um Ihrem Fauststoß Wucht zu geben. Die Fäuste bleiben die ganze Zeit über oben.

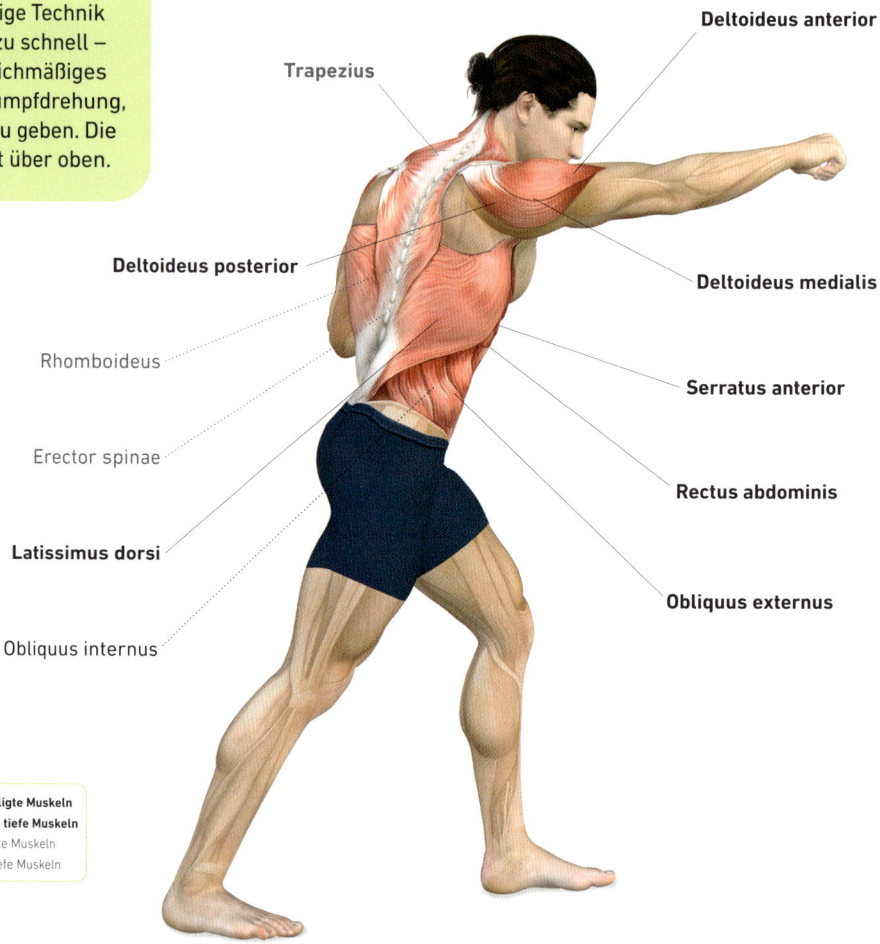

— schwarz fett = primär beteiligte Muskeln
····· schwarz = primär beteiligte tiefe Muskeln
---- grau fett = sekundär beteiligte Muskeln
····· grau = sekundär beteiligte tiefe Muskeln

- Schulterbreit und leicht versetzt hinstellen, das Gewicht liegt hauptsächlich auf dem hinteren Bein. Die Fäuste hochnehmen, die Ellbogen dabei eng halten. Das ist die Kampfgrundhaltung.
- Das Gewicht auf das vordere Bein verlagern und einen geraden Fauststoß mit der Hand machen, die sich näher zu Ihrem Körper befindet. Dabei die Hüfte mitdrehen, um dem Fauststoß mehr Power zu verleihen. Dann zurück in die Startposition.
- Für eine festgesetzte Zeit oder die erwünschte Anzahl an Wiederholungen weiterboxen. Anschließend die Seite wechseln.

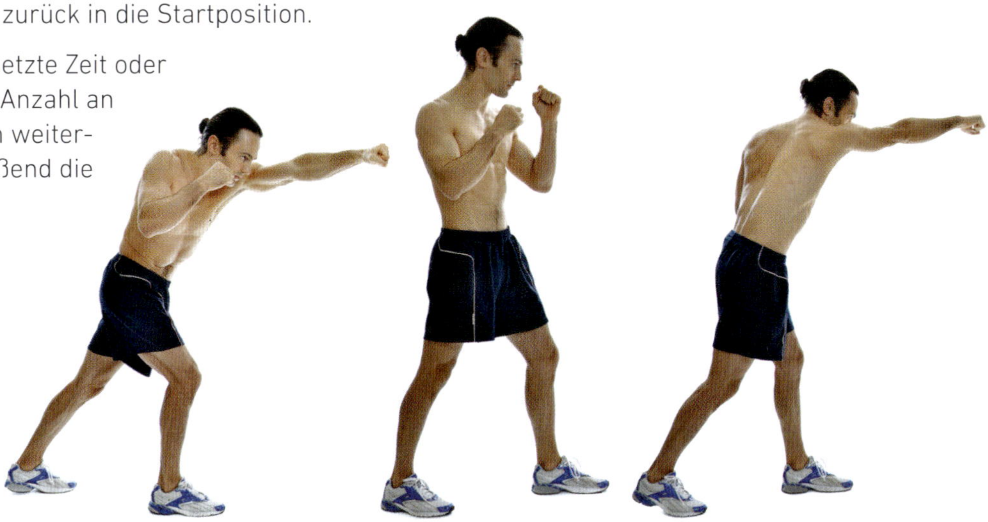

210 Jab über Kreuz mit Kurzhanteln

Etwas weiter als hüftbreit hinstellen und die Knie ganz leicht beugen. Mit gebeugten Ellbogen in jeder Hand eine Kurzhantel auf Brusthöhe halten, die Handflächen zeigen zueinander. Den linken Arm nach rechts vorn ausstrecken, sodass die Hantel in der Endposition auf einer Linie mit der rechten Schulter steht. Den linken Arm in die Startposition zurückziehen und die Bewegung mit rechts erneut ausführen. Das ist eine Wiederholung. Wechselseitig fortfahren, bis Sie eine festgesetzte Zeit oder die erwünschte Anzahl an Wiederholungen geschafft haben.

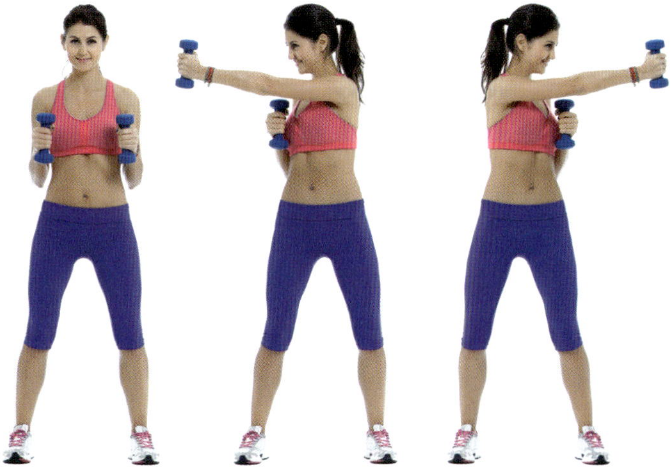

211 Uppercut

Schulterbreit hinstellen, der linke Fuß steht ein kleines Stück vor dem rechten und das Gewicht liegt hauptsächlich auf dem rechten Bein. Die Ellbogen beugen und die Fäuste hochnehmen. Dann mit rechts einen Schlag nach oben ausführen. Dabei den Rumpf eindrehen und das Gewicht auf das linke Bein verlagern. Zurück in die Startposition und weiterboxen, bis Sie eine festgesetzte Zeit oder die erwünschte Anzahl an Wiederholungen absolviert haben. Dann die Seite wechseln und die Übung erneut ausführen.

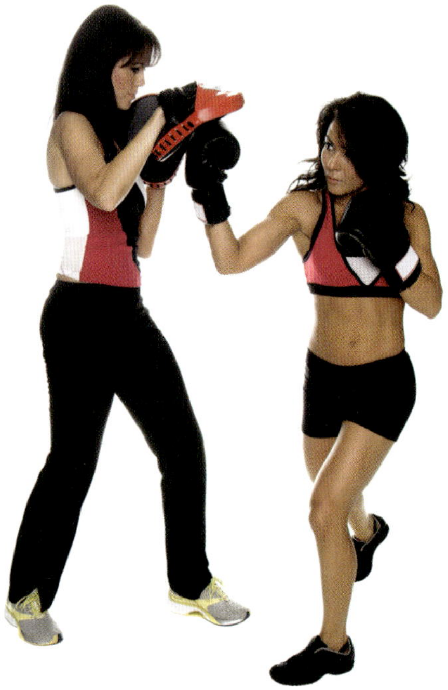

212 Cross mit Sprung

Hüftbreit hinstellen, die Knie beugen und die Fäuste auf Schulterhöhe halten. Hochspringen, dabei die Fäuste bis auf Scheitelhöhe anheben. Mit einer Körperdrehung nach links in einer Schrittstellung landen und gleichzeitig einen geraden Faustoß mit rechts machen. Sofort die Startposition wieder einnehmen und die Übung zur anderen Seite ausführen. So fortfahren, bis Sie eine festgesetzte Zeit oder die erwünschte Anzahl an Wiederholungen geschafft haben.

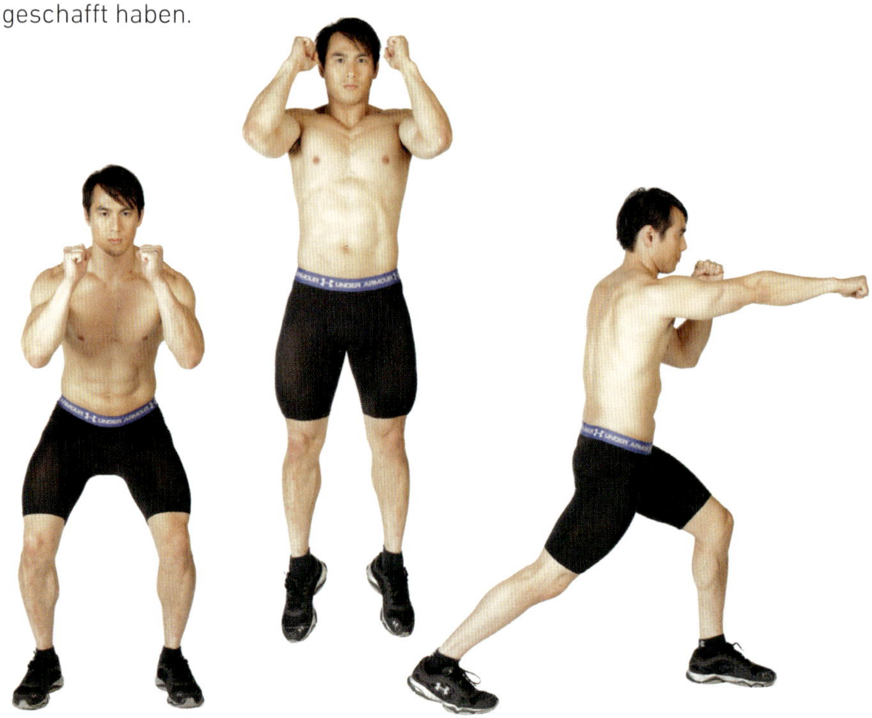

213 Hin- und Herschwingen mit dem Battle-Rope

Die zunehmende Popularität des Trainings mit einem Seil kommt eigentlich nicht unerwartet. Wenn Sie mit diesem einfachen Tool arbeiten, bekommen Sie ein wirklich anstrengendes Kraft- und Kraftausdauertraining, das zudem dazu beiträgt, dass Sie Ihre Schnelligkeit und Beweglichkeit verbessern. Übungen mit dem Battle-Rope zielen vor allem auf Ihre Core-Muskulatur sowie den gesamten Oberkörper, erfordern aber auch eine ordentliche Beteiligung Ihrer Unterkörpermuskeln. Moves wie das Hin- und Herschwingen des Battle-Ropes trainieren zusätzlich noch die schrägen Bauchmuskeln. Für welche Übung Sie sich auch entscheiden – das Battle-Rope bietet Ihnen eine effiziente Möglichkeit, fettfreie Muskelmasse aufzubauen (und das ohne schwere Gewichte), während Sie gleichzeitig jede Menge Kalorien verbrennen und Ihre Herzfrequenz in die Höhe treiben.

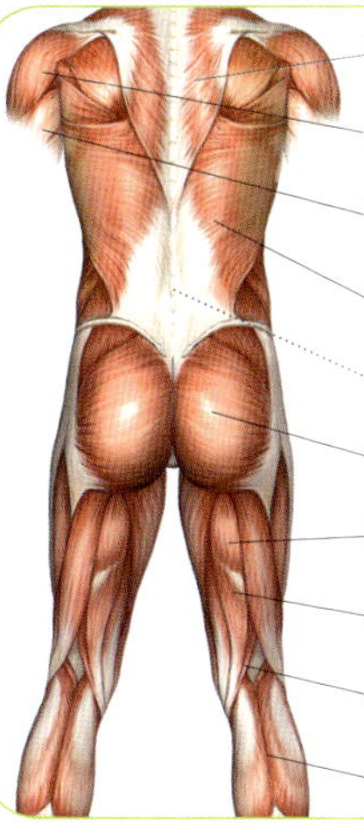

schwarz fett = primär beteiligte Muskeln
schwarz = primär beteiligte tiefe Muskeln
grau fett = sekundär beteiligte Muskeln
grau = sekundär beteiligte tiefe Muskeln

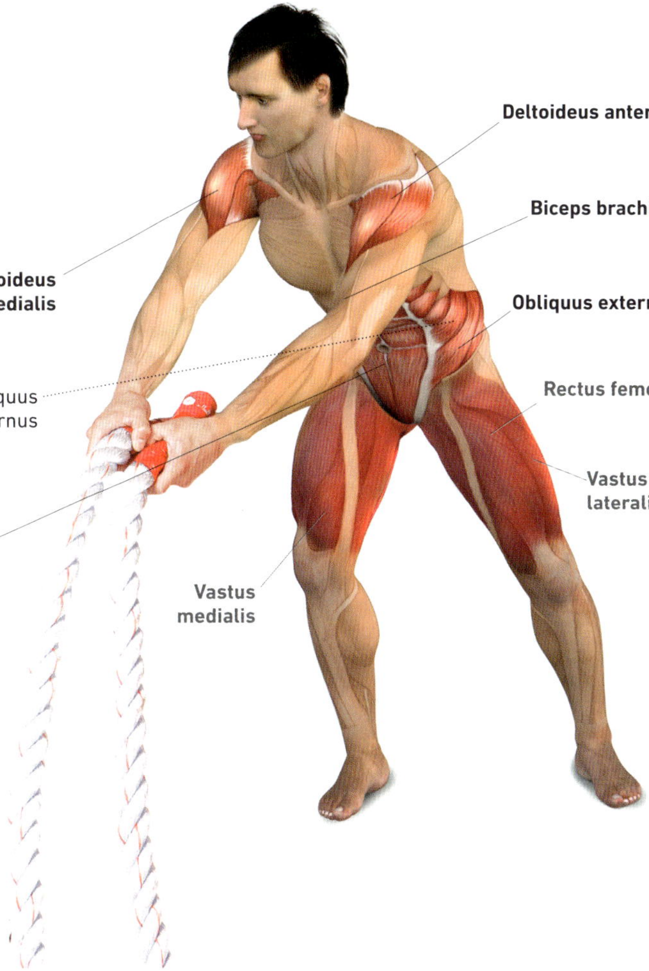

SO GEHT'S

Beim Training mit Seilen brauchen Sie keine Angst zu haben, etwas falsch zu machen. Variieren Sie Ihren Stand, Ihren Griff und Ihre Bewegungen – so vermeiden Sie die langweilige Schinderei des immer gleichen Old-School-Trainings.

- Die Knie leicht beugen und mit jeder Hand ein Ende eines Battle-Ropes fassen. Die Hände zusammenführen und etwa auf Taillenhöhe halten.
- Die Core-Muskulatur anspannen. In einer flüssigen Bewegung das Seil mit beiden Händen nach links schwingen. Sofort die Bewegung nach rechts umkehren.
- In der Folge das Seil hin- und herschwingen. Dabei einen festen, stabilen Stand beibehalten.

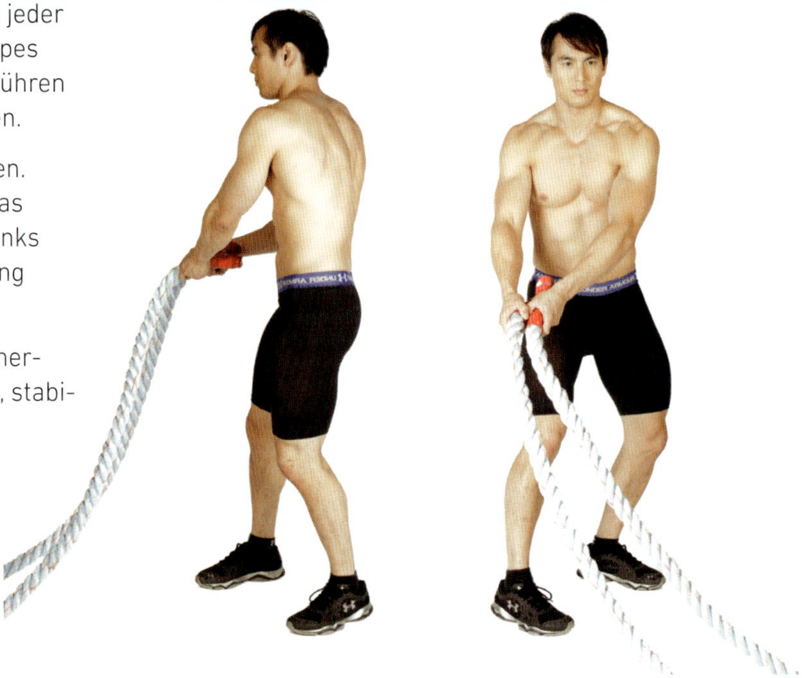

214 Alternierende Wellen

Die Knie leicht beugen und mit jeder Hand ein Ende eines Battle-Ropes auf Hüfthöhe halten, die Hände sind schulterbreit voneinander entfernt. Die Core-Muskulatur anspannen, dann explosiv einen Arm anheben und den anderen absenken, die Ellbogen dabei eng am Körper halten. Für eine vorgegebene Zeit wechselweise fortfahren.

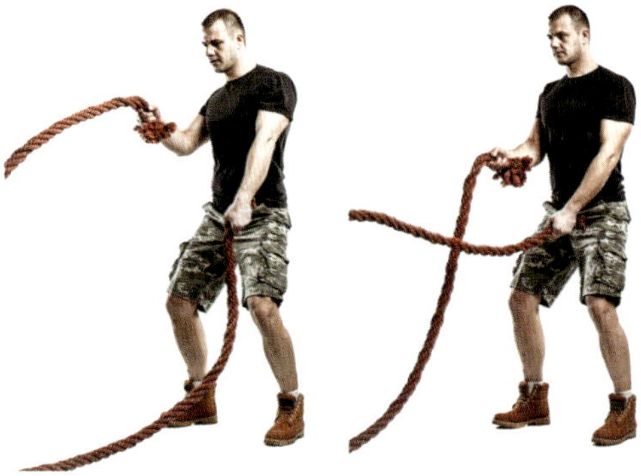

215 Alternierende Wellen und Kniebeuge

Mit jeder Hand ein Ende eines Battle-Ropes fassen. Die Core-Muskeln aktivieren, die Hüfte nach hinten schieben und in eine Kniebeuge gehen. Das linke Seilende anheben und gleichzeitig das rechte absenken, dann sofort das rechte Seilende anheben und das linke absenken. Mit dieser alternierenden Bewegung für eine vorgegebene Zeit weitermachen. Während der gesamten Übung in der Kniebeuge bleiben.

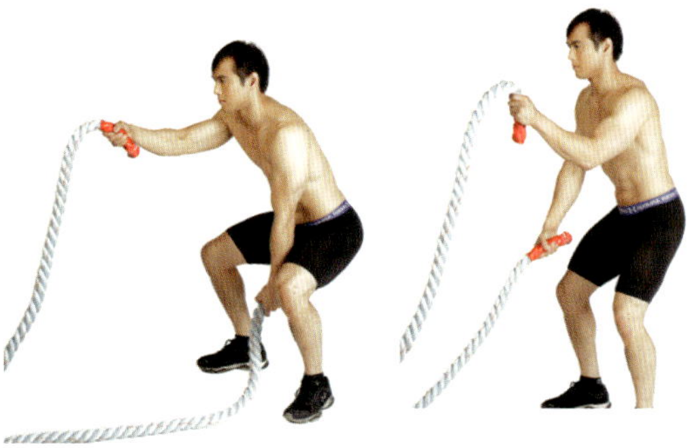

216 Sprung-Kniebeuge und Slam

Mit jeder Hand ein Ende eines Battle-Ropes greifen und mit leicht gebeugten Ellbogen neben dem Körper halten. Die Core-Muskulatur anspannen, die Hüfte nach hinten schieben und in eine Kniebeuge absenken. Explosiv so hoch springen, wie Sie können. Bei der Landung sofort wieder in eine Kniebeuge gehen und dann erneut hochspringen. Auf diese Weise für eine vorgegebene Zeit fortfahren. Die Übung beenden, indem Sie das Battle-Rope auf den Boden schmettern.

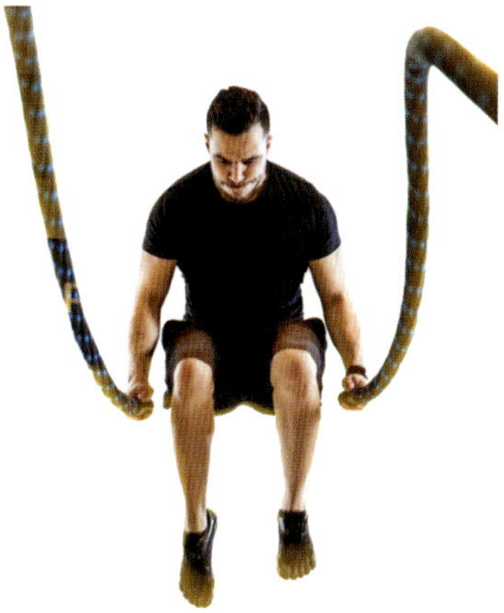

217 Schlangen

In eine tiefe Kniebeuge gehen und mit jeder Hand ein Ende eines Battle-Ropes greifen. Die Core-Muskulatur anspannen, die Hände dicht über dem Boden zügig zusammenführen und wieder voneinander wegbewegen, sodass sich das Seil hin- und herschlängelt.

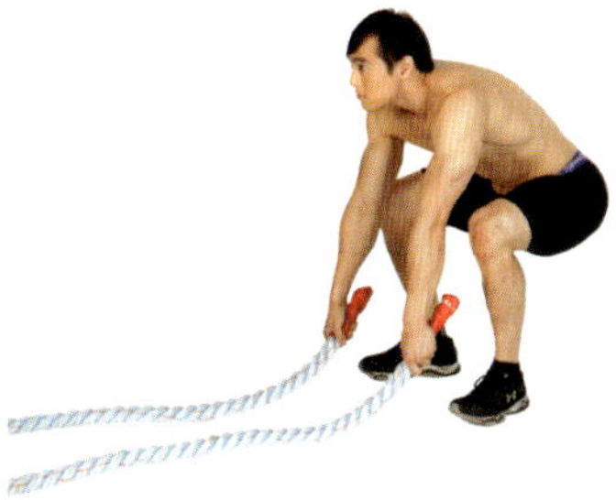

218 Kreisen nach außen

Die Knie leicht beugen und mit jeder Hand ein Ende eines Battle-Ropes greifen. Die Arme mit leicht gebeugten Ellbogen vor dem Körper halten. Die Unterarme immer wieder nach außen führen und so zwei symmetrische Spiralen entstehen lassen.

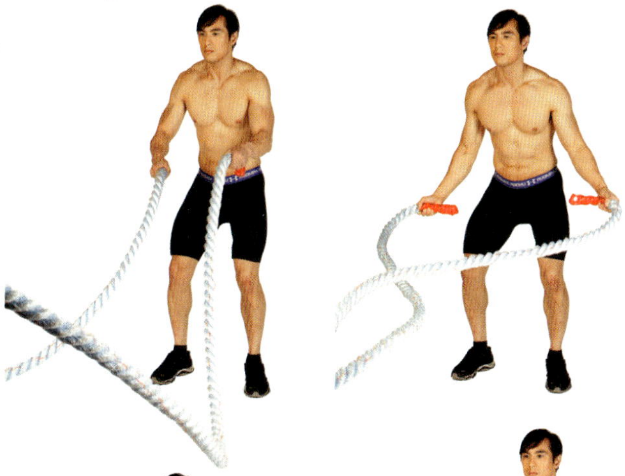

219 Klatschen

In eine hohe Kniebeuge gehen und mit jeder Hand ein Ende eines Battle-Ropes greifen. Die Hände etwa hüfthoch halten. Die Core-Muskulatur anspannen, die Unterarme im Wechsel zügig zusammenführen und wieder voneinander wegbewegen, als ob Sie klatschen würden.

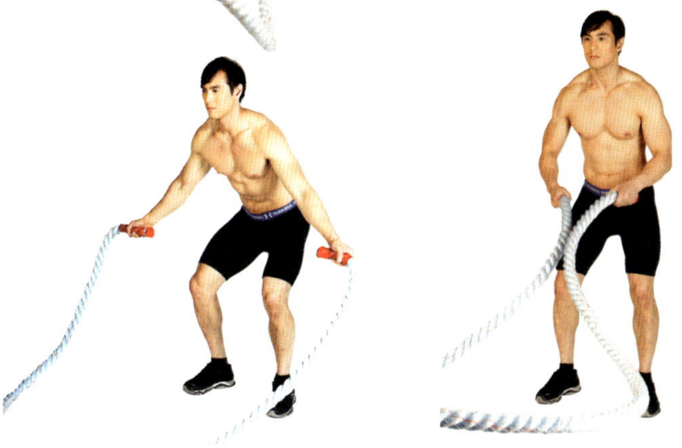

220

Slam über Kreuz

Mit leicht gebeugten Knien hinstellen und mit jeder Hand ein Ende eines Battle-Ropes fassen. Die Hände zusammenführen und in einem Bogen über Kopfhöhe nach rechts anheben. Dann das Seil kraftvoll nach links unten schmettern. Beide Füßen bleiben dabei in einem festen Stand. Die Bewegung auf der anderen Seite wiederholen. Anschließend wechselseitig fortfahren, bis Sie eine festgelegte Zeit oder eine vorgegebene Anzahl von Wiederholungen absolviert haben.

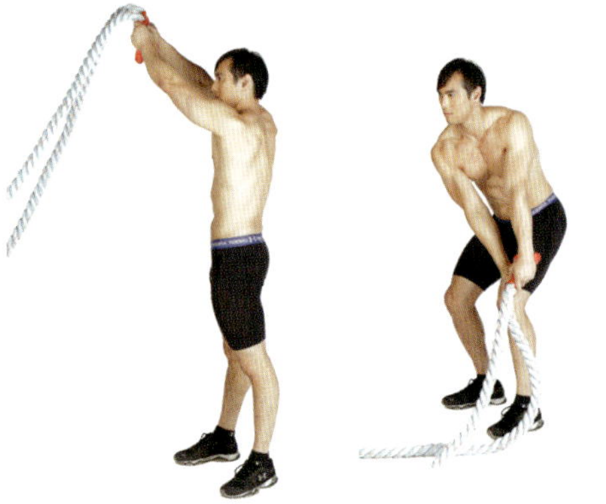

221

Hampelmann mit Battle-Rope

Mit leicht gebeugten Knien hinstellen und mit jeder Hand ein Ende eines Battle-Ropes fassen und mit gestreckten Armen neben dem Körper halten. Kräftig vom Boden abdrücken und hochspringen. In der Luft die Beine spreizen und in einer Grätsche wieder landen. Gleichzeitig die Seilenden über den Kopf anheben. Erneut springen, dabei die Füße schließen und mit der Landung die Hände wieder auf Hüfthöhe absenken. Auf diese Weise fortfahren und einen klassischen Hampelmann nachahmen.

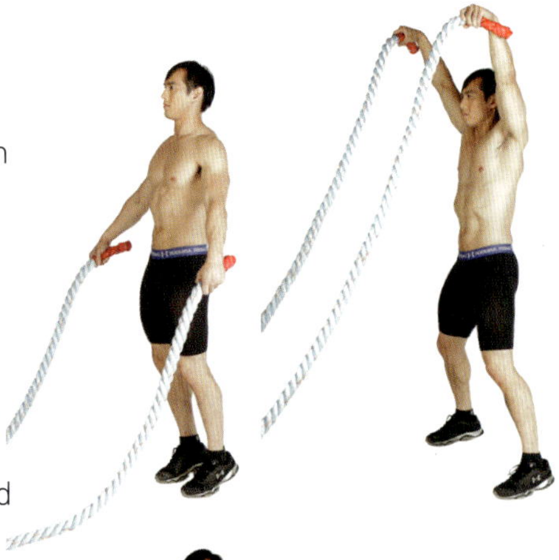

222

Doppelte Welle

Schulterbreit hinstellen, die Knie etwas beugen und mit jeder Hand ein Ende eines Battle-Ropes greifen, die Hände sind schulterbreit auseinander und die Ellbogen leicht gebeugt. Die Core-Muskeln anspannen. Dann die Arme gleichzeitig auf- und abbewegen und so im Seil Wellen entstehen lassen. Darauf achten, dass die Ellbogen nicht nach außen wandern. Fortfahren, bis Sie eine festgelegte Zeit oder eine vorgegebene Anzahl von Wiederholungen geschafft haben.

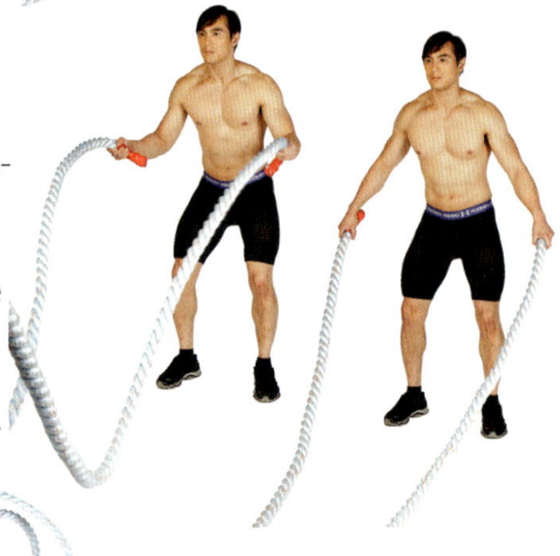

223

Beidarmiger Slam

Mit leicht gebeugten Knien hinstellen und mit jeder Hand ein Ende eines Battle-Ropes fassen. Beide Hände gleichzeitig so hoch wie möglich anheben. Dann das Seil mit aller Kraft auf den Boden schmettern. So schnell, wie Sie können, weitere Slams anschließen.

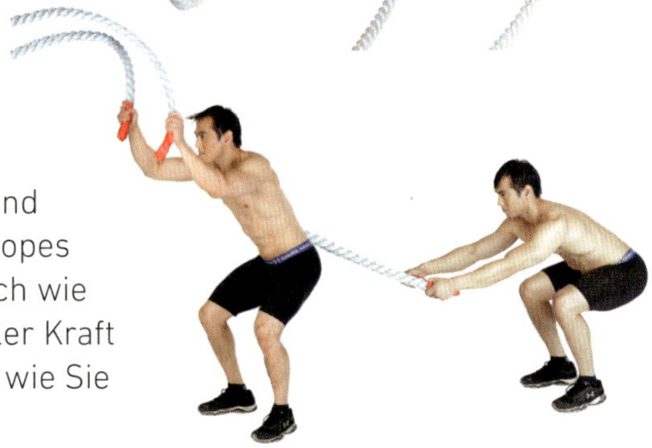

224 Beidarmiger Slam mit Sprung

Mit leicht gebeugten Knien hinstellen und mit jeder Hand ein Ende eines Battle-Ropes fassen. Die Core-Muskeln anspannen und beide Hände auf Schulterhöhe anheben. Gleichzeitig einen kleinen Sprung ausführen. Bei der Landung sofort in eine tiefe Kniebeuge gehen. Dabei das Seil auf den Boden schmettern. In einer flüssigen Bewegung für eine festgelegte Zeit oder eine vorgegebene Anzahl von Wiederholungen fortfahren.

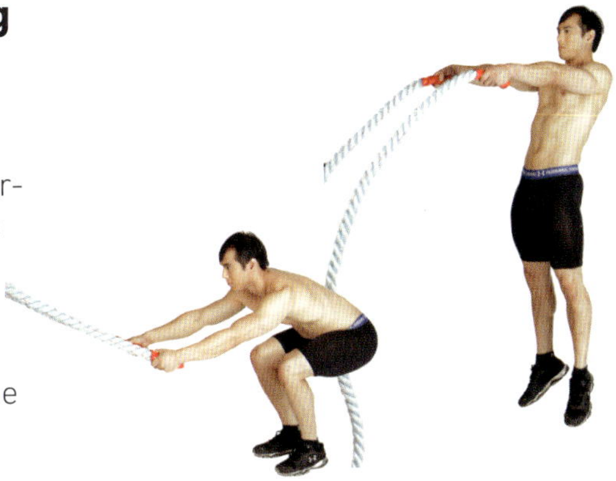

225 Hüftwurf mit dem Battle-Rope

Mit etwas gebeugten Knien hinstellen und mit beiden Händen die Enden eines Battle-Ropes greifen. (Alternativ können Sie das Seil auch in einem Untergriff fassen, sodass die Enden zur Decke zeigen.) Die Hände zur linken Hüfte führen. Den Rumpf nach rechts drehen und die Hände in einem Bogen zur rechten Hüfte bewegen. Sofort den Rumpf nach links drehen und die Hände in einem Bogen zur linken Hüfte führen. Die Füße dabei fest in den Boden pressen. Das Seil bei der Drehung über die jeweilige Hüfte bewegen, als wollten Sie einen Gegner mit einem Hüftwurf zu Boden bringen. In der Folge für eine festgelegte Zeit weiter hin- und herdrehen.

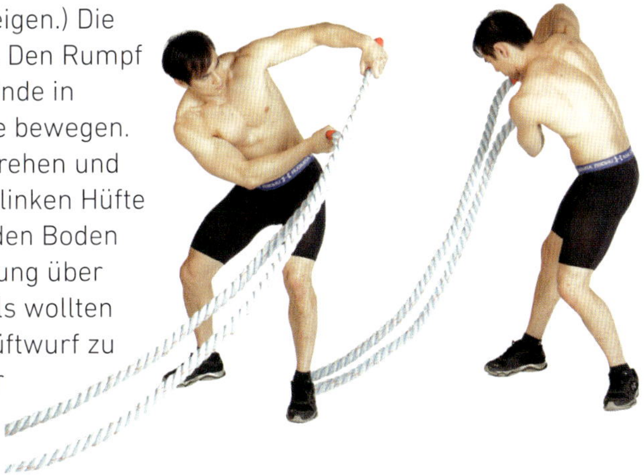

TRAINING MIT DEM BATTLE-ROPE

Früher begegnete man Battle-Ropes nur beim Militär und vielleicht noch in Kampfsportschulen oder beim Football, aber mittlerweile haben sie sich auch im Mainstream durchgesetzt. Und das aus gutem Grund: Diese dicken, schweren gedrehten Seile sind effektive Tools, wenn es darum geht, Kraft im ganzen Körper aufzubauen und gleichzeitig ein intensives Ausdauertraining zu absolvieren. Das Seil wird um eine stabile Stange oder einen Baum gelegt und man greift mit jeder Hand ein Seilende – und schon sind Sie bereit für ziemlich gelenkschonende Workouts. Wenn Sie sich ein eigenes Battle-Rope zulegen wollen, sollten Sie zu einem Nylonseil mit Schrumpfschläuchen an den Enden greifen – so haben Sie auch mit schweißnassen Händen einen festen Griff.

KAPITEL 2

Power-Übungen

Traditionelle Übungen wie der Liegestütz, der Klimmzug oder der Crunch haben überall da ihren Platz, wo das Training etwas härter wird. Und das zu Recht: Diese Moves sind ausgesprochen vielseitig – während Sie eigentlich trainieren, um Ihre Muskeln aufzubauen, tun Sie gleichzeitig etwas für Ihre Leistungsfähigkeit und Ihre Ausdauer. All die klassischen Übungen können Sie natürlich auch mit hoher Intensität und viel Tempo ausführen, wenn Sie Ihre Herzfrequenz so richtig antreiben wollen und Ihr Durchhaltevermögen und Ihre Ausdauer ernsthaft fordern wollen. Sie können die Übungen auch mit anderen Power-Moves oder funktionellen Übungen kombinieren: Zum Beispiel ergänzen der hochintensive Burpee und seine vielen Varianten eine Hocke-Liegestütz-Kombination um eine Vielzahl von Bewegungen für Kraft und Kraftausdauer – wie Sprünge, Liegestütze und Klimmzüge.

226 Liegestütz

Wo immer ernsthaft trainiert wird, gehört der Liegestütz einfach dazu und auch beim Militär ist er Teil der Grundausbildung. Mit dieser klassischen Übung wissen Sie ganz schnell über Ihr Fitnesslevel Bescheid. Der Liegestütz ist eine grundlegende Kraftübung, funktioniert aber auch als Bestandteil vieler hochintensiver Moves. Die hohe Liegestützposition mit gestreckten Armen und Beinen ist Ausgangspunkt zahlloser Power-Übungen. Wenn Sie den Liegestütz mit anderen Übungen kombinieren, erhöht das garantiert deren Intensität. Mit Liegestützen trainieren Sie die Brustmuskeln, die vorderen Anteile der Deltamuskeln und den Trizeps, aber auch Ihre Core-Muskulatur profitiert von ihnen.

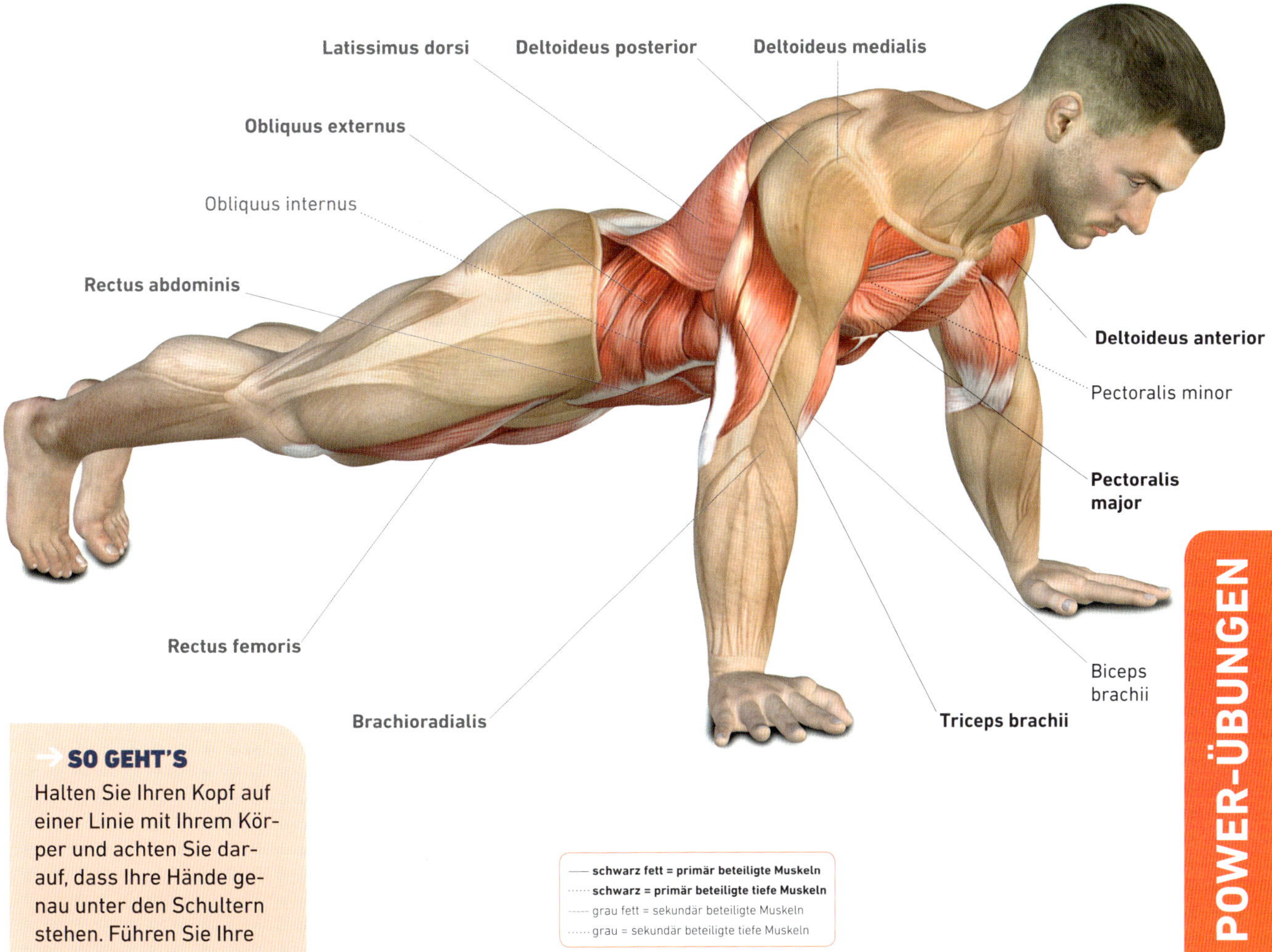

→ SO GEHT'S

Halten Sie Ihren Kopf auf einer Linie mit Ihrem Körper und achten Sie darauf, dass Ihre Hände genau unter den Schultern stehen. Führen Sie Ihre Liegestütze in kontrollierten Bewegungen aus.

- Die Handflächen mit gestreckten Armen schulterbreit auf den Boden setzen, die Füße geschlossen halten und den Rücken gerade. Das ist die hohe Liegestützposition.
- Die Arme beugen und den Rumpf absenken, bis Ihre Brust den Boden berührt. Die Arme strecken und den Körper wieder in die Startposition hochdrücken, um eine Wiederholung abzuschließen. Die gewünschte Anzahl an Wiederholungen und Sätzen absolvieren.

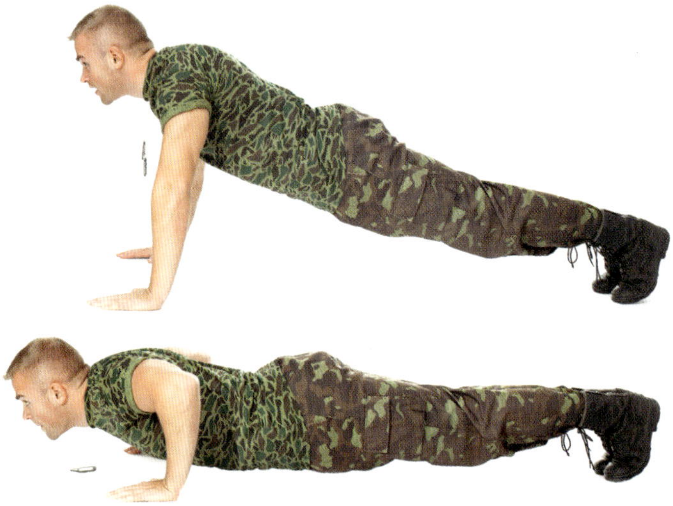

227 Liegestütz auf den Knien

In einen Vierfüßlerstand gehen. Mit den Händen ein Stück nach vorn laufen und die Hüfte absenken. Der Rücken bleibt dabei gerade und die Hände stehen genau unter den Schultern. Einen Liegestütz wie in der klassischen Version (Nr. 226) ausführen. Diese Variante ist für Anfängerinnen und Anfänger besonders geeignet, da die zu hebende Last um die Hälfte reduziert wird.

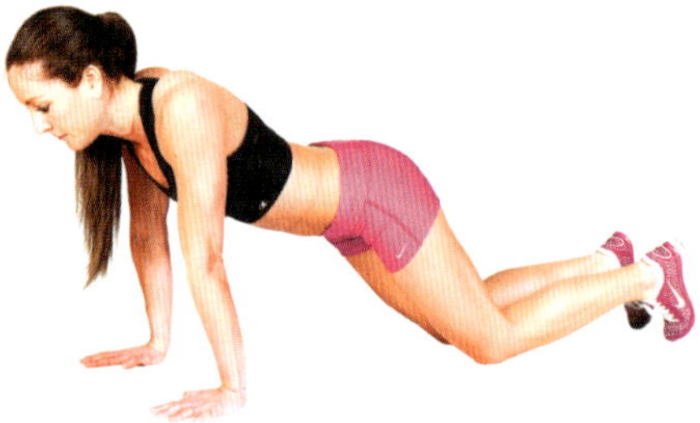

228 Breiter Liegestütz

Die hohe Liegestützposition einnehmen, die Hände stehen weiter als schulterbreit auseinander. Mit dieser Handstellung führen Sie Ihre Schultern und Ihre Muskulatur durch einen anderen Bewegungsablauf als beim klassischen Liegestütz (Nr. 226) und trainieren isoliert den seitlichen Anteil des großen Brustmuskels.

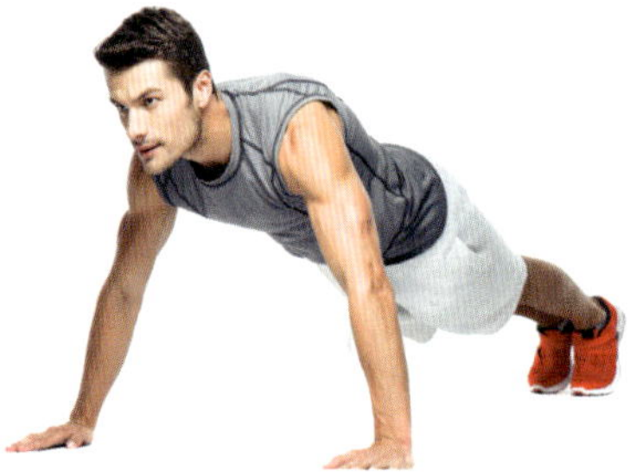

229 Enger Liegestütz

In die hohe Liegestützposition gehen, aber die Hände eng nebeneinandersetzen. Dann einen Liegestütz (Nr. 226) ausführen. Diese Handstellung verlagert den Schwerpunkt von den Brustmuskeln zu den Deltamuskeln und zum Trizeps.

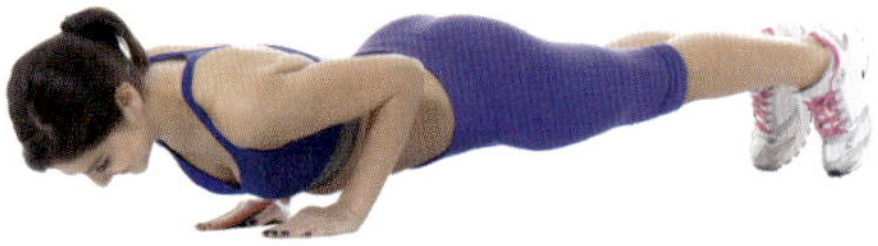

230 Negativer Liegestütz

In einen Vierfüßlerstand gehen, die Hände sind etwa schulterbreit voneinander entfernt. Jetzt die Beine nach hinten strecken und die Füße auf einer Erhöhung absetzen. Die Ellbogen beugen und den Körper mit geradem Rücken so tief wie möglich absenken. Die Arme strecken und den Körper wieder hochdrücken. Die schräge Ausrichtung Ihres Körpers fordert die oberen Anteile der Brustmuskeln und die vorderen Anteile der Deltamuskeln mehr. Zudem kontrahieren die Core-Muskeln isometrisch.

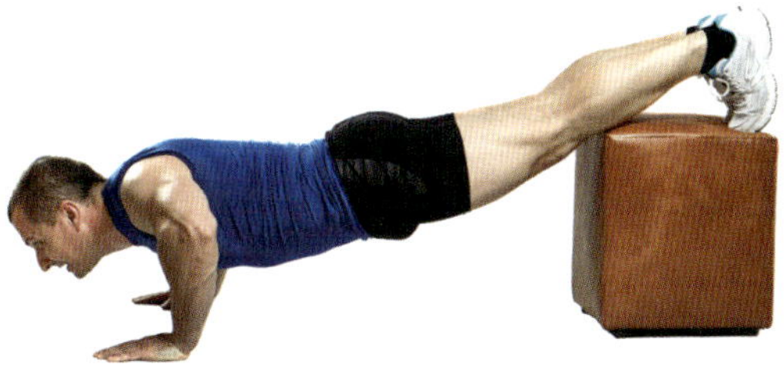

231 Negativer Liegestütz auf einem Gymnastikball

In einem Vierfüßlerstand beginnen, die Hände sind etwa schulterbreit voneinander entfernt. Jetzt die Beine nach hinten strecken und die Fußspitzen auf einem Gymnastikball absetzen. Dann einen negativen Liegestütz (Nr. 230) ausführen.

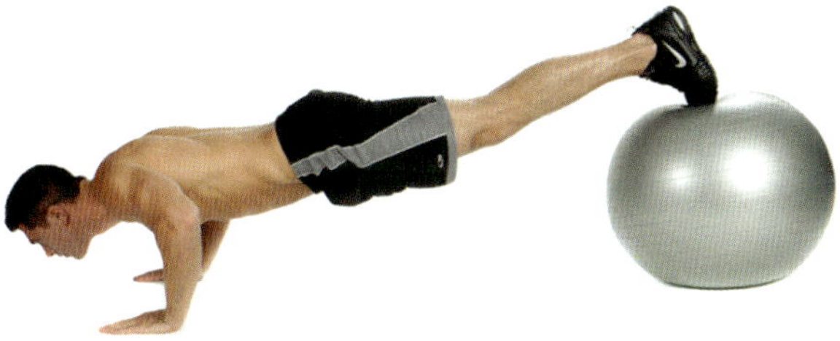

232 Negativer Diamant-Liegestütz

Die Hände so nebeneinandersetzen, dass sich die Zeigefinger und die Daumen berühren und einen „Diamanten" bilden. Die Füße mit dem Spann auf einem Gymnastikball ablegen. Dann einen negativen Liegestütz (Nr. 230) ausführen.

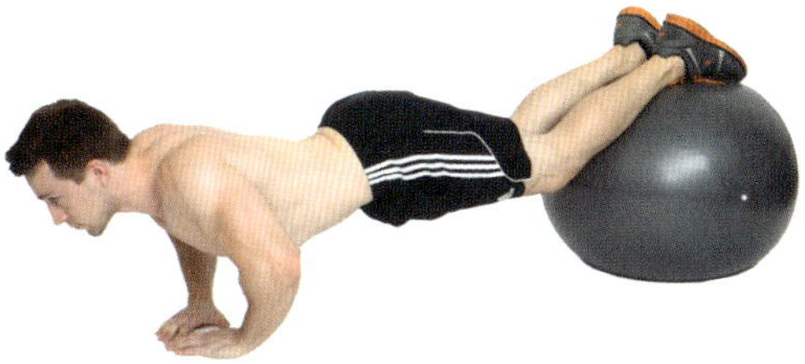

233 Negativer Liegestütz auf einem Med-Ball

Einen Vierfüßlerstand einnehmen, die Hände sind schulterbreit auseinander. Die Beine nach hinten strecken, die Fußspitzen auf einem Medizinball absetzen und balancieren. Dann einen negativen Liegestütz (Nr. 230) ausführen.

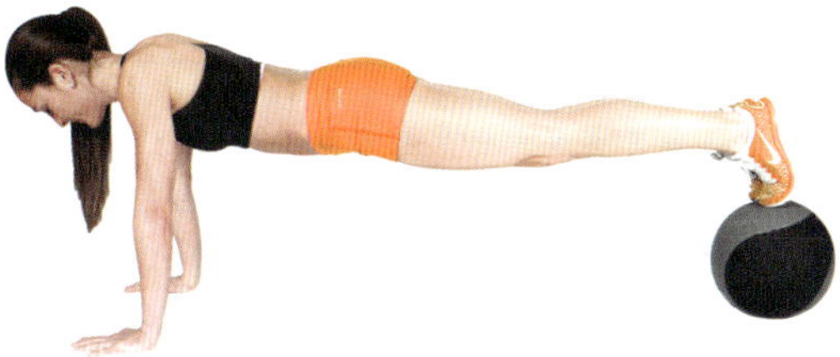

234 Liegestütz auf einer Erhöhung

Eine hohe Liegestützposition einnehmen, aber die Hände etwas weiter als schulterbreit auf einer Erhöhung platzieren. Die Füße schulterbreit auseinandersetzen oder geschlossen halten. Die Arme beugen und den Rumpf absenken, bis Ihre Brust die Oberfläche der Erhöhung berührt. Kurze Pause, dann den Körper wieder in die Startposition hochdrücken. Dieser Liegestütz legt eine größere Betonung auf die unteren Anteile der Brustmuskulatur und den Trizeps.

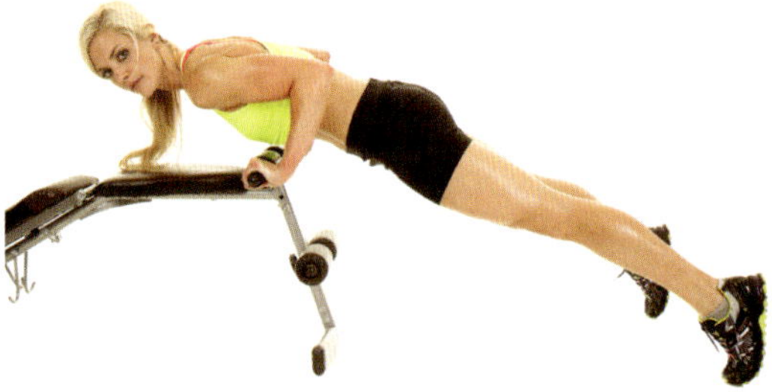

235 Liegestütz auf den Knien auf einem Med-Ball

In einen Vierfüßlerstand gehen. Mit den Händen ein Stück nach vorn laufen und die Hüfte absenken. Die Hände auf einen Medizinball legen. Einen Liegestütz wie an einer Erhöhung (Nr. 234) ausführen. Diese Variante auf einer etwas instabilen Oberfläche erfordert zusätzliche Arbeit von den Rotatorenmanschetten und den Muskeln, die die Schultern stabilisieren. Das erhöht die Funktionsfähigkeit Ihrer Schultern.

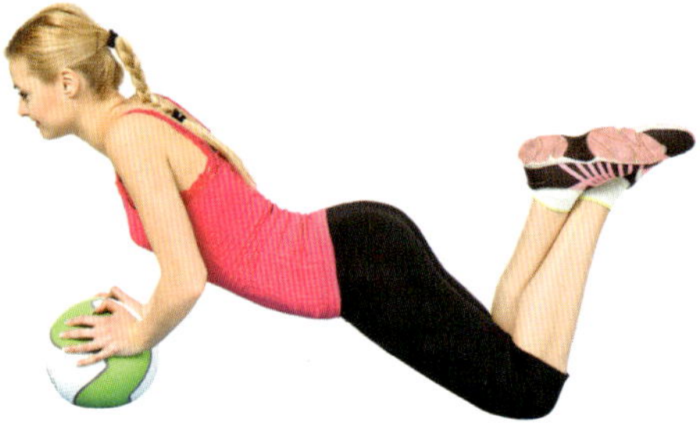

236 Liegestütz auf einem Med-Ball

In der hohen Liegestützposition die Hände auf einen Medizinball legen. Dann einen Liegestütz wie an einer Erhöhung (Nr. 234) ausführen.

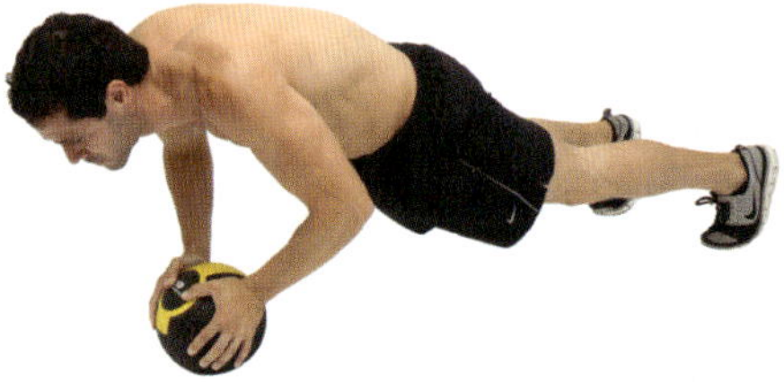

237 Liegestütz auf einem Gymnastikball

Ein zusätzliches Instabilitätsmoment bauen Sie ein, wenn Sie den Liegestütz an einer Erhöhung (Nr. 234) an einem Gymnastikball ausführen.

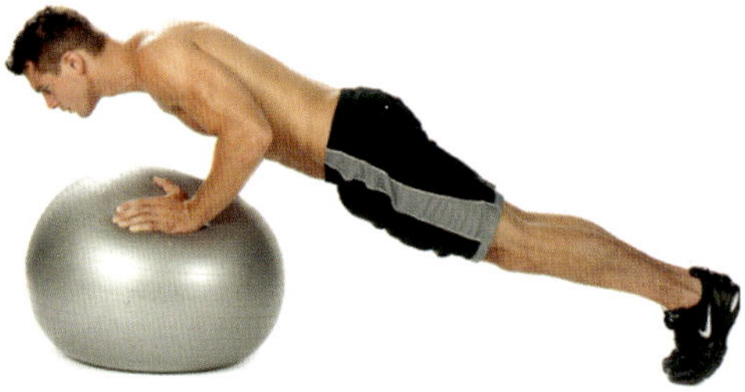

238 Liegestütz auf einer Foam-Roll

Auch eine Foam-Roll als Erhöhung bringt Instabilität. Den Liegestütz wie den Liegestütz an einer Erhöhung (Nr. 234) ausführen.

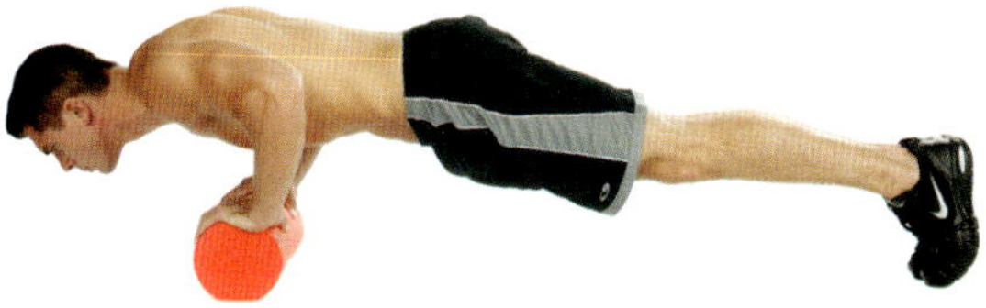

239 Liegestütz auf einem Bosu-Ball

Das Gleiche gilt für den Bosu-Ball. Dazu einen Bosu-Ball mit der flachen Seite nach oben auf den Boden legen. Auch hier den Liegestütz wie den Liegestütz an einer Erhöhung (Nr. 234) ausführen.

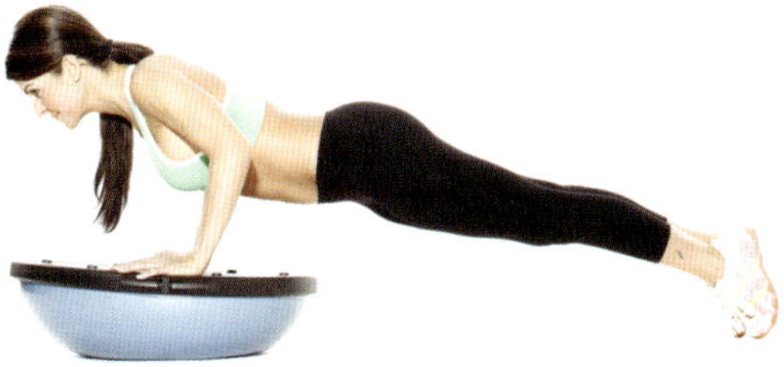

240 Diamant-Liegestütz auf einem Bosu-Ball

Die Hände so auf die gewölbte Seite eines Bosu-Balls legen, dass sich Daumen und Zeigefinger berühren. Dann einen Liegestütz wie an einer Erhöhung (Nr. 234) ausführen.

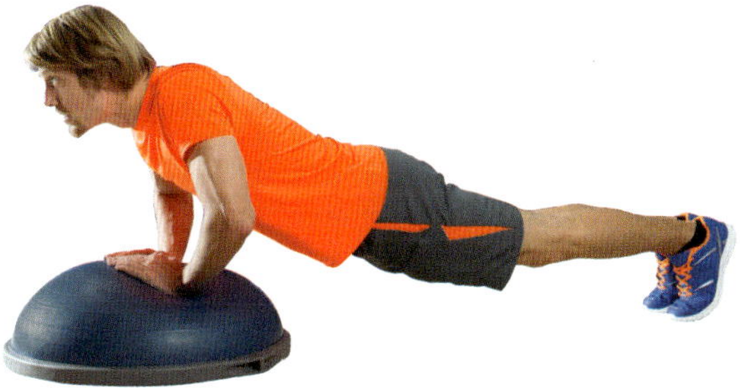

241 Liegestütz auf einem Balance-Kreisel

Ein Balance-Kreisel fügt ebenfalls ein Instabilitätsmoment hinzu. Auch hier den Liegestütz wie den Liegestütz an einer Erhöhung (Nr. 234) ausführen.

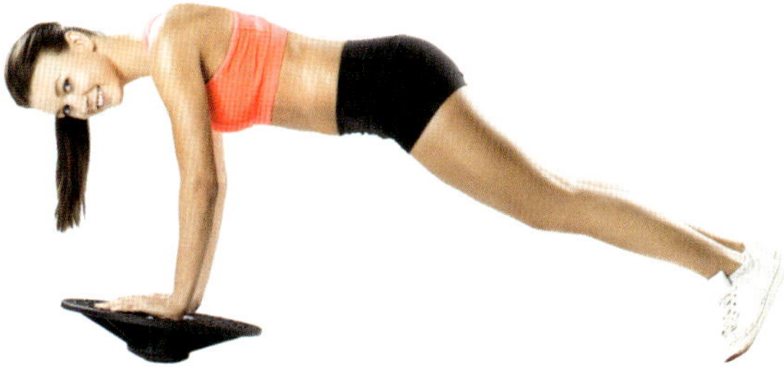

242 Liegestütz mit einem Pilates-Ring

Den Pilates-Ring mit einem Pad auf dem Boden platzieren. Hinknien und mit dem Brustbein auf das andere Pad legen. Die Hände auf den Boden setzen. Jetzt den Ring mit dem Oberkörper so weit nach unten drücken, dass Sie mit den Oberarmen Ihren Brustkorb berühren können. Die Beine nach hinten ausstrecken und eine Liegestützposition einnehmen. Einen Liegestütz (Nr. 226) ausführen.

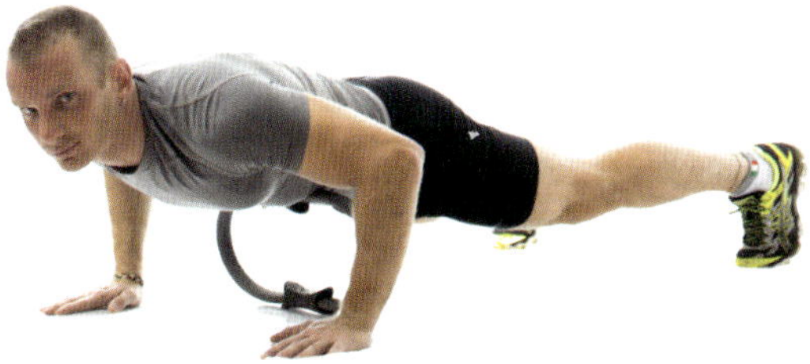

243 Liegestütz auf den Fäusten

Die Fäuste ballen, dazu die Daumen außen (!) auf die eingerollten Finger legen. In die hohe Liegestützposition gehen. Einen Liegestütz (Nr. 226) ausführen. Diese Variante ist eine hervorragende Option für alle, die schwache Handgelenke haben. Zudem erhöht sich der Bewegungsumfang ein bisschen.

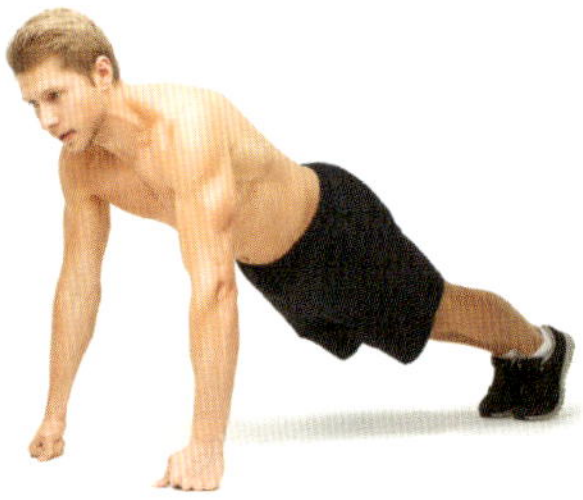

MACHEN SIE MEHR AUS IHREN LIEGESTÜTZEN

Statt auf dem Boden können Sie Liegestütze auch auf einer ganzen Reihe von Tools ausführen – von Kurzhanteln bis hin zu speziellen Liegestützgriffen. Dadurch erhöhen Sie den Bewegungsumfang Ihrer Liegestütze, da Sie Ihren Körper ein wenig tiefer absenken können. Außerdem werden die Handgelenke weniger belastet. Ansonsten unterscheidet sich die Ausführung nicht von der Grundversion (Nr. 226).

244 Kurzhanteln

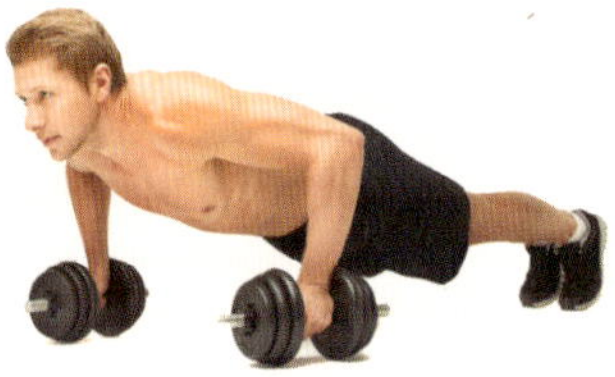

245 Kettlebells

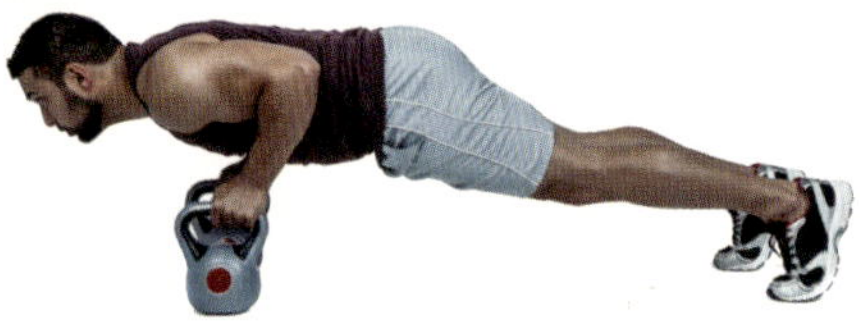

246 Handgewichte

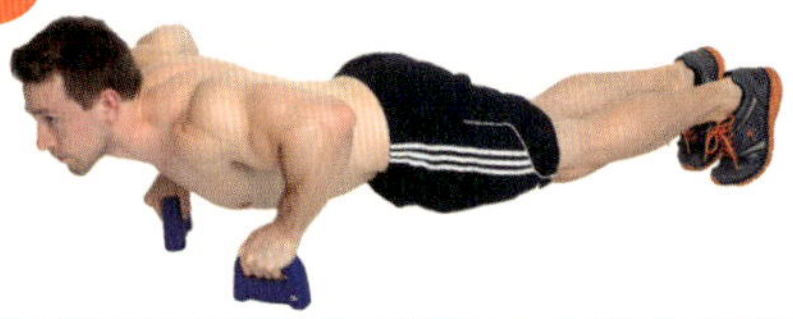

247 Drehbare Liegestützgriffe

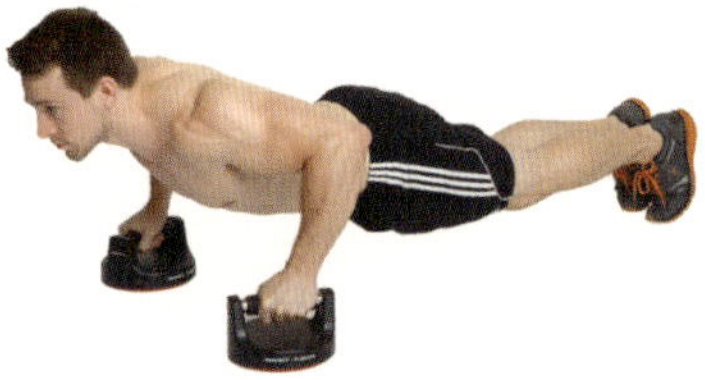

248 Push-up-Stands

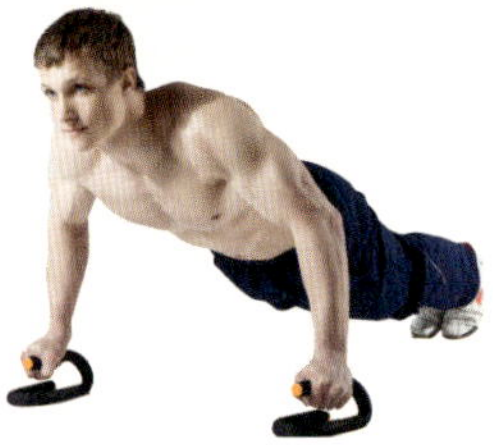

249 Push-up-Bars

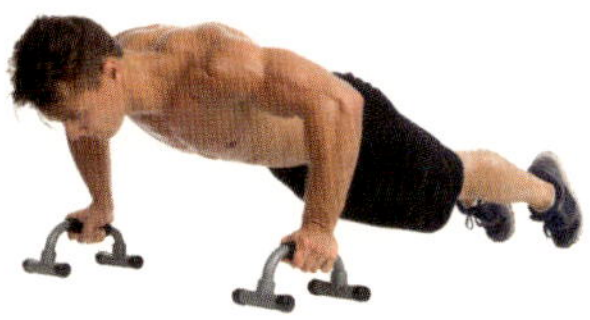

250 Santana-Liegestütz mit Gewichten

Der Santana-Liegestütz, auch als T-Liegestütz bekannt, kombiniert eine Kraftübung mit einer Drehbewegung. Mit dieser Variation des Liegestützes bringen Sie Ihren Stoffwechsel auf Touren und verbessern Balance und Koordination.

- Die Hände auf zwei Kurzhanteln stützen und in eine hohe Liegestützposition gehen. Die Ellbogen beugen und den Körper tief absenken, bis Ihre Brust den Boden berührt.
- Die Arme strecken und den Körper wieder hochdrücken, dann in der hohen Position die linke Hantel vom Boden lösen und den Körper so weit nach links aufdrehen, dass Ihre Schultern übereinanderstehen und Arme und Körper ein T bilden. Ihre Füße drehen sich mit und stehen in der Endposition hintereinander auf der Außen- bzw. Innenkante.
- Den Körper zurückdrehen und die linke Hand mit der Hantel auf den Boden absenken, wieder einen Liegestütz ausführen und dann den Körper zur rechten Seite aufdrehen.

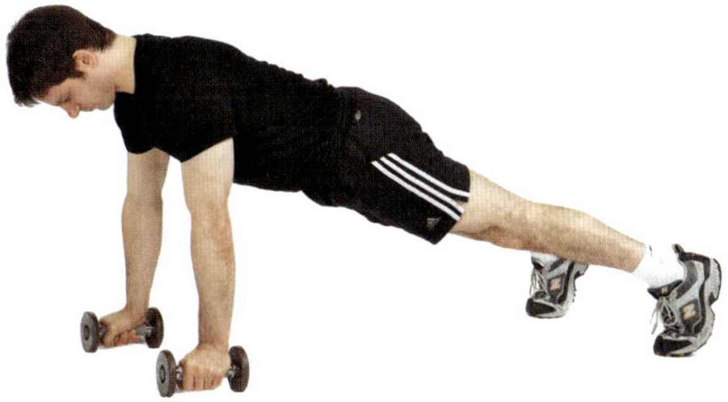

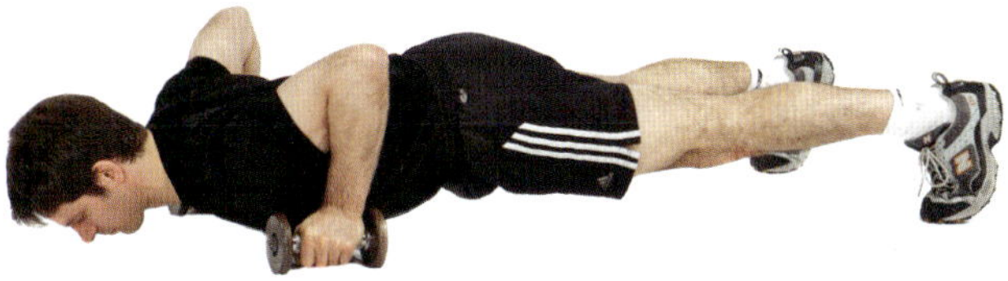

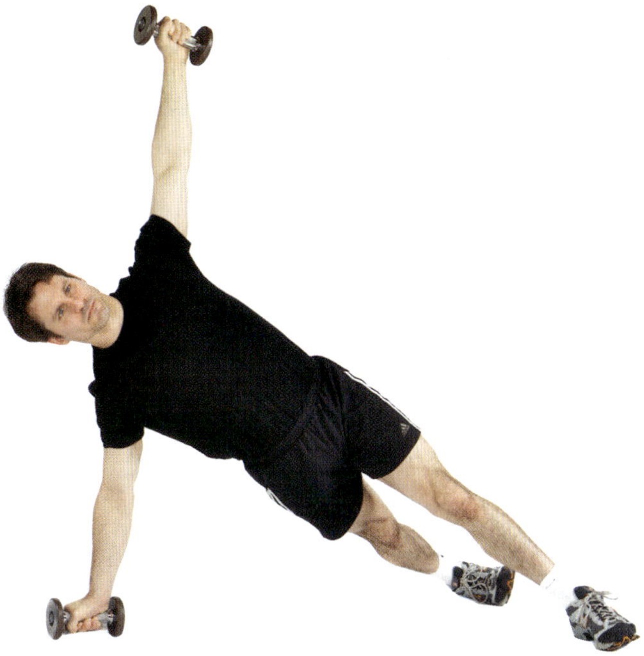

251 Santana-Liegestütz mit Aufdrehen und Sprung

Hüftbreit hinstellen. In eine tiefe Hocke gehen und die Hände vorn auf den Boden setzen. Das Gewicht auf die Hände verlagern und mit beiden Füßen nach hinten in eine hohe Liegestützposition springen. Die Arme beugen und den Körper absenken, bis Ihre Brust den Boden berührt. Wieder hochdrücken, dann die rechte Hand vom Boden lösen und den Körper nach rechts so weit aufdrehen, dass Ihre Schultern übereinanderstehen und Arme und Körper ein T bilden. Ihre Füße drehen sich mit und stehen in der Endposition hintereinander auf der Außen- bzw. Innenkante. Den Körper in die hohe Liegestützposition zurückdrehen. Wieder in die Hocke springen und von dort sofort dynamisch nach oben abdrücken. Im Sprung um 180 Grad drehen. Das ist eine Wiederholung. Den gesamten Ablauf wiederholen, diesmal aber den linken Arm zur Decke strecken.

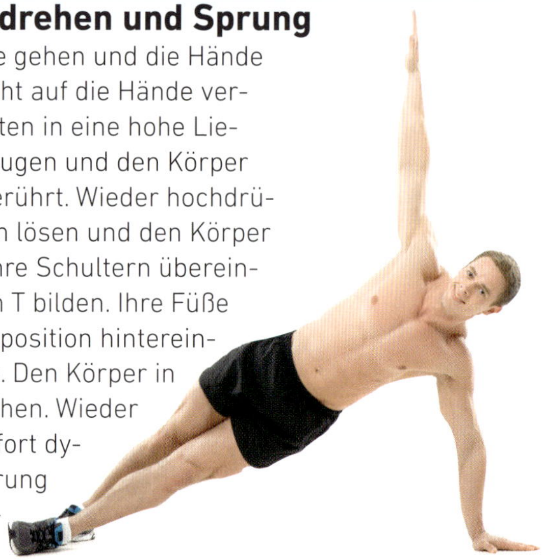

252 Liegestütz mit Unterkörperdrehung

In die hohe Liegestützposition gehen. Dann den Unterkörper aufdrehen, die Füße stehen auf der Außen- bzw. Innenkante – entweder hinter- oder aufeinander. Jetzt einen Liegestütz (Nr. 226) ausführen.

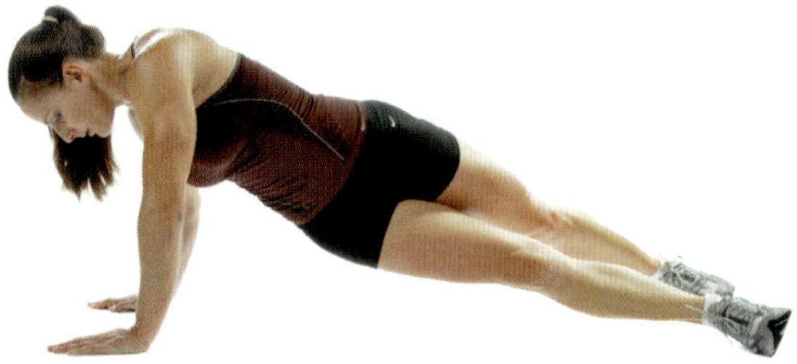

253 Liegestütz auf einem Knie

In einen Vierfüßlerstand gehen. Mit den Händen ein Stück nach vorn laufen und die Hüfte absenken. Der Rücken bleibt dabei gerade und die Hände stehen genau unter den Schultern. Ein Bein anheben und strecken, dann einen Liegestütz auf einem Knie ausführen.

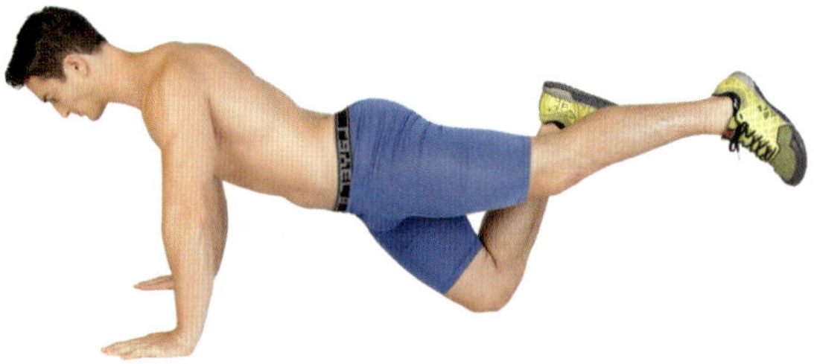

254 Liegestütz auf einem Bein

Eine hohe Liegestützposition einnehmen, ein Bein anheben und dann einen Liegestütz (Nr. 226) ausführen.

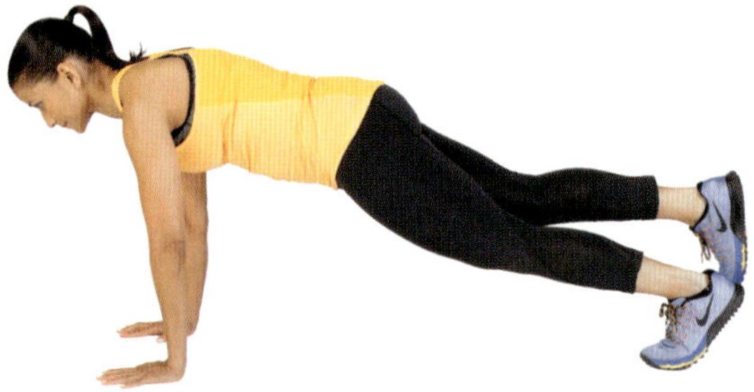

255 Negativer Liegestütz auf einem Bein

In einen Vierfüßlerstand gehen, die Hände sind weiter als schulterbreit voneinander entfernt. Jetzt die Beine nach hinten strecken und die Füße auf einer Erhöhung absetzen. Ein Bein anheben, dann die Ellbogen beugen und den Körper mit geradem Rücken so tief wie möglich absenken. Die Arme strecken und den Körper wieder hochdrücken.

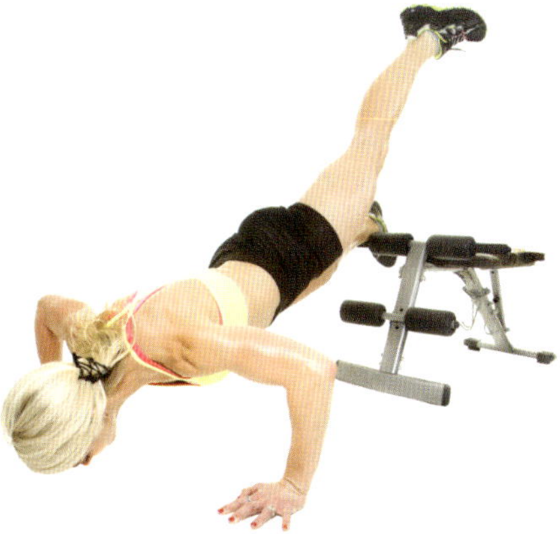

256 Einbeiniger Liegestütz auf einer Foam-Roll

Den Liegestütz wie den Liegestütz an einer Erhöhung (Nr. 234) ausführen. Zusätzlich aber ein Bein gestreckt anheben.

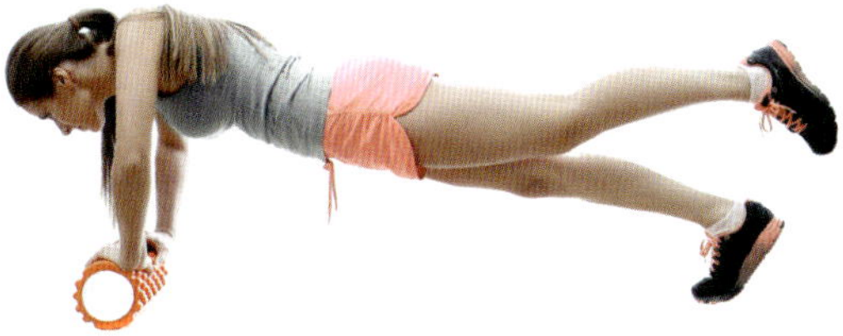

257 Liegestütz auf Kästen und Gymnastikball

Die Hände schulterbreit auf zwei Kästen setzen, die Fingerspitzen sind auf einer Linie mit den Schlüsselbeinen. Dann die Fußspitzen auf einem Gymnastikball platzieren, die Fußgelenke stehen im rechten Winkel und der ganze Körper bildet eine gerade Linie. Die Ellbogen beugen und den Körper absenken, bis Ihre Brust auf einer Höhe mit Ihren Händen ist. Die Arme wieder strecken und den Körper in die Startposition hochdrücken.

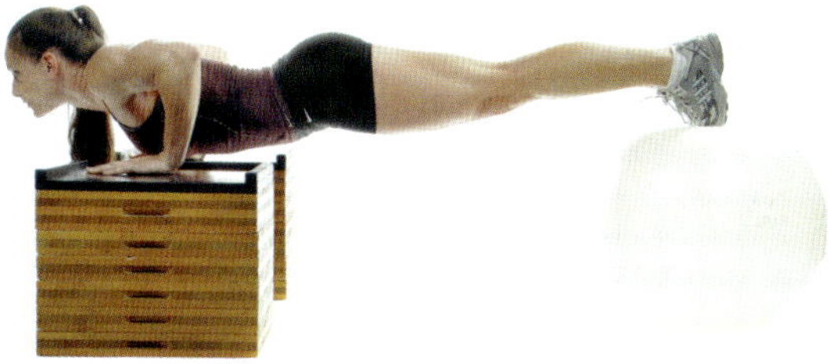

258 Einbeiniger Liegestütz auf Kästen und Gymnastikball

Einen Liegestütz auf Kästen und Gymnastikball (Nr. 257) ausführen, dabei aber ein Bein anheben.

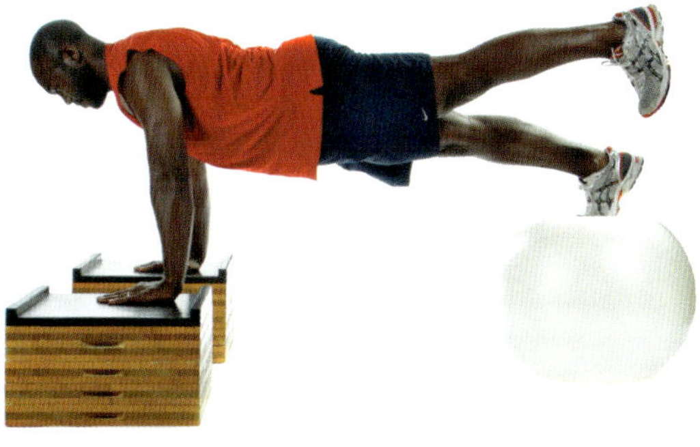

259 Liegestütz auf einem Step

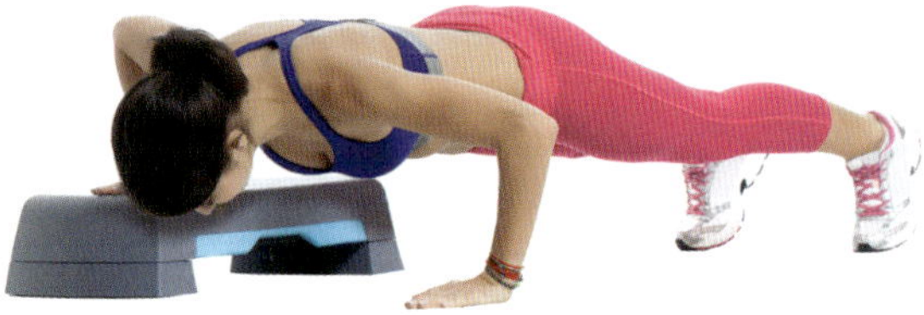

Eine Liegestützposition einnehmen, dabei eine Hand auf den Boden setzen und die andere auf einen Step oder einen Kasten. Die Arme beugen und den Rumpf absenken, bis sich Ihre Brust auf einer Höhe mit der Trittfläche des Steps befindet. Kraftvoll wieder in die Startposition hochdrücken.

260 Cross-over-Liegestütz auf einem Kasten

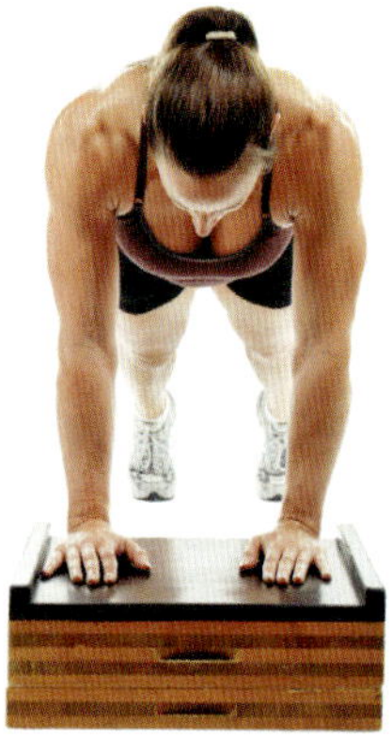

Die linke Hand auf einen Kasten setzen, die rechte neben den Kasten auf den Boden, die Hände sind schulterbreit auseinander. Einen Liegestütz am Kasten (Nr. 259) ausführen, dann die rechte neben die linke auf den Kasten setzen und die linke nach links auf den Boden. Einen weiteren Liegestütz machen, um eine Wiederholung abzuschließen.

261 Einarmiger Liegestütz

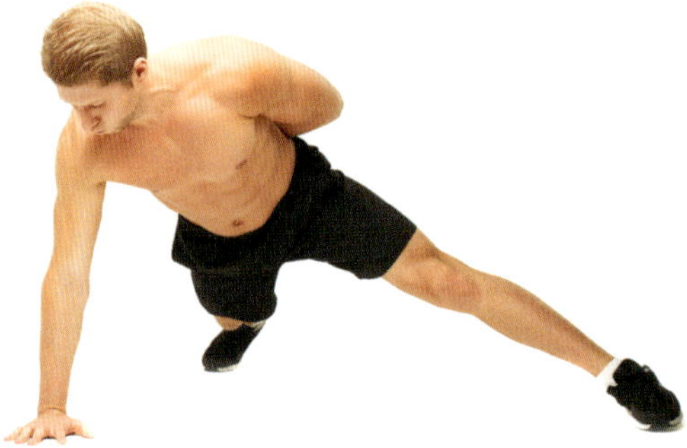

In eine hohe Liegestützposition gehen und die Beine weit spreizen. Eine Hand auf dem unteren Rücken ablegen. Den Körper kontrolliert absenken, dabei den Rumpf leicht vom Stützarm wegdrehen. Wenn sich Ihr Kinn etwa eine Faustbreite über dem Boden befindet, den Körper wieder in die Startposition hochdrücken.

262 Liegestütz mit Arm- und Beinheben

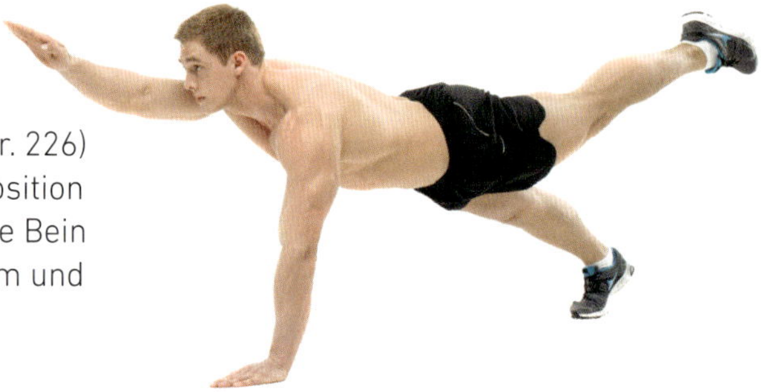

Eine hohe Liegestützposition einnehmen. Einen Liegestütz (Nr. 226) ausführen, aber in der hohen Position einen Arm und das gegengleiche Bein anheben. Kurze Pause, dann Arm und Bein wieder absetzen.

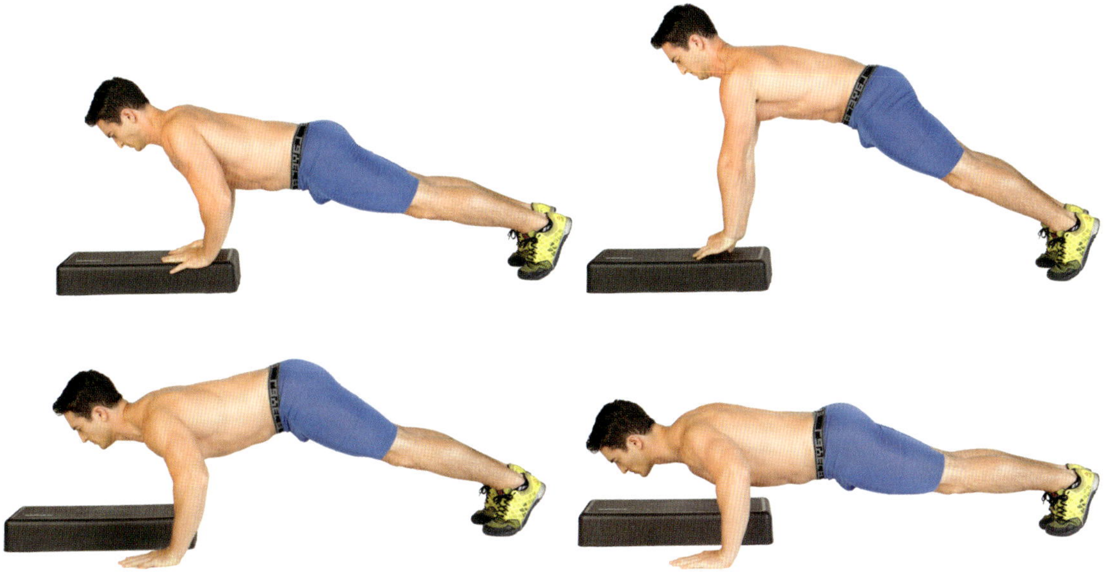

263 Dynamischer Liegestütz auf einem Kasten

Eine hohe Liegestützposition einnehmen. Dabei die Hände so auf einen Kasten setzen, dass sich Daumen und Zeigefinger berühren. Den Körper absenken. Explosiv wieder hochdrücken und die Hände vom Kasten lösen. In der Luft die Hände auseinanderziehen und rechts und links neben dem Kasten auf dem Boden landen. Sofort den Körper in einen Liegestütz absenken, dann erneut explosiv abdrücken und mit den Händen in der Startposition auf dem Kasten landen. Das ist eine Wiederholung.

264 Alternierender Shuffle-Liegestütz

In eine hohe Liegestützposition gehen, dann die rechte Hand direkt neben die linke setzen. Jetzt mit der linken Hand nach links wandern, bis der schulterbreite Abstand wiederhergestellt ist. Einen Liegestütz (Nr. 226) ausführen. Anschließend mit den Händen wieder nach rechts wandern und einen weiteren Liegestütz machen.

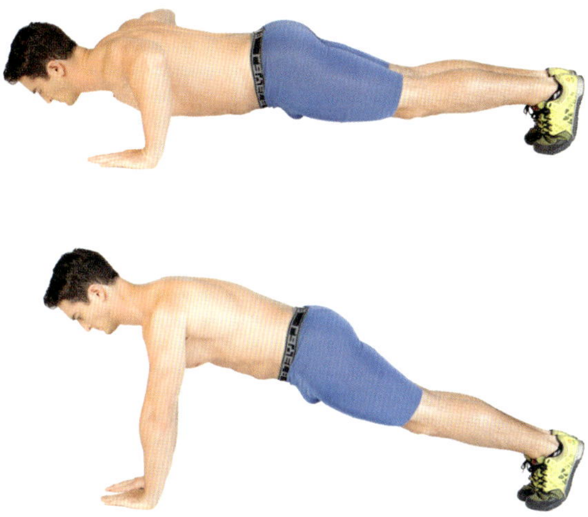

265 Alternierender Liegestütz mit Med-Ball

Eine hohe Liegestützposition einnehmen, dabei eine Hand auf den Boden setzen und die andere auf einen Medizinball stützen. Den Körper zum Boden absenken. Kurze Pause, dann wieder hochdrücken. Den Medizinball zur anderen Hand rollen und die Übung wiederholen.

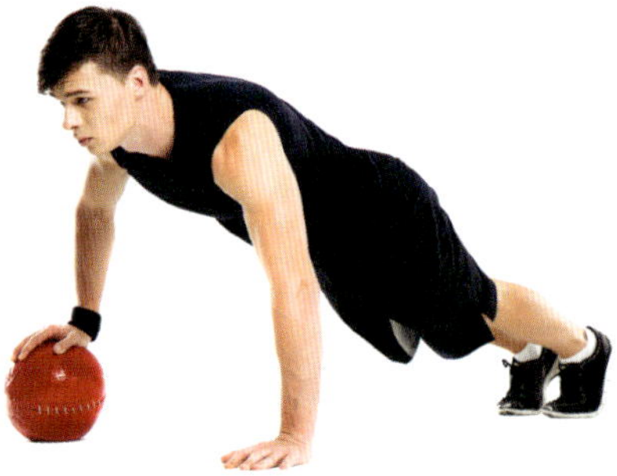

266 Liegestütz mit Klatschen

Bäuchlings auf den Boden legen. Die Hände neben die Schultern setzen, die Fingerspitzen bilden eine Linie mit den Schlüsselbeinen. Beide Füße auf die Fußspitzen stellen. Explosiv so kraftvoll hochdrücken, dass sich die Hände vom Boden lösen. Am höchsten Punkt der Bewegung in die Hände klatschen. In der hohen Liegestützposition landen und den Körper sofort kontrolliert bis kurz über den Boden absenken.

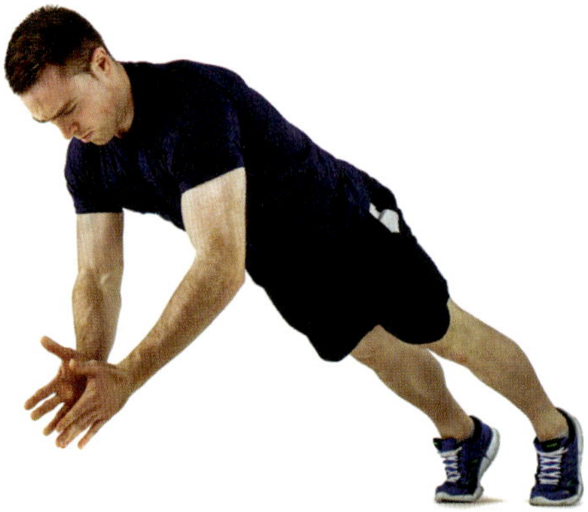

267 Alternierender Plyo-Liegestütz mit Kettlebell

Eine hohe Liegestützposition einnehmen, dabei eine Hand auf den Boden setzen und die andere auf eine Kettlebell stützen. Den Körper so weit absenken, dass die Oberarme parallel zum Boden stehen. Dynamisch wieder hochdrücken, die Hände vom Boden bzw. von der Kettlebell lösen und die Hand an der Kettlebell wechseln. Wieder in den Liegestütz absenken und wechselseitig fortfahren.

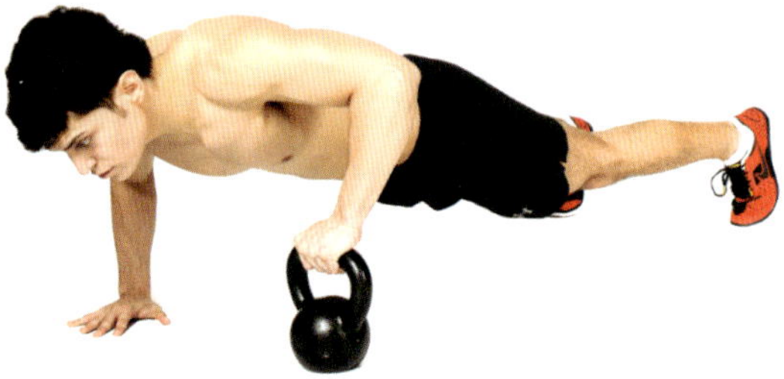

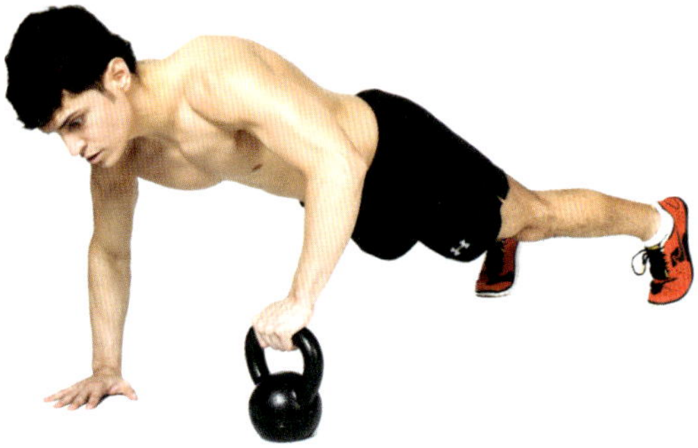

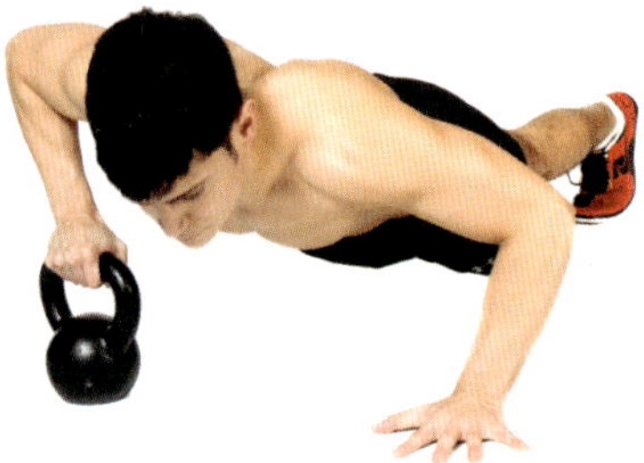

268 Staubsauger

Der Staubsauger ist eine hochintensive plyometrische Liegestützvariante, bei der viel Gewicht auf Schultern und Armen ruht. Die Gleitbewegung über den Boden erinnert ans Staubsaugen.

- Eine hohe Liegestützposition einnehmen. Mit den Händen in Richtung der Füße wandern, sodass Ihr Gesäß zur Decke zeigt und Ihr Körper ein umgedrehtes V bildet.
- Die Brust absenken, bis Ihr Kopf fast den Boden berührt. Das Gesäß zeigt weiter in die Luft.
- Dann die Hüfte absenken und gleichzeitig Kopf und Schultern nach oben führen. Die Brust aufrichten und die Arme strecken. Anschließend in umgekehrter Reihenfolge zurück zur Startposition bewegen.

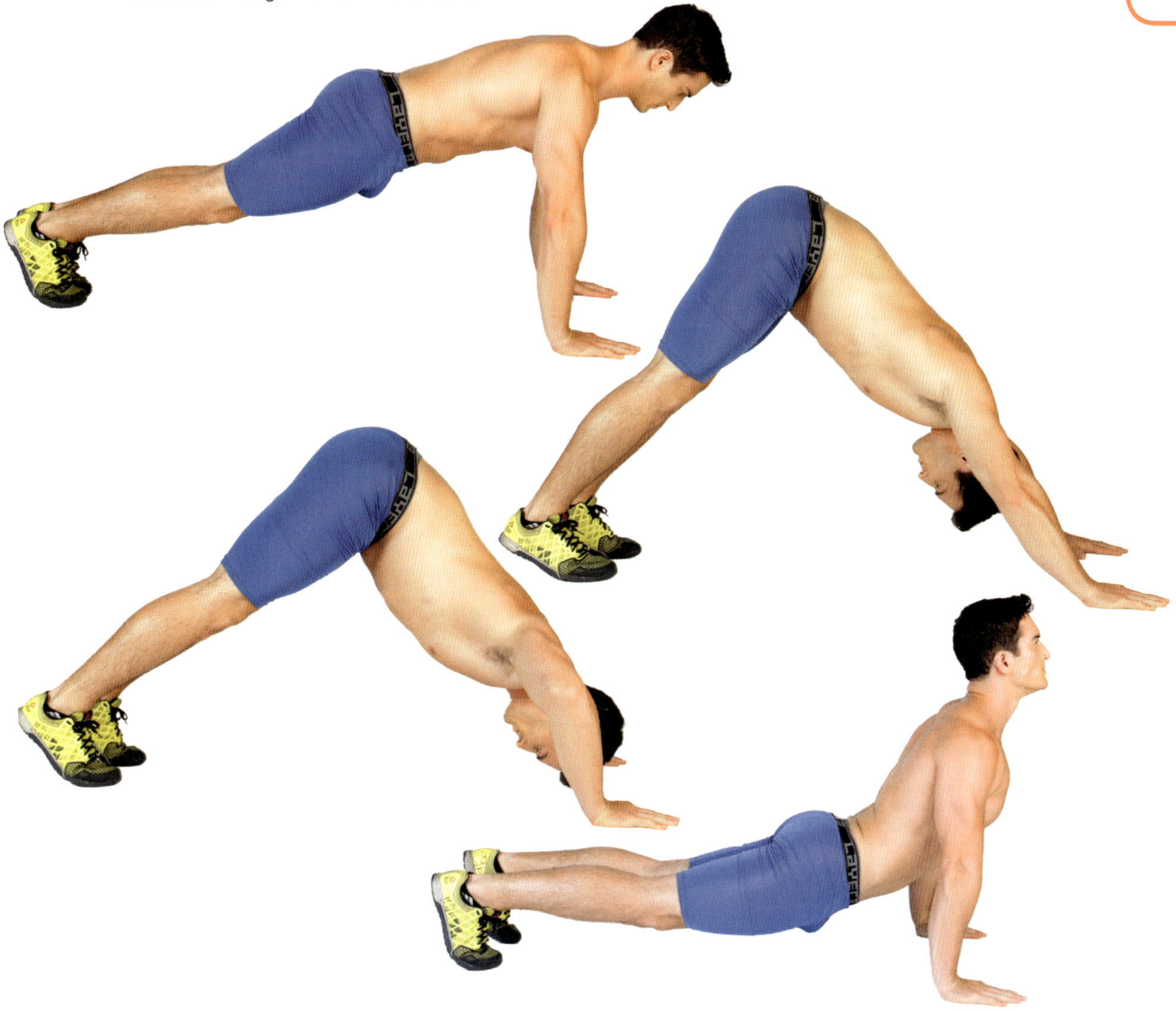

269 Liegestütz auf den Knien und Roll-out

Vor eine Langhantel auf den Boden knien. Die Hantelstange in einem schulterbreiten Obergriff fassen, die Arme sind gestreckt und die Stange befindet sich unter Ihren Schultern. Die Ellbogen beugen und den Körper absenken, bis Ihre Brust die Hantelstange berührt. Wieder hochdrücken und kurz innehalten. Dann die Hantel mit gestreckten Armen langsam nach vorn rollen, ohne dass Sie in der Hüfte einsacken. Kurze Pause, dann die Hantel wieder in die Startposition zurückrollen. Während der gesamten Übung das Körperzentrum starr halten, die Knie dienen als Drehpunkt.

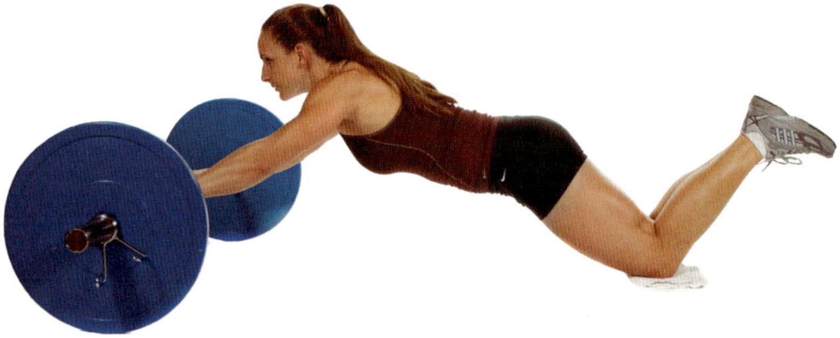

270 Liegestütz und Roll-out

Der Ablauf entspricht der Übung zuvor, aber die Beine sind gestreckt und der ganze Körper bleibt starr.

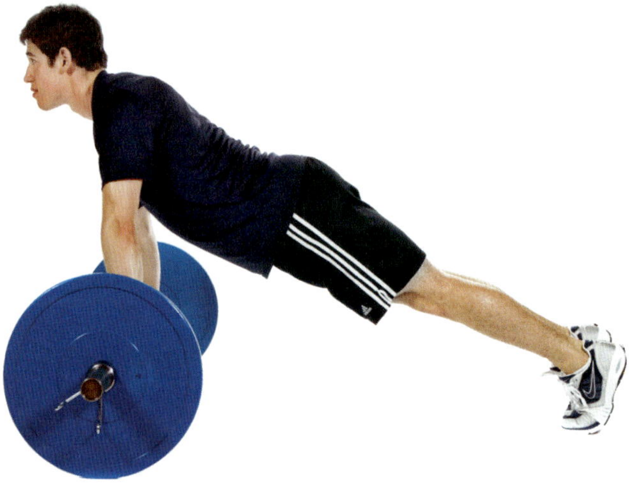

271 Liegestütz am Schlingentrainer

Die Füße mit dem Spann in die Schlaufen eines Schlingentrainers legen. Eine hohe Liegestützposition einnehmen, die Füße sind geschlossen, der Rücken ist gerade und die Core-Muskulatur angespannt. Die Arme beugen und den Körper absenken, bis Ihre Brust den Boden berührt. Die Arme strecken und wieder in die Startposition hochdrücken.

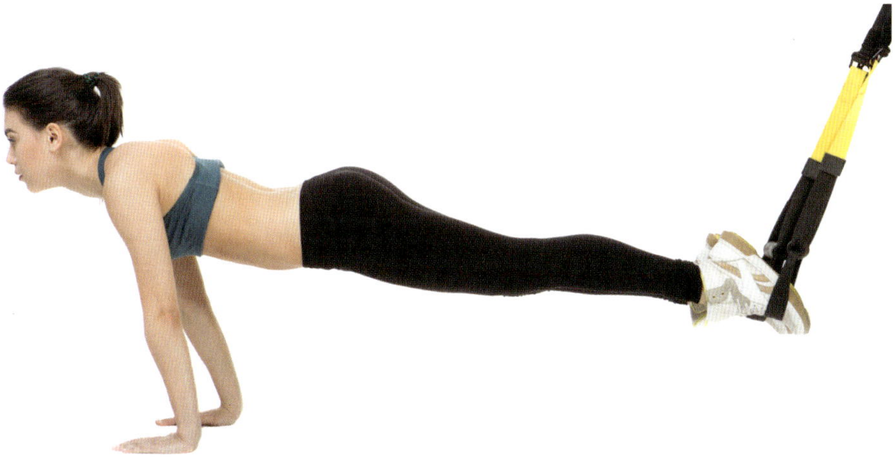

272 Liegestütz am Schlingentrainer mit Knieanziehen

Die Füße mit dem Spann in die Schlaufen eines Schlingentrainers legen. Eine hohe Liegestützposition einnehmen, die Hände stehen etwas weiter als schulterbreit. Die Arme rechtwinklig beugen und den Körper zum Boden absenken. Wieder hochdrücken, die Hüfte leicht anheben und beide Knie in Richtung der Ellbogen ziehen.

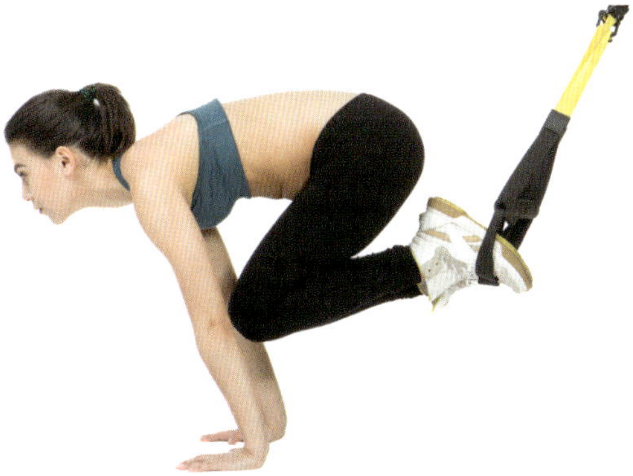

273 Liegestütz an den Ringen

Auf eine Bank stellen, die Ringe etwas weiter als schulterbreit im Obergriff fassen und eine hohe Liegestützposition einnehmen. Den Körper starr halten. Die Ellbogen beugen und den Körper absenken. Dabei die Hände nach außen zur Seite bewegen, bis sich Ihre Brust auf Ringhöhe befindet und die Ellbogen rechtwinklig gebeugt sind. Wieder hochdrücken und die Arme strecken.

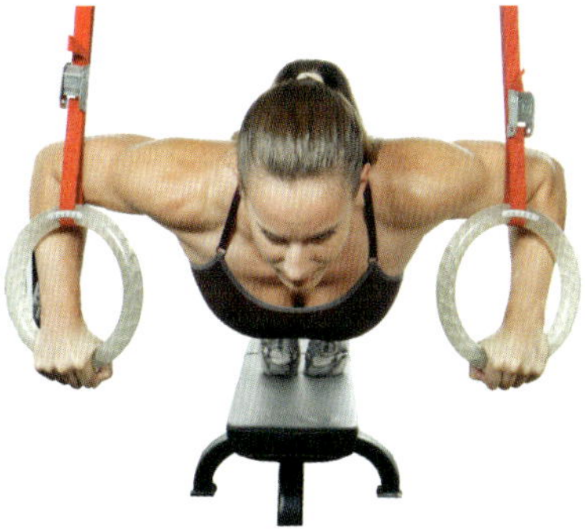

274 Burpee mit Liegestütz und Ablegen

Diese hochintensive Beweglichkeitsübung hat es in sich. Führen Sie die verschiedenen Übungselemente so schnell aus, wie Sie können. Zu Beginn sollten Sie sich an die unten beschriebene Abfolge halten. Sobald Ihre Kraft und Ihre Ausdauer zugenommen haben, können Sie die Reihenfolge der einzelnen Elemente beliebig variieren. Alle zusammen bilden eine Wiederholung.

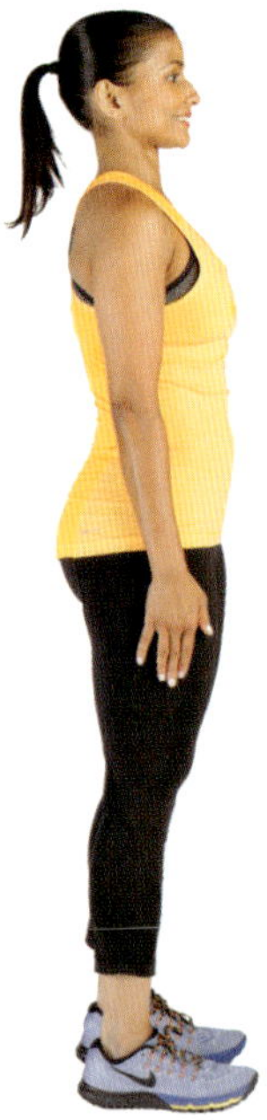

- Aufrecht hinstellen, die Arme seitlich hängen lassen.
- Auf dem Boden eine hohe Liegestützposition einnehmen. Das ist Position 1.
- In einen Liegestütz absenken. Das ist Position 2.

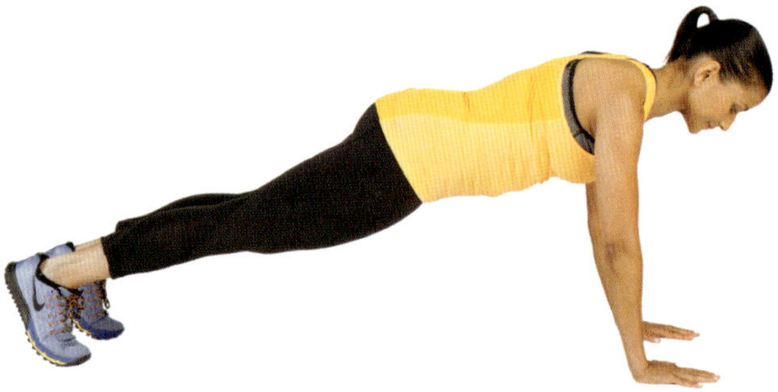

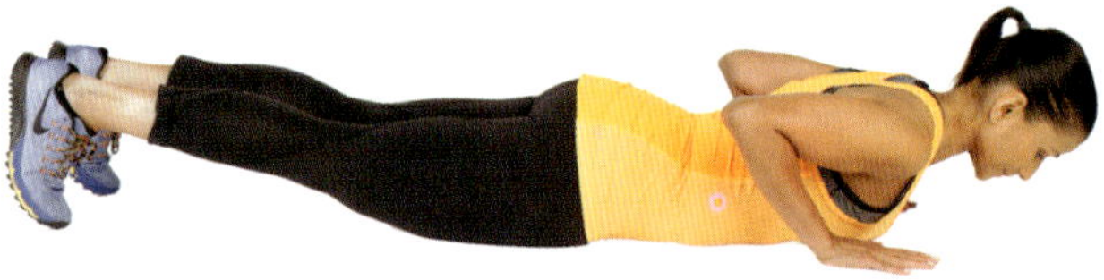

- Mit beiden Füßen nach vorn in eine Hocke springen und dann schnell wieder in den Stand aufrichten. Das ist Position 3.

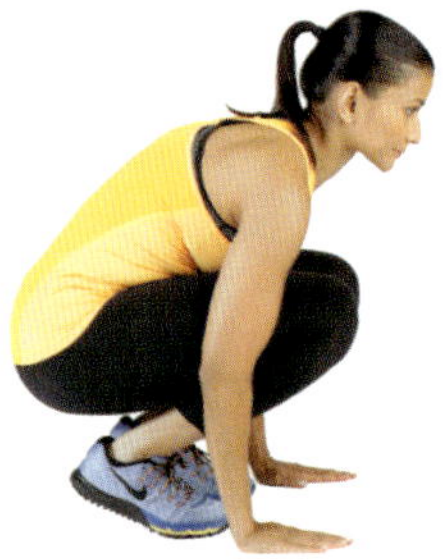

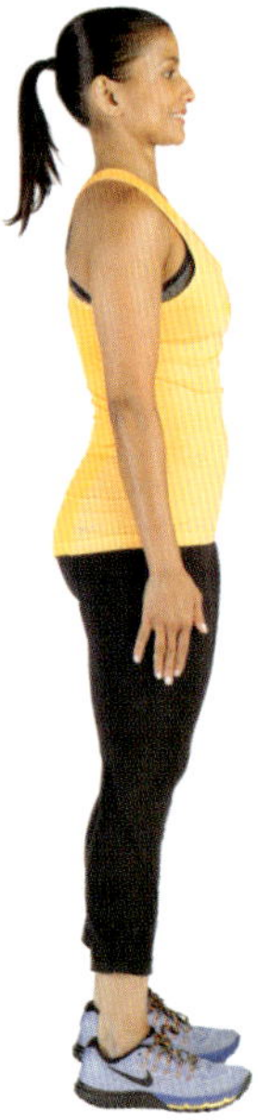

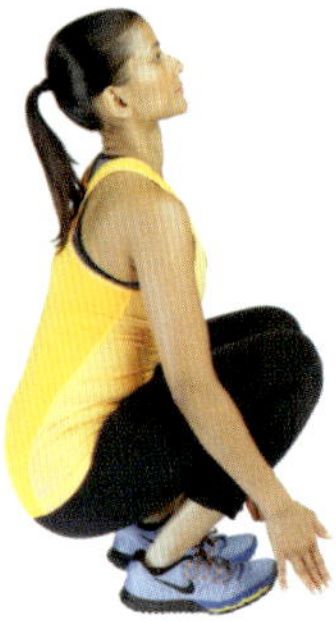

- Sofort wieder in eine Hocke gehen und auf den Rücken legen. Ihr Kopf liegt dann dort, wo im Liegestütz Ihre Füße waren. Das ist Position 4.
- Aufspringen und die Sequenz wiederholen.

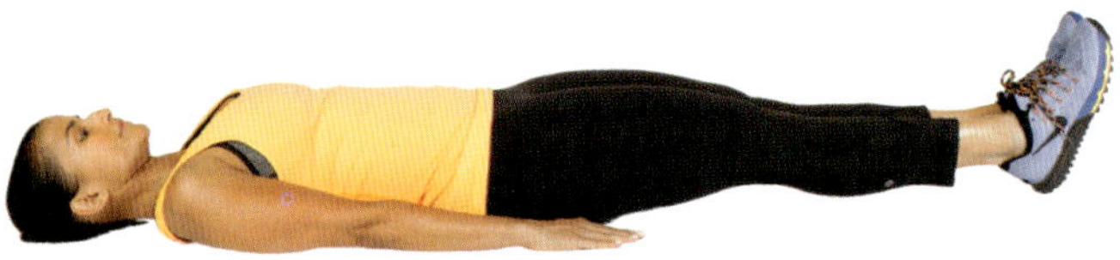

275 Handtuch-Fly

Der Handtuch-Fly ist eine Fortgeschrittenenvariante des Liegestützes, bei der Sie Ihre Arme nach außen und wieder nach innen bewegen statt runter und rauf. Dieser Move nutzt Ihr Körpergewicht, um Ihren Brustmuskeln ein effizientes Workout zu verschaffen. Außerdem werden die Muskeln von Armen, Rücken, Hüfte und Bauch zur Stabilisierung Ihres Körpers aktiviert. Für eine hochintensive Herausforderung sollten Sie versuchen, 20 Wiederholungen nacheinander zu absolvieren. Sie können ein großes Handtuch oder zwei kleine verwenden, selbst Pappteller sind eine Option – oder alles, was problemlos über den Boden gleitet.

- Ein Handtuch auf dem Boden platzieren. Eine hohe Liegestützposition mit den Händen auf dem Handtuch einnehmen.
- Die Bauchmuskeln anspannen und die Hände und das Handtuch zusammenschieben. Der Körper bleibt dabei unbewegt auf einer geraden Linie.
- Das Handtuch wieder glätten, indem Sie die Arme nach außen drücken, zurück in die Startposition.

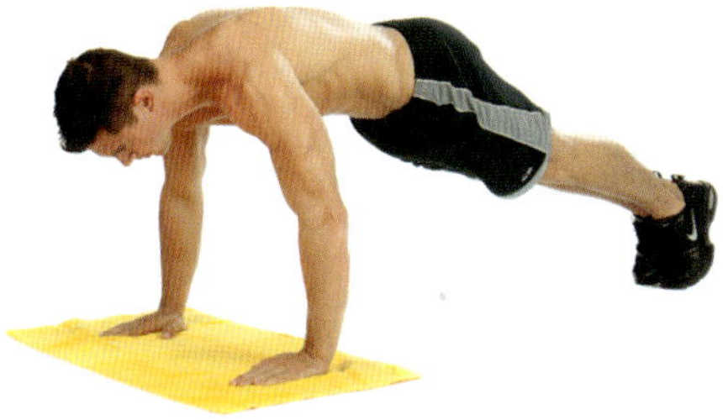

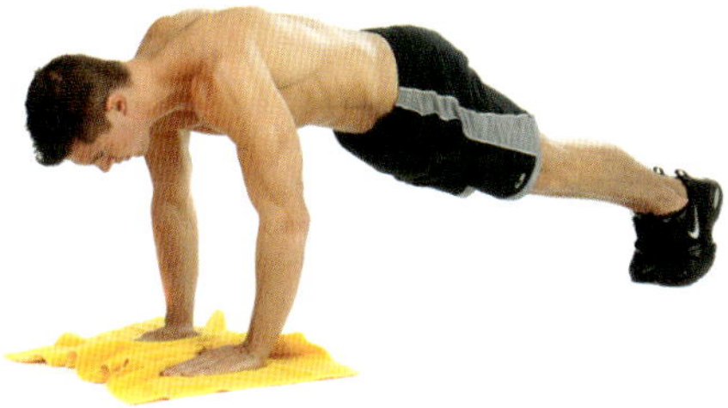

276 Alternierendes Armgleiten

Auf einem glatten, ebenen Boden (am besten aus Holz) eine hohe Liegestützposition einnehmen, die Hände auf zwei kleine Handtücher setzen. Einen Ellbogen beugen, gleichzeitig die andere Hand mit gestrecktem Arm nach vorn schieben und so den Körper absenken. Zur Startposition zurückkehren. Dazu mit dem gebeugten Arm hochdrücken und gleichzeitig den gestreckten Arm zurückziehen. Wechselseitig fortfahren.

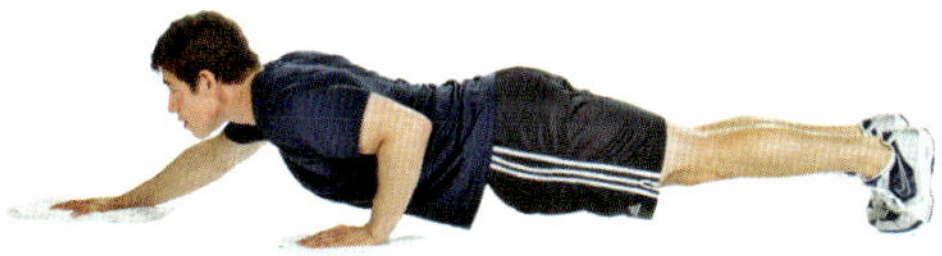

277 Alternierendes Armgleiten auf den Knien

Auf den Knien eine hohe Liegestützposition einnehmen, dann das alternierende Armgleiten (Nr. 276) ausführen.

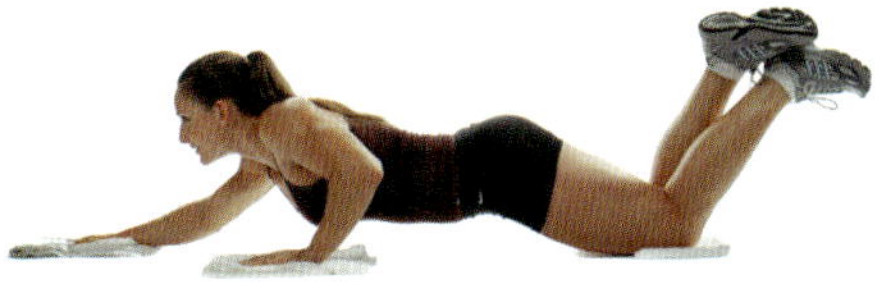

278 Burpee mit Kniehebelauf

Der Burpee mit Kniehebelauf bringt Ihren Kreislauf in Schwung und verbrennt jede Menge Kalorien. Diese Übung besteht aus mehreren Elementen, die nahezu alle Muskeln ansprechen und zusätzlich Ihre Koordinationsfähigkeit und Ihre Beweglichkeit steigern. Für das Training Ihres Oberkörpers können Sie zusätzlich noch eine Liegestützvariante einbauen. Viele Sportteams schwören auf diese und ähnliche Übungen, wenn es darum geht, Geschmeidigkeit und Tempo zu entwickeln.

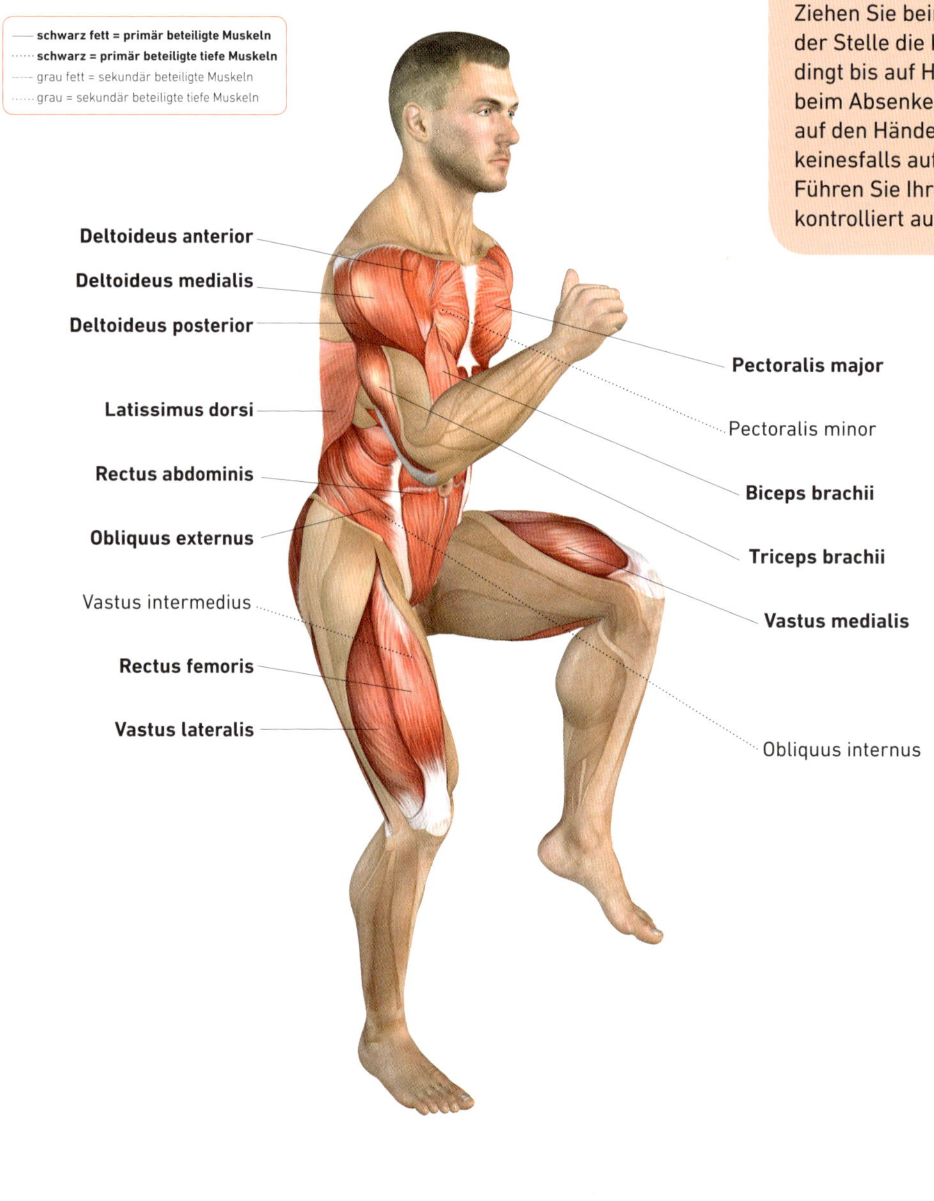

→ SO GEHT'S

Ziehen Sie beim Laufen auf der Stelle die Knie unbedingt bis auf Hüfthöhe. Und beim Absenken sollten Sie auf den Händen landen und keinesfalls auf der Brust. Führen Sie Ihre Bewegung kontrolliert aus.

- Auf der Stelle laufen. Dabei die Knie bei jedem Schritt bis auf Hüfthöhe ziehen.
- In eine Hocke gehen, das Gewicht nach vorn verlagern und auf den Händen landen. Mit beiden Füßen nach hinten springen und in einen tiefen Liegestütz absenken.
- Sofort aufstehen und den Lauf auf der Stelle in möglichst hohem Tempo wieder aufnehmen. Die gewünschte Anzahl an Wiederholungen und Sätzen absolvieren.

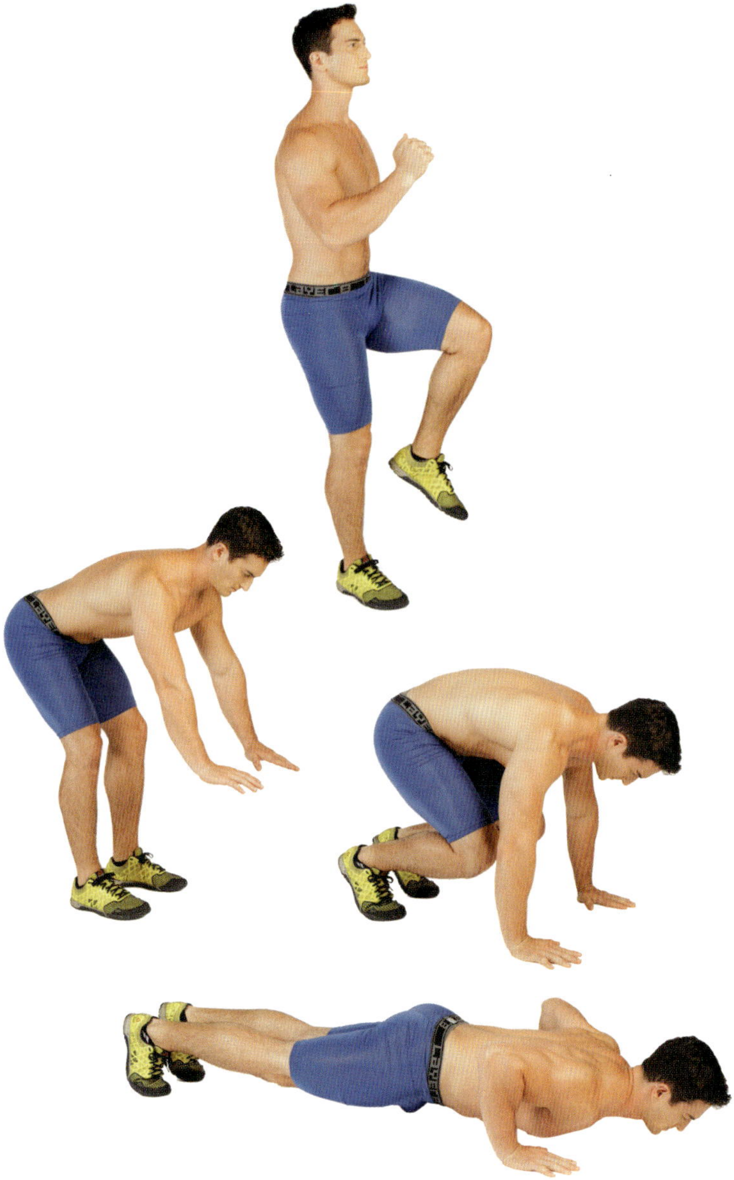

279 Burpee mit Kniehebelauf und Liegestütz

Der Ablauf ist der gleiche wie bei der Übung zuvor, aber aus der tiefen Liegestützposition noch einen Liegestütz ausführen. Dann schnell aufspringen und mit hohen Knien weiterlaufen.

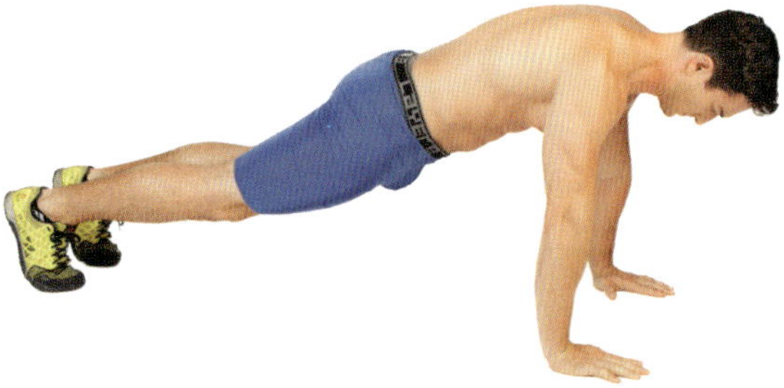

280 Kettlebell-Rudern im Liegestütz

Diese anstrengende Übung kombiniert die Benefits einer explosiven Bewegung des Oberkörpers mit einer Kräftigung des Rumpfs.

- Mit jeder Hand eine Kettlebell greifen und eine hohe Liegestützposition einnehmen.
- Die Kettlebell in der rechten Hand zur Brust ziehen, gleichzeitig die linke Kettlebell in den Boden drücken. Dabei den Rumpf stabil und unbewegt halten.
- Den rechten Arm in die Startposition absenken und die Bewegung mit links wiederholen. Wechselseitig fortfahren, bis Sie die gewünschte Anzahl an Wiederholungen geschafft haben.

→ SO GEHT'S

Halten Sie die Hüfte gerade und spannen Sie Ihre Core-Muskulatur stark an – Ihr Körper bleibt während der gesamten Übung in Position, egal ob Sie gerade auf einem Arm balancieren oder beide Gewichte auf dem Boden stehen.

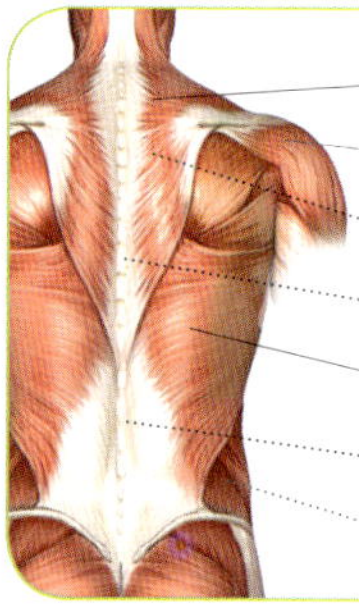

schwarz fett = primär beteiligte Muskeln
schwarz = primär beteiligte tiefe Muskeln
grau fett = sekundär beteiligte Muskeln
grau = sekundär beteiligte tiefe Muskeln

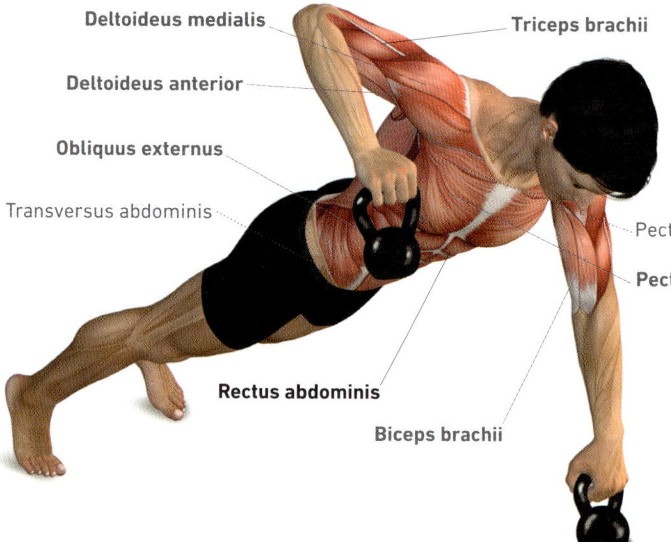

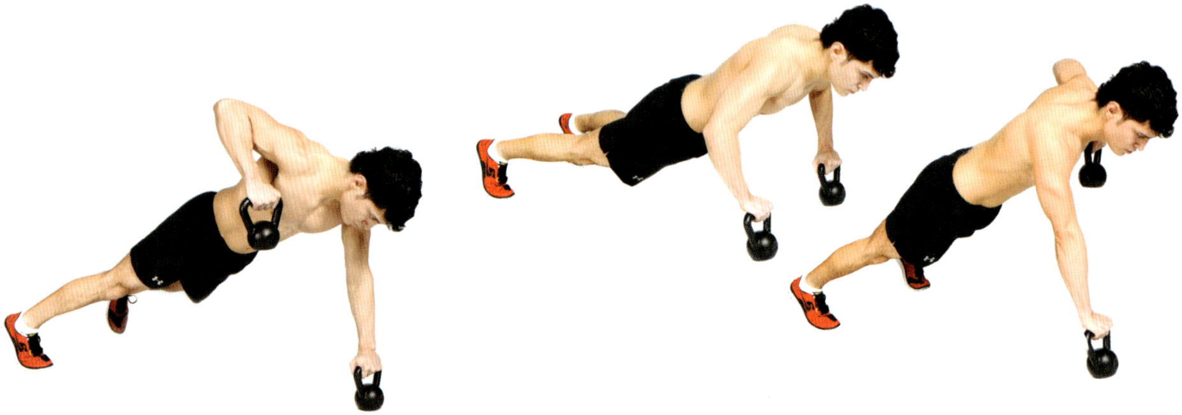

281 Kettlebell-Rudern im einbeinigen Liegestütz

Kettlebell-Rudern im Liegestütz (Nr. 280) ausführen, dabei aber ein Bein vom Boden abheben – das macht die Herausforderung größer.

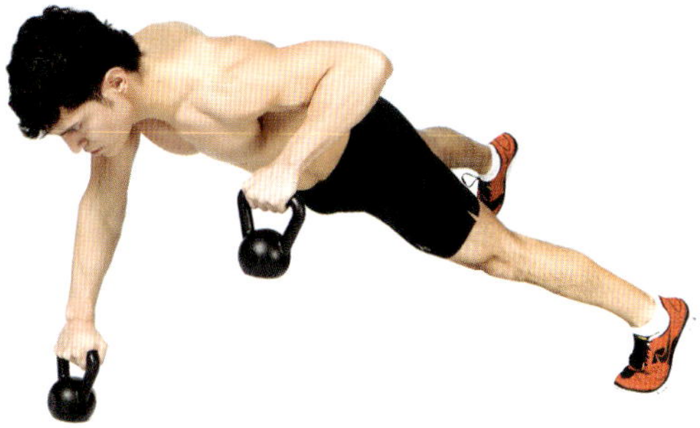

282 Kettlebell-Rudern im Liegestütz auf einem Traktorreifen

Als Extra-Herausforderung an Balance und Stabilität das Kettlebell-Rudern im Liegestütz (Nr. 280) auf einem Traktorreifen ausführen.

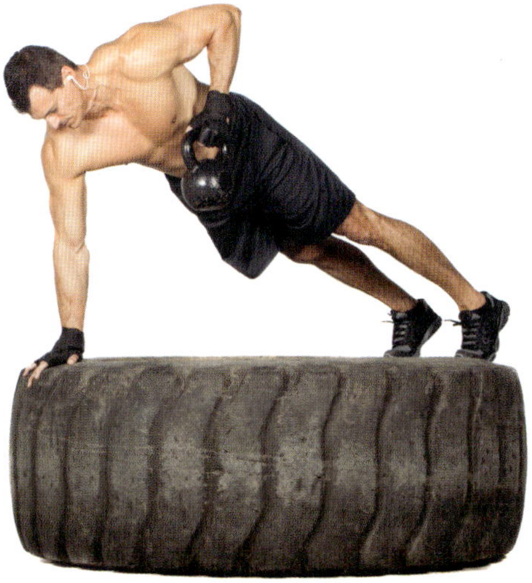

283 Einarmiges T-Rudern

Mit jeder Hand eine Kettlebell greifen, in eine hohe Liegestützposition gehen und die Füße überschulterbreit auseinandersetzen. Eine Hantel in der linken Hand auf Brusthöhe ziehen. Den Rumpf nach links aufdrehen und den linken Arm zur Decke strecken. Das Gewicht wieder absenken und in die hohe Liegestützposition zurückkehren. Die Übung mit rechts erneut ausführen, um eine Wiederholung abzuschließen.

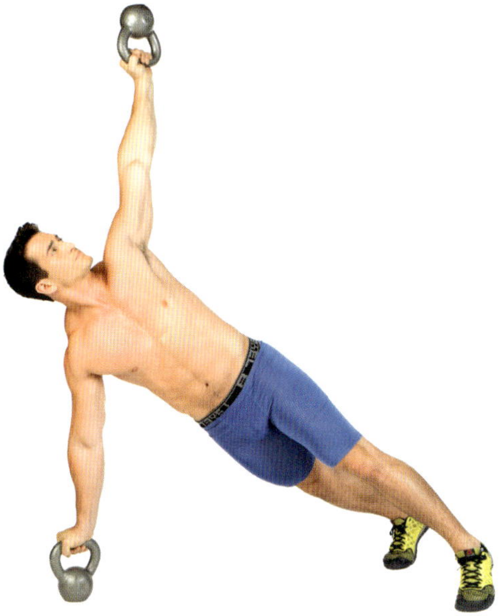

284 Kran-Handstand

Der Kran-Handstand, auch als Krähe oder Bakasana bekannt, ist eine grundlegende armgestützte Position aus dem Yoga. Er kräftigt Ihre Oberarme, Unterarme und Handgelenke, gleichzeitig aber auch die Bauchmuskulatur. Die Übung dehnt außerdem Ihren oberen Rücken und die Leistengegend. Mit dieser Position verbessern Sie Ihren Gleichgewichtssinn und Ihre Koordination – Ihr Ziel ist es schließlich, Ihre Knie zu den Achseln zu führen und Ihren Po so hoch wie möglich anzuheben, dabei Ihren Körper aber so auszubalancieren, dass nicht Ihr ganzes Gewicht auf den Handgelenken ruht. Bei allen Handstandübungen sollten Sie immer mit einer Hilfestellung arbeiten, bis Sie die Bewegungen wirklich beherrschen.

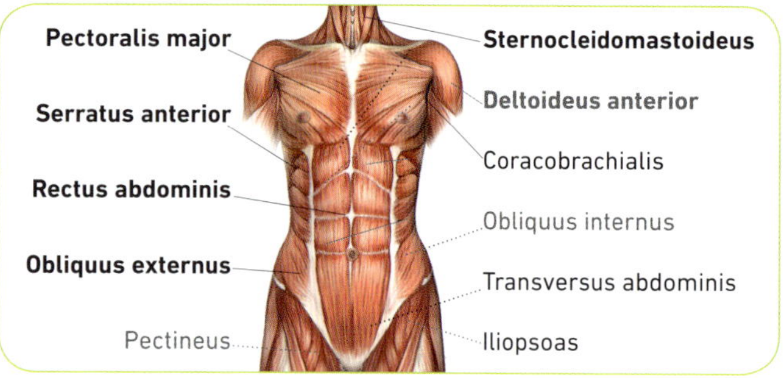

SO GEHT'S

Atmen Sie gleichmäßig und versuchen Sie, ganz ruhig zu bleiben – das hilft Ihnen gegen die Angst, aufs Gesicht zu fallen.

—— **schwarz fett = primär beteiligte Muskeln**
······ schwarz = primär beteiligte tiefe Muskeln
----- grau fett = sekundär beteiligte Muskeln
······ grau = sekundär beteiligte tiefe Muskeln

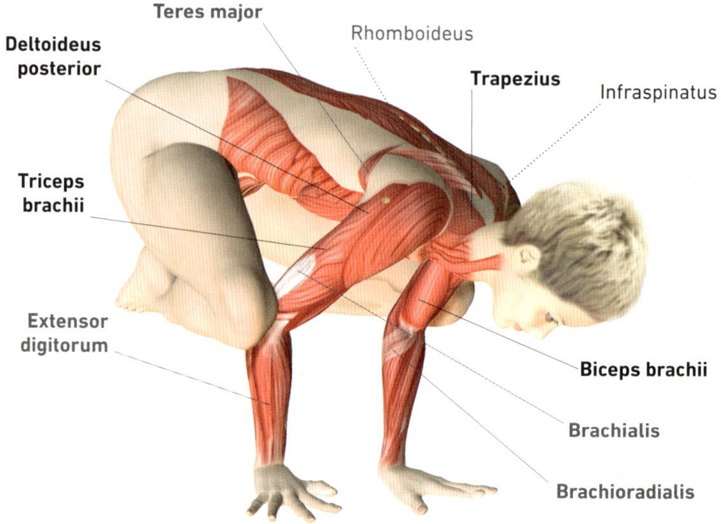

- Mit geschlossenen Füßen in eine tiefe Hocke gehen, der Po ist direkt über den Fersen und die Knie sind geöffnet. Den Oberkörper vorlehnen und die Arme zwischen den Beinen nach vorn ausstrecken und auf den Boden setzen. Die Hände leicht nach innen drehen und die Finger spreizen.
- Die Ellbogen beugen und die Knie an die Oberarme legen. Auf die Fußballen stellen und den Oberkörper noch weiter vorlehnen. Die Oberschenkel zur Brust bewegen und die Schienbeine zu den Oberarmen. Den Rücken runden, wenn Sie fühlen, wie sich Ihr Gewicht auf die Handgelenke verlagert.
- Ausatmen, dann langsam erst einen Fuß, dann den anderen vom Boden lösen. Das Gleichgewicht finden. Dabei den Kopf gerade halten.

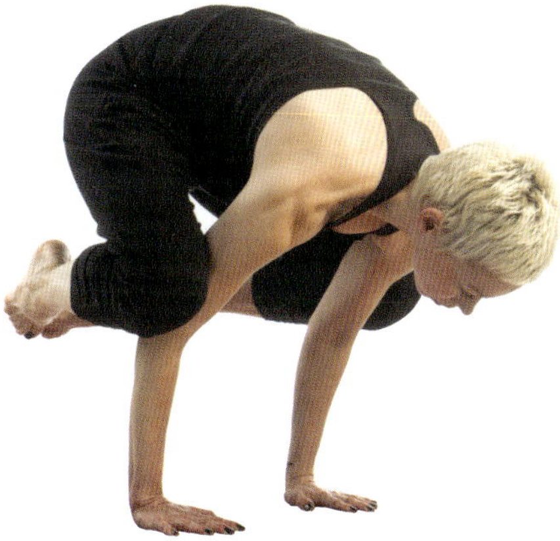

285 Seitlicher Kran-Handstand

Auf den Fußballen in eine tiefe Hocke gehen, der Po ist direkt über Fersen und die Knie sind geschlossen. Die linke Hand außen neben dem rechten Oberschenkel flach auf den Boden setzen. Die Außenseite des rechten Oberschenkels an den linken Oberarm legen. So weit nach rechts lehnen, dass Sie auch Ihre rechte Hand auf den Boden setzen können; die Hände sind schulterbreit auseinander. Langsam das Becken anheben und das Gewicht auf die Hände verlagern, den linken Arm als Stütze für den rechten Oberschenkel benutzen. Weiter nach rechts bewegen, dabei die Bauchmuskeln zur Wirbelsäule ziehen. Die Füße geschlossen vom Boden lösen und in Richtung Po anheben. Die Position für eine gewünschte Zeit halten, dabei durchgängig weiteratmen. Ausatmen, die Position auflösen und die Füße auf dem Boden absetzen. Die Übung zur anderen Seite wiederholen.

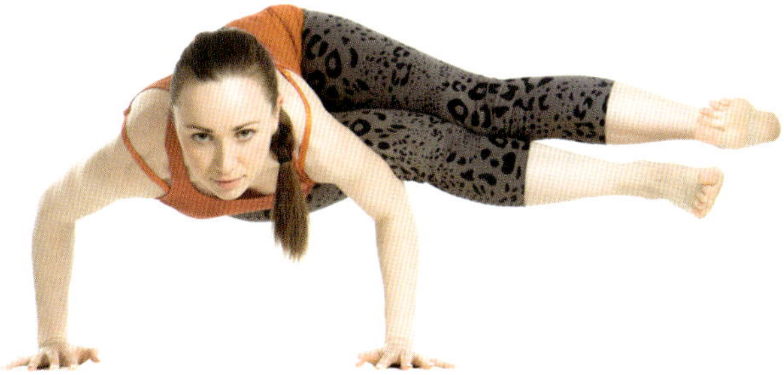

286 Kran-Handstand auf Push-up-Bars

Einen Kran-Handstand (Nr. 284) auf Push-up-Bars ausführen, um noch eine zusätzliche Herausforderung in puncto Balance hinzuzufügen.

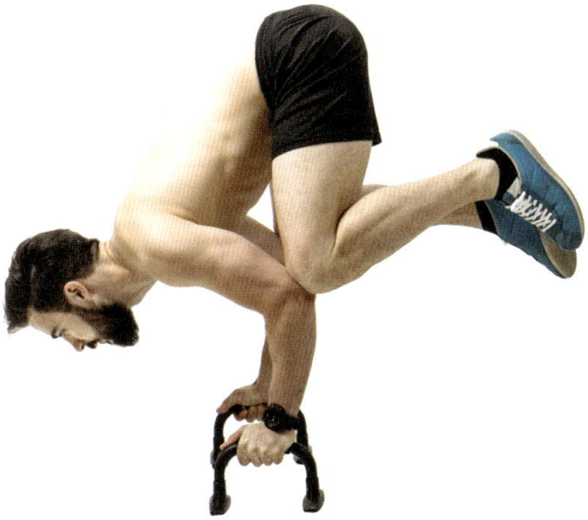

287 Handstand

Aufrecht hinstellen und die Arme gerade über den Kopf heben. Das dominante Bein anheben, einen Schritt nach vorn setzen und beugen, als ob Sie in einen Ausfallschritt fallen würden. Jetzt den Körper nach vorn kippen und die gestreckten Arme schulterbreit auf den Boden setzen. Während sich der Oberkörper in Richtung Boden bewegt, das hintere Bein kräftig nach oben schwingen. Sobald die Hände aufsetzen, auch das andere Bein vom Boden lösen und zum Schwungbein aufschließen. Diese Bewegung bis in die Senkrechte fortsetzen. Beine und Arme zur Decke strecken, während Sie auf den Händen balancieren. Den Handstand wieder auflösen, indem Sie zuerst das dominante Bein zum Boden absenken. Aufrichten und gleichzeitig das andere Bein auf dem Boden absetzen. Den Handstand können Sie frei oder gegen eine Wand ausführen.

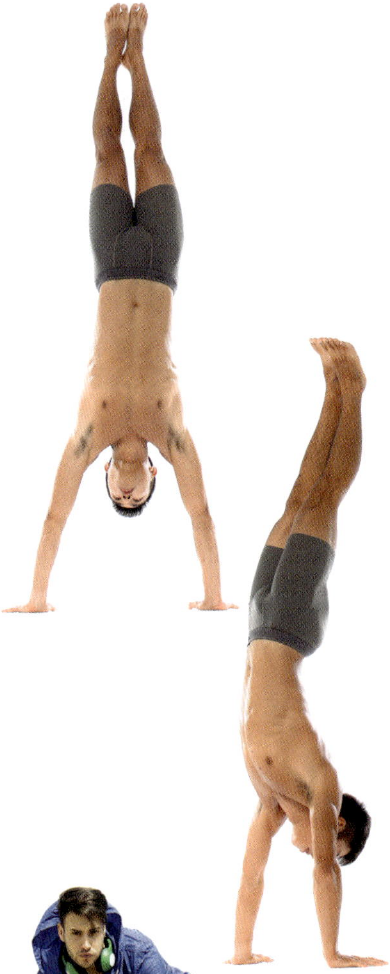

288 Gehen im Handstand

Einen Handstand (Nr. 287) machen, dann auf den Händen vorwärts gehen und dabei die Balance halten.

289 Parkour-Sprung

Gerade auf ein Hindernis, etwa ein Geländer, zulaufen. Einen Arm nach vorn strecken und die Hand flach auf das Hindernis legen. Dabei das Gewicht von den Füßen auf die Schulter verlagern. Vom Boden abspringen, das äußere Bein zur Seite schwingen, das innere Bein nachziehen und so über das Hindernis setzen. Mit dem inneren Bein landen und gleich weiterlaufen. Versuchen Sie auf dem Rückweg, sich mit dem anderen Arm abzustützen.

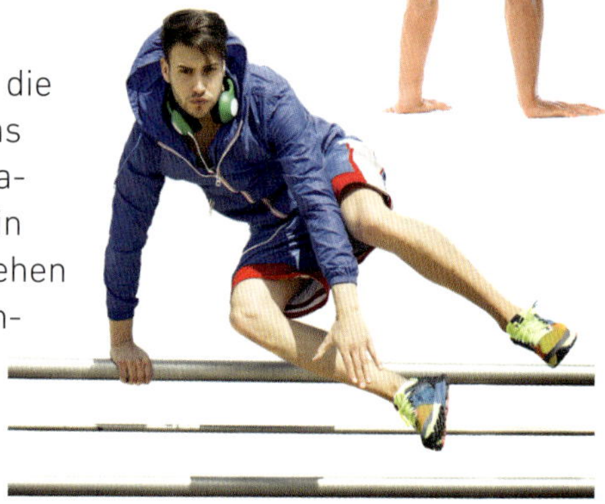

PARKOUR-TRAINING

Parkour ist eine der intensivsten Formen des Fitnesstrainings, eine kalorienverbrennende Disziplin, die ihren Ursprung in den Hindernisbahnen des Militärs hat. Das Ziel: Man muss sich so schnell und effizient wie möglich durch einen komplexen Parcours voller Hindernisse bewegen. In der Regel wird Parkour als akrobatisches Workout im urbanen Raum praktiziert. Dabei werden unter anderem Sprünge, Handstände, Rollen und Schwünge absolviert.

290 Dip an einer Bank

Der klassische Dip an einer Bank ist eine Kraftübung von mittlerer Intensität und trainiert den Trizeps. Wie auch viele andere Kraftübungen lässt er sich leicht in ein hochintensives Workout einbauen. Sie können den Dip an jeder beliebigen Erhöhung, also fast überall ausführen – von einer Flachbank im Studio über eine Parkbank bis hin zur Sitzbank in Ihrer Küche. Beim Dip im Hängen, einer etwas schwereren Version dieser Übung, müssen Sie Ihr gesamtes Körpergewicht halten – und das erhöht die Anstrengung für Ihren Trizeps.

→ SO GEHT'S

Der Dip ist leicht zu erlernen, kann aber für Ihre Schultern belastend sein. Achten Sie also darauf, Ihre Bewegungen fließend und kontrolliert auszuführen.

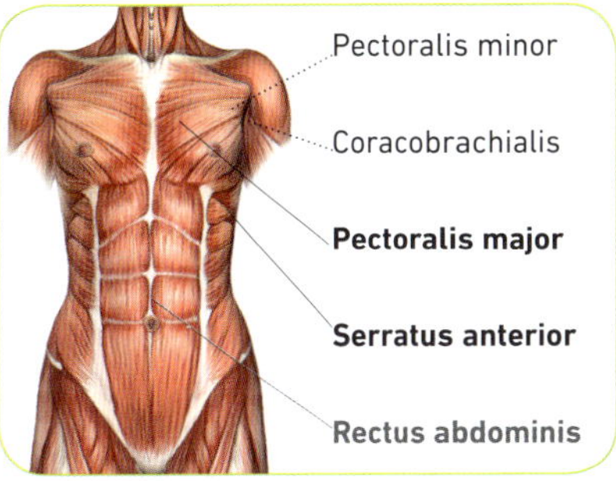

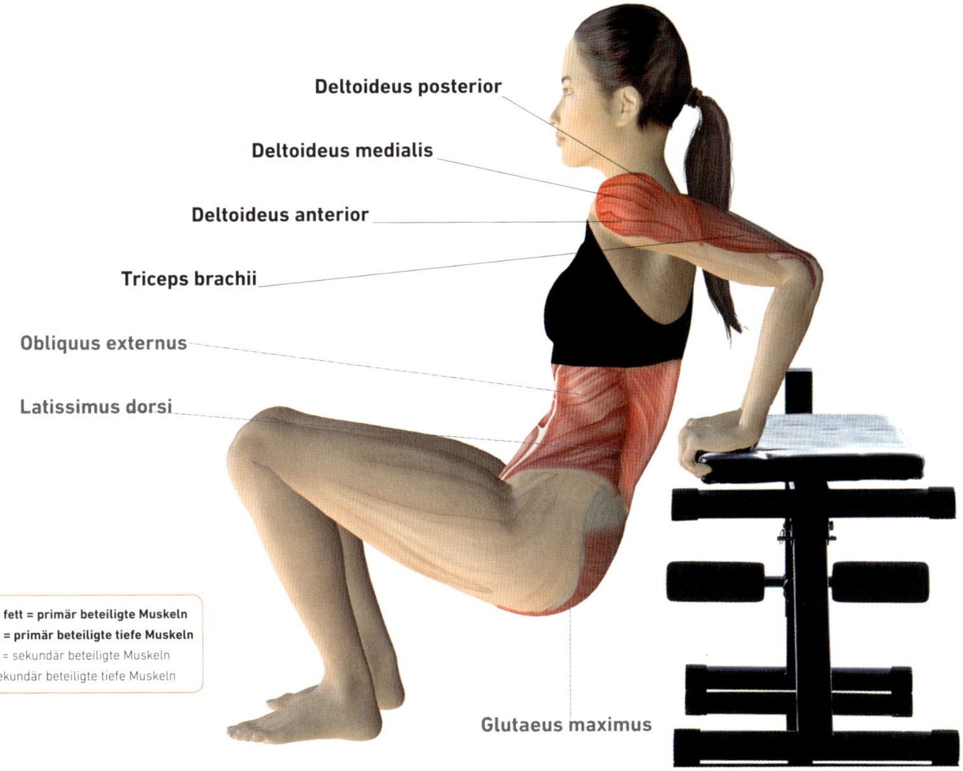

—— schwarz fett = primär beteiligte Muskeln
······ schwarz = primär beteiligte tiefe Muskeln
----- grau fett = sekundär beteiligte Muskeln
······ grau = sekundär beteiligte tiefe Muskeln

- Aufrecht an die Kante einer Flachbank setzen. Die Hände neben den Hüften auf der Bank platzieren und die Finger um die Kante legen.
- Die Füße ein Stück weit nach vorn flach auf den Boden setzen. Von der Bank rutschen und die Beine so weit nach vorn schieben, dass Ihre Knie direkt über den Füßen stehen und Sie zur Bank hin genügend Bewegungsfreiheit haben.
- Die Ellbogen beugen, ohne sie nach außen wandern zu lassen, und den Körper absenken, bis Ihre Ellbogen einen rechten Winkel bilden.
- Die Hände fest in die Bank pressen und den Körper wieder in die Startposition hochdrücken.

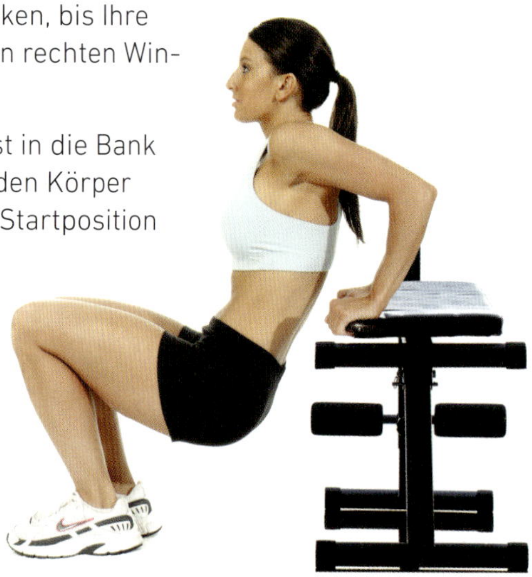

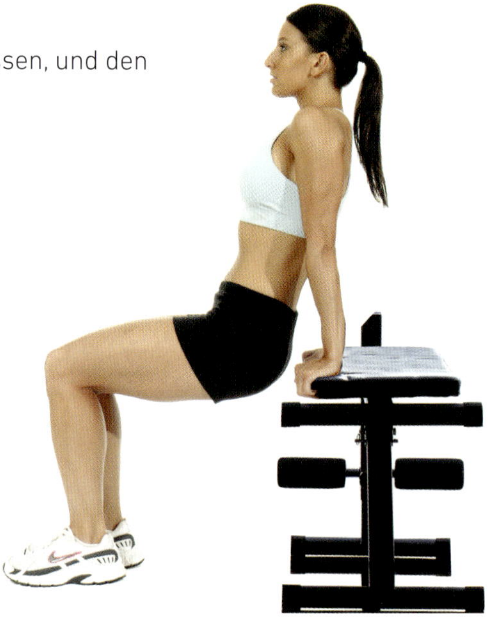

291

Dip im Hängen

Vor einen Dipbarren oder zwei parallele Stangen stellen. Mit jeder Hand einen Holm greifen und hochdrücken, bis Ihre Arme ganz gestreckt sind. Langsam absenken, bis sich Ihre Oberarme parallel zum Boden befinden. Dann wieder in die Startposition hochdrücken.

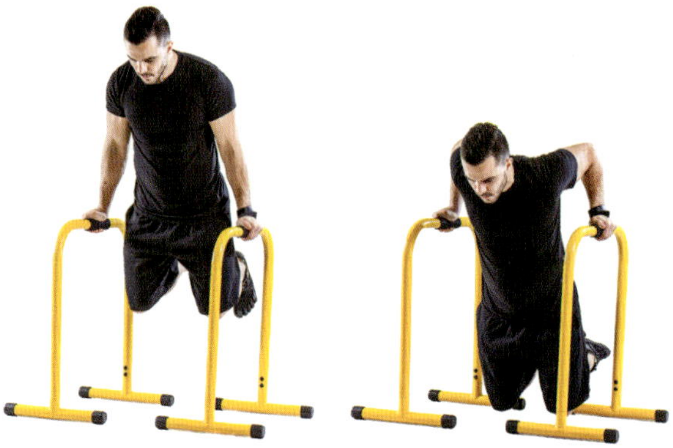

292

Dip an einer Bank mit erhöhten Füßen

Die Übung wie einen Dip an einer Bank (Nr. 290) ausführen. Dabei aber die Füße auf einer Erhöhung ablegen.

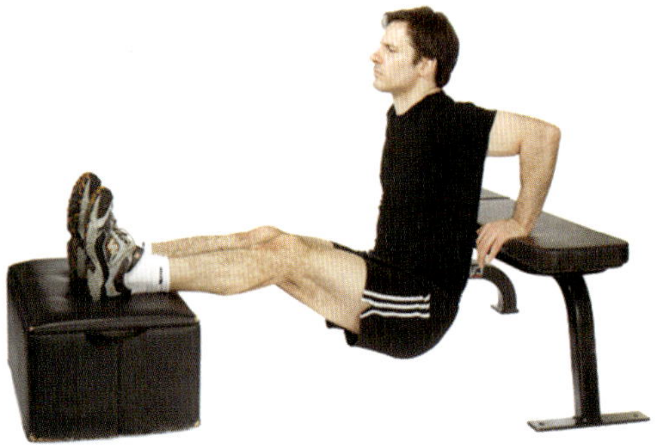

293 Dip mit Foam-Roll

Mit gestreckten Beinen auf den Boden setzen, eine Foam-Roll hinter dem Gesäß platzieren. Beide Hände auf die Rolle legen, die Finger zeigen nach vorn und die Ellbogen sind gebeugt. Aus den Beinen heraus abdrücken, die Arme strecken und die Hüfte vom Boden abheben. Die Ellbogen wieder beugen und den Körper absenken, aber nicht absetzen. Auf die Weise fortfahren. Dabei die Schulter nach hinten unten ziehen. Die Foam-Roll sollte sich während der gesamten Übung möglichst nicht bewegen.

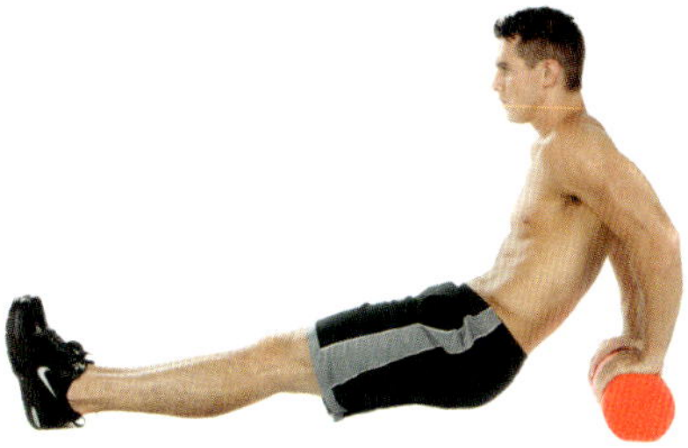

294 Einbeiniger Dip an einem Stuhl

Die Übung wie einen Dip an einer Bank (Nr. 290) ausführen, aber dabei ein Bein gestreckt anheben und parallel zum Boden halten. Die Knie bleiben dabei geschlossen. Die gewünschte Anzahl an Wiederholungen absolvieren und dann die Seite wechseln.

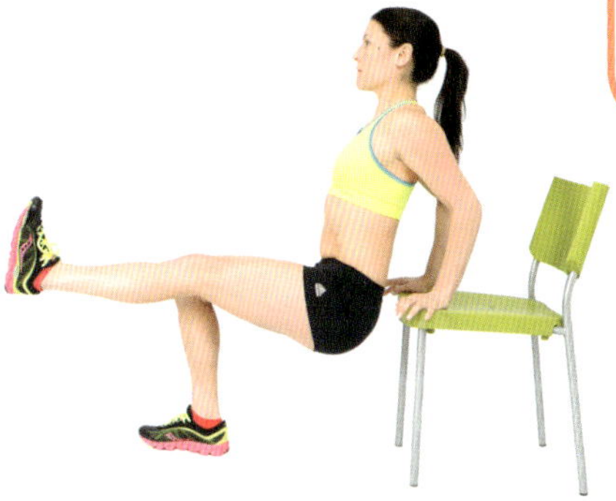

295 Dip auf dem Boden

Auf den Boden setzen und die Füße aufstellen. Die Hände seitlich auf dem Boden absetzen, die Ellbogen zeigen nach hinten und die Handgelenke stehen direkt unter den Schultern. Die Hüfte so weit vom Boden abheben, dass die Unterschenkel senkrecht stehen. Jetzt die Ellbogen beugen und wieder strecken, um den Körper abzusenken und wieder hochzudrücken, ohne dass Ihr Po beim Dip den Boden berührt.

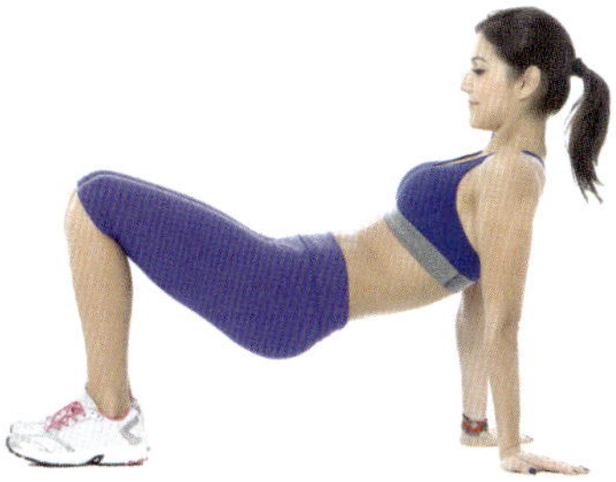

296 Einbeiniger Dip auf dem Boden

Die Übung wie einen Dip auf dem Boden (Nr. 295) ausführen, aber dabei ein Bein gestreckt anheben und so halten.

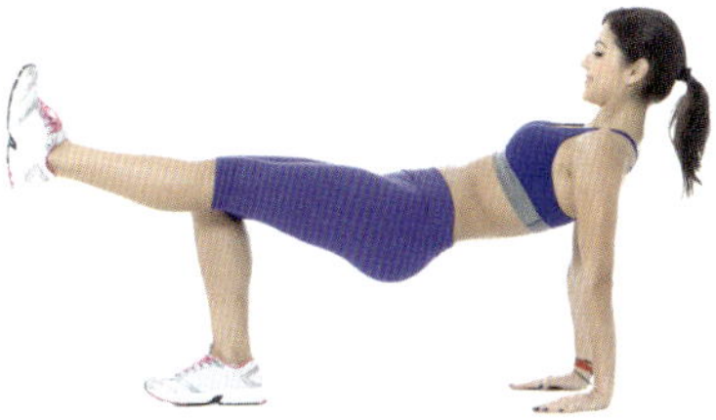

297 Dip und Kick

Einen Dip auf dem Boden (Nr. 295) ausführen, aber am höchsten Punkt der Bewegung mit einem Bein nach oben treten. Gleichzeitig versuchen, die Fußspitze mit der gegengleichen Hand zu erreichen. Die Seite wechseln und die Übung wiederholen.

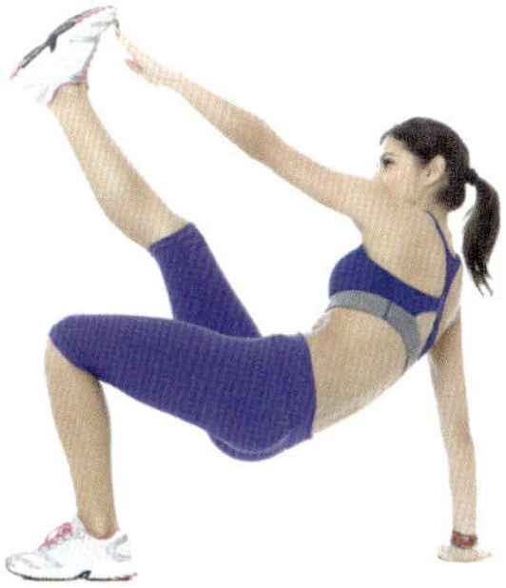

298 Tisch

Die Tisch-Übung ist unter vielen Namen geläufig: umgekehrtes Brett, rückwärtiger Stütz oder hohe Liegestützposition in Rückenlage. Als Grundübung für den Rücken kennt man sie auch im Yoga. Sie stärken damit Schultern, Arme, Handgelenke, Beine und den Rumpf. Außerdem dehnen Sie Schultern, Brust und Fußgelenke, während Sie gleichzeitig etwas für Ihre Balance und Ihre Beweglichkeit tun.

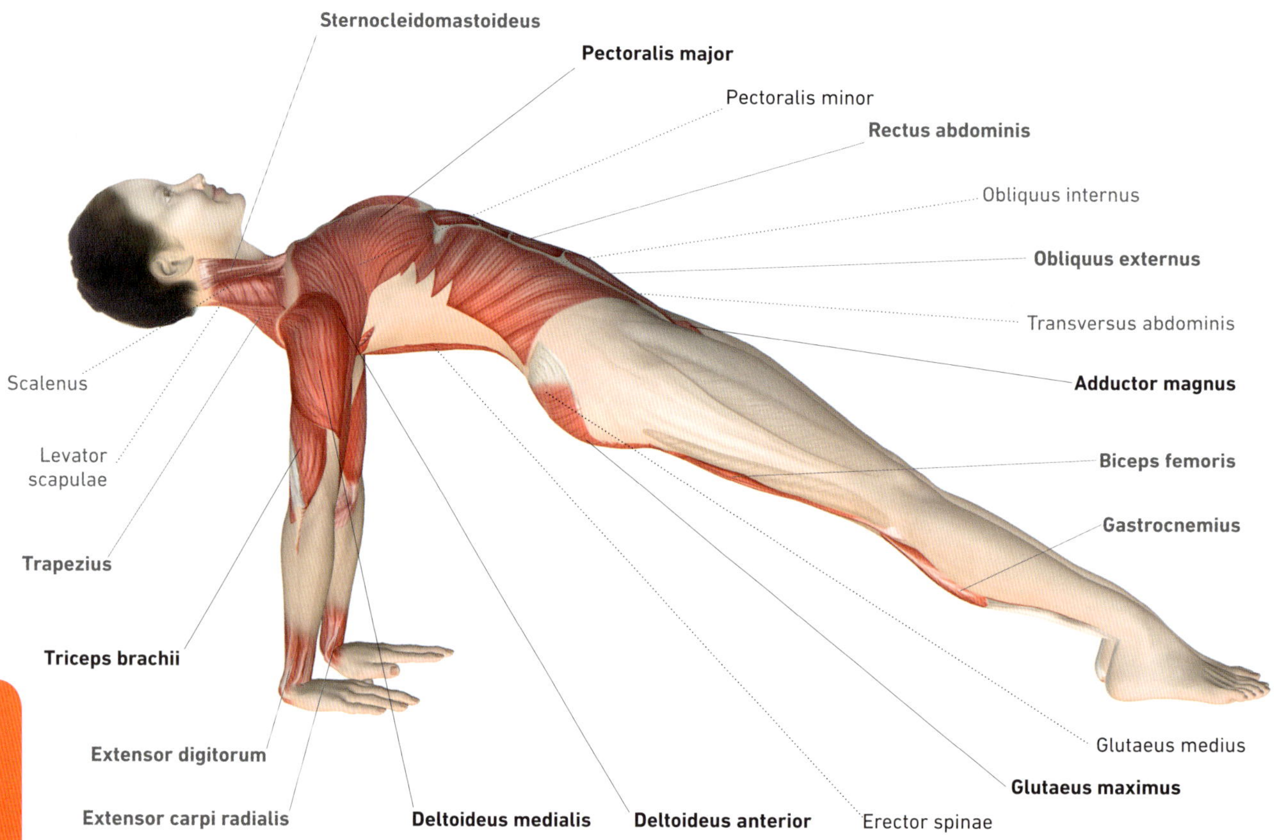

schwarz fett = primär beteiligte Muskeln
schwarz = primär beteiligte tiefe Muskeln
grau fett = sekundär beteiligte Muskeln
grau = sekundär beteiligte tiefe Muskeln

→ SO GEHT'S
Halten Sie Ihre Schultern über den Handgelenken und machen Sie Wirbelsäule, Nacken und Arme lang.

- Mit gestreckten Beinen hinsetzen. Die Handflächen auf den Boden legen, die Fingerspitzen zeigen nach vorn.
- Die Hände nach hinten bewegen, die Knie beugen und die Füße eine gute Fußlänge vom Po entfernt aufstellen.
- Aus Händen und Füßen heraus das Becken so weit hochdrücken, dass Ihr Rücken und Ihre Oberschenkel parallel zum Boden stehen, die Schultern sind genau über den Handgelenken.
- Ohne in der Hüfte abzusinken, die Beine nacheinander ausstrecken. Die Brust anheben und die Schulterblätter zusammenziehen, so das Becken noch etwas höher schieben und den Rücken leicht überstrecken. Ganz sanft den Hals lang machen und Kopf nach hinten strecken.
- Diese Position für eine vorgegebene Zeit halten und dann in die Startposition zurückkehren.

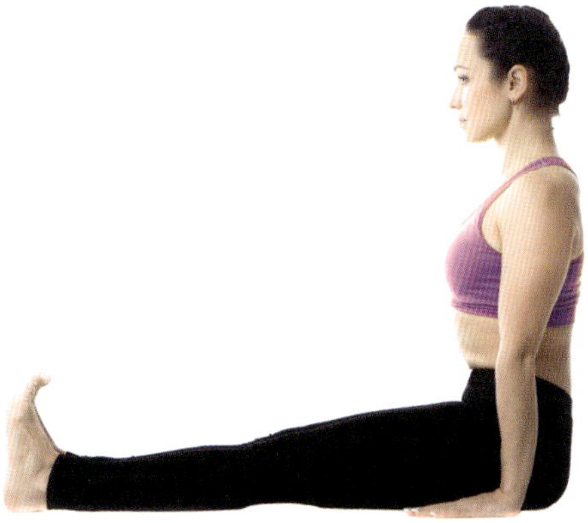

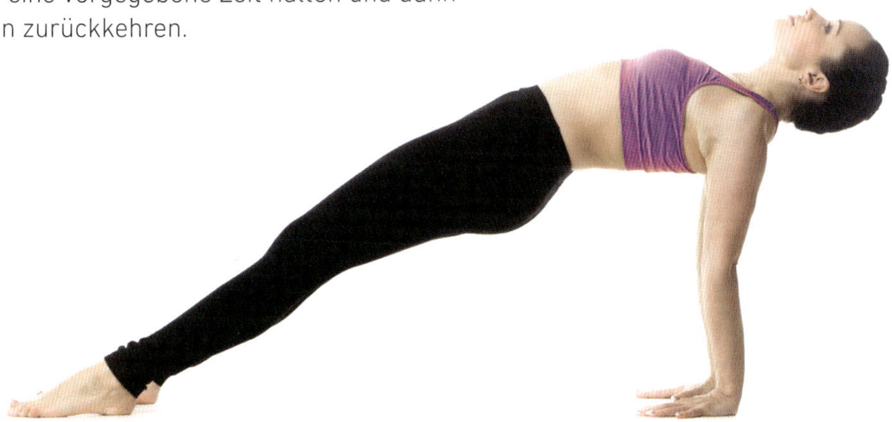

299 Tisch mit Beinanheben

Mit ausgestreckten Beinen hinsetzen. Die Hände hinter dem Gesäß seitlich aufstützen, die Fingerspitzen zeigen nach vorn. Aus den Armen heraus das Becken hochdrücken, bis Ihr Körper von den Schultern zu den Füßen eine gerade Linie bildet. Dabei die Fersen in den Boden pressen und das Gesäß anspannen. Das rechte Bein gestreckt anheben, ohne dass die Hüfte durchsackt. Das rechte Bein wieder absetzen und das linke anheben. Wechselseitig fortfahren, bis Sie die gewünschte Anzahl an Wiederholungen absolviert haben.

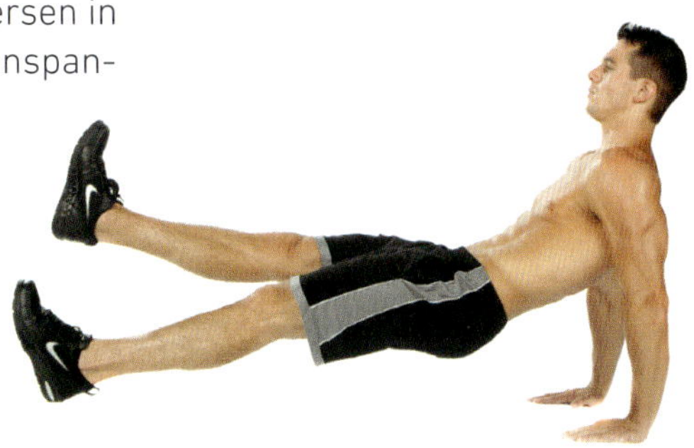

300 Tisch mit Hüftheben

Mit dem Rücken zu einem Step auf den Boden setzen und die Beine aufstellen. Die Hände auf dem Step platzieren, die Fingerspitzen zeigen nach vorn. Das Becken einige Zentimeter vom Boden abheben. Das ist die Startposition. Jetzt aus den Armen heraus das Becken hochdrücken, bis Ihr Körper von den Schultern zu den Knien eine gerade Linie bildet, die Unterschenkel stehen senkrecht. Dabei die Fersen in den Boden pressen und das Gesäß anspannen. Kurze Pause, dann den Po wieder in die Startposition absenken. Im Anschluss fortfahren, bis Sie die gewünschte Anzahl an Wiederholungen geschafft haben.

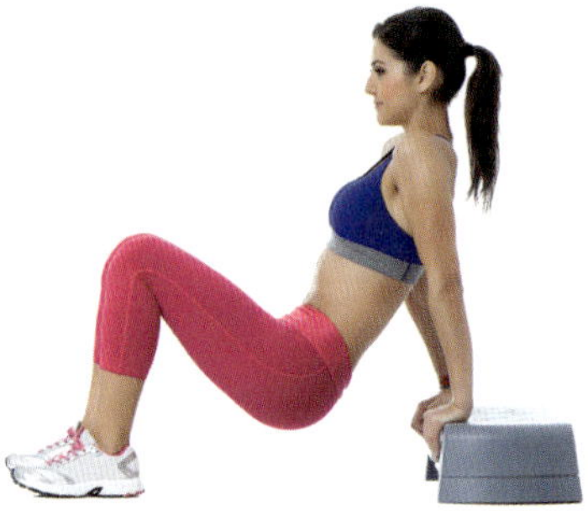

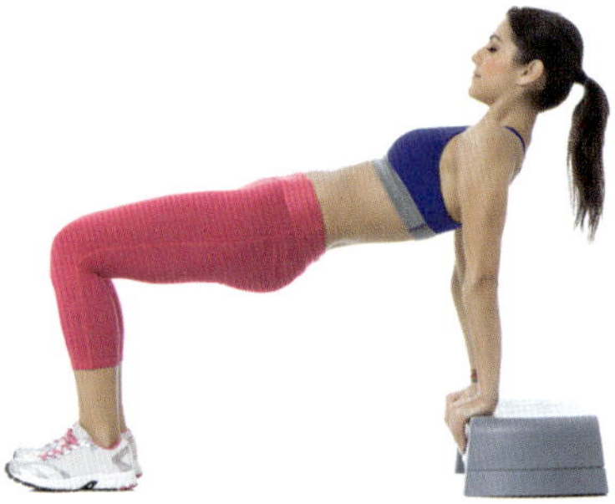

301 Marschieren im Tisch

Die Übung wie den Tisch mit Beinanheben (Nr. 299) ausführen, dabei aber die Beine nicht strecken, sondern die Knie rechtwinklig beugen. Abwechselnd je ein Knie anheben und wieder absenken, als ob Sie marschieren würden. Dabei einen Rhythmus auf vier Zähler finden, um ein gleichmäßiges Tempo einzuhalten. So lange „marschieren“, bis Sie eine vorgegebene Zeit oder die gewünschte Anzahl an Wiederholungen geschafft haben.

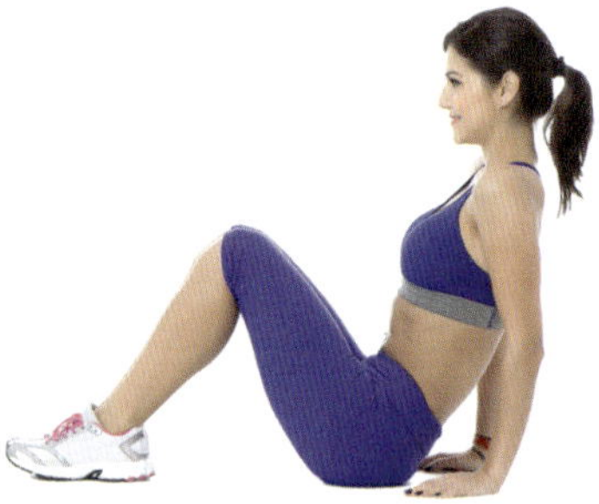

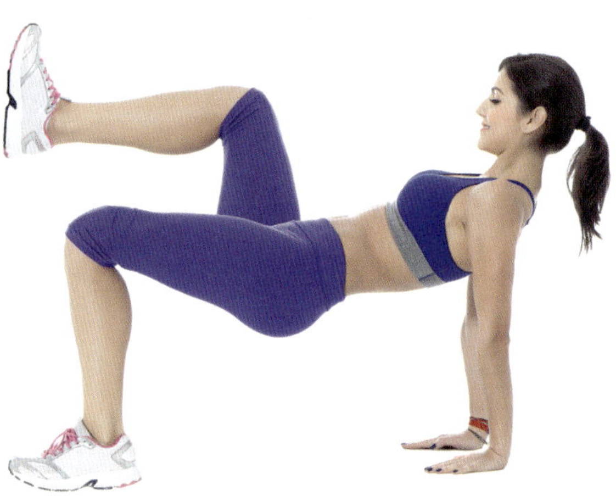

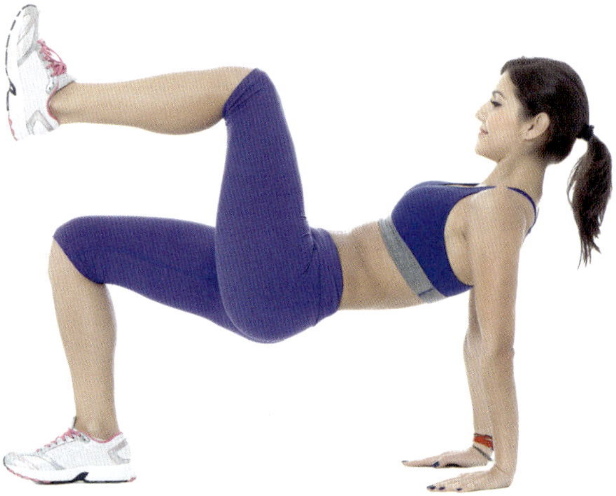

302 Unterarmstütz

Der Unterarmstütz, auch Plank oder Brett genannt, ist eine isometrische Übung, die Ihren gesamten Core-Bereich fordert. Es existieren jede Menge Versionen des Planks und sie alle werden mit gutem Grund bei Yoga und Pilates genauso trainiert wie in Fitnessstudios: Mit dieser Übung entwickeln Sie verlässlich Kraftausdauer in Ihren Bauch- und Rückenmuskeln sowie in den stabilisierenden Core-Muskeln.

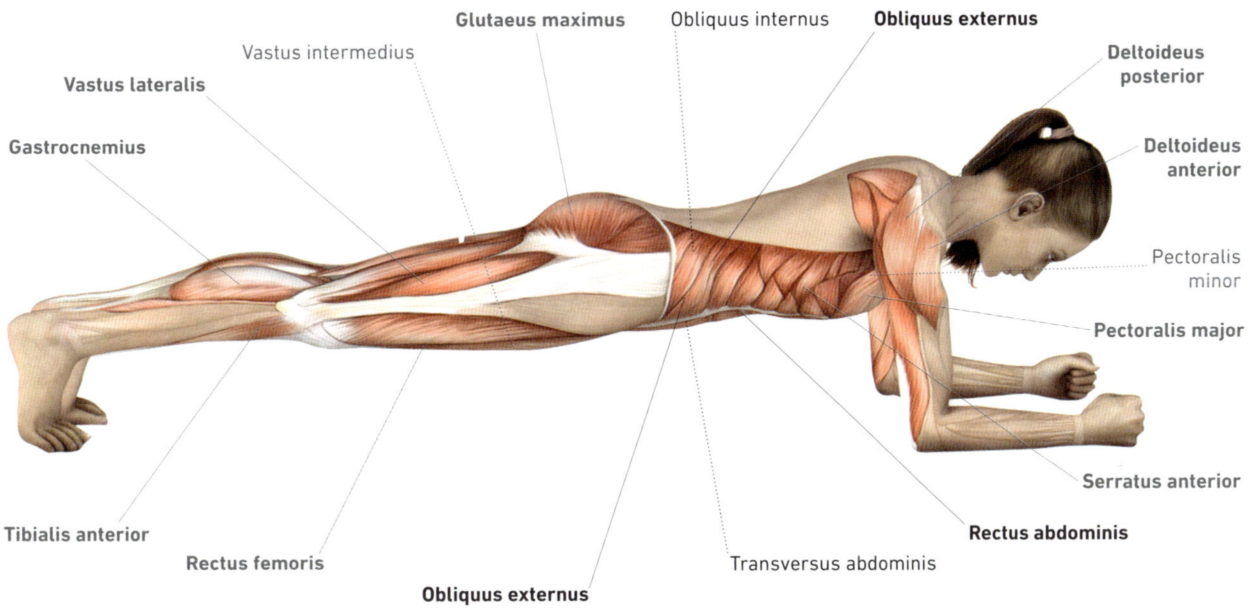

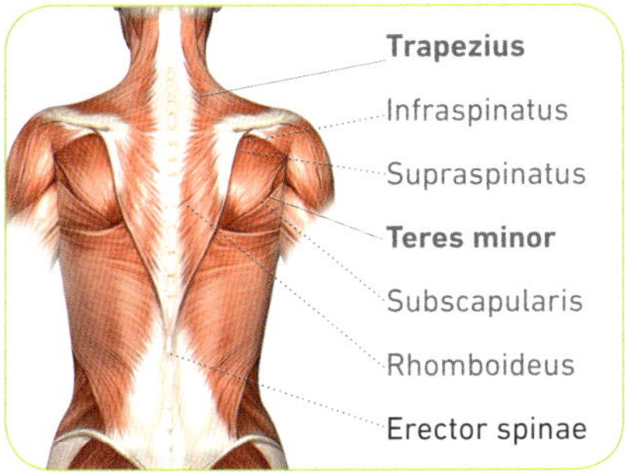

— **schwarz fett = primär beteiligte Muskeln**
⋯ schwarz = primär beteiligte tiefe Muskeln
— grau fett = sekundär beteiligte Muskeln
⋯ grau = sekundär beteiligte tiefe Muskeln

→ SO GEHT'S

Spannen Sie Ihre Bauchmuskeln fest an, damit Ihr Po nicht nach oben wandert oder absinkt.

- Mit gestreckten Beinen auf den Bauch legen. Die Arme beugen, sodass die Unterarme flach auf dem Boden liegen. Die Hände flach ablegen oder zur Faust ballen. Die Fußspitzen aufstellen.
- Die Bauchmuskulatur anspannen und das Becken hochdrücken, Ihr Körper bildet von Kopf bis Fuß eine gerade Linie. Diese Position für eine vorgegebene Zeit halten.

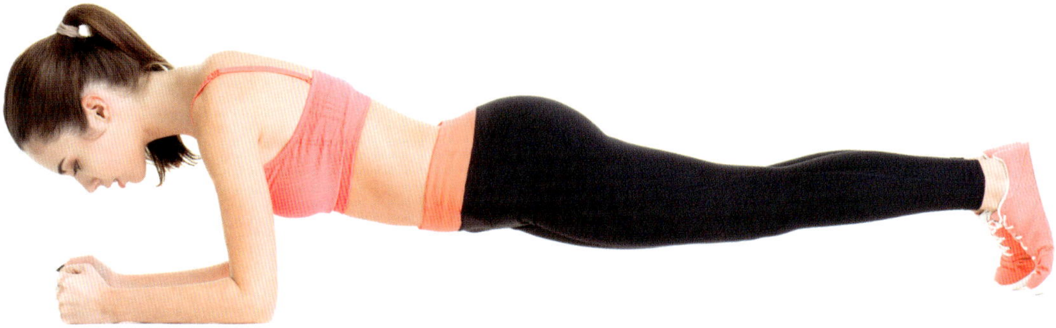

303 Unterarmstütz mit Beinheben

In einen Unterarmstütz (Nr. 302) gehen, dann die Beine wechselseitig anheben und wieder absenken. Der übrige Körper bleibt unbewegt. Die Bauchmuskeln während der gesamten Übung anspannen.

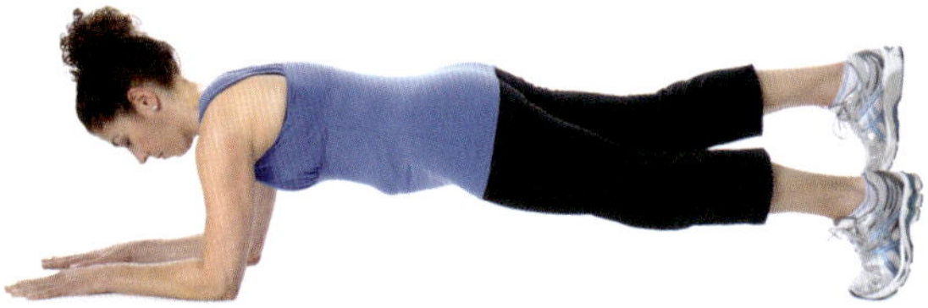

304 Unterarmstütz mit Beugen der Knie

In den Unterarmstütz (Nr. 302) gehen. Den Rücken parallel zum Boden und die Hüften auf einer Höhe halten. Jetzt ein Knie in Richtung Boden beugen, dabei einatmen. Das Bein wieder strecken, dabei ausatmen. Wechselseitig die Knie beugen und strecken, bis Sie die gewünschte Anzahl an Wiederholungen absolviert haben.

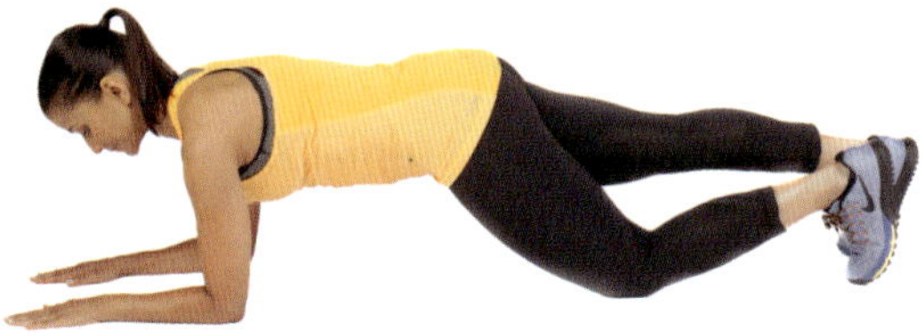

305 Chaturanga

Aus der hohen Brettposition (Nr. 314) mit leicht nach innen gedrehten Beinen den Körper zum Boden absenken, bis die Oberarme parallel zur Wirbelsäule stehen. Der Körper bildet eine gerade Linie von den Schultern zu den Fersen, dazu den Bauchnabel zur Wirbelsäule ziehen.

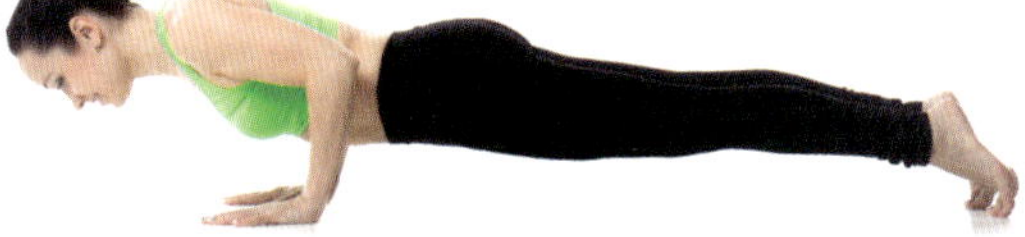

306 Unterarmstütz am Schlingentrainer

Bäuchlings hinlegen, die Ellbogen sind auf einer Linie mit den Schultern und die Unterarme liegen flach auf dem Boden. Die Füße mit dem Spann in den Schlaufen eines Schlingentrainers platzieren. Mit angespannter Core-Muskulatur die Füße in die Schlaufen pressen und den Körper in einen Unterarmstütz (Nr. 302) hochdrücken. So lange in dieser Position bleiben, wie Sie einen sauberen Unterarmstütz halten können.

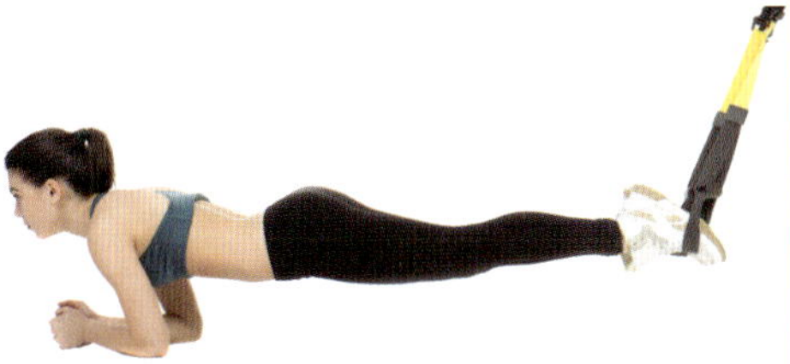

307 Spiderman-Unterarmstütz

In den Unterarmstütz (Nr. 302) gehen. Das linke Knie zum linken Ellbogen ziehen, dabei den Körper in einer geraden Linie halten. Die Position kurz halten, dann das Bein wieder strecken und die Bewegung mit dem rechten Bein ausführen. Wechselseitig fortfahren.

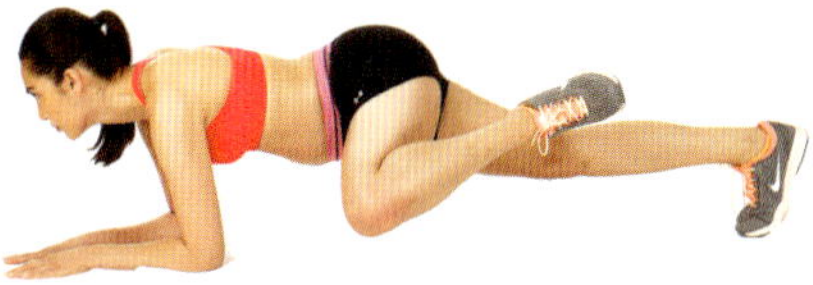

308 Unterarmstütz mit seitlichem Armstrecken

In den Unterarmstütz (Nr. 302) gehen. Die Bauchmuskeln anspannen, den linken Arm gestreckt zur Seite anheben. Die Position eine Zeit lang halten, dann zurück in die Startposition. Den Arm wechseln und die Übung erneut ausführen.

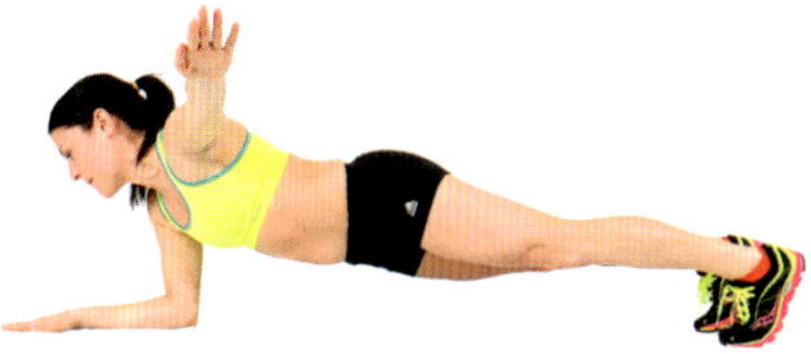

309 Armsteigen

Einen Unterarmstütz (Nr. 302) einnehmen. Dann die rechte Handfläche unterhalb der Schulter aufsetzen. Die linke Handfläche ebenfalls aufsetzen und den Körper in die hohe Brettposition (Nr. 314) hochdrücken. Auf den rechten Unterarm absenken, dann auch auf den linken, zurück in den Unterarmstütz. Die gewünschte Anzahl an Wiederholungen absolvieren, dabei eine möglichst gleichmäßige Bewegung beibehalten.

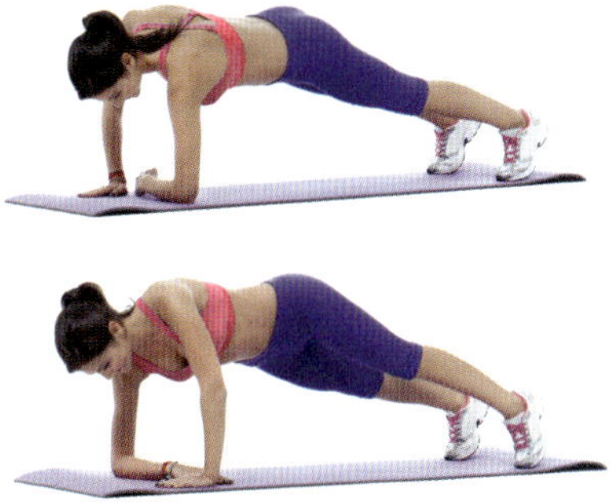

310 Unterarmstütz auf einem Gymnastikball

Einen Unterarmstütz (Nr. 302) einnehmen, die Unterarme liegen auf einem Gymnastikball. Eine lange gerade Linie von den Schultern bis zu den Fußgelenken bilden. Diese Position so lange halten, wie Sie können.

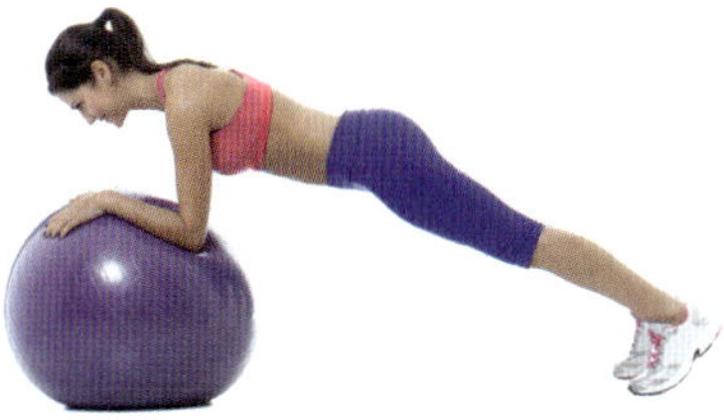

311 Unterarmstütz auf einem Gymnastikball und Beinheben mit Miniband

Ein Miniband um die Fußgelenke legen und in einen Unterarmstütz gehen, die Unterarme liegen auf einem Gymnastikball und die Bauchmuskeln sind angespannt. Ausatmen und das rechte Bein anheben. Den Körper lang machen, während sich das Gewicht von den Armen auf den linken Fuß verlagert. Den rechten Fuß wieder absetzen. Nach Absolvierung aller Wiederholungen das Bein wechseln.

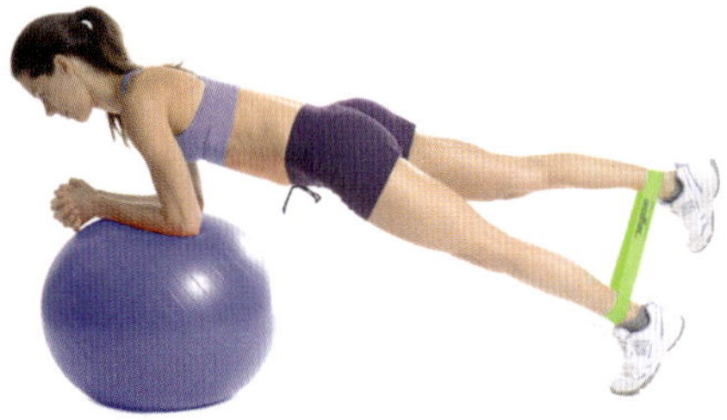

312 Spiderman-Unterarmstütz auf einem Bosu-Ball

Auf der gewölbten Seite eines Bosu-Balls in einen Unterarmstütz (Nr. 302) gehen. Das linke Knie zum linken Ellbogen ziehen. Kurz halten, dann das Bein wieder strecken und absetzen. Die Übung mit dem rechten Bein erneut ausführen. Darauf achten, dass der Körper die ganze Zeit über eine gerade Linie bildet. Wechselseitig so lange fortfahren, wie Sie die Übung sauber ausführen können.

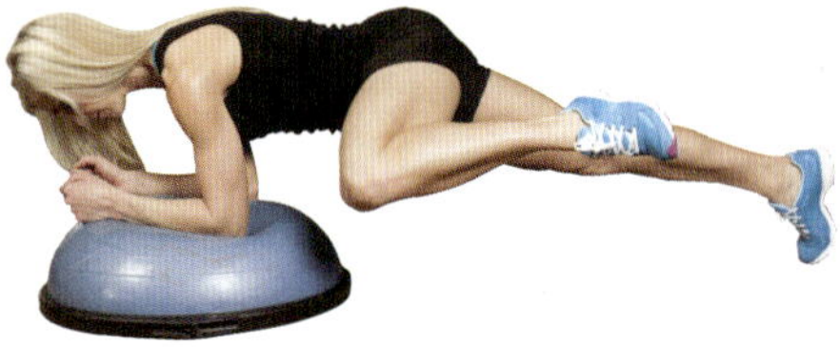

313 Roll-down in den Unterarmstütz

Gerade hinstellen, das Gewicht ist gleichmäßig auf beide Füße verteilt. In der Hüfte vorbeugen und die Hände vor den Füßen flach auf den Boden setzen. Mit den Händen nach vorn in einen Unterarmstütz (Nr. 302) laufen, Ihr Körper bildet jetzt eine gerade Linie von den Schultern zu den Fersen. Mit den Schultern drei Dips ausführen, die Arme bleiben unbewegt. Dann auf den Händen zurücklaufen und wieder in die Startposition aufrichten. Zügig alle Wiederholungen absolvieren.

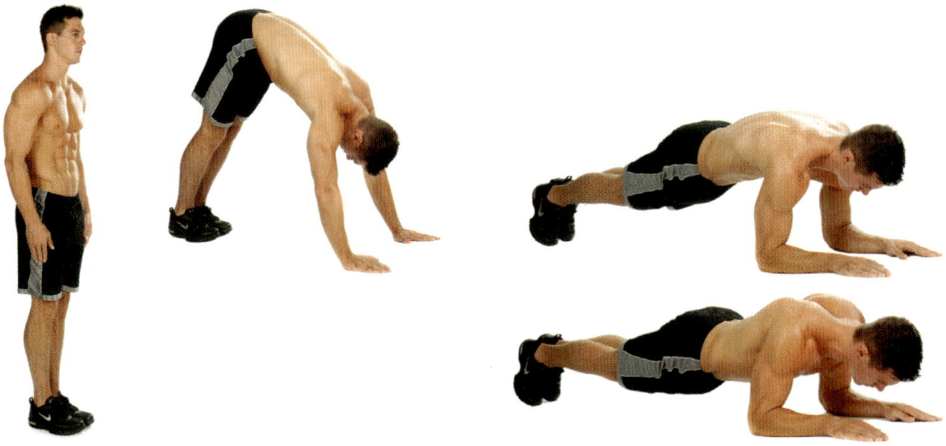

314 Hohes Brett

Das hohe Brett ist nichts anderes als die hohe Liegestützposition – Sie stützen Ihren geraden Körper auf gestreckten Armen und Beinen. Wie schon beim Liegestütz ist diese Position der Ausgangspunkt für zahlreiche Power-Übungen und auch im Yoga bewegen Sie sich aus dieser Stellung heraus in viele andere Positionen.

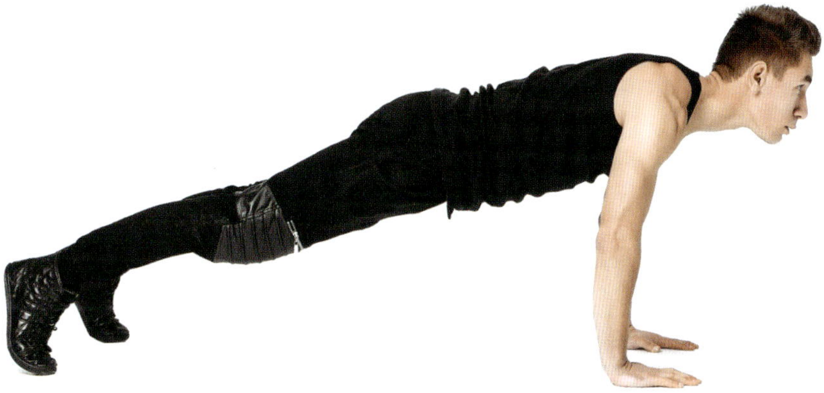

- In einen Vierfüßlerstand gehen, die Handflächen mit gestreckten Armen schulterbreit auf den Boden setzen.
- Die Beine strecken und die Fußspitzen aufstellen, der ganze Körper bildet eine gerade Linie. Diese Position so lange halten, wie Sie können.

315 Hohes Brett mit Beinheben

Die hohe Brettposition (Nr. 314) einnehmen: Die Schultern stehen genau über den Händen und der Körper bildet eine gerade Linie. Das linke Bein gestreckt zur Decke heben. Das Bein wieder in die Startposition absenken und dann das rechte Bein anheben.

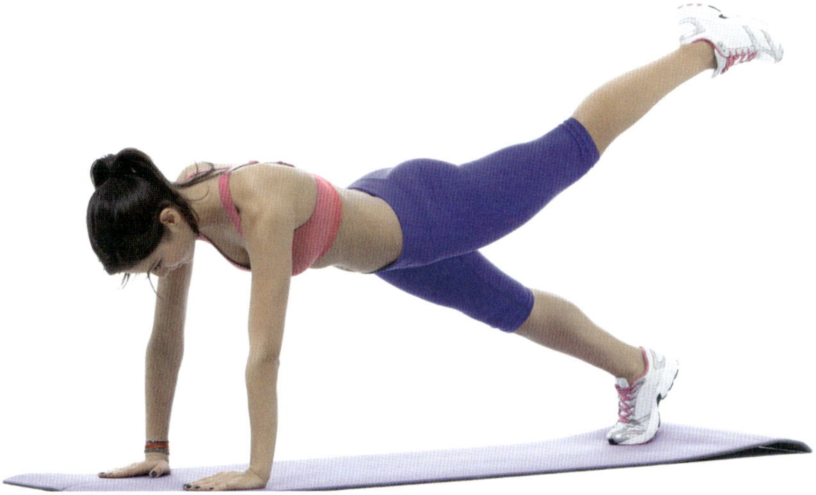

316 Hohes Brett mit Knieanziehen

Die hohe Brettposition (Nr. 314) einnehmen: Die Schultern stehen genau über den Händen und der Körper bildet eine gerade Linie. Das rechte Bein in Richtung Brust ziehen. In die Startposition zurückkehren und das linke Knie anziehen.

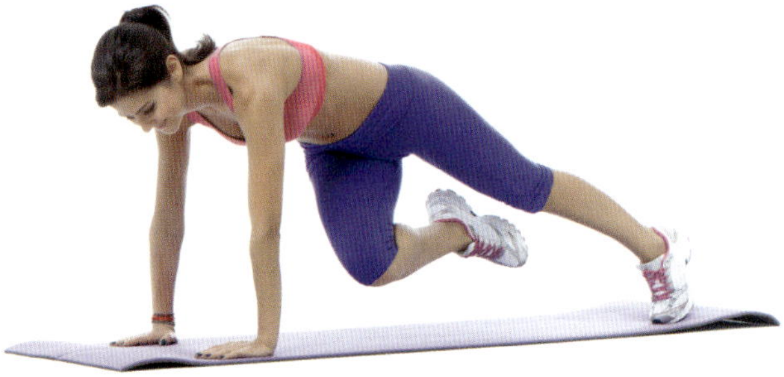

317 Roll-down in die hohe Brettposition

Die Übung wie den Roll-down in den Unterarmstütz (Nr. 313) ausführen, stattdessen aber in die hohe Brettposition (Nr. 314) gehen.

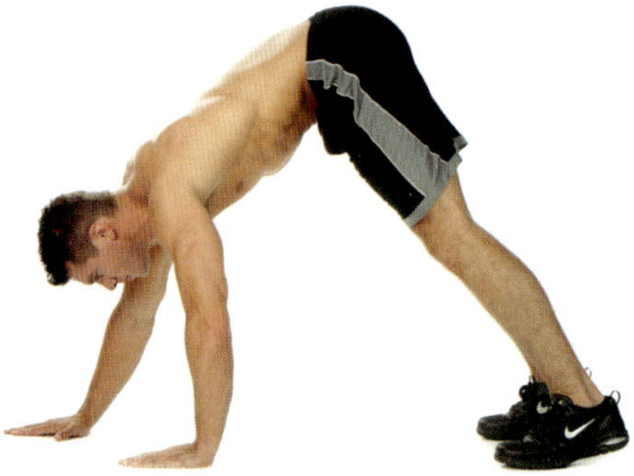

318 Hohes Brett mit Knieanziehen und Beinheben

Die hohe Brettposition (Nr. 314) einnehmen: Die Schultern stehen über den Händen und der Körper bildet eine gerade Linie. Das linke Knie zur Brust führen, dabei den Fuß anziehen. Den Körper vorschieben, sodass Ihr Kopf vor den Händen steht und der rechte Fuß gestreckt wird. Das linke Bein wieder strecken, den Kopf zwischen die Arme absenken und das Gesäß nach hinten oben schieben. Das linke Bein gestreckt zur Decke heben, auch den Fuß strecken.

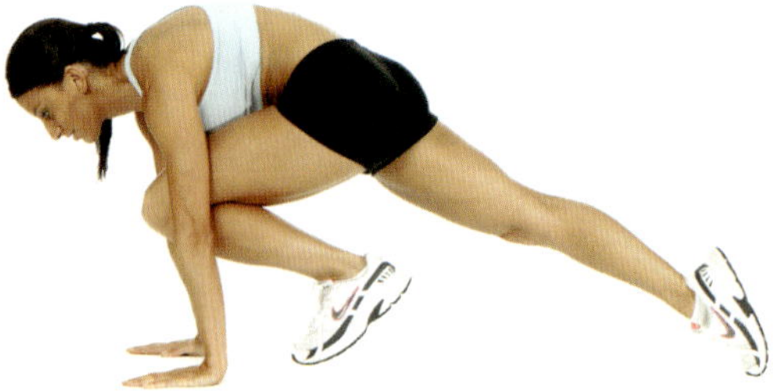

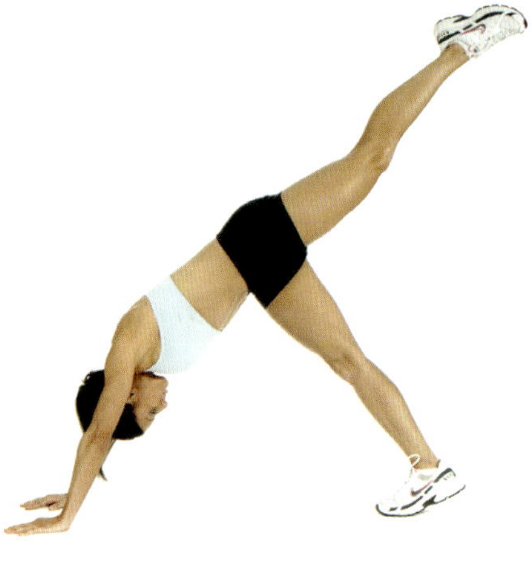

319 Hohes Brett auf einem Gymnastikball

Diese Form des Bretts auf einem Gymnastikball ist etwas leichter als die Variante auf den Unterarmen. Dennoch ist auch diese Übung sehr effektiv – sie hilft Ihnen, die Muskeln in Core, Rücken, Schultern und Brust zu kräftigen und zu stabilisieren. Außerdem ist sie die Basis für viele weitere Versionen des Bretts und bereitet Sie auf Übungen mit höherer Intensität vor.

→ SO GEHT'S

Fordern Sie sich selbst – und verkleinern Sie die Auflagefläche Ihrer Beine. Je weniger Ihre Beine von dem Gymnastikball gestützt werden, desto schwerer wird die Übung.

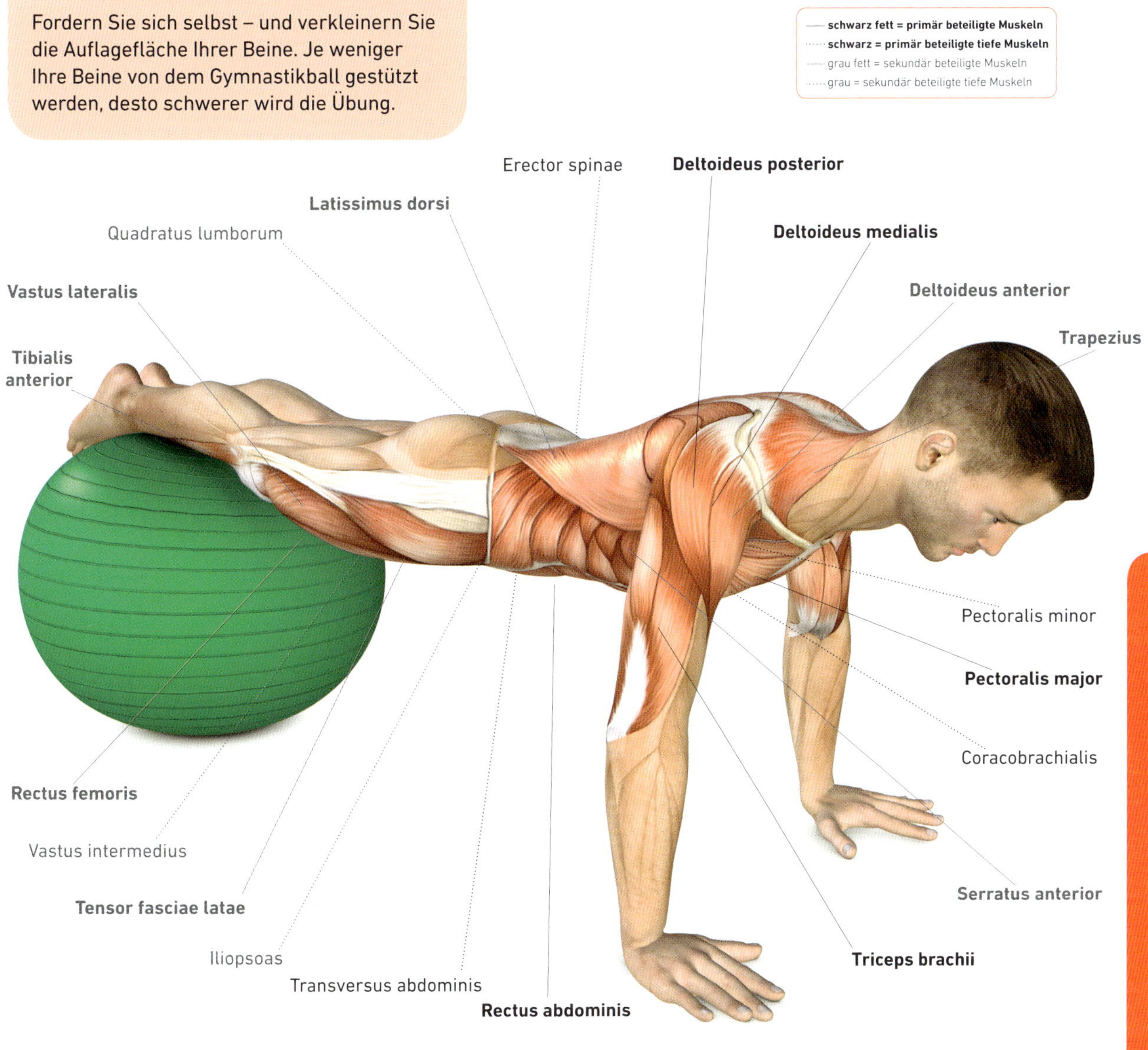

- In einen Vierfüßlerstand gehen. Die Beine nacheinander anheben und mit Fußspann und Schienbein auf einem Gymnastikball ablegen.
- Den Ball nach hinten rollen, um die Knie anzuheben und zu strecken, sodass Ihr Körper von den Schultern zu den Füßen eine gerade Linie bildet. So lange in dieser Position bleiben, wie Sie sie sauber halten können.

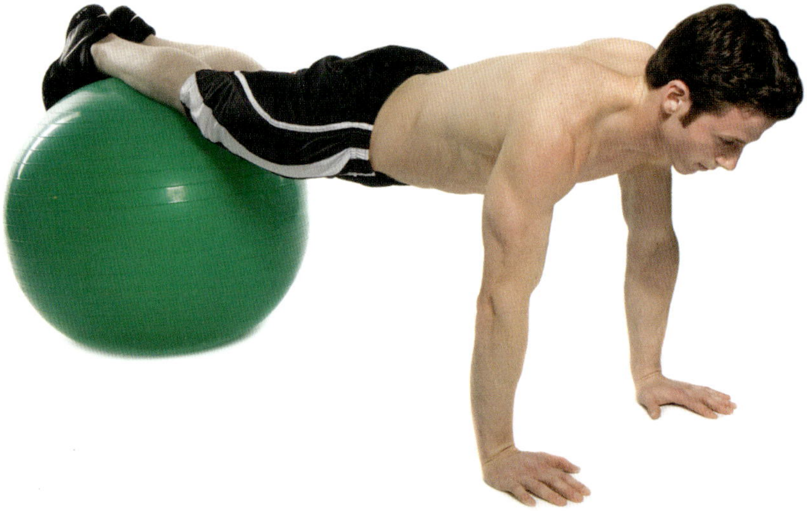

320 Kreislauf auf den Händen

Die hohe Brettposition auf einem Gymnastikball (Nr. 319) einnehmen. Die linke Hand vom Boden lösen und nach links versetzen. Die rechte Hand nachziehen und auf diese Weise in einem Kreis bewegen. Eine Viertelumdrehung absolvieren und dann in die Startposition zurückwandern. Dann die ganze Sequenz nach rechts wiederholen.

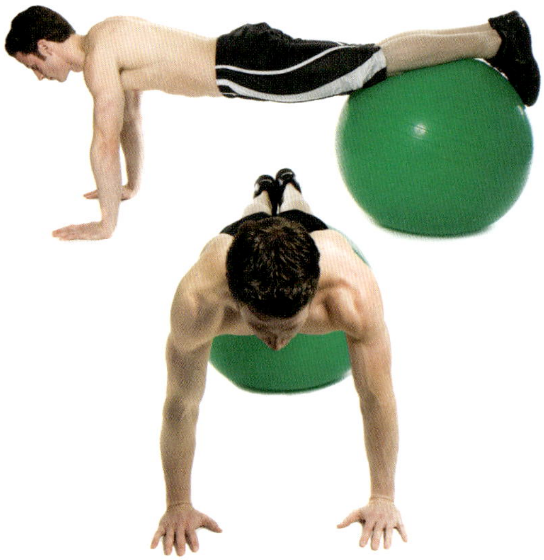

321 Auf den Händen gehen

Bäuchlings auf einen Gymnastikball legen, sodass sich Ihre Hüfte mittig auf dem Ball befindet. Mit beiden Armen auf dem Boden abstützen: Die Hände stehen genau unter den Schultern. Jetzt langsam eine Hand nach der anderen nach vorn setzen und mit den Beinen über den Ball rollen, bis die Füße ihn erreicht haben.

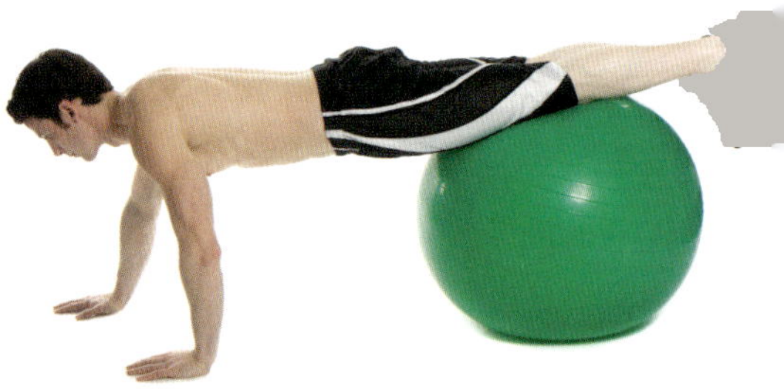

322 Skilauf auf einem Gymnastikball

Bäuchlings auf einen Gymnastikball legen. Mit beiden Armen auf dem Boden abstützen und so weit nach vorn wandern, dass Ihre Oberschenkel auf dem Ball liegen. Ohne die Position der Hände zu verändern, in einer schnellen Bewegung den Rumpf nach links drehen, sodass Ihre Beine aufeinanderliegen. In die Startposition zurückkehren und die Übung mit einer Rumpfdrehung nach rechts wiederholen.

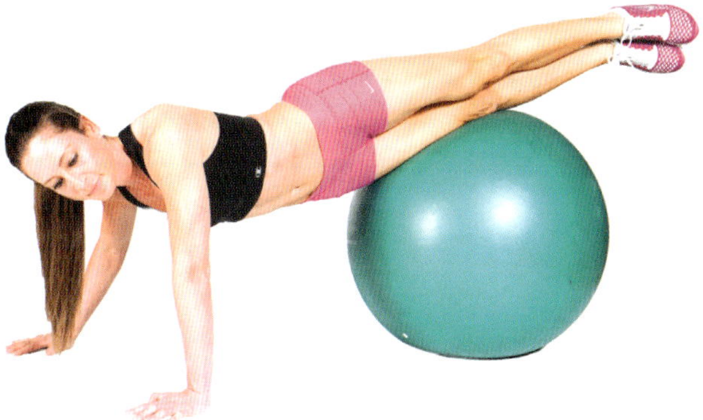

323 Hohes Brett auf einem Gymnastikball mit seitlichem Beinheben

Die hohe Brettposition auf einem Gymnastikball (Nr. 319) einnehmen. Dann ein Bein vom Ball lösen und gestreckt zur Seite und nach unten bewegen. Das Bein wieder auf dem Ball ablegen und die Übung mit dem anderen Bein erneut ausführen.

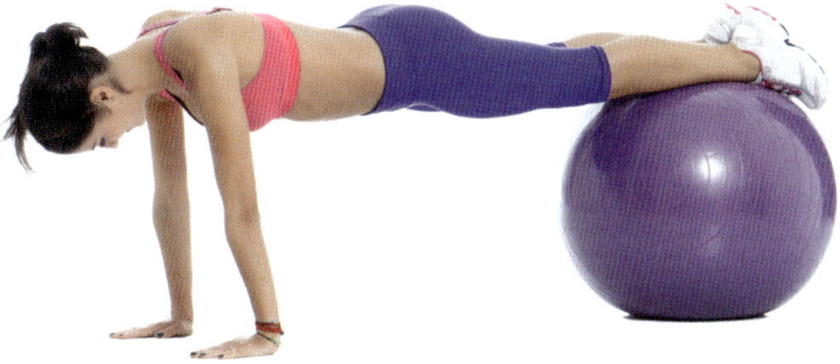

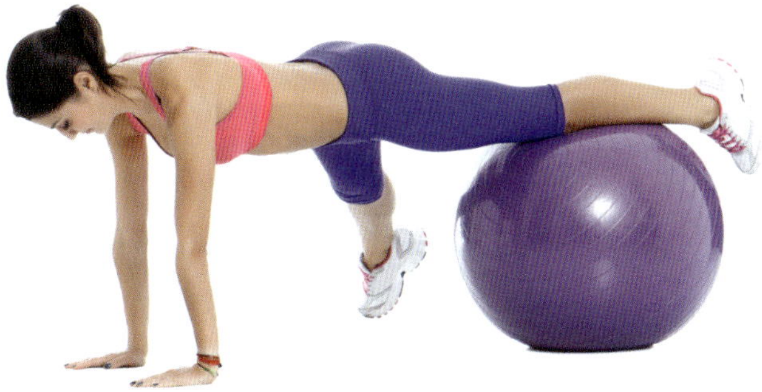

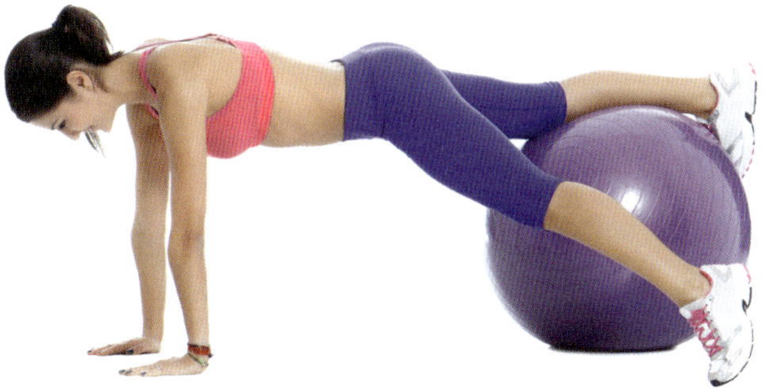

324 Seitstütz

Der Seitstütz ist eine tolle Übung, um Ihre Körpermitte in Form zu bringen und gleichzeitig Ihre Kraft im unteren Rücken zu steigern. Die besten Resultate erzielen Sie, wenn Sie den Seitstütz sauber für mindestens eine Minute halten – und insgesamt je drei Sätze auf beiden Seiten absolvieren. Sobald Sie das gemeistert haben, können Sie auch eine der vielen Seitstützvarianten in Ihr Core-Training integrieren.

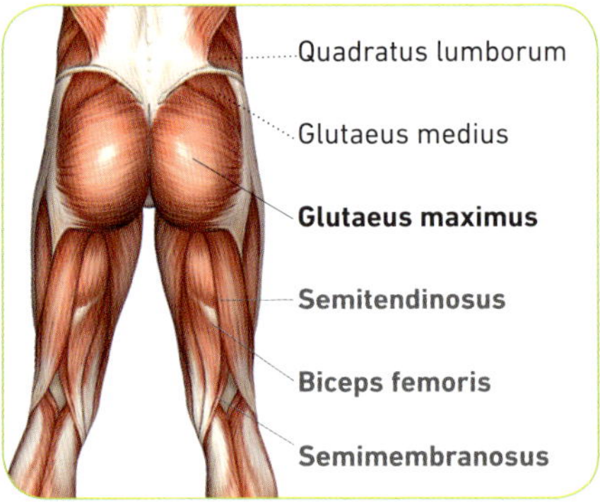

→ SO GEHT'S
Halten Sie Ihre Core-Muskulatur die ganze Zeit über angespannt.

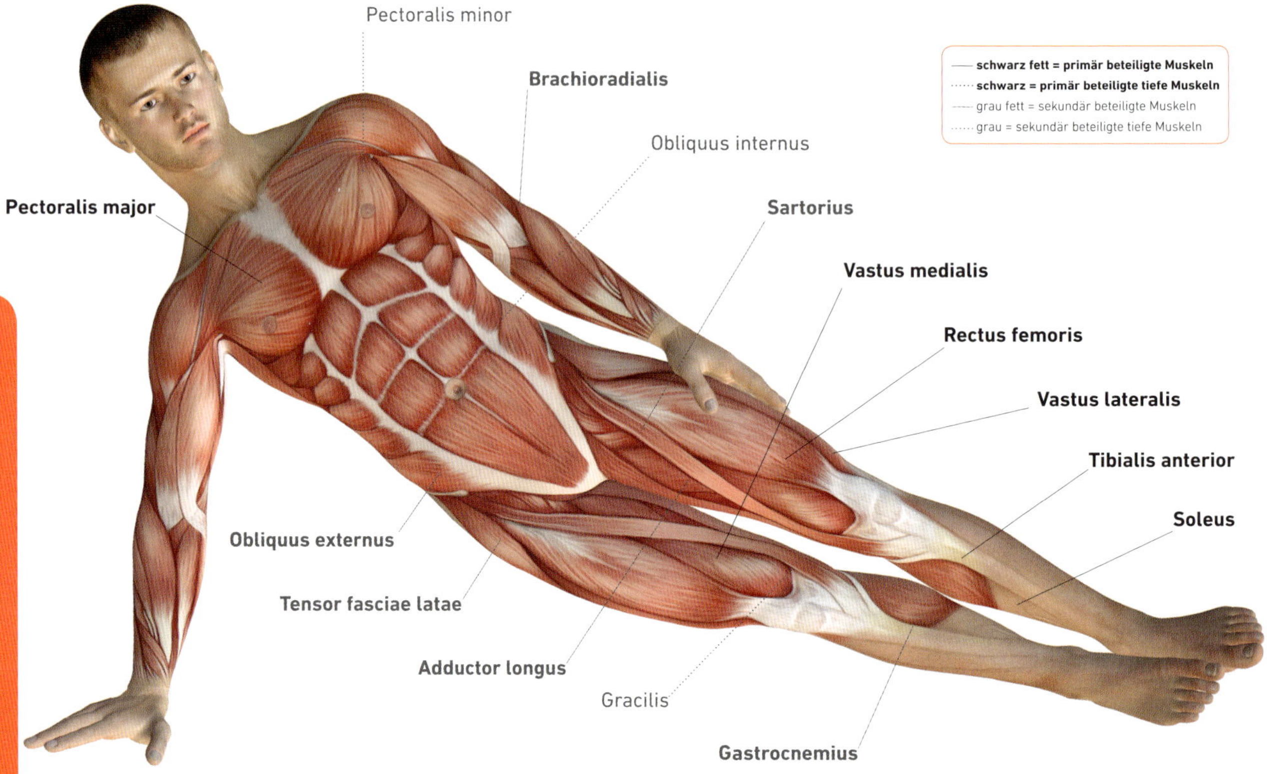

—— **schwarz fett = primär beteiligte Muskeln**
······ schwarz = primär beteiligte tiefe Muskeln
----- grau fett = sekundär beteiligte Muskeln
······ grau = sekundär beteiligte tiefe Muskeln

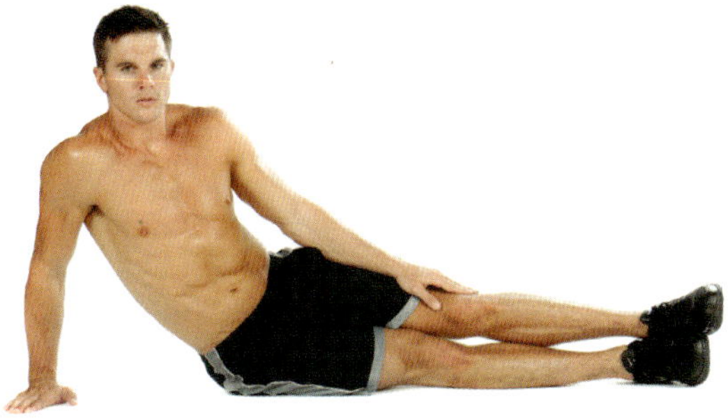

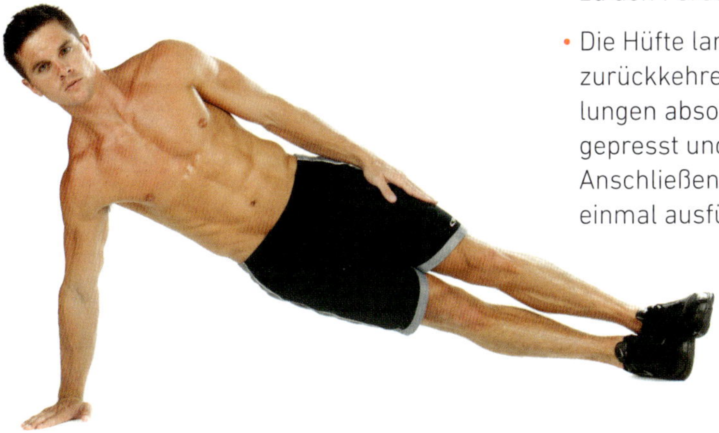

- Auf die rechte Körperseite legen. Den Oberkörper aufrichten und mit der rechten Hand unter der Schulter abstützen. Den linken Arm auf dem linken Bein ablegen. Die aufeinanderliegenden Beine fest zusammenpressen und die Füße anziehen. Den Bauchnabel zur Wirbelsäule ziehen.
- Die rechte Hand in den Boden pressen und die Hüfte so weit anheben, dass Ihr Körper von den Schultern zu den Fersen eine gerade Linie bildet.
- Die Hüfte langsam absenken und in die Startposition zurückkehren. Die gewünschte Anzahl an Wiederholungen absolvieren. Dabei die Beine fest zusammengepresst und die Gesäßmuskeln angespannt halten. Anschließend die Übung zur anderen Seite noch einmal ausführen.

325 Unterarm-Seitstütz

Auf die rechte Körperseite legen. Den rechten Unterarm aufstützen, der Ellbogen befindet sich genau unter der Schulter. Die linke Hand in die Hüfte stützen. Den rechten Unterarm in den Boden pressen und die Hüfte so weit anheben, dass Ihr Körper eine gerade Linie bildet. Dabei die Beine fest zusammengepresst und die Gesäßmuskeln angespannt halten. Die Hüfte langsam wieder absenken. Die gewünschte Anzahl an Wiederholungen absolvieren. Anschließend die Übung zur anderen Seite erneut ausführen.

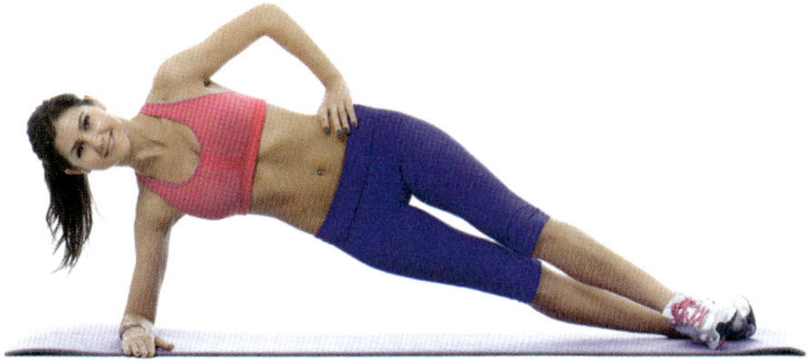

326 Unterarm-Seitstütz auf einem Step

Mit den Füßen auf einem Step einen Unterarm-Seitstütz (Nr. 325) absolvieren.

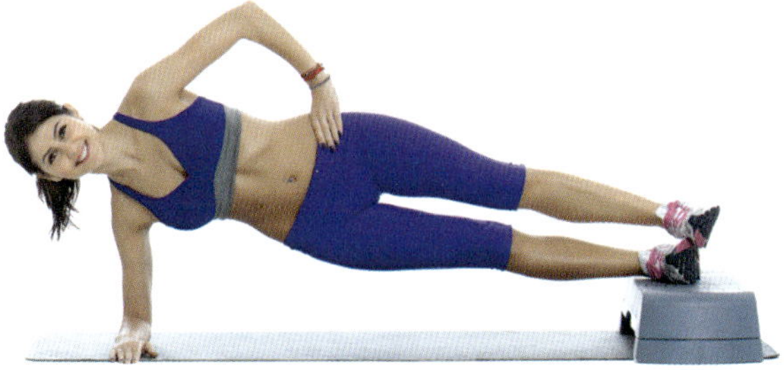

327 Unterarm-Seitstütz mit Knieanziehen

Einen Unterarm-Seitstütz (Nr. 325) einnehmen. Das obere Knie rechtwinklig beugen und wieder strecken. Die Übung auch auf der anderen Körperseite ausführen.

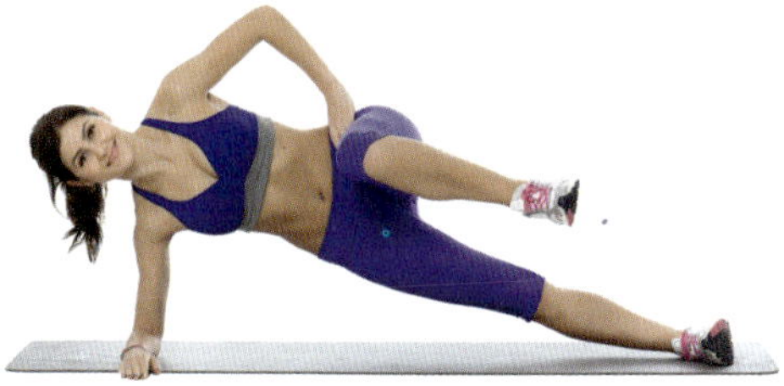

328 Unterarm-Seitstütz mit Berühren der Zehen

In einen Unterarm-Seitstütz (Nr. 325) gehen. Dann das untere Bein schräg nach oben anheben. Gleichzeitig den oberen Arm ausstrecken und mit den Fingern die Fußspitze des angehobenen Beins berühren. Die Übung auf der anderen Seite wiederholen.

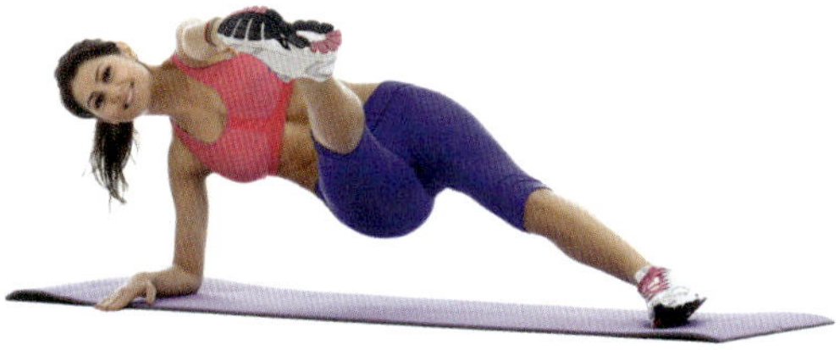

329 Beinheben in Seitenlage

Mit der rechten Hand hinter dem Kopf auf die rechte Körperseite legen. Den gestreckten linken Arm auf dem Körper ablegen. Mit geschlossenen Füßen beide Beine gleichzeitig anheben. Die Übung auch auf der linken Körperseite ausführen.

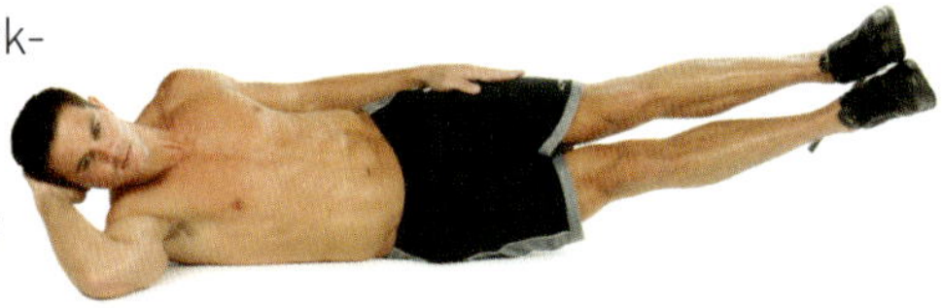

330 Beinspreizen in Seitenlage

Auf die rechte Körperseite legen, den Oberkörper etwas aufrichten und auf dem rechten Unterarm abstützen. Mit der linken Hand eine Kurzhantel fassen und den Arm gestreckt auf die linke Körperseite legen. Jetzt das linke Bein anheben und wieder in die Startposition absenken. Die gewünschte Anzahl an Wiederholungen absolvieren. Anschließend die Übung zur anderen Seite noch einmal ausführen.

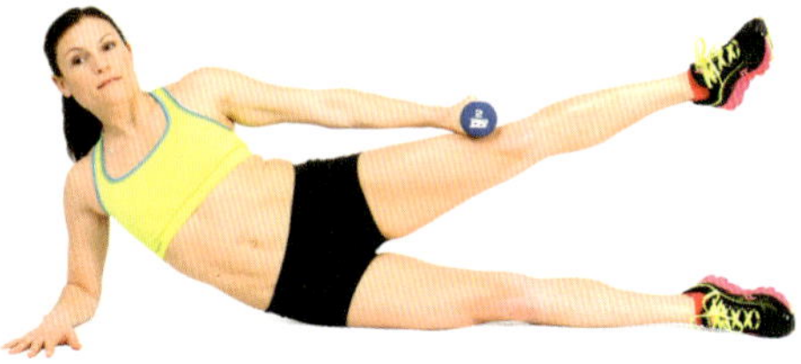

331 Vom Beinspreizen in Seitenlage in den Unterarm-Seitstütz

Das Beinspreizen in Seitenlage (Nr. 330) ausführen, aber bei der Rückkehr in die Startposition die Hüfte anheben und einen Unterarm-Seitstütz (Nr. 325) einnehmen, dann erst in die Startposition absenken. Die Übung auf der anderen Seite wiederholen.

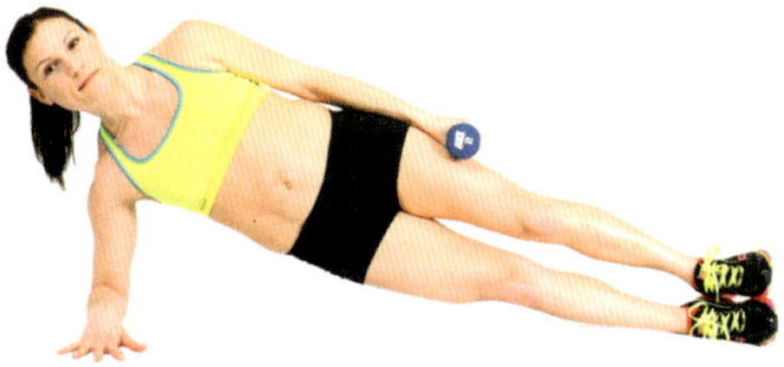

332 T-Stabilisation

Diese Übung ist eine Variation des hohen Bretts für Fortgeschrittene. Mit ihr sprechen Sie die geraden und schrägen Bauchmuskeln und die Muskeln in Hüfte und unterem Rücken an. Sie trägt außerdem dazu bei, dass Sie Ihre Balance und Ihre Koordination verbessern.

→ SO GEHT'S

Spannen Sie die Core-Muskeln an, halten Sie Ihren Körper in einer geraden Linie und vermeiden Sie es, Ihren Rücken zu runden oder zu überstrecken.

- schwarz fett = primär beteiligte Muskeln
- schwarz = primär beteiligte tiefe Muskeln
- grau fett = sekundär beteiligte Muskeln
- grau = sekundär beteiligte tiefe Muskeln

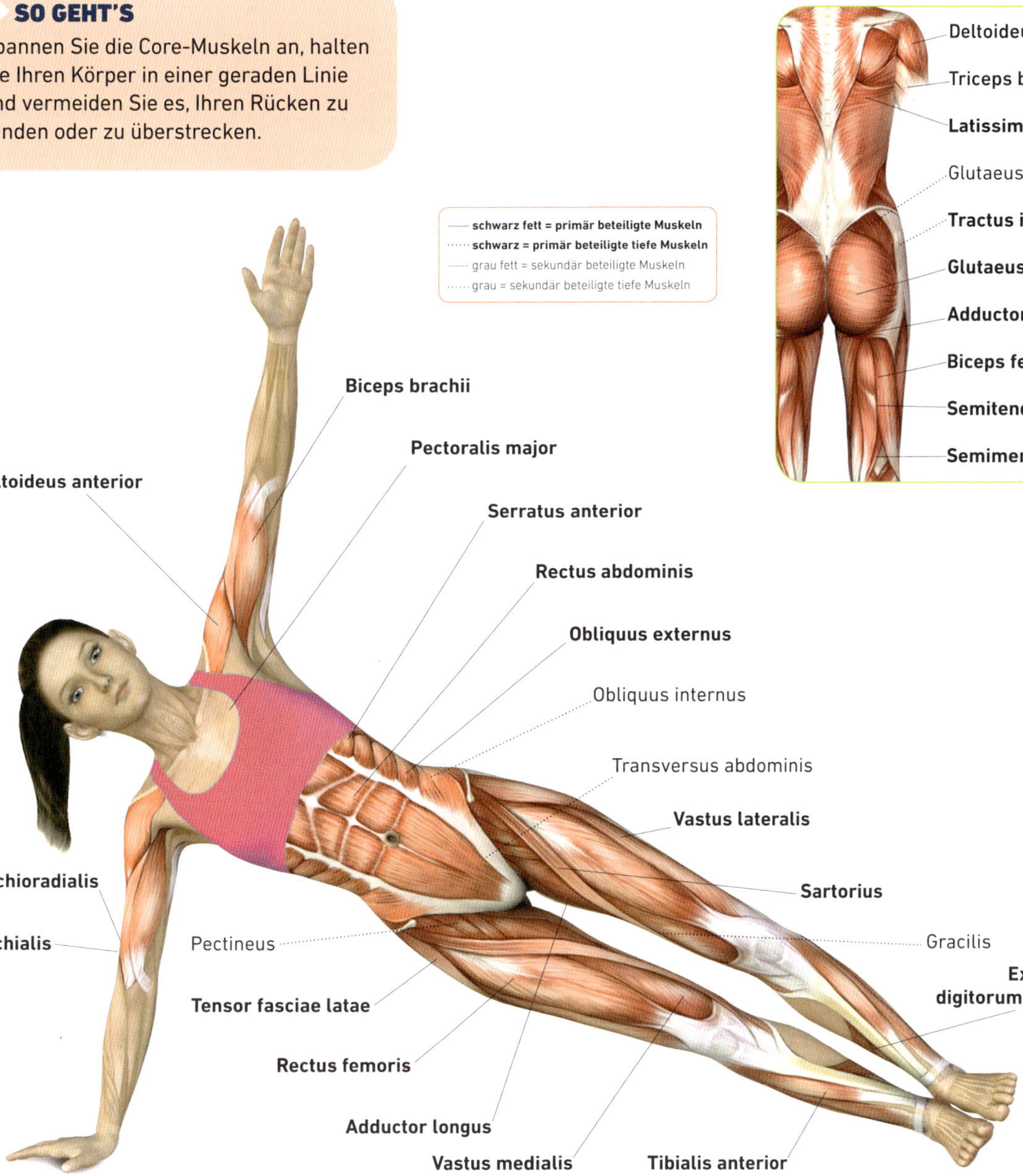

- In eine hohe Liegestützposition gehen, die Arme ganz durchstrecken und verriegeln. Die Fingerspitzen zeigen nach vorn, die Beine sind gestreckt und Ihr Körper wird auf den Zehen gestützt.
- Die Hüfte nach rechts aufdrehen, den rechten Arm vom Boden lösen und so weit anheben, dass er senkrecht zur Decke zeigt. Ihre Füße drehen sich mit und stehen in der Endposition hintereinander auf der Außen- bzw. Innenkante.
- Die gewünschte Anzahl an Wiederholungen absolvieren. Dann die Übung zur anderen Seite noch einmal ausführen.

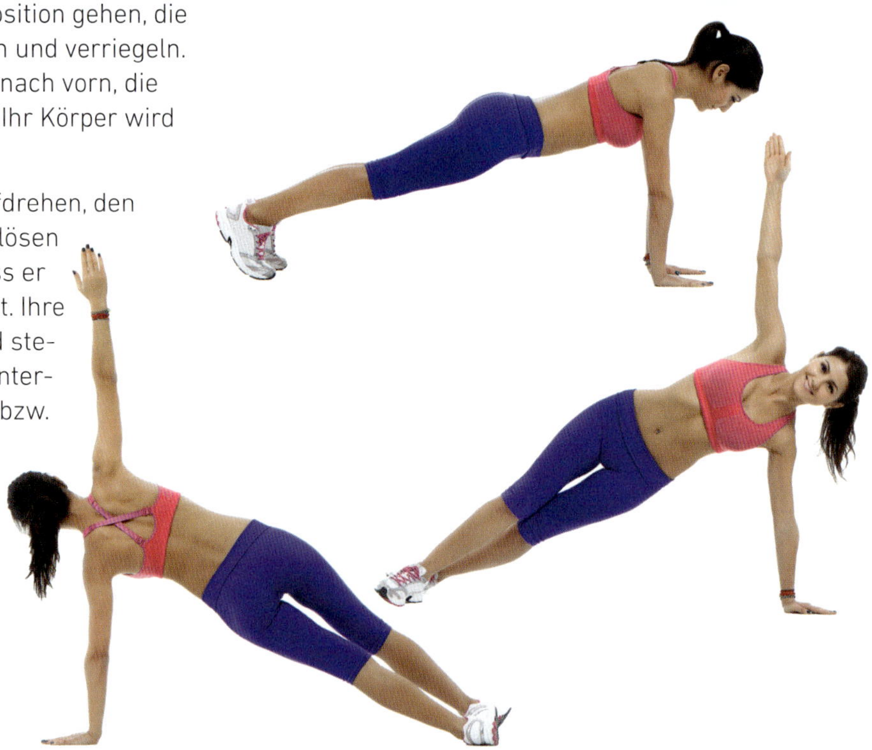

333 T-Stabilisation am Schlingentrainer

Eine hohe Liegestützposition einnehmen und die Füße mit dem Spann in die Schlaufen eines Schlingentrainers legen. Die Übung wie die T-Stabilisation (Nr. 332) ausführen und anschließend auf der anderen Seite wiederholen.

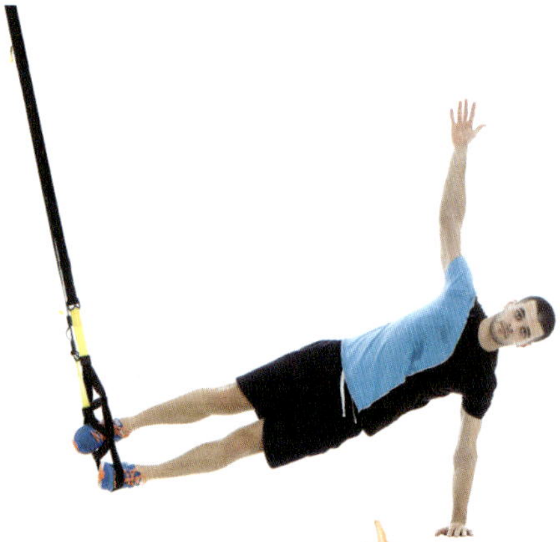

334 T-Stabilisation auf dem Unterarm

Einen Unterarm-Seitstütz (Nr. 325) einnehmen. Den oberen Arm zur Decke strecken. Wenn nötig, das untere Knie zur Stabilisierung auf dem Boden absetzen.

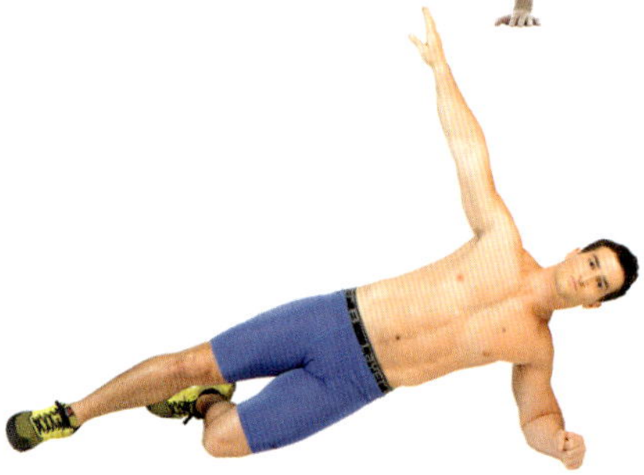

335 T-Stabilisation mit Beinheben

In einen Unterarm-Seitstütz (Nr. 325) gehen. Dann das obere Bein so hoch wie möglich zur Decke strecken. Gleichzeitig versuchen, die Fußspitze mit der freien Hand zu erreichen. Die Übung auf der anderen Seite wiederholen.

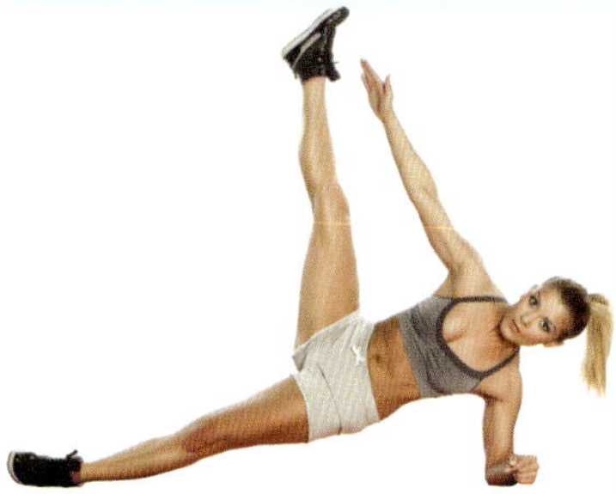

336 Gedrehtes Knieanziehen im hohen Brett

In eine hohe Brettposition (Nr. 314) gehen, die Hände sind etwas weiter als schulterbreit auseinander. Den Rumpf zur Seite aufdrehen, einen Fuß mit der Außenkante auf ein Handtuch legen, der zweite Fuß liegt auf dem ersten. Beide Knie möglichst weit zur Brust ziehen. Dann die Beine wieder strecken. Die gewünschte Anzahl an Wiederholungen absolvieren. Im Anschluss die Übung zur anderen Seite noch einmal ausführen.

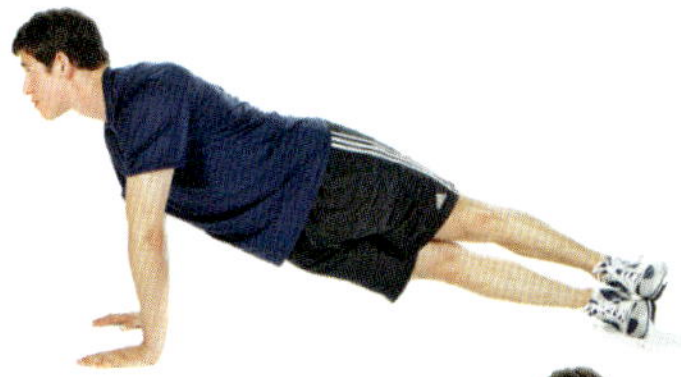

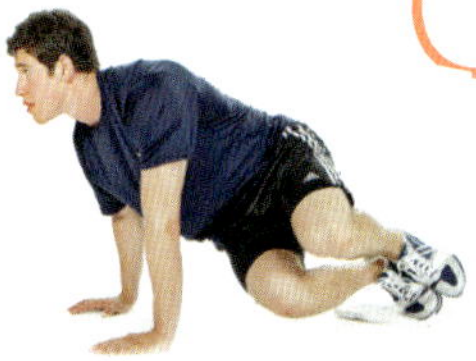

337 T-Stabilisation mit Rumpfrotation

Auf die rechte Körperseite legen. Den Oberkörper aufrichten und mit der rechten Hand unter der Schulter abstützen. Die Beine fest zusammenpressen. Dann die rechte Hand in den Boden drücken und die Hüfte so weit anheben, dass Ihr Körper von den Schultern zu den Fersen eine gerade Linie bildet. Jetzt den Oberkörper nach rechts eindrehen und den linken Arm so weit wie möglich unter dem Körper hindurch nach hinten führen. Den Oberkörper wieder nach links aufdrehen und den linken Arm zur Decke strecken. In die Startposition zurückkehren und die Übung zur anderen Seite noch einmal ausführen.

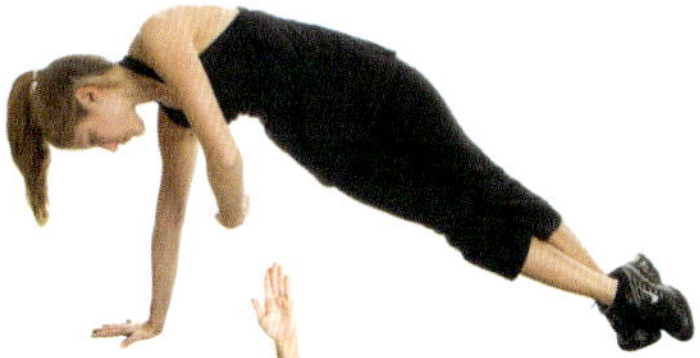

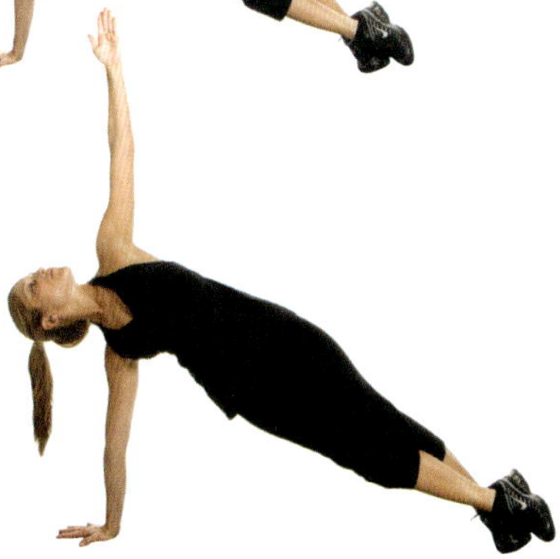

338 Unterarm-Seitstütz mit Rumpfrotation

In einen Unterarm-Seitstütz (Nr. 325) gehen: Der linke Unterarm ist aufgestützt, der Ellbogen befindet sich genau unter der Schulter und Ihr Körper bildet eine gerade Linie. Den Oberkörper nach links eindrehen und den rechten Arm so weit wie möglich unter dem Körper hindurch nach hinten führen. Dann den Oberkörper wieder nach rechts aufdrehen und den rechten Arm zur Decke strecken. Die gewünschte Anzahl an Wiederholungen absolvieren und anschließend die Seite wechseln.

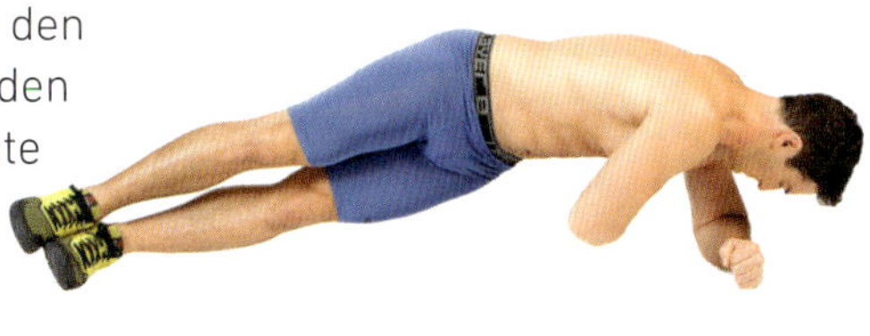

339 Seitliches Beinheben im Knien mit Kick

Wenn Sie etwas für Ihre Gesäßmuskeln tun wollen, ist der Seitkick im Knien eine sehr gute Wahl. Diese Übung zielt vor allem auf den nur schwer zu trainierenden Glutaeus medius, den kleinsten der Pomuskeln. Eine starke Gesäßmuskulatur ist die Voraussetzung für ausbalancierte Bewegungen in hochintensiven Workouts.

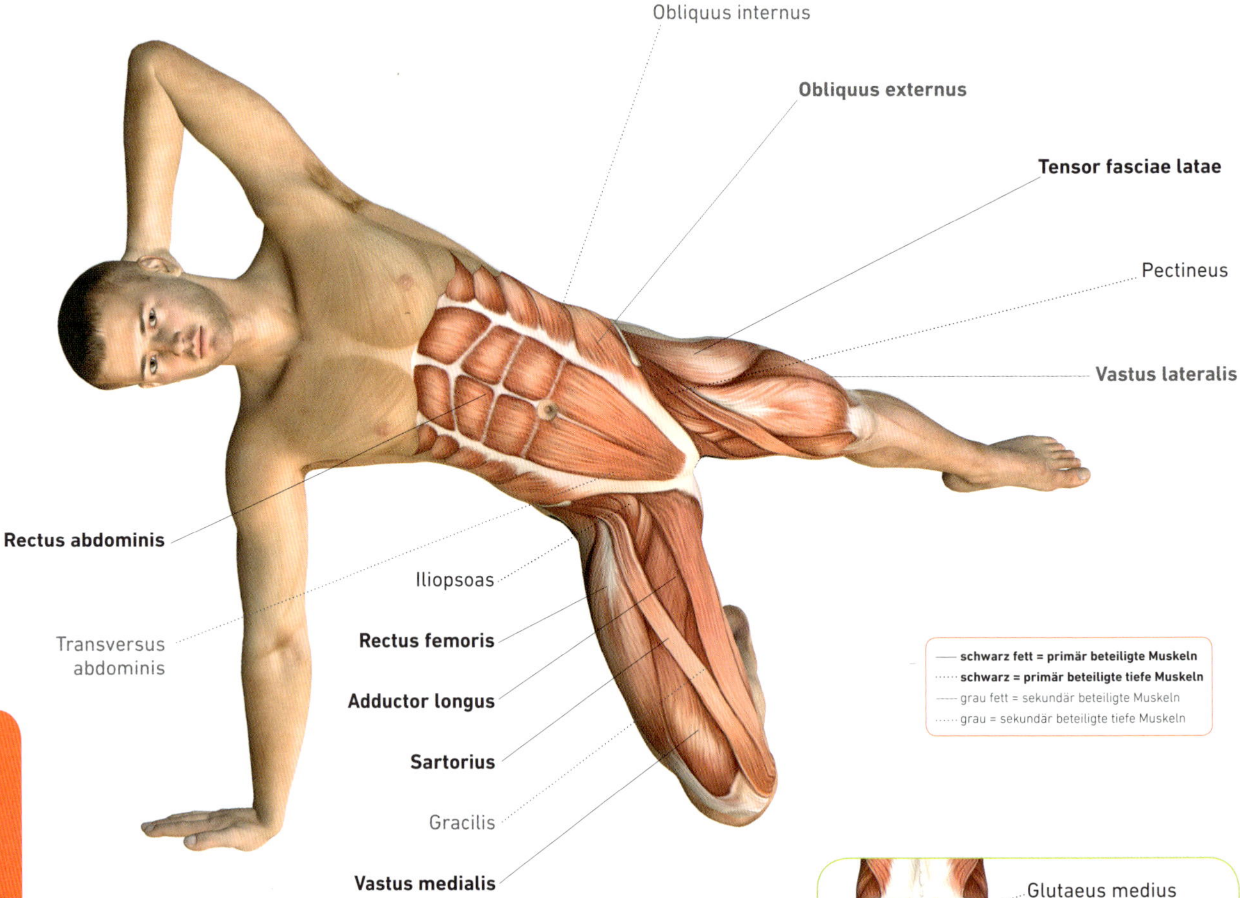

- schwarz fett = primär beteiligte Muskeln
- schwarz = primär beteiligte tiefe Muskeln
- grau fett = sekundär beteiligte Muskeln
- grau = sekundär beteiligte tiefe Muskeln

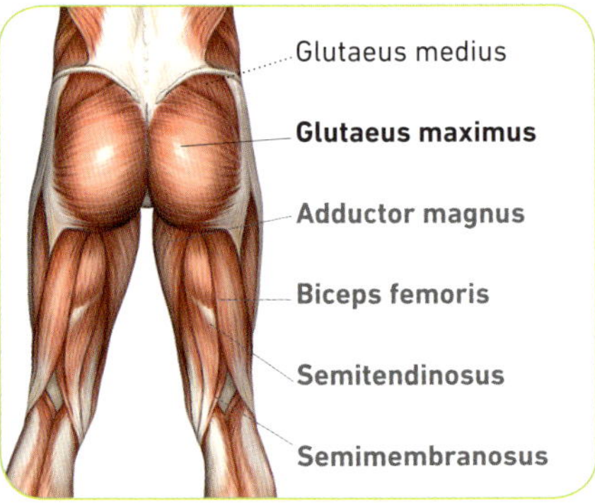

→ SO GEHT'S

Halten Sie Becken und Rumpf stabil, während Sie Ihr Bein vor- und zurückbewegen.

- Hinknien und den Oberkörper nach rechts beugen. Die rechte Hand direkt unter der Schulter auf den Boden setzen, die Fingerspitzen zeigen nach außen. Die linke Hand hinter den Kopf legen.
- Das linke Bein auf Hüfthöhe anheben und ausstrecken. Den Körper auf einer Ebene ausgerichtet halten, um eine Rotation zu vermeiden.
- Mit dem gestreckten linken Bein nach vorn treten, den Fuß anziehen. Dabei versuchen, die Hüfte möglichst unbewegt zu halten.
- Das linke Bein nach hinten führen und den Fuß strecken, das Bein bleibt auf Hüfthöhe. Die gewünschte Anzahl an Wiederholungen ausführen und anschließend die Seite wechseln.

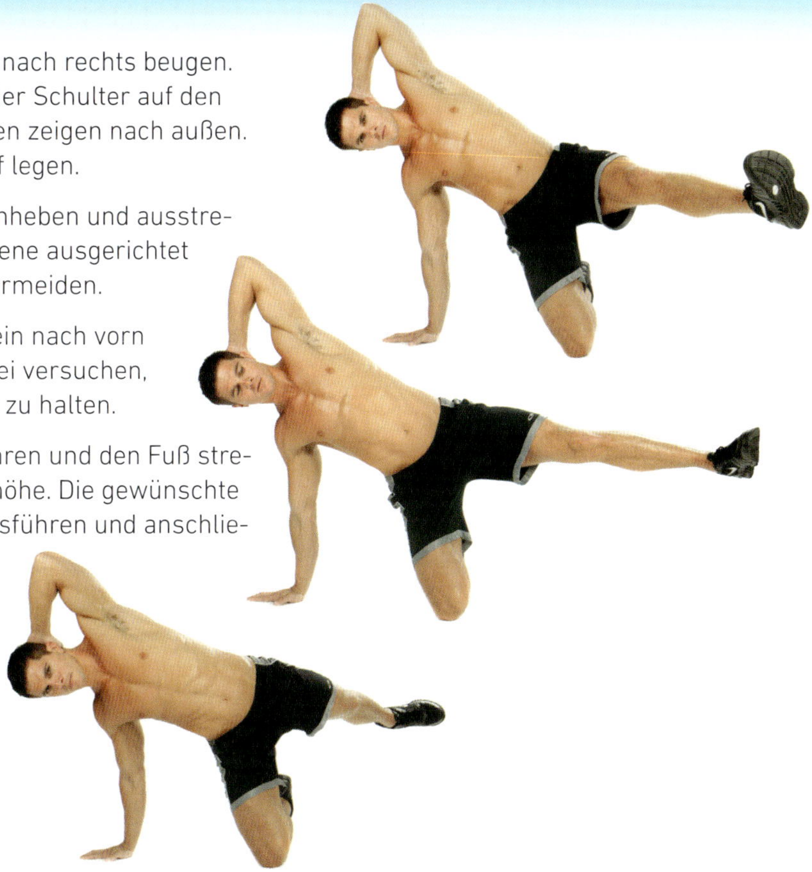

340 Seitliches Beinheben im Knien an einem Gymnastikball

Auf den Boden knien, den Oberkörper nach links beugen und den linken Unterarm auf einem Gymnastikball aufstützen. Das rechte Bein zur Seite ausstrecken und die rechte Hand in die Hüfte stützen. Jetzt das rechte Bein auf Hüfthöhe anheben und auf dieser Höhe nach vorn führen. Dabei den Fuß anziehen und in der Hüfte möglichst unbewegt bleiben. Dann das rechte Bein auf Hüfthöhe nach hinten ziehen und den Fuß strecken. Die gewünschte Anzahl an Wiederholungen absolvieren und anschließend die Übung mit dem linken Bein erneut ausführen.

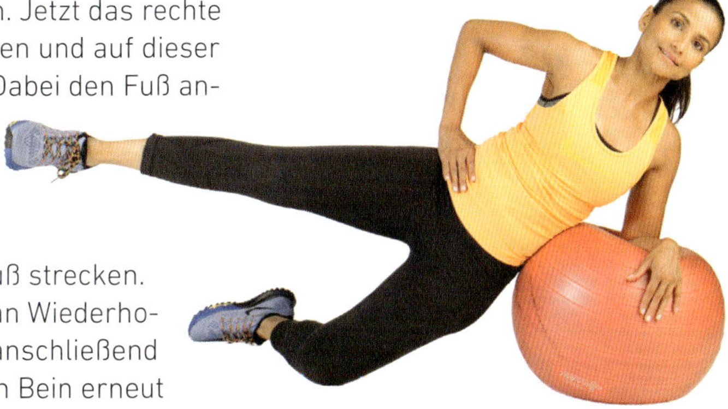

341 Seitliches Beinheben im Knien

Auf den Boden knien, den Oberkörper nach links beugen und die linke Hand unterhalb der Schulter aufsetzen. Das rechte Bein zur Seite ausstrecken und die Fingerspitzen der rechten Hand hinter den Kopf legen. Jetzt das rechte Bein auf Hüfthöhe anheben und von dort nach oben wippen. Die Position ein, zwei Sekunden lang halten. Die gewünschte Anzahl an Wiederholungen absolvieren und dann die Übung mit dem linken Bein ausführen.

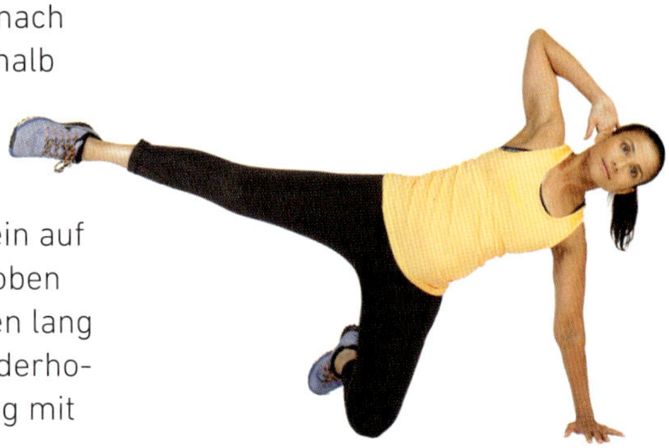

342 Seitliches Beinkreisen im Knien

Hinknien, den Oberkörper nach links beugen und die linke Hand auf den Boden setzen. Das rechte Bein zur Seite ausstrecken, das linke Knie befindet sich unter der Hüfte. Den rechten Arm in einem Bogen über dem Kopf halten. Das rechte Bein anheben und mit dem Bein kleine Kreise beschreiben, die allmählich größer und dann wieder kleiner werden. Die Übung für eine vorgegebene Zeit durchführen und dann das Bein wechseln.

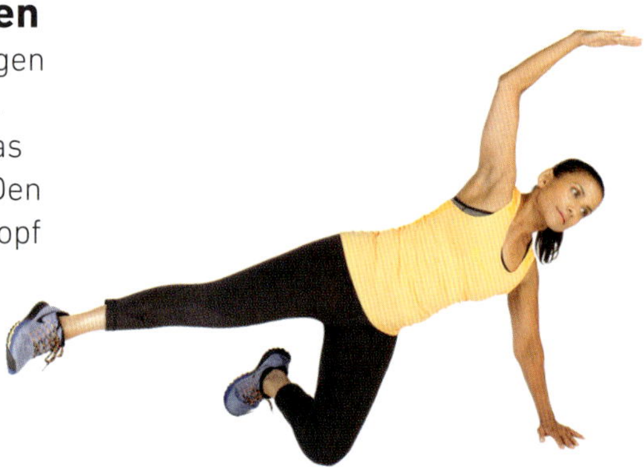

343 Seit-Crunch mit Beinheben im Knien

Mit dem linken Bein auf den Boden knien, das Knie befindet sich genau unter der Hüfte. Das rechte Bein zur Seite ausstrecken. Beide Hände hinter den Kopf legen, die Ellbogen zeigen nach außen. Den Oberkörper nach links beugen und das rechte Bein so hoch anheben, wie Sie können, und dabei das Bein auf einer Linie mit der Hüfte halten. Das Bein wieder absenken. Die gewünschte Anzahl an Wiederholungen ausführen und dann die Seite wechseln.

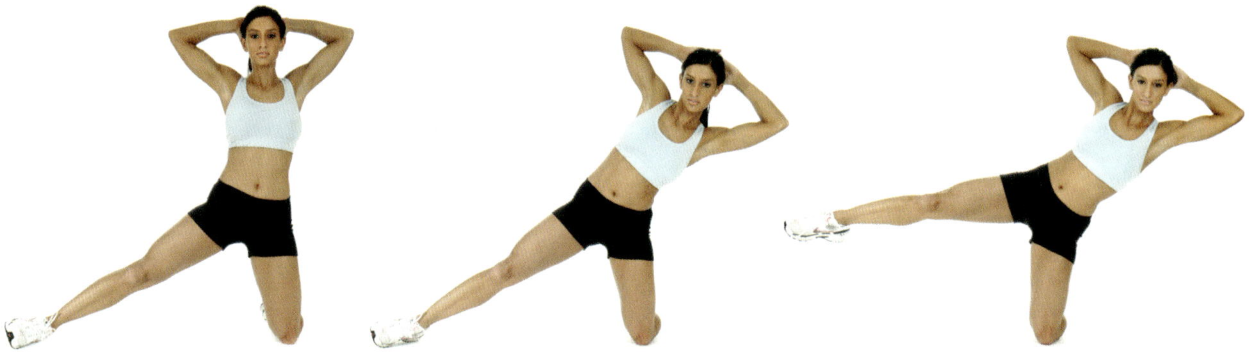

344 Umgekehrtes Klappmesser auf einem Gymnastikball

Das Klappmesser auf dem Gymnastikball ist eine anspruchsvolle Übung – sie erfordert Balance, Stabilität und Genauigkeit, damit sie in einer sauberen Form ausgeführt werden kann. Dieses Klappmesser ist besonders geeignet, Ihre Core-Muskulatur zu kräftigen. Besonders trainiert werden die geraden Bauchmuskeln, aber auch die Hüftbeuger, die äußeren schrägen Bauchmuskeln und die Rückenstrecker. In der Startposition kommt es auf Ihren Gleichgewichtssinn an, beim Anheben der Hüfte sind dann vor allem Ihre Core-Muskeln gefragt. Die besten Ergebnisse erzielen Sie, wenn Sie die Übung in einer fließenden Bewegung ausführen.

→ SO GEHT'S

Platzieren Sie Ihre Hände direkt unter den Schultern.

—— **schwarz fett = primär beteiligte Muskeln**
······ schwarz = primär beteiligte tiefe Muskeln
---- grau fett = sekundär beteiligte Muskeln
······ grau = sekundär beteiligte tiefe Muskeln

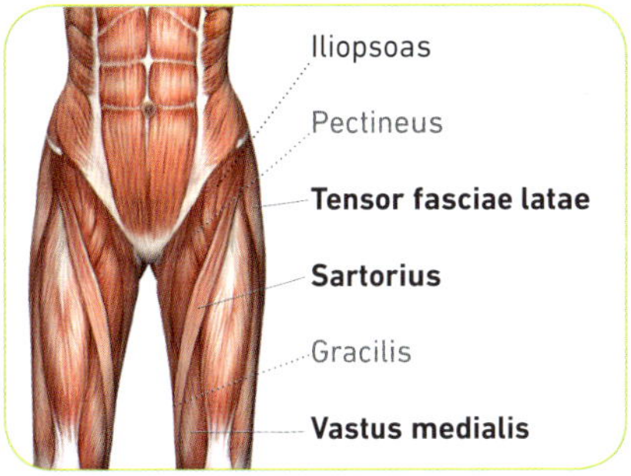

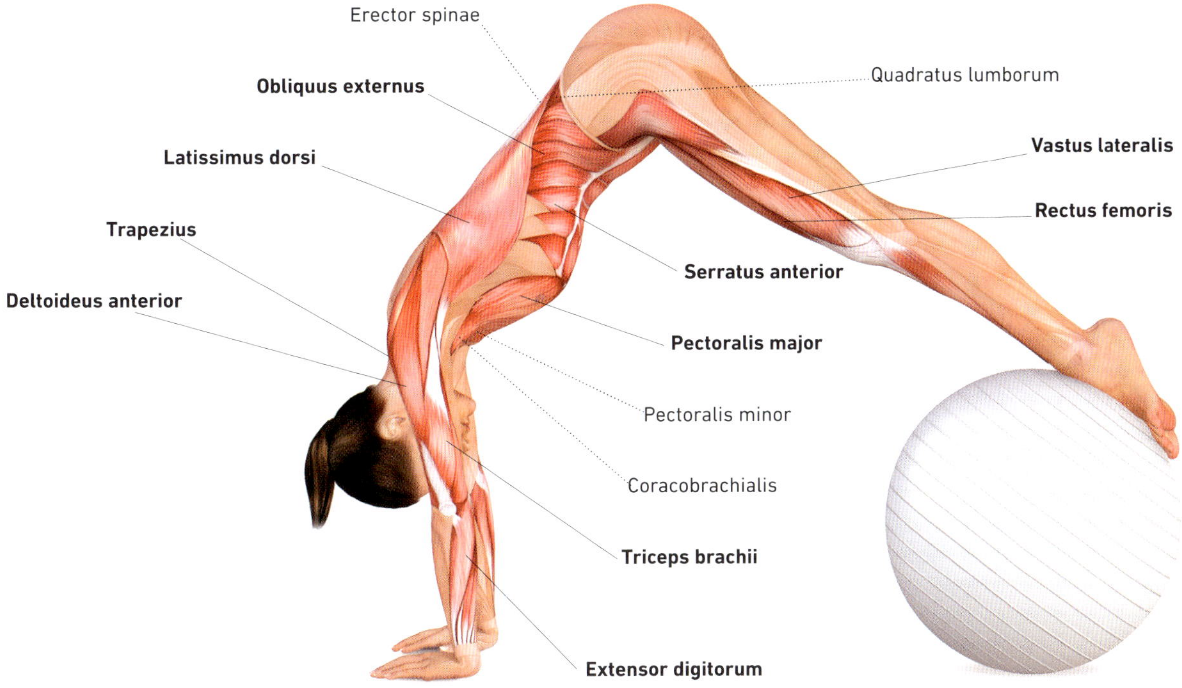

- Eine hohe Brettposition auf einem Gymnastikball (Nr. 319) einnehmen, die Hände stehen schulterbreit auseinander.
- Den Ball nach vorn rollen, gleichzeitig mit gestreckten Beinen den Po so weit zur Decke schieben, wie Sie können.
- Die Hüfte wieder absenken und in die Startposition zurückkehren. Die gewünschte Anzahl an Wiederholungen absolvieren.

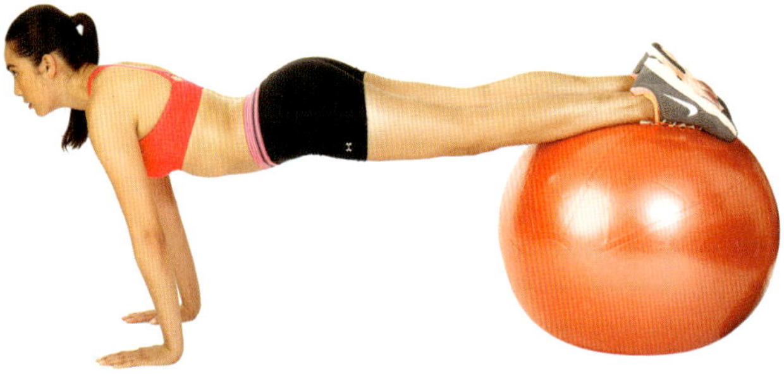

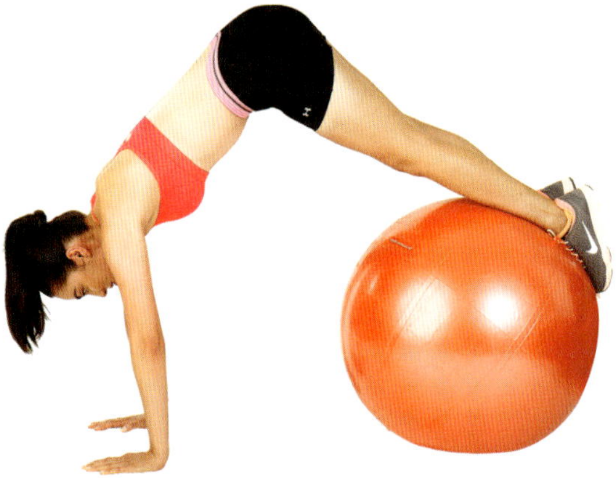

345 Umgekehrtes Klappmesser

In eine hohe Liegestützposition gehen: Der Körper bildet eine gerade Linie. Mit den Händen nach hinten wandern und so den Po zur Decke schieben, Arme und Beine bleiben dabei gestreckt. In dieser umgekehrten V-Position die Fersen zum Boden absenken und Arme, Beine und Rumpf dehnen. Ausatmen und in die hohe Liegestützposition zurückkehren. Die gewünschte Anzahl an Wiederholungen anschließen.

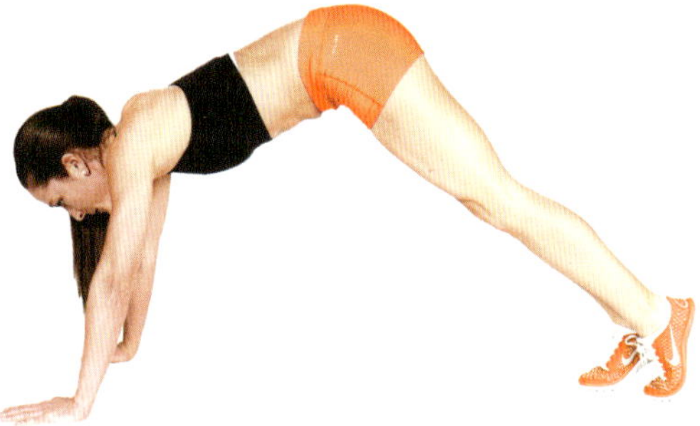

346 Umgekehrtes Klappmesser auf einem Med-Ball

Eine hohe Liegestützposition einnehmen, die Hände stehen schulterbreit auseinander. Die Fußspitzen auf einen Medizinball setzen. Den Med-Ball zu den Händen rollen und gleichzeitig den Po zur Decke schieben. Dann die Bewegung umkehren, zurück in die Startposition. Die gewünschte Anzahl an Wiederholungen absolvieren.

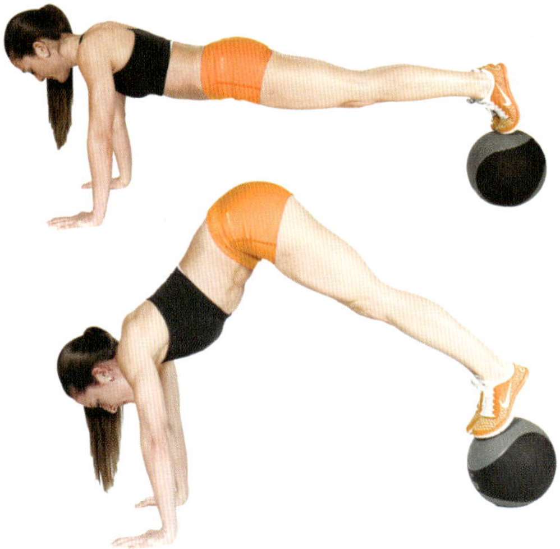

347 Umgekehrtes Klappmesser und Schulterdrücken

Die Hände überschulterbreit auf zwei Kästen platzieren und die Fußspitzen auf einen Gymnastikball setzen. Eine hohe Liegestützposition einnehmen. Jetzt den Ball zu den Händen rollen und gleichzeitig das Gesäß zur Decke schieben. Aus dieser Position die Ellbogen beugen und den Kopf zwischen die Hände absenken. Die Hände in die Kästen pressen, die Arme strecken und den Körper wieder hochdrücken. Dann die Hüfte absenken, zurück in die Startposition. So fortfahren, bis Sie die gewünschte Anzahl an Wiederholungen geschafft haben.

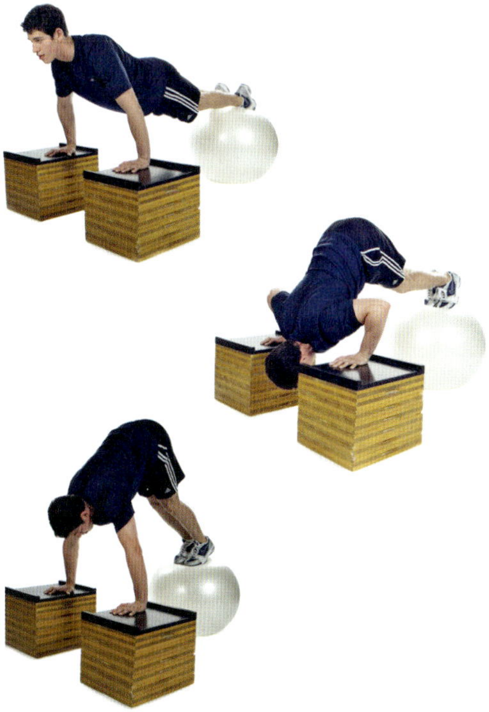

348 Umgekehrtes Klappmesser mit gebeugten Knien

Eine hohe Brettposition auf einem Gymnastikball (Nr. 319) einnehmen, die Hände stehen schulterbreit auseinander. Die Knie beugen und den Ball nach vorn rollen, die Arme bleiben dabei gestreckt. Die Beine wieder strecken und die gewünschte Anzahl an Wiederholungen anschließen.

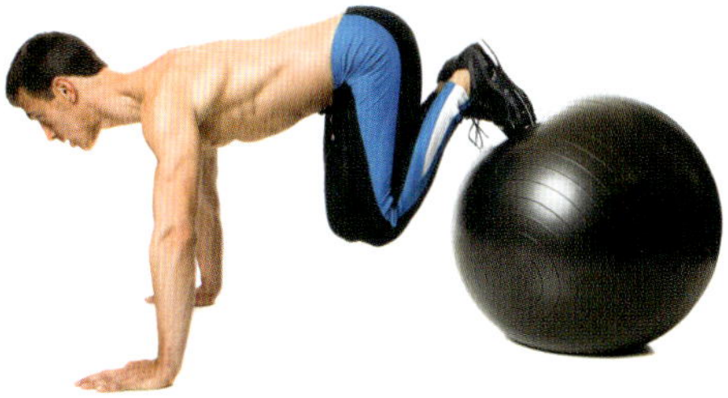

349 Umgekehrtes Klappmesser am Schlingentrainer

Eine hohe Liegestützposition mit dem Rücken zu einem Schlingentrainer einnehmen: Die Hände befinden sich genau unter den Schultern. Die Füße in die Schlaufen legen. Die Beine gestreckt anziehen, die Hüfte beugen und den Po nach oben schieben. In die Startposition zurückkehren und anschließend die gewünschte Anzahl an Wiederholungen absolvieren.

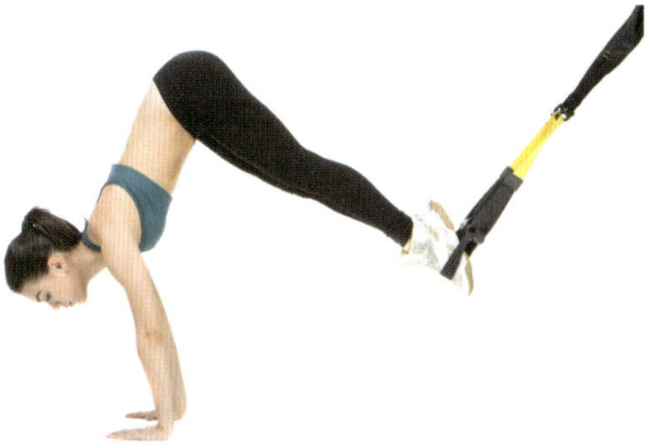

350 Pflug

Der Pflug, im Yoga als Halasana bekannt, hat seinen Namen von dem landwirtschaftlichen Gerät. Es handelt sich dabei um ein umgekehrtes Vorbeugen, das Ihre Beweglichkeit und Koordinationsfähigkeit trainiert. Zusätzlich werden Schultern und Rücken gedehnt.

→ SO GEHT'S

Vermeiden Sie es, die Beine schnell in die Endposition zu schwingen – arbeiten Sie sauber und kontrolliert. Wenn Sie bei dieser Übung Druck auf dem Nacken verspüren, legen Sie ein Polster wie ein zusammengerolltes Handtuch oder ein kleines Kissen unter.

—— **schwarz fett = primär beteiligte Muskeln**
······ schwarz = primär beteiligte tiefe Muskeln
----- grau fett = sekundär beteiligte Muskeln
······ grau = sekundär beteiligte tiefe Muskeln

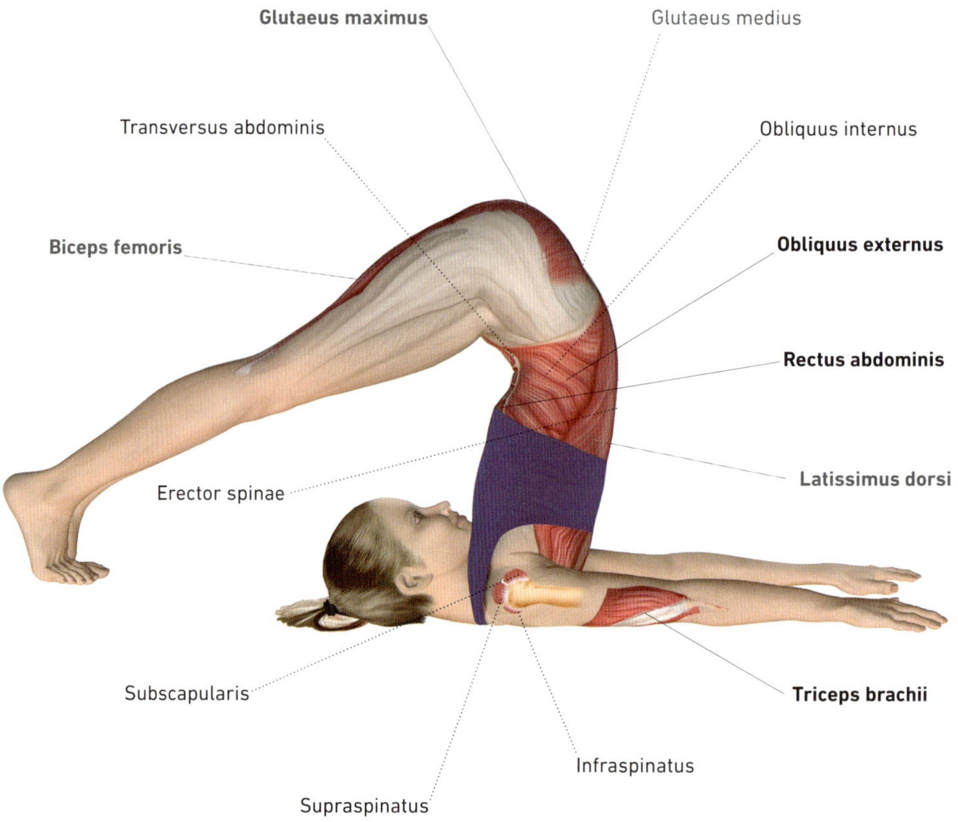

- Auf den Rücken legen, die Arme liegen gestreckt neben dem Körper, die Handflächen zeigen zum Boden.
- Die Bauchmuskeln anspannen und die Beine anheben. Ausatmen, die Arme in den Boden drücken und die Beine noch höher heben, sodass sich Po und Hüfte vom Boden lösen.
- Die Knie in Richtung Gesicht führen und den Rücken bis zu den Schultern vom Boden abrollen. Dazu die Ellbogen beugen und die Hände an den unteren Rücken legen, die Ellbogen dicht am Körper halten.
- Einatmen, das Steißbein zum Schambein ziehen und die Beine nach hinten führen, bis Ihr Rumpf senkrecht steht.
- Ausatmen, die Füße langsam hinter dem Kopf absenken, bis die Zehenspitzen auf dem Boden stehen, und die Hände wieder mit den Handflächen nach unten ablegen. Die Arme in den Boden drücken, um die Hüfte angehoben zu halten. Die Position für eine vorgegebene Zeit halten, dann auflösen und die Übung wiederholen.

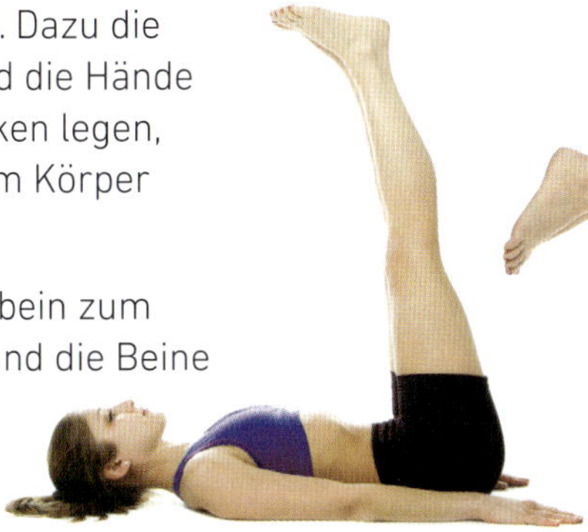

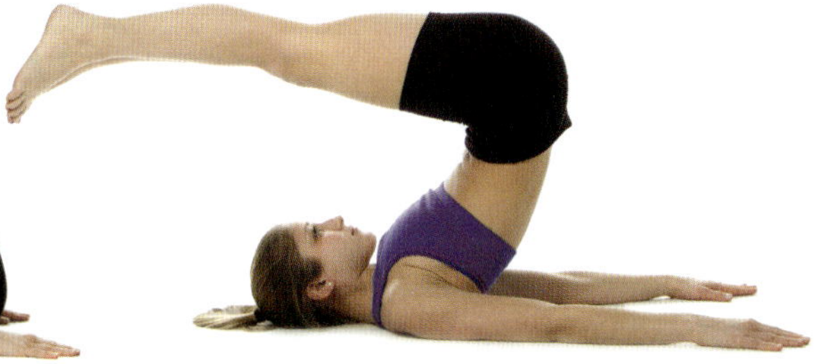

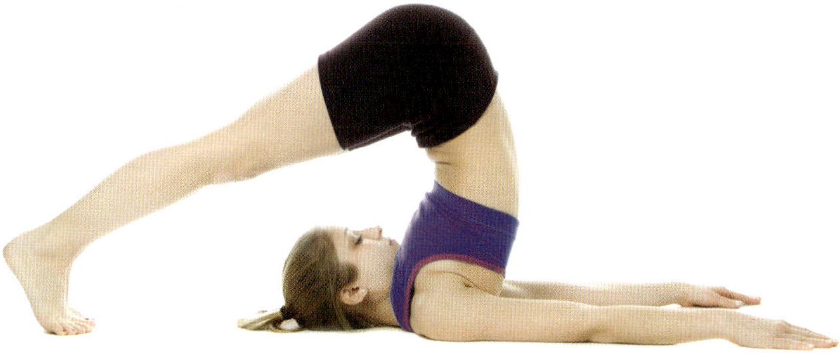

ÜBUNGSMATTEN

Übungsmatten erleichtern Ihnen das Liegen, Sitzen oder Knien auf dem Boden, das für Ihre Wirbelsäule und Ihre Gelenke ziemlich belastend sein kann. Als Schutz für Rücken und Knie sind Matten also durchaus sinnvoll. Beachten Sie dabei aber, dass Matte nicht gleich Matte ist. Es gibt drei Grundformen: Yogamatten, Fitnessmatten und Pilatesmatten. Yogamatten sind in der Regel die dünnsten. Sie bieten eine griffige Oberfläche, die es Ihnen ermöglicht, von einer Position in eine andere zu wechseln, ohne wegzurutschen. Mehrzweck-Fitness- und Turnmatten sind deutlich dicker und weisen eine größere Federung auf. Damit polstern sie Ihren Rücken und Ihre Gelenke und tragen dazu bei, Verletzungen zu vermeiden. Pilatesmatten sind wie Yogamatten rutschfest, aber erheblich dicker. Dieses Mehr an Polsterung ist zu Ihrem Schutz unbedingt nötig, da viele Pilatesübungen liegend auf dem Rücken, der Seite oder dem Bauch ausgeführt werden.

351 Pflug mit Adduktion

Mit gebeugten Knien auf den Rücken legen, die Arme liegen gestreckt neben dem Körper, die Handflächen zeigen zum Boden. Einen Gymnastikball zwischen den Füßen einklemmen und dann einen Pflug (Nr. 350) ausführen.

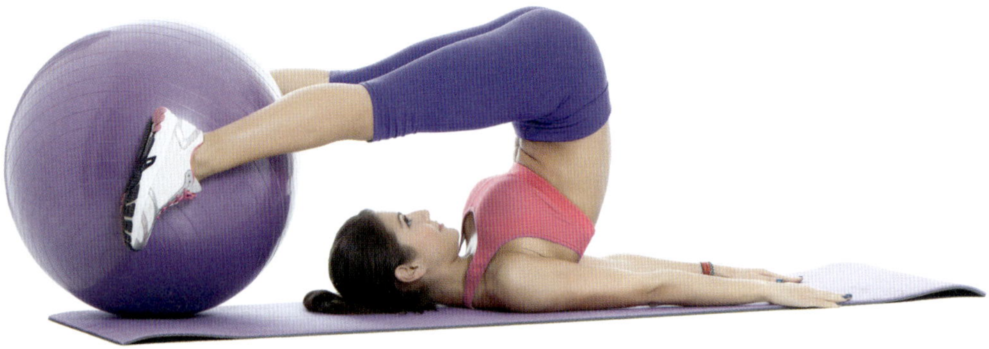

352 Pflug an einem Gymnastikball

Auf den Rücken legen, die Beine gebeugt anheben und auf einen Gymnastikball legen. Die Arme neben dem Körper ausstrecken und den Ball mit beiden Händen fassen. Jetzt einen Pflug (Nr. 350) ausführen.

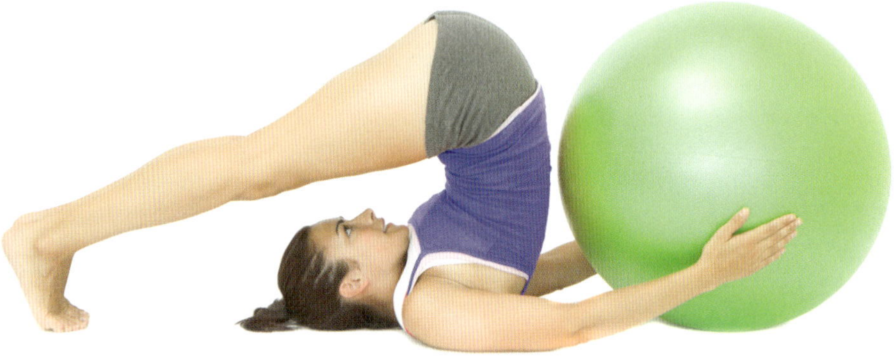

353 Brücke

Diese Übung kräftigt und stabilisiert die Core-Muskulatur. Sie ist bestens dafür geeignet, das Gesäß und die hinteren Oberschenkel in Form zu bringen. Um die Brücke korrekt auszuführen, müssen Sie Ihren Körper sauber ausrichten und eine gerade Linie von den Knien zu den Schultern bilden. Wenn Sie spüren, dass Sie in der Hüfte einsacken, senken Sie sich wieder in die Startposition ab und beginnen von Neuem.

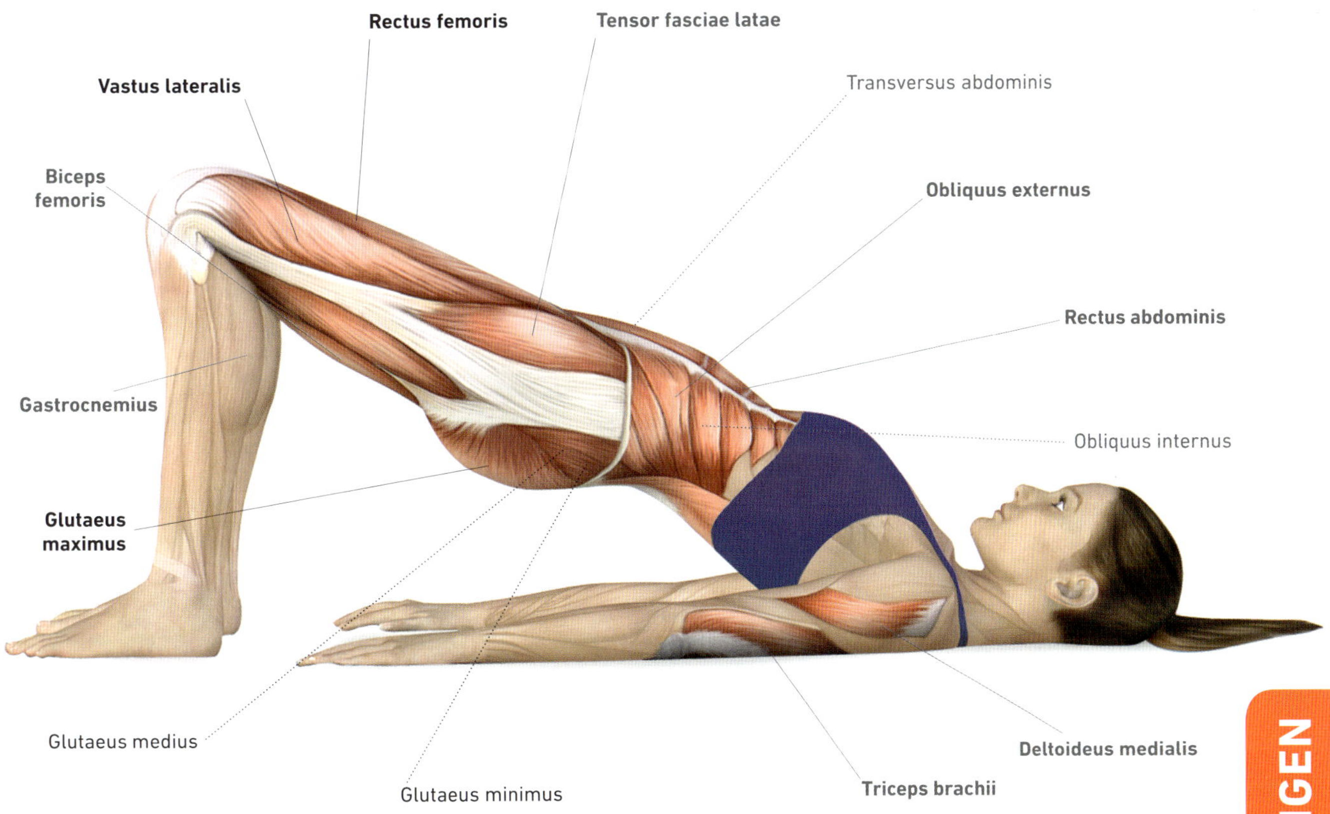

SO GEHT'S
Die Core-Muskulatur können Sie vollständig anspannen, indem Sie versuchen, Ihren Bauchnabel zur Wirbelsäule zu ziehen.

schwarz fett = primär beteiligte Muskeln
schwarz = primär beteiligte tiefe Muskeln
grau fett = sekundär beteiligte Muskeln
grau = sekundär beteiligte tiefe Muskeln

- Auf den Rücken legen und die Füße aufstellen, die Arme ausgestreckt neben dem Körper ablegen.
- Die Fersen in den Boden pressen und das Becken so weit hochdrücken, dass sich Ihr Rumpf auf einer Linie mit den Oberschenkeln befindet. Diese Position für eine vorgegebene Zeit halten, dann den Körper langsam wieder absenken.

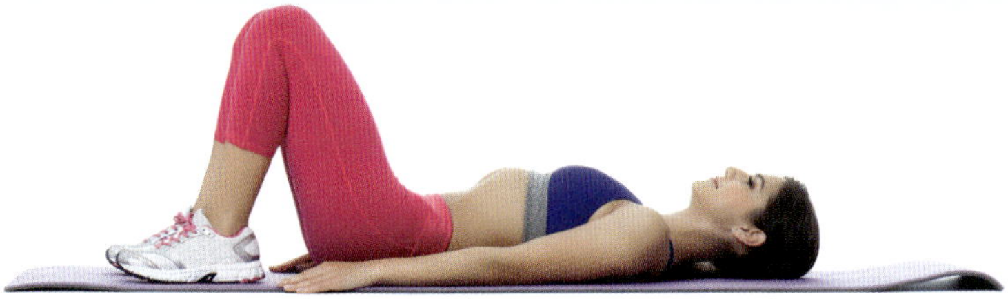

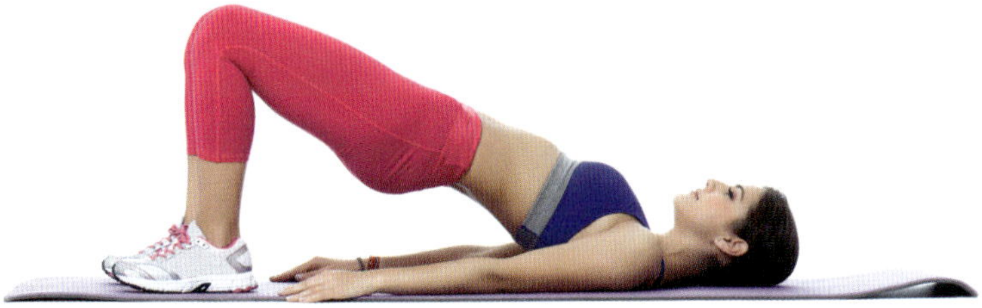

354 Piriformis-Brücke

Mit aufgestellten Füßen auf den Rücken legen, die Arme liegen gestreckt neben dem Körper, die Handflächen zeigen zum Boden. Das rechte Bein anheben und mit dem Fußgelenk direkt oberhalb des linken Knies ablegen, der übrige Körper bleibt dabei unbewegt. Die Bauchmuskeln anspannen, Handflächen in den Boden pressen und das Becken anheben, sodass Ihr Körper eine Diagonale von den Knien zu den Schultern bildet. Langsam und kontrolliert in die Startposition zurückkehren. Die Übung mit dem anderen Bein ausführen und dann wechselseitig die gewünschte Anzahl an Wiederholungen absolvieren.

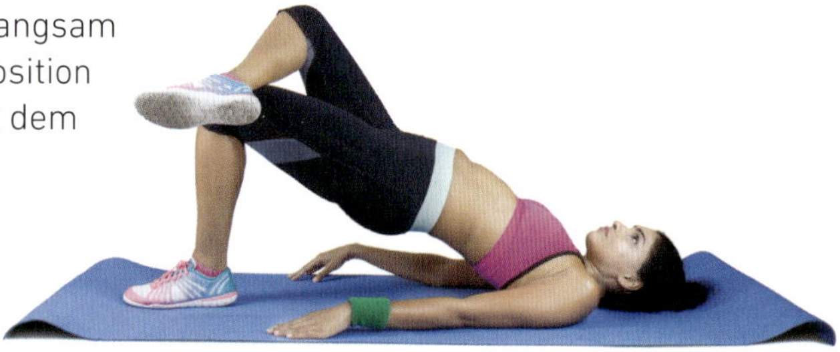

355 Brücke mit hohem Knie

Eine Brücke (Nr. 353) ausführen. Aus der Endposition heraus das linke Knie gebeugt nach hinten ziehen und so dicht zur Brust bringen wie möglich. Dann das Bein absenken, bis der Fuß den Boden berührt, und sofort wieder zur Brust führen. Darauf achten, dass dabei die Hüfte nicht einsinkt. Die gewünschte Anzahl an Wiederholungen absolvieren, danach das linke Bein ganz absetzen und die Übung mit dem rechten Bein erneut ausführen.

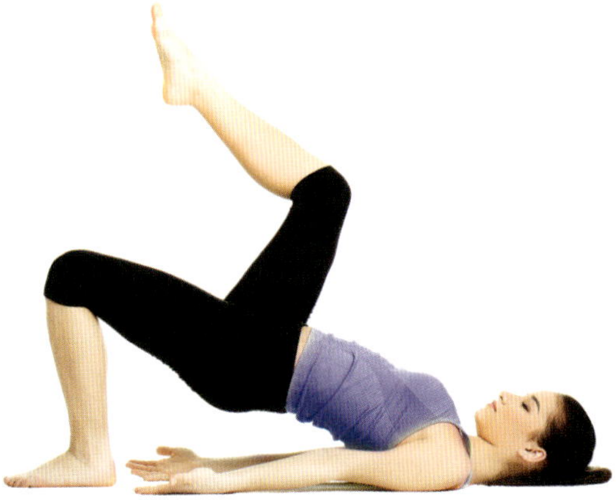

356 Brücke mit Beinheben

Eine Brücke (Nr. 353) einnehmen. Ein Bein gerade zur Decke strecken. Kurz halten, dann das Bein absenken, bis der Fuß den Boden berührt, und erneut anheben. Die gewünschte Anzahl an Wiederholungen absolvieren, danach das Bein wechseln und die Übung erneut ausführen.

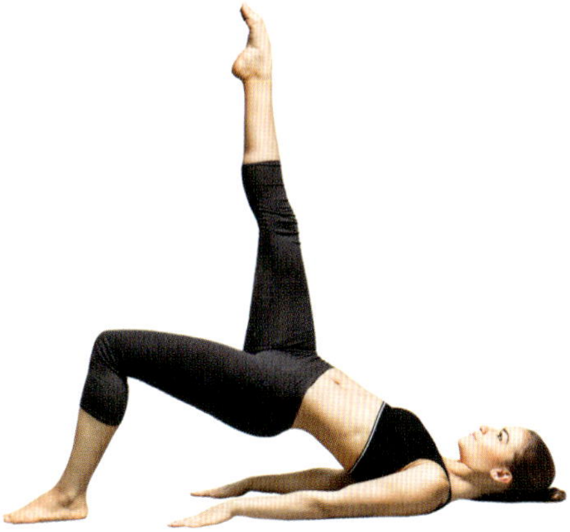

357 Brücke am Step mit Beinheben und Brustdrücken

Mit aufgestellten Füßen auf den Rücken legen, die Füße stehen auf einem Step. Eine Kurzhantel in jeder Hand auf Brusthöhe halten, alternativ Gewichtsmanschetten benutzen. Das linke Bein zur Decke strecken. Dabei die Ferse des rechten Beins in den Step drücken und das Becken so weit anheben, dass Ihr Rumpf mit dem rechten Oberschenkel eine Linie bildet. Gleichzeitig die Arme strecken und die Gewichte zur Decke drücken. In die Startposition zurückkehren und die Übung mit dem rechten Bein wiederholen. Fortfahren, bis die gewünschte Anzahl an Wiederholungen erreicht ist.

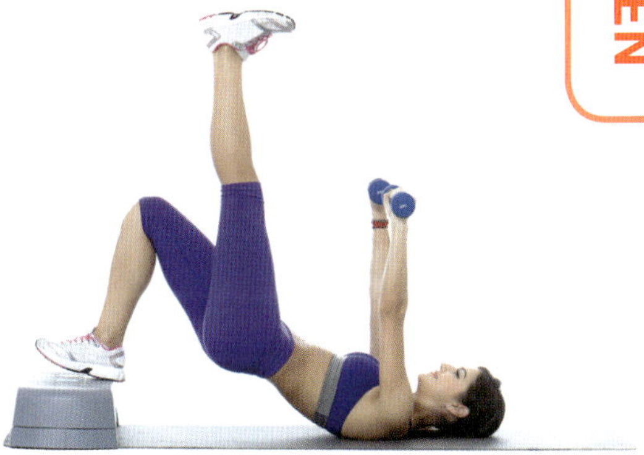

358 Brücke am Schlingentrainer

Auf dem Rücken liegend beide Füße in die Schlaufen eines Schlingentrainers legen. Dann eine Brücke (Nr. 353) ausführen. Die gewünschte Anzahl an Wiederholungen anschließen.

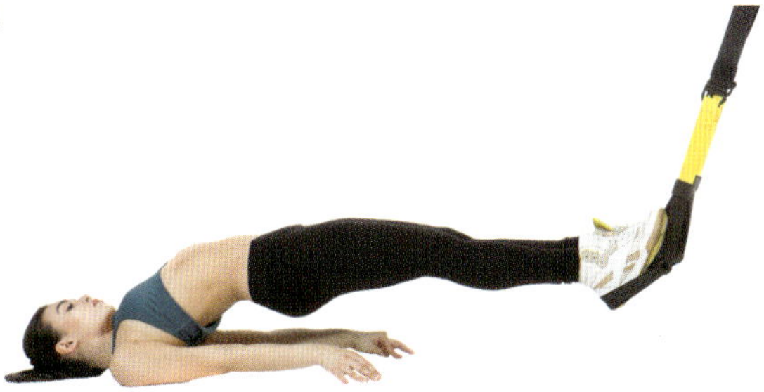

359 Brücke auf einer Foam-Roll mit Beinheben

Auf den Rücken legen, die Knie beugen und eine Foam-Roll unter den Füßen platzieren. Ohne die Rolle zu bewegen, das Becken in eine Brücke hochdrücken. Den rechten Unterschenkel so weit anheben, dass das ganze Bein eine gerade Linie bildet. Die Hüfte absenken und wieder anheben, dabei die ganze Zeit über das rechte Bein gestreckt halten und die Rolle möglichst nicht bewegen. Die gewünschte Anzahl an Wiederholungen absolvieren und dann das Bein wechseln.

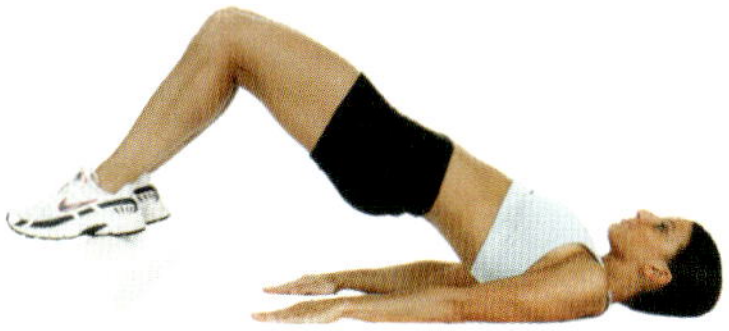

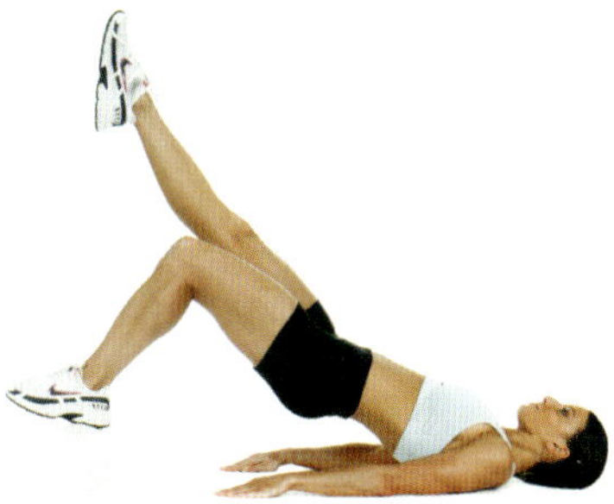

360 Brücke auf einer Foam-Roll und Rollen

Rücklings auf den Boden legen und die Füße aufstellen. Eine Foam-Roll unter den Füßen platzieren. In eine Brücke (Nr. 353) gehen. Die Gesäßmuskeln anspannen und die Waden vorschieben und wieder zurückziehen, sodass Ihre Füße die Rolle bewegen. Die gewünschte Anzahl an Wiederholungen ausführen.

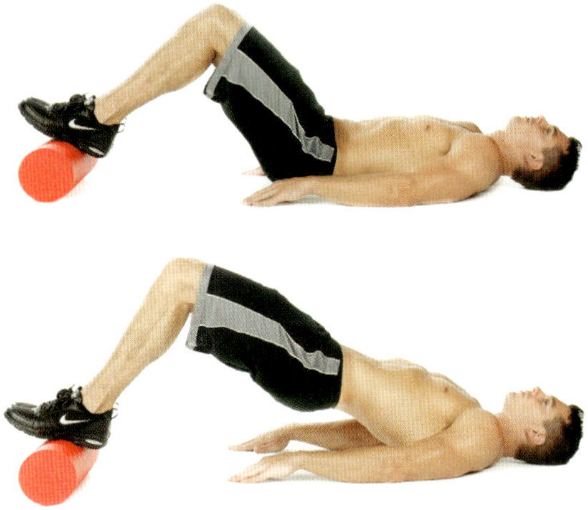

361 Brücke auf einer Foam-Roll mit Beinstrecken und Beckenheben

Auf den Rücken legen, dann eine Foam-Roll unter dem mittleren Rücken platzieren. Die Knie beugen und die Füße aufstellen. Die Füße in den Boden pressen und das Becken hochdrücken, sodass der Rücken parallel zum Boden steht. Das rechte Bein ausstrecken und auf Kniehöhe anheben. Mit gestrecktem Bein die Hüfte absenken und wieder anheben, dabei die Rolle nicht bewegen. Die gewünschte Anzahl an Wiederholungen absolvieren und dann die Übung mit dem linken Bein erneut ausführen.

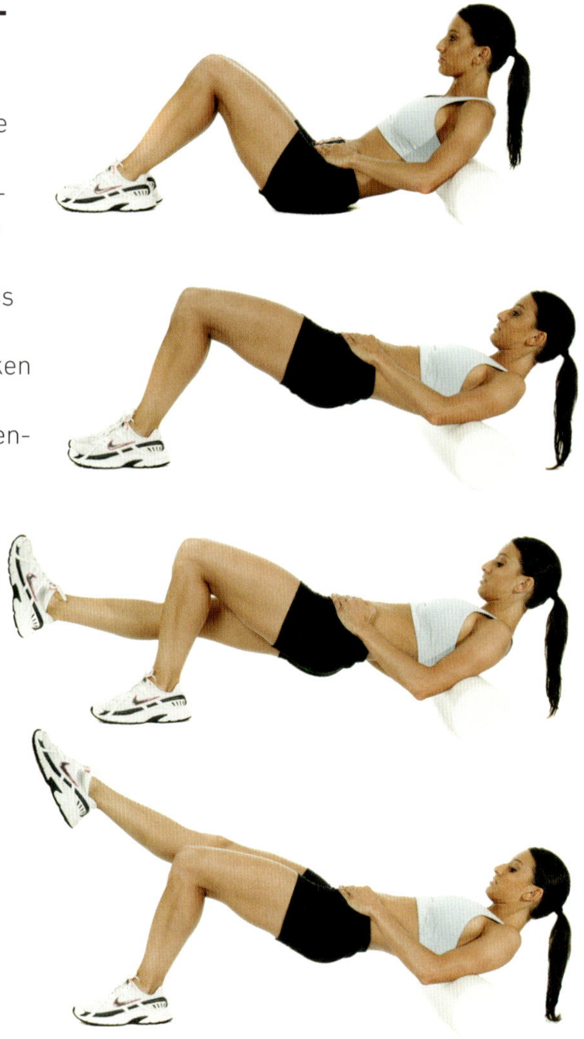

362 Brücke auf einem Gymnastikball

Für viele Bauchübungen gilt: Nicht die Tatsache, wie groß eine Bewegung ausfällt, sondern welche Qualität sie hat, macht den Unterschied zwischen einer effektiven Übung und einer, die das Ziel verfehlt. Die Brücke auf einem Gymnastikball ist ein perfektes Beispiel – sie ist trotz ihres verhältnismäßig kleinen Bewegungsumfangs eine hervorragende Core-Übung, die zudem die schrägen Bauchmuskeln sowie die Muskeln in Gesäß und unterem Rücken anspricht.

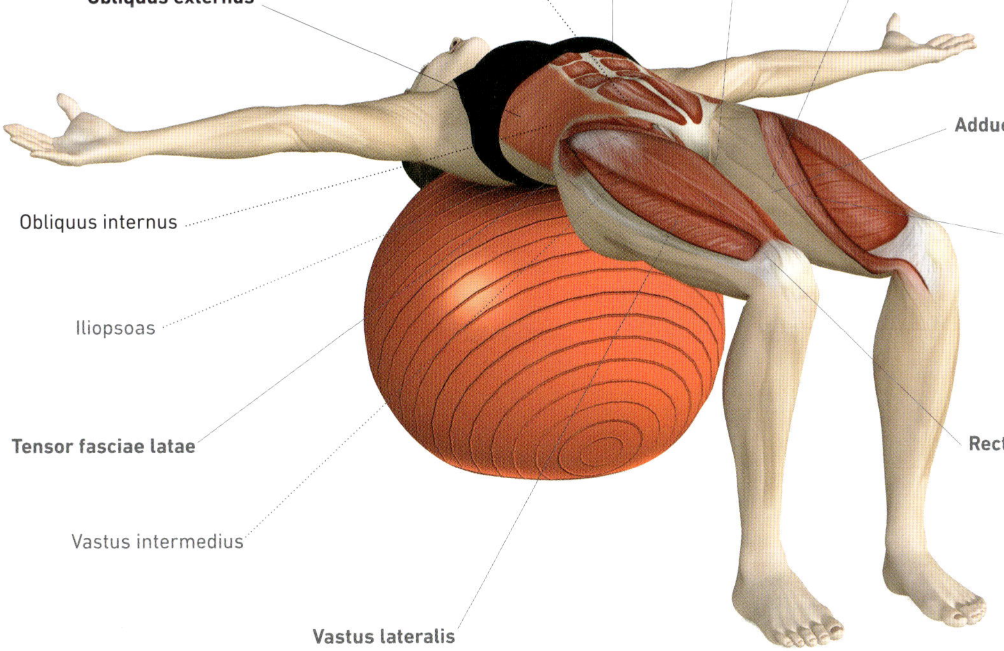

→ SO GEHT'S

Spannen Sie Ihre Bauch- und Gesäßmuskeln an, um Ihren Körper parallel zum Boden zu halten. Um den Oberkörper nicht zu verdrehen, können Sie in den ausstreckten Händen eine Stange oder einen Besenstiel halten.

— **schwarz fett = primär beteiligte Muskeln**
····· **schwarz = primär beteiligte tiefe Muskeln**
—— grau fett = sekundär beteiligte Muskeln
····· grau = sekundär beteiligte tiefe Muskeln

- Auf den Boden setzen und mit dem Rücken an einen Gymnastikball lehnen. Die Knie rechtwinklig beugen und die Füße aufstellen. Die Arme auf Schulterhöhe weit öffnen.

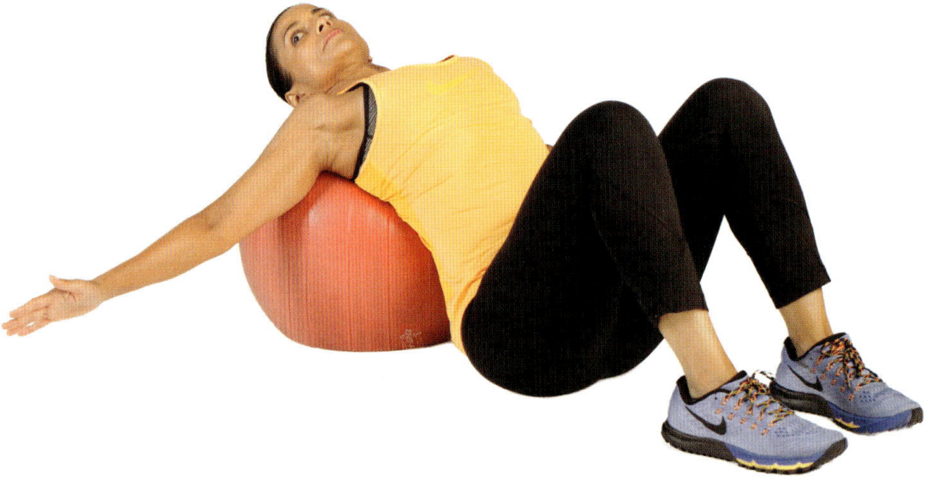

- Mit der Unterstützung von Gesäß und hinteren Oberschenkeln aus den Fersen heraus das Becken anheben und den Körper nach hinten auf den Ball rollen, sodass Ihr Rumpf und Ihre Oberschenkel auf einer Linie ausgerichtet sind.

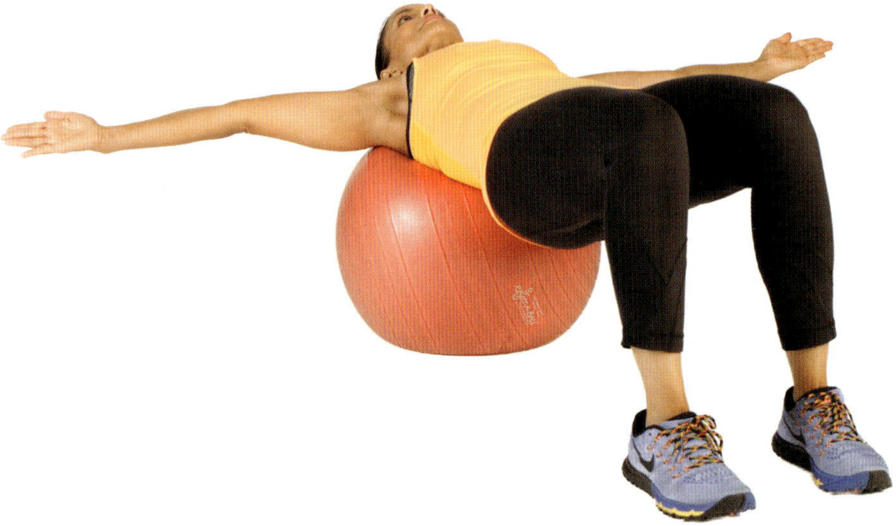

- Diese Position für eine vorgegebene Zeit halten, dann den Körper wieder in die Startposition absenken.

363 Rückenstrecken auf einem Gymnastikball

Das Rückenstrecken auf einem Gymnastikball ist eine anspruchsvolle Flexibilitätsübung, die vor allem den Bereich der Brust- und der oberen Lendenwirbelsäule sowie die Core-Muskulatur anspricht. Das Rückenstrecken trägt dazu bei, die Wirbelsäule zu strecken, und dehnt die Bauchmuskeln und den Latissimus dorsi, den breiten, flachen Muskel, der auf beiden Seiten einen Großteil Ihres Rückens bedeckt. Außerdem trainieren Sie damit Ihre Balance und Ihre Koordination.

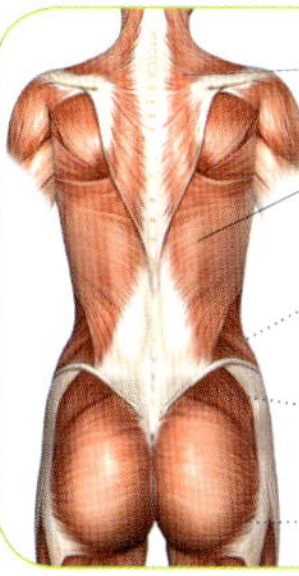

schwarz fett = primär beteiligte Muskeln
schwarz = primär beteiligte tiefe Muskeln
grau fett = sekundär beteiligte Muskeln
grau = sekundär beteiligte tiefe Muskeln

→ SO GEHT'S

Halten Sie das Gleichgewicht während des Dehnens, indem Sie sich langsam und kontrolliert bewegen. Vermeiden Sie ein Seitwärtsrollen des Balls und halten Sie die Endposition nicht zu lange oder gar, bis ein Schwindelgefühl auftritt. Heben Sie Ihren Kopf erst dann vom Ball ab, wenn Sie die Dehnung ganz aufgelöst haben.

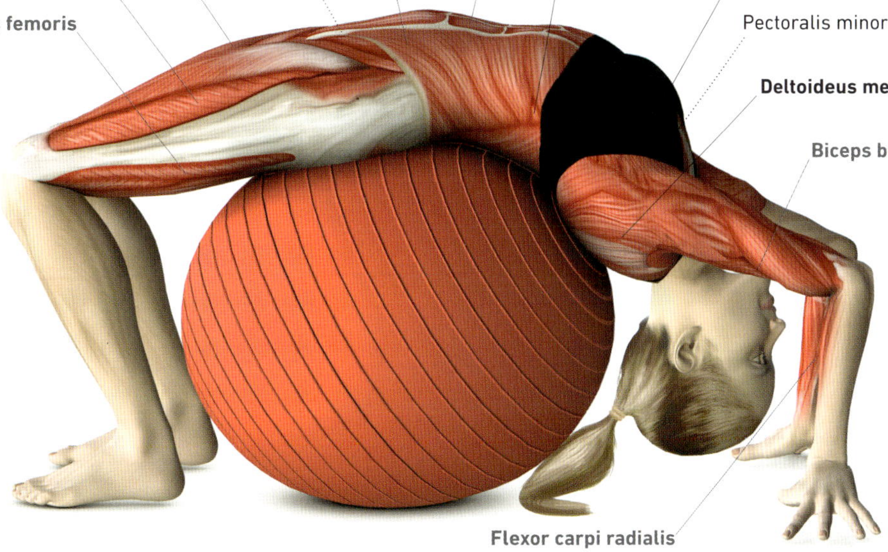

- Gerade auf einen Gymnastikball setzen, die Hüfte ist mittig auf dem Ball. Diese Position ausbalancieren.
- Die Arme heben und dann langsam nach hinten ausstrecken, dabei das Gleichgewicht halten.
- Die Arme weiter nach hinten strecken, gleichzeitig mit den Füßen nach vorn gehen und den Ball die Wirbelsäule hinaufrollen lassen.
- Sobald Ihre Hände den Boden berühren, die Beine so weit nach vorn bewegen, wie das ohne Beschwerden geht; die Fußsohlen bleiben dabei flach auf dem Boden. Diese Position einige Sekunden lang halten.
- Um die Dehnung zu vertiefen, Hände und Füße näher zum Ball bewegen. Auch diese Position einige Sekunden lang halten.
- Die Dehnung auflösen, indem Sie die Hüfte zum Boden sinken lassen, den Kopf vom Ball abheben und dann langsam zurück in die Startposition gehen.

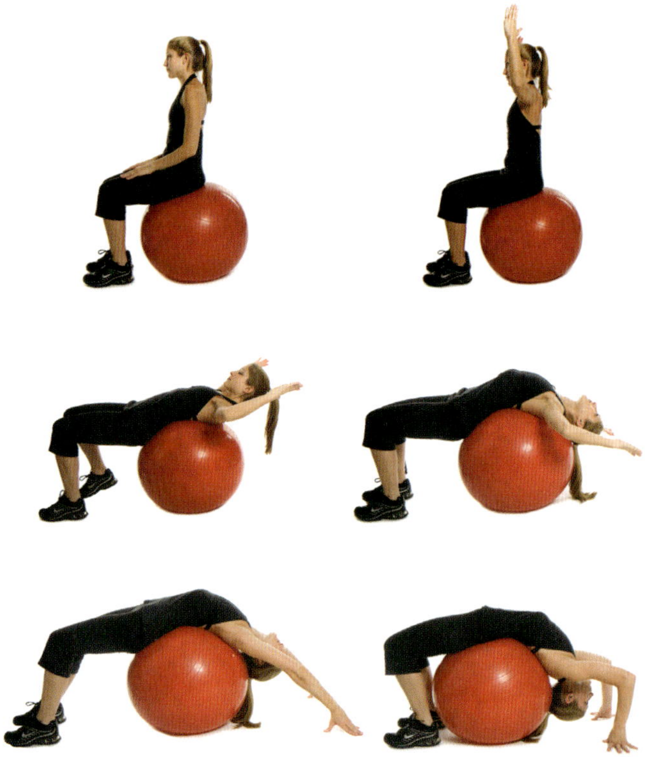

364 Rückenstrecken auf einem Gymnastikball II

Das Rückenstrecken auf einem Gymnastikball in der Grundform (Nr. 363) ausführen, aber die Hände hinter dem Kopf verschränken, anstatt sie zum Boden zu strecken, und nur auf dem mittleren Rücken rollen.

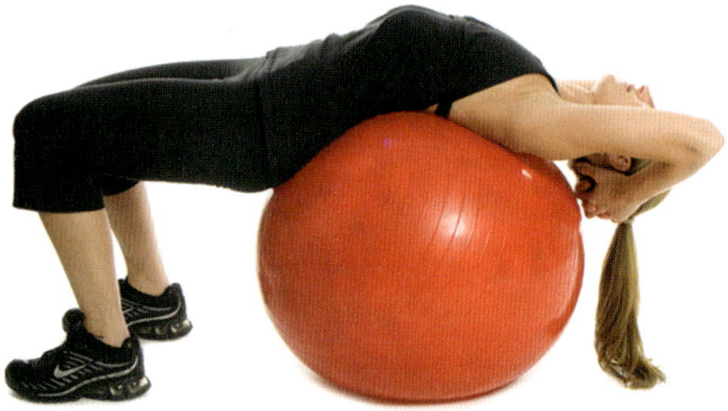

365 Brücke auf einem Gymnastikball mit Rotation

Mit dem oberen Rücken auf einen Gymnastikball legen, die Hüfte wird nicht vom Ball gestützt. Die Füße hüftbreit (oder weiter) flach auf den Boden setzen und die Knie rechtwinklig beugen. Einen Medizinball mit beiden Händen greifen und senkrecht über dem Kopf halten. Den Oberkörper nach links drehen und auf dem Gymnastikball auf die linke Schulter rollen. Kurz halten, dann langsam wieder in die Startposition zurückrollen. Die Drehung nach rechts wiederholen. Für eine vorgegebene Zeit weiter von Seite zu Seite rollen.

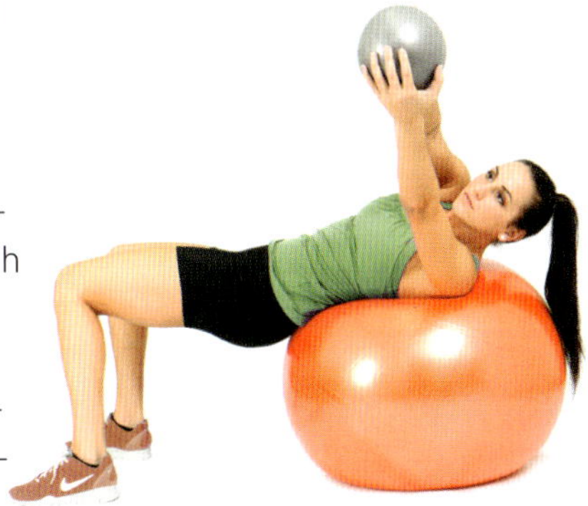

366 Seitliches Rollen auf einem Gymnastikball

Mit dem unteren Rücken auf einen Gymnastikball legen, die Füße sind geschlossen und die Knie rechtwinklig gebeugt. Die Arme zur Seite ausstrecken. Den Oberkörper über den Ball nach links bewegen, indem Sie den Ball zur rechten Schulter rollen. Diese Position fünf Sekunden lang halten, dann langsam in die Mitte zurückrollen. Anschließend den Oberkörper nach rechts bewegen.

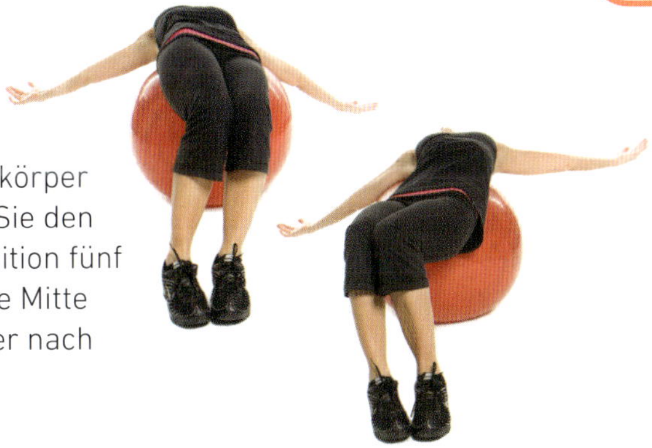

367 Rückbeugen

Aufrecht hinstellen, die Füße in einem bequemen Abstand platzieren, die Fußspitzen sind nach vorn oder leicht nach außen ausgerichtet. Die Arme über den Kopf strecken, die Handflächen zeigen zur Decke, die Fingerspitzen nach hinten. Den Körper langsam nach hinten beugen, dabei nach unten zum Boden blicken. Die Arme anspannen und verriegeln, sobald Sie sich dem Boden nähern. Die Hände nacheinander aufsetzen, die Füße bleiben fest verwurzelt stehen. Diese Position halten, der Blick geht jetzt nach hinten.

Um diese Übung auch ungeübt sicher auszuführen, mit dem Rücken zu einer Wand stellen und mit den Händen auf der Wand zum Boden laufen. Alternativ mit dem Rücken zu einer Bank stellen und die Rückbeuge nur bis auf Höhe der Sitzfläche ausführen.

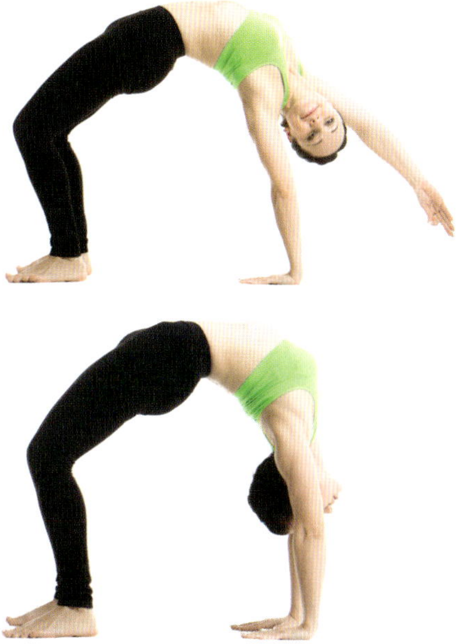

368 Hüftheben mit Gymnastikball

Das Hüftheben mit Gymnastikball ist eine Übung niedriger Intensität, die effektiv Bauch- und Gesäßmuskeln aufbaut und in Form bringt. Sie können diese Brücke forcieren, indem Sie Beinhebebewegungen und Curls hinzufügen und so Ihre Benefits vermehren.

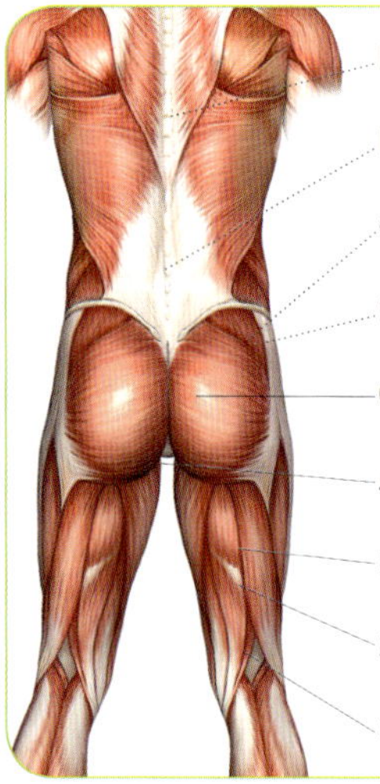

→ SO GEHT'S

Spannen Sie Ihre Bauchmuskeln die ganze Zeit über an. So halten Sie Ihren Körper in einer geraden Linie von den Schultern zu den Füßen.

— **schwarz fett = primär beteiligte Muskeln**
······ **schwarz = primär beteiligte tiefe Muskeln**
— grau fett = sekundär beteiligte Muskeln
······ grau = sekundär beteiligte tiefe Muskeln

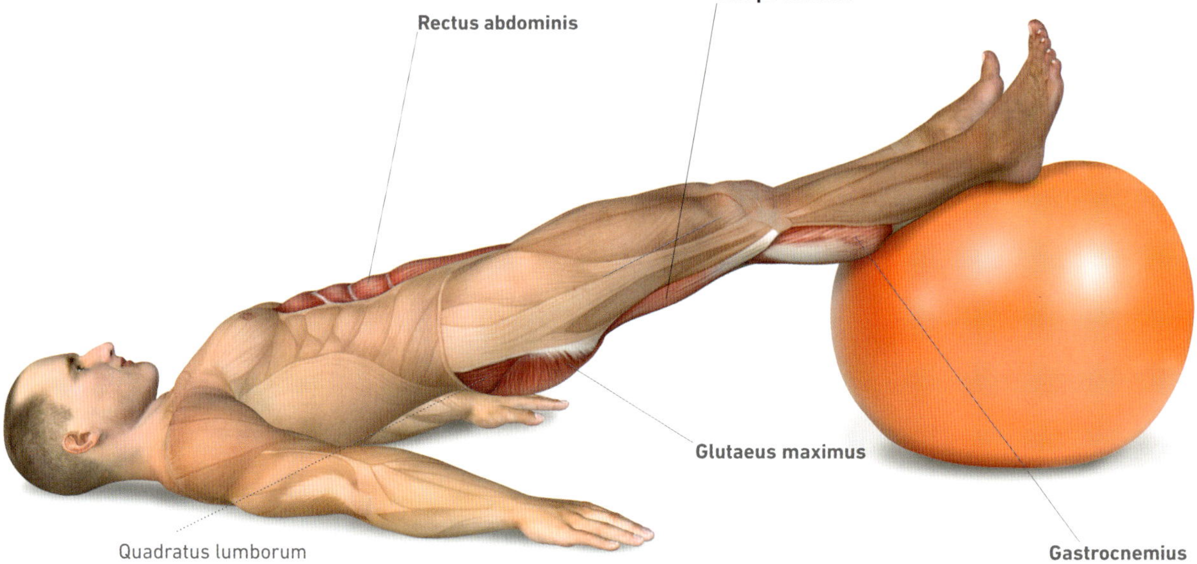

- Rücklings auf den Boden legen, die Arme liegen ausgestreckt neben dem Körper. Die Füße auf einem Gymnastikball platzieren.

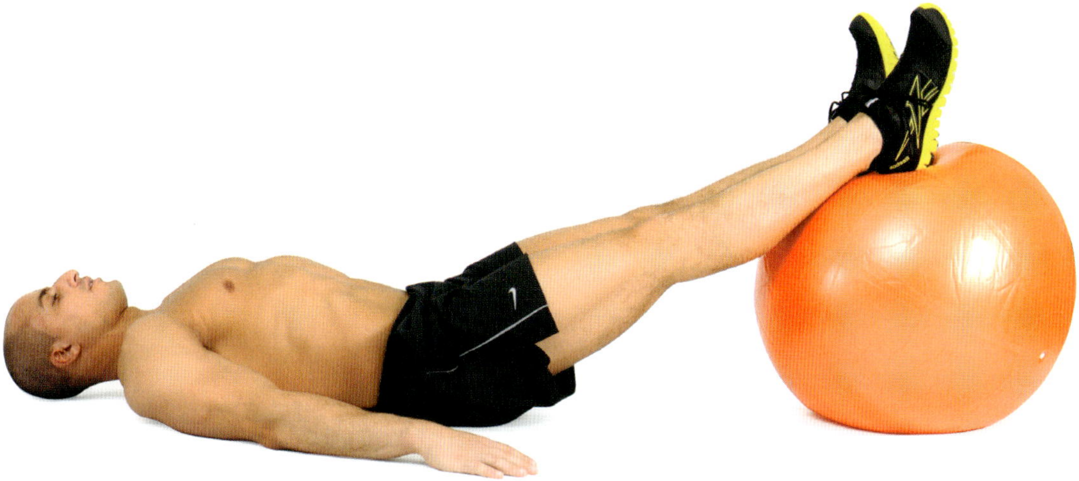

- Die Bauchmuskeln anspannen, die Handflächen in den Boden drücken und das Becken anheben, bis Ihr Körper eine Diagonale bildet. Diese Position möglichst einige Sekunden lang halten.

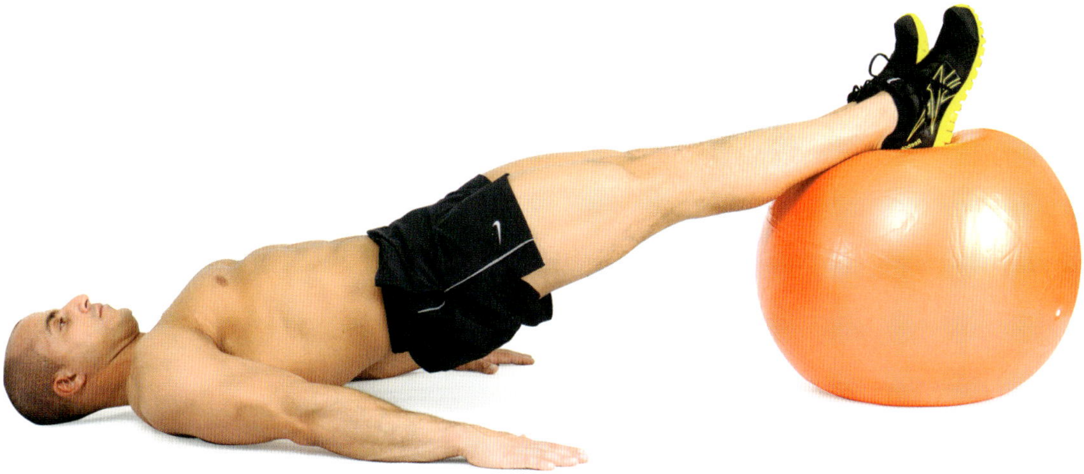

- Den Körper langsam und kontrolliert in die Startposition absenken. Dann die gewünschte Anzahl an Wiederholungen ausführen.

369 Hüftheben mit Gymnastikball und Beinheben

Das Hüftheben mit Gymnastikball (Nr. 368) ausführen. In der hohen Position ein Bein vom Ball lösen und zur Decke strecken, ohne die saubere Form der Brücke aufzugeben. Das Bein wieder absenken und die Übung mit dem anderen Bein wiederholen. Anschließend wechselseitig die gewünschte Anzahl an Wiederholungen absolvieren. Die ganze Zeit über bleiben beide Beine gestreckt und der Rücken gerade.

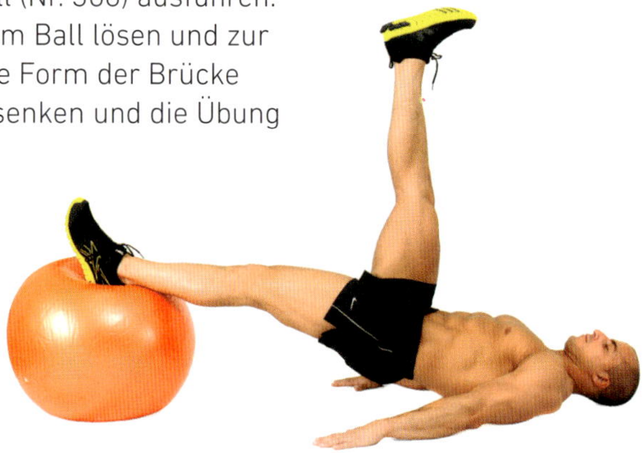

370 Hüftheben mit Gymnastikball mit Bein-Curl

In Rückenlage auf den Boden legen, die Arme liegen lang neben dem Körper oder sind auf Schulterhöhe zur Seite ausgestreckt, die Handflächen zeigen nach unten. Das Hüftheben mit Gymnastikball (Nr. 368) ausführen. Aus dieser Position die Fersen heranziehen und so den Ball so nah zum Po rollen wie möglich. Kurze Pause, dann in die Brücke zurückkehren und die Hüfte zum Boden absenken. Fortfahren, bis Sie die gewünschte Anzahl an Wiederholungen geschafft haben.

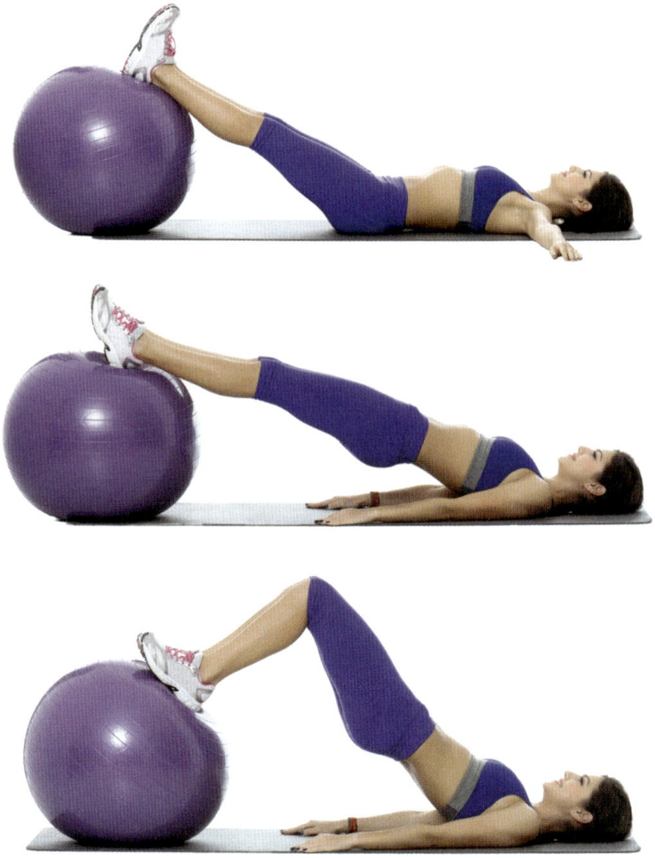

371 Arm- und Beinheben im Vierfüßlerstand

Hochintensive Workouts können für den unteren Rücken belastend sein. Daher sollten Sie Übungen in Ihr Training integrieren, die die Muskeln entlang der Wirbelsäule – insbesondere im Lendenwirbelbereich – kräftigen, und so Beschwerden vorbeugen, damit Sie einsatzbereit bleiben. Das Arm- und Beinheben im Vierfüßlerstand zielt auf eine Gruppe tiefer Muskeln, die unter dem Begriff „Rückenstrecker" zusammengefasst werden. Diese Muskeln richten die Wirbelsäule auf und stabilisieren sie. Das Arm- und gleichzeitige Beinheben ist eine klassische Übung für den unteren Rücken, die Ihnen hilft, Ihre Balance, Stabilität und Koordination zu verbessern.

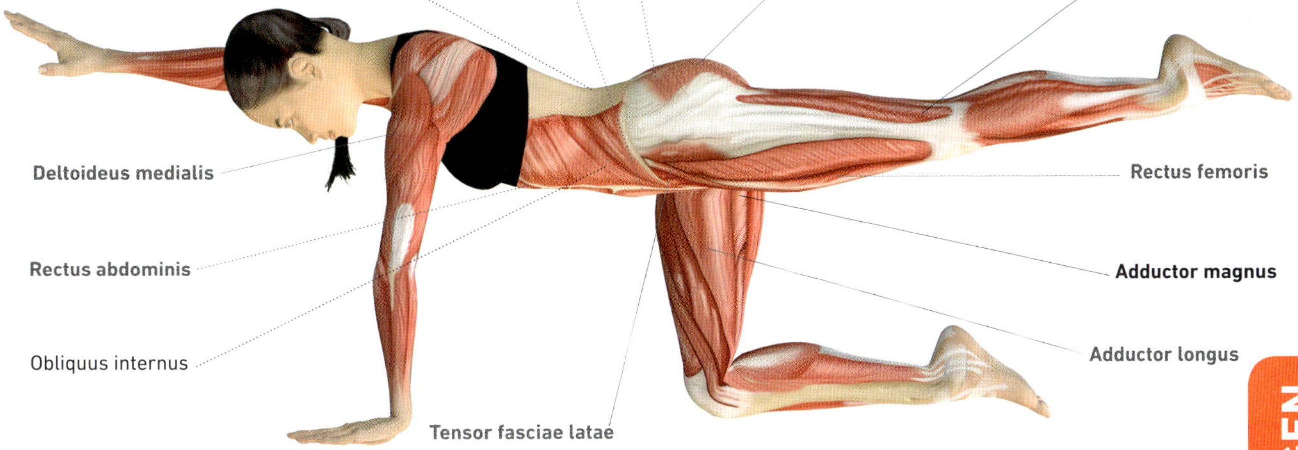

→ SO GEHT'S

Wenn Sie Bein und Arm anheben, sollte Ihre Hüfte unbewegt bleiben und nicht rotieren.

- **schwarz fett = primär beteiligte Muskeln**
- schwarz = primär beteiligte tiefe Muskeln
- grau fett = sekundär beteiligte Muskeln
- grau = sekundär beteiligte tiefe Muskeln

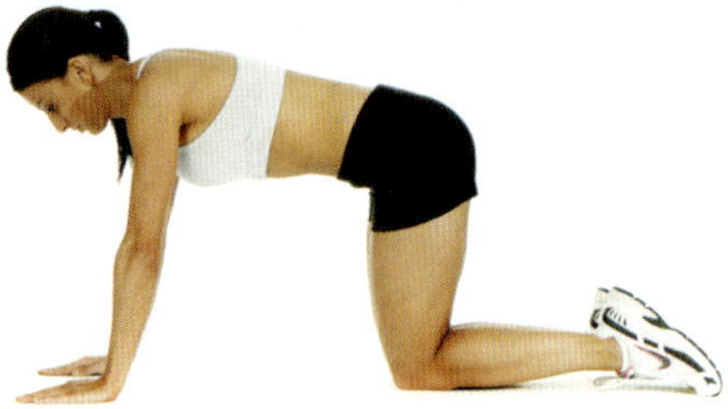

- In einen Vierfüßlerstand gehen: Die Hände befinden sich unter den Schultern und die Knie unter den Hüften. Kopf, Hals und Rücken gerade halten. Die Bauchmuskeln anspannen, indem Sie den Bauchnabel zur Wirbelsäule ziehen.
- Den rechten Arm anheben und auf Schulterhöhe nach vorn strecken. Gleichzeitig das linke Bein anheben und strecken, bis es parallel zum Boden steht. Den Rumpf dabei unbewegt halten.
- Arm und Bein wieder in die Startposition absenken und die Übung auf der anderen Seite wiederholen. Wechselseitig fortfahren, bis Sie die gewünschte Anzahl an Wiederholungen geschafft haben.

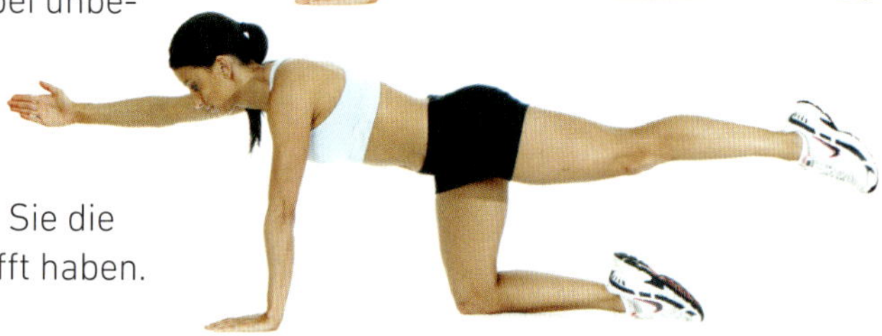

372 Zwei-Punkt-Liegestütz

In eine hohe Liegestützposition gehen. Gleichzeitig den linken Arm und das rechte Bein anheben und möglichst weit nach vorn bzw. hinten ausstrecken. Kurze Pause, dann in die Startposition zurückkehren. Die Übung auf der anderen Seite wiederholen.

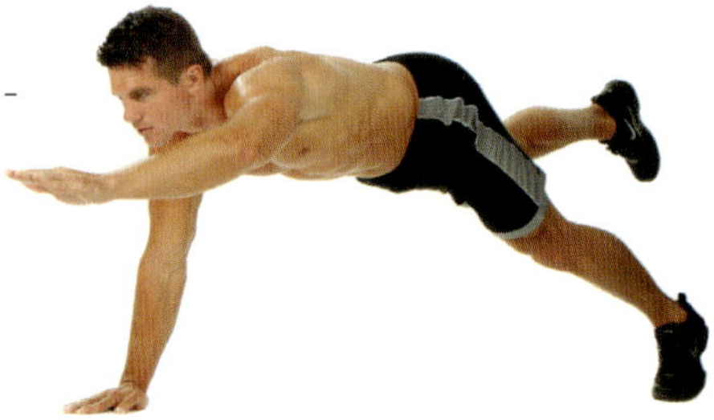

373 Ausrollen der Schienbeine im Vierfüßlerstand

Im Vierfüßlerstand auf eine Foam-Roll knien, die Füße sind vom Boden abgehoben. Jetzt den Rücken runden und die Knie zu den Armen ziehen. Dabei rollt die Rolle zu Ihren Füßen. Die gewünschte Anzahl an Wiederholungen ausführen.

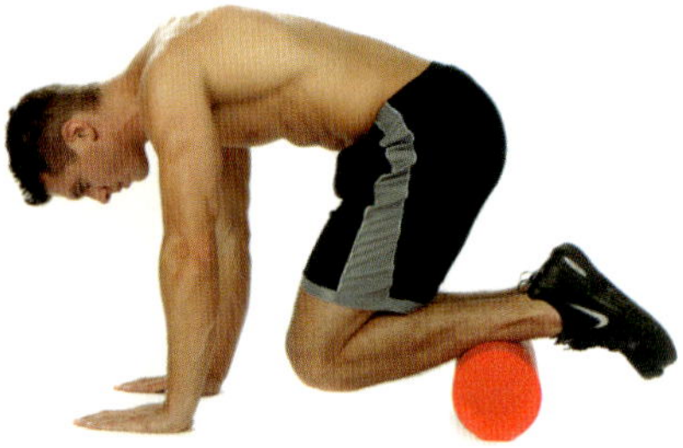

FOAM-ROLLS

Foam-Rolls sind nützliche Tools und gehören zu jedem Fitness-Equipment dazu. Wie Gymnastik- und Bosu-Bälle bringen sie ein Element der Instabilität in Ihre Übungen. Damit verbessern Sie Ihre Balance, steigern Ihre Kraft und erhöhen Ihre Ausdauer. Wenn Sie einfache Übungen wie Liegestütz, Kniebeuge oder Brett auf der instabilen Oberfläche einer Rolle ausführen, fordern Sie die angesprochenen Muskeln um ein Vielfaches. Foam-Rolls, auch als Faszienrollen bekannt, sind Zylinder aus Hartschaumstoff, deren Oberfläche glatt oder mit Noppen versehen ist. Sie sind verhältnismäßig preiswert und lassen sich leicht überallhin transportieren. Außer für Kraft- und Ausdauerübungen können Sie sie auch für eine Selbstmassage Ihrer Faszie verwenden. Dafür setzen Sie Ihr Körpergewicht auf der Rolle ein, um den Druck aufzubauen, der nötig ist, um muskulär-fasziale Schmerzpunkte zu lösen. Auch den Muskelkater nach einem harten hochintensiven Workout kann diese Form der Selbstmassage lindern.

374 Seitliches Beinheben im Vierfüßlerstand

Das seitliche Beinheben im Vierfüßlerstand ist eine vielschichtige Übung, die auf Ihre Core-Muskulatur, die stabilisierenden Muskeln des Beckens und die Abduktoren zielt. Mit diesem Move können Sie die Stabilität Ihres Beckenbereichs verbessern und Hüfte und Beine kräftigen.

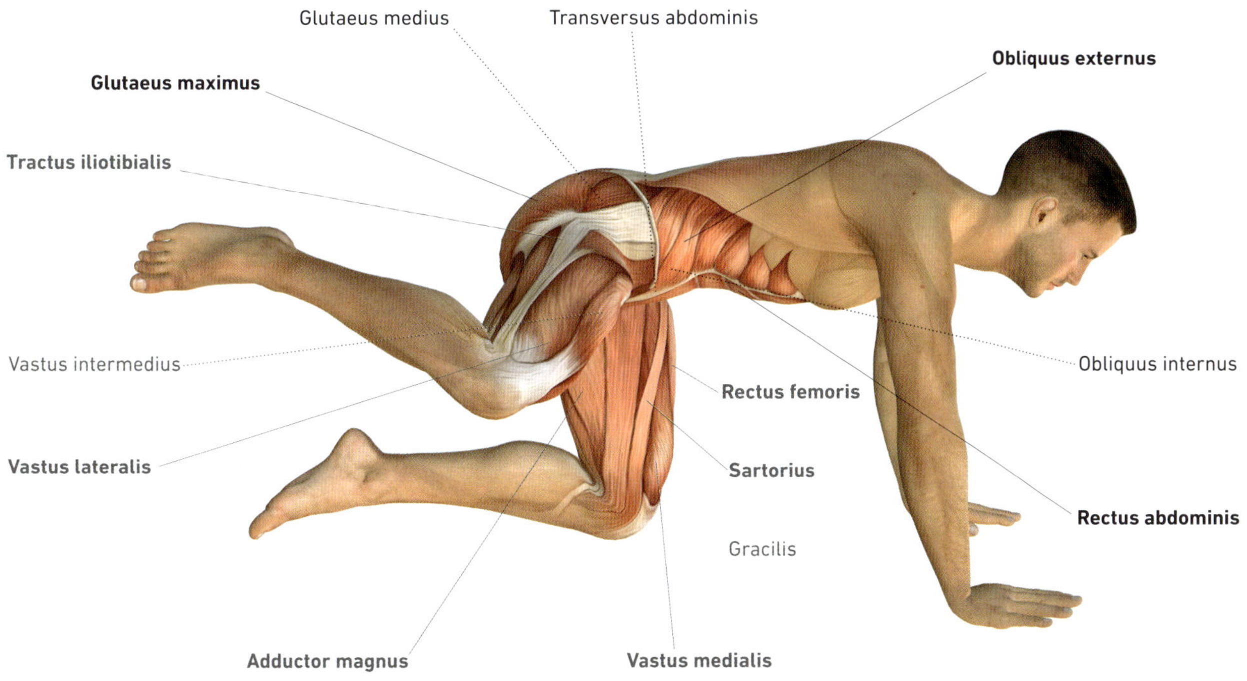

→ SO GEHT'S

Halten Sie die Wirbelsäule gerade, um den unteren Rücken nicht absinken zu lassen. Pressen Sie Ihre Hände in den Boden, damit sich Ihre Schultern nicht zu den Ohren hochschieben. Und vermeiden Sie es, beim Heben des Beins auch die Hüfte mit anzuheben.

schwarz fett = primär beteiligte Muskeln
schwarz = primär beteiligte tiefe Muskeln
grau fett = sekundär beteiligte Muskeln
grau = sekundär beteiligte tiefe Muskeln

- Auf Hände und Knie gehen, den Rücken dabei gerade halten.
- Das Körpergewicht gleichmäßig verteilt halten und das rechte Knie gebeugt zur Seite anheben.
- Das rechte Bein heben und wieder senken, ohne dabei die Hüfte zu bewegen. Die gewünschte Anzahl an Wiederholungen absolvieren, dann das Bein wechseln.

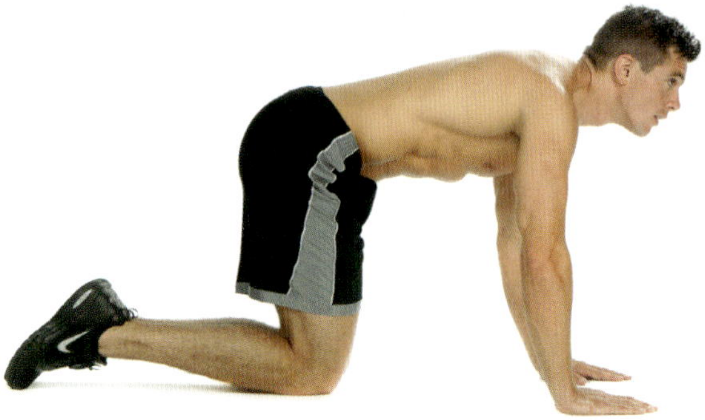

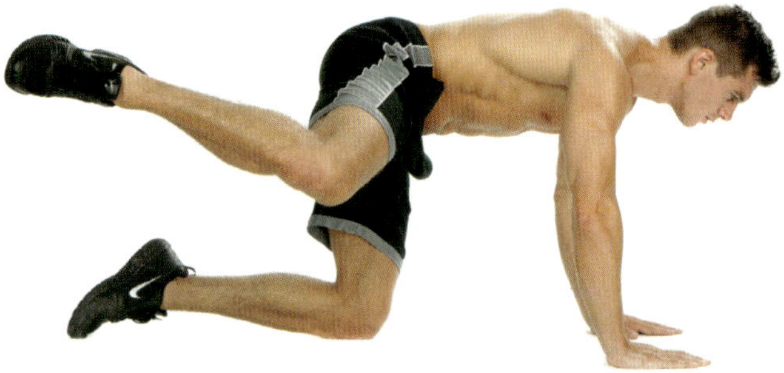

375 Gestrecktes seitliches Beinheben im Vierfüßlerstand

Einen Vierfüßlerstand einnehmen. Ein Bein gestreckt zur Seite anheben, bis es parallel zum Boden steht; darauf achten, dass das Bein auf einer Linie mit der Hüfte ausgerichtet ist. In die Startposition zurückkehren und das Bein wechseln. Wechselseitig fortfahren, bis Sie die gewünschte Anzahl an Wiederholungen absolviert haben.

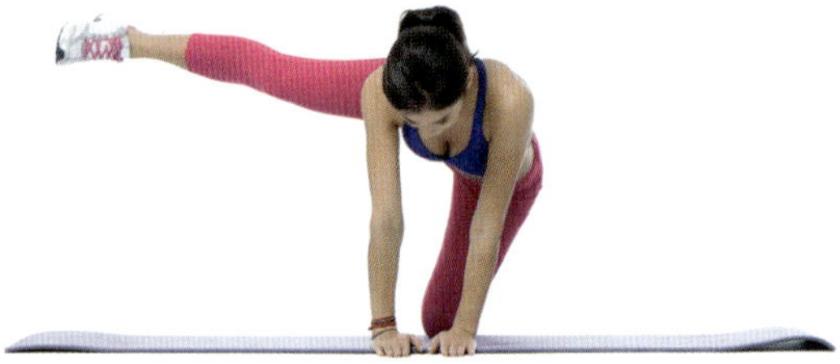

376 In-out im Vierfüßlerstand

In einen Vierfüßlerstand gehen. Rechts auf dem Unterarm abstützen; der linke Arm bleibt gestreckt, die Hand steht unterhalb der Schulter. Den Rücken gerade halten. Das linke Bein rechtwinklig gebeugt zur Seite anheben, dann nach hinten ganz ausstrecken, sodass es eine gerade Linie mit Ihrem Rumpf bildet. In die Startposition zurückkehren und die gewünschte Anzahl an Wiederholungen anschließen. Danach das Bein wechseln.

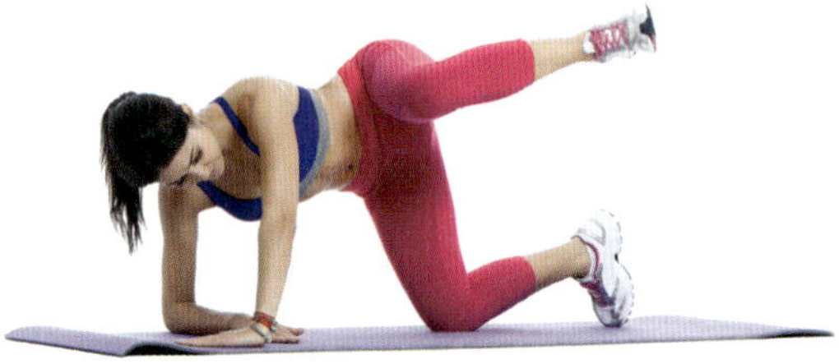

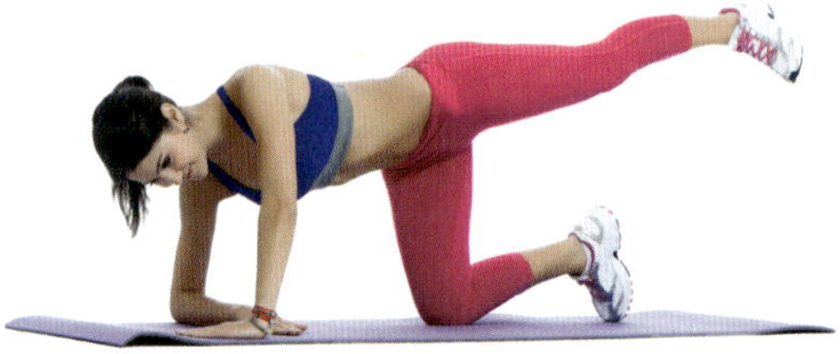

377 Muschel

Bei der Muschel bewegen Sie sich durch eine Übungssequenz, die Ihre inneren und äußeren Oberschenkel trainiert und gleichzeitig Ihre Koordinationsfähigkeit fordert.

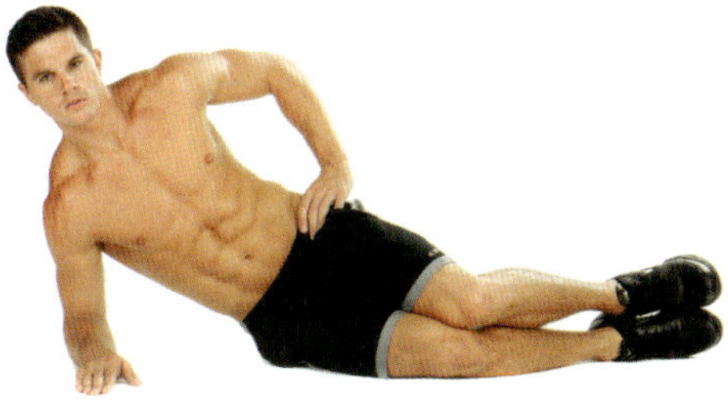

- Mit gebeugten Knien auf die rechte Körperseite legen, die Beine liegen aufeinander. Den Oberkörper etwas aufrichten und auf dem rechten Unterarm abstützen, der Ellbogen steht genau unterhalb der Schulter. Die linke Hand in die Hüfte stützen.

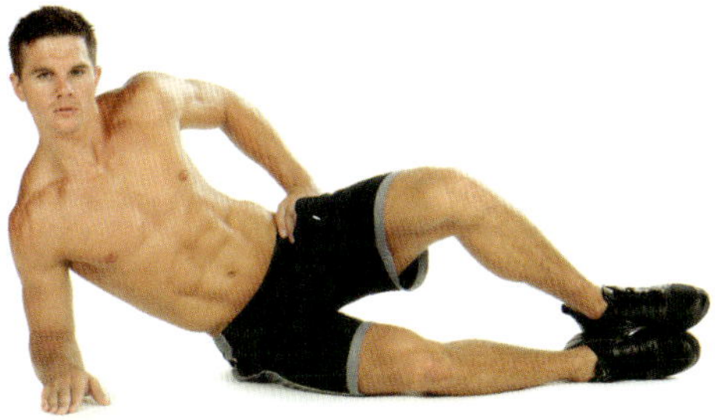

- Ohne die Hüfte zu bewegen, das linke Knie anheben und so die Knie öffnen. In die Startposition zurückkehren und die gewünschte Anzahl an Wiederholungen anschließen.

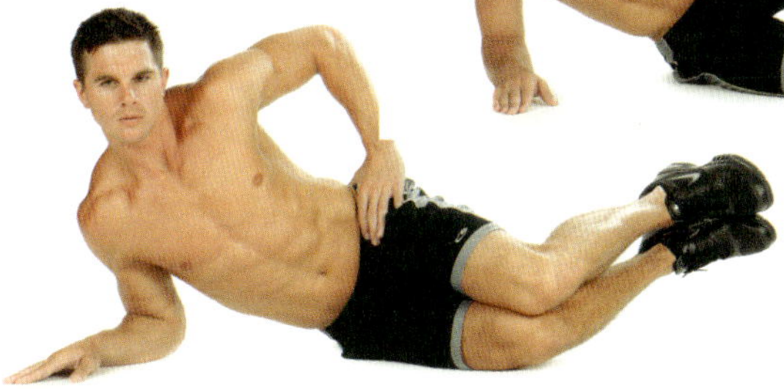

- Die Füße zusammen vom Boden abheben, die Knie bleiben dabei geschlossen und die Oberschenkel auf einer Linie mit dem Rumpf ausgerichtet.
- Aus dieser Position heraus das linke Knie anheben und absenken, dann die Knie für die gewünschte Anzahl an Wiederholungen öffnen und schließen. Danach in die Startposition zurückkehren.

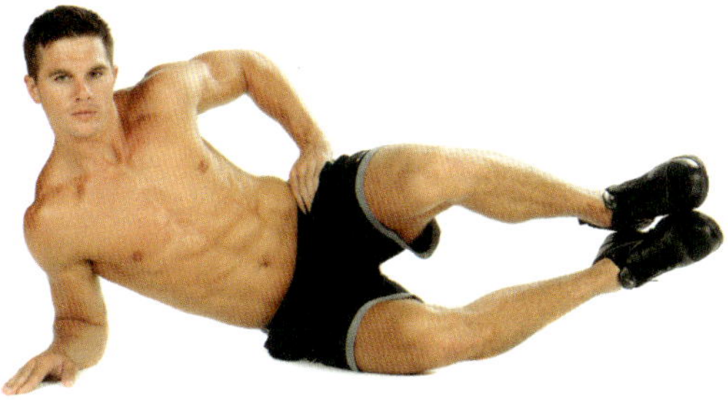

- Beide Füße erneut anheben, die Knie wieder öffnen und dann das linke Bein strecken. Dabei darauf achten, dass sich die Position des linken Oberschenkels nicht verändert. Das Knie wieder beugen und in die Startposition zurückkehren. Im Anschluss die gewünschten Wiederholungen ausführen. Danach alle Schritte auf der anderen Seite noch einmal absolvieren.

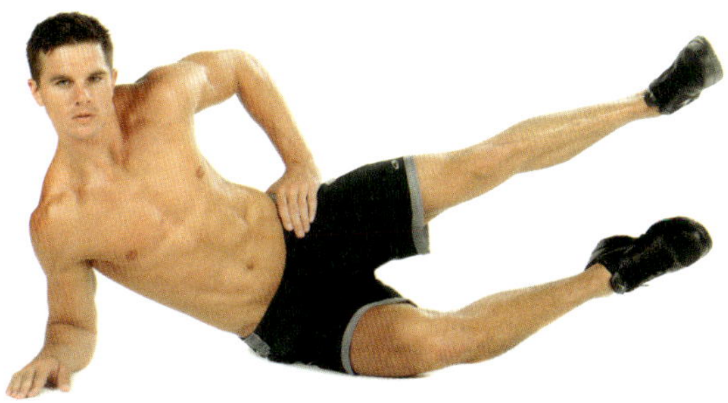

378 Hocke-Liegestütz-Kombination

Diese Kombination ist so effizient wie ein ganzes Kraftwerk. Sie verbindet die Benefits des Krafttrainings mit einem hochintensiven Kardio-Workout. Bereits für sich allein genommen ist diese Übung eine echte Herausforderung, gleichzeitig ist sie aber auch die Hauptkomponente des Burpees.

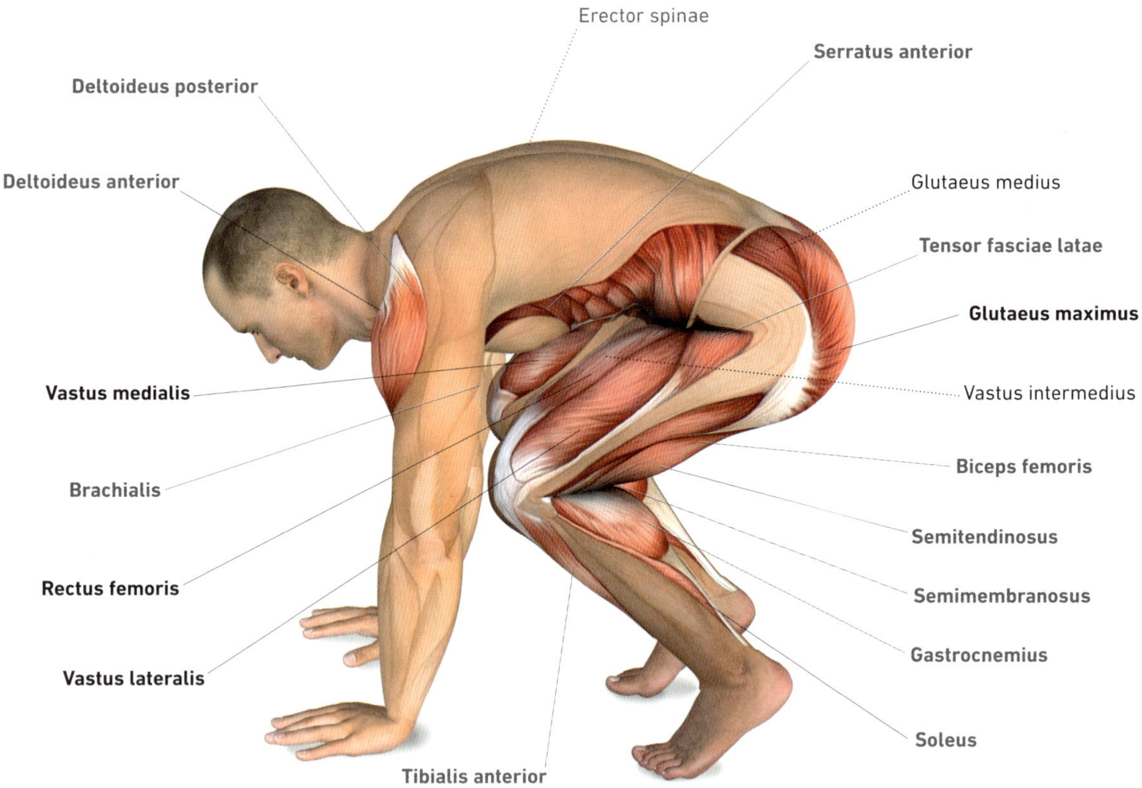

→ SO GEHT'S

Achten Sie darauf, dass Sie Ihren Rücken in der hohen Liegestützposition gerade halten.

schwarz fett = primär beteiligte Muskeln
schwarz = primär beteiligte tiefe Muskeln
grau fett = sekundär beteiligte Muskeln
grau = sekundär beteiligte tiefe Muskeln

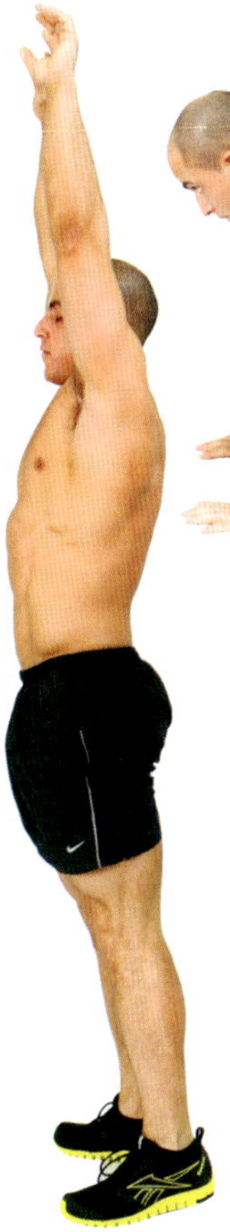

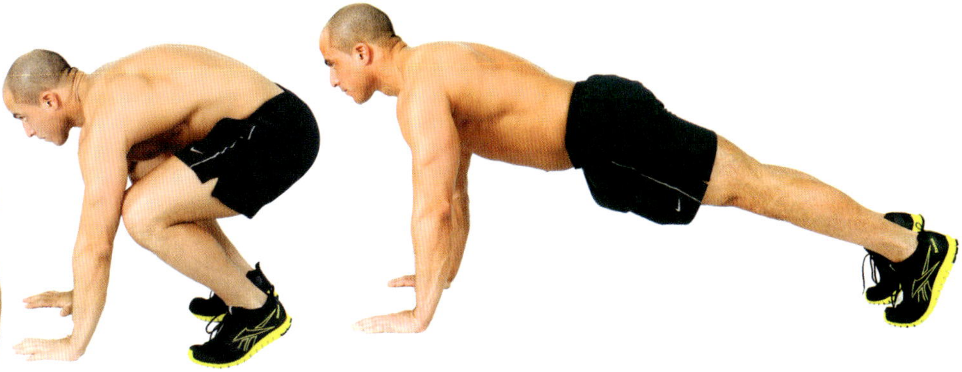

- Hüftbreit hinstellen und die Arme über den Kopf nach oben strecken.
- In eine Hocke gehen und die Hände auf den Boden setzen.
- In einer schnellen, explosiven Bewegung die Beine nach hinten ausstrecken und eine hohe Liegestützposition einnehmen. Dann schnell mit beiden Füßen abdrücken und in die Hocke zurückspringen. Anschließend für eine festgelegte Zeit oder so lange fortfahren, bis Sie die gewünschte Anzahl an Wiederholungen absolviert haben.

379 Hocke-Liegestütz-Kombination mit Kurzhanteln

Schulterbreit hinstellen und in jeder Hand eine Kurzhantel halten. Die Hocke-Liegestütz-Kombination (Nr. 378) in der gewünschten Anzahl an Wiederholungen oder für eine bestimmte Zeit ausführen.

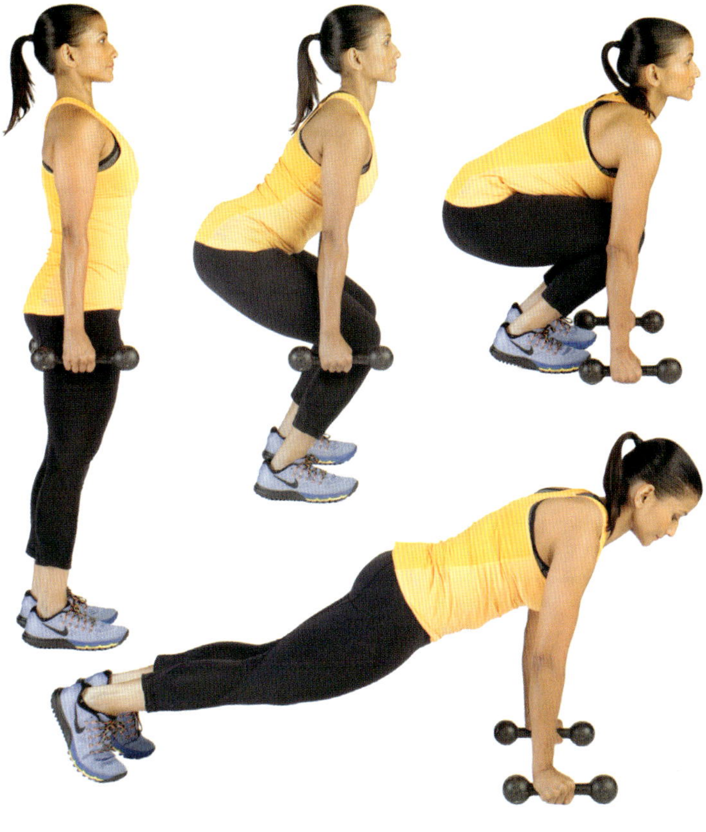

380 Burpee

Die Hocke-Liegestütz-Kombination und der Burpee werden oft miteinander verwechselt, aber es gibt einen entscheidenden Unterschied: Beim Burpee führen Sie zunächst die Hocke-Liegestütz-Kombination mit einem zusätzlichen Liegestütz aus und fügen dann am Ende einen Sprung hinzu. Diese plyometrische Steigerung hebt diese ohnehin schon kraftvolle Fitnessübung auf das nächste Level und belohnt Sie mit mehr Kraft und Ausdauer. Fordern Sie sich selbst mit einer der zahlreichen Varianten dieser vielseitigen Übung – Sie können zum Beispiel verschiedene Sprünge ausprobieren oder die Übung auf einem Bein absolvieren.

- In eine Hocke gehen und die Hände auf dem Boden platzieren.
- In einer schnellen, explosiven Bewegung mit beiden Füßen nach hinten in eine hohe Liegestützposition springen. Einen Liegestütz (Nr. 226) ausführen.
- Dann in einer weiteren schnellen Bewegung hochdrücken und mit beiden Füßen in die Hocke zurückspringen. Sofort aus der Hocke in die Luft springen und in die Startposition zurückkehren.
- Anschließend die gewünschte Anzahl an Wiederholungen absolvieren oder die Übung für eine festgelegte Zeit ausführen.

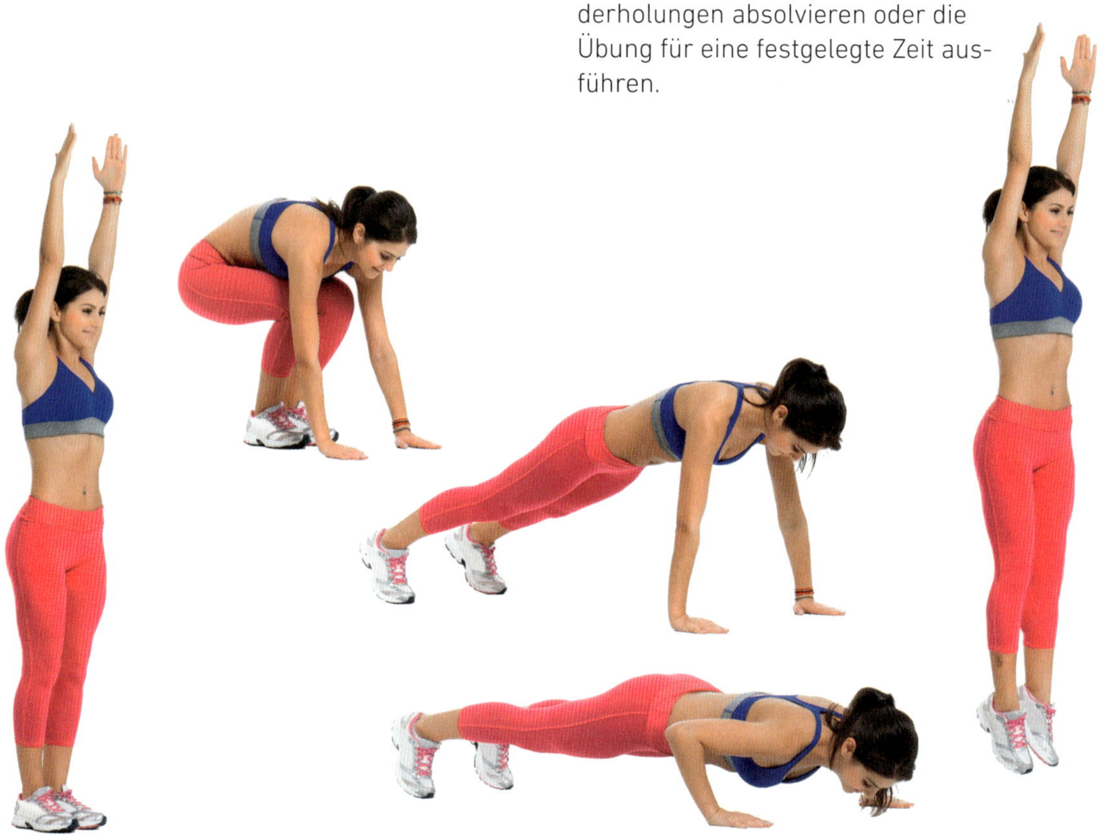

381 Burpee mit Klimmzug

Unter eine Klimmzugstange stellen. Einen Burpee (Nr. 380) ausführen, aus der Hocke dann aber nicht in die Luft springen, sondern an eine Klimmzugstange, die Sie in einem schulterbreiten Obergriff fassen. In einer flüssigen Bewegung den Körper hochziehen und dann bis zur Streckung der Arme wieder absenken. In die Startposition zurückkehren und die gesamte Sequenz erneut ausführen. Anschließend für eine festgelegte Zeit fortfahren oder so lange weitermachen, bis Sie die gewünschte Anzahl an Wiederholungen absolviert haben.

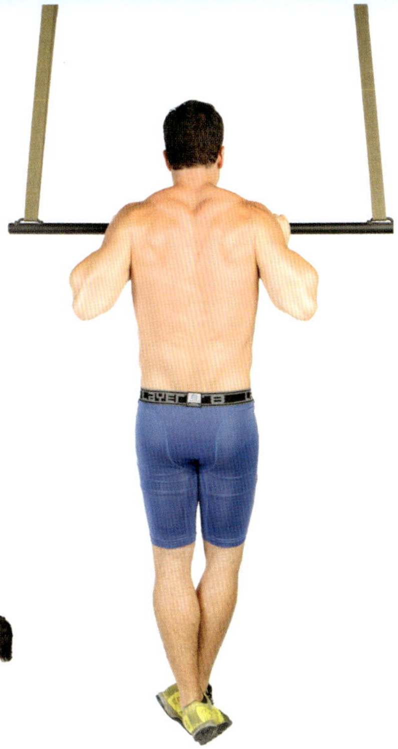

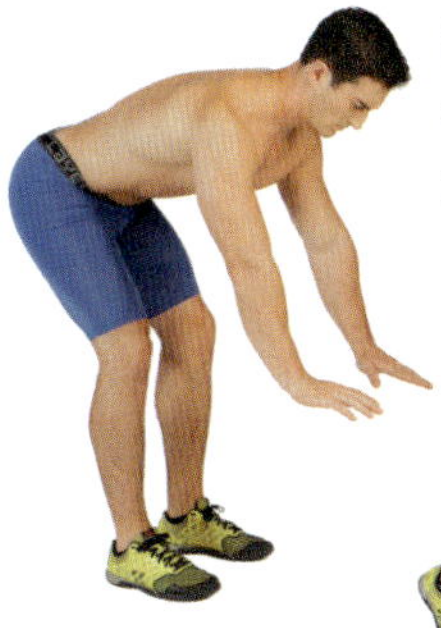

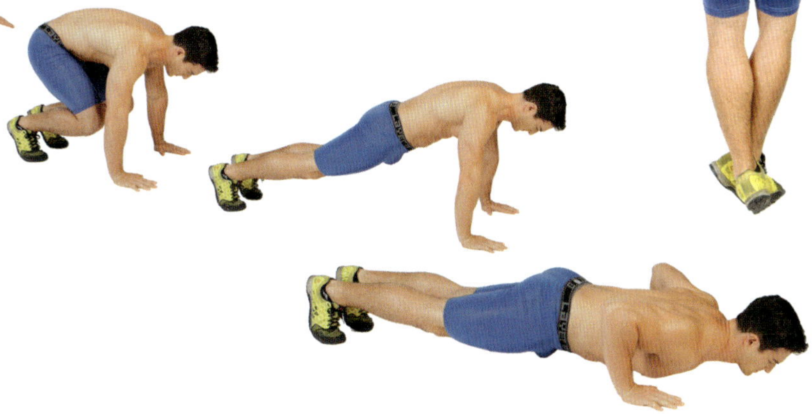

382 Seit-Burpee

Einen Burpee (Nr. 380) ausführen, aber anstatt gerade nach hinten in die hohe Liegestützposition zu springen, diesen Sprung zur Seite machen, sodass Ihr Körper schräg steht. Bei den nächsten Durchgängen wechselweise nach rechts und links springen, bis Sie die gewünschte Anzahl an Wiederholungen oder eine bestimmte Zeit geschafft haben.

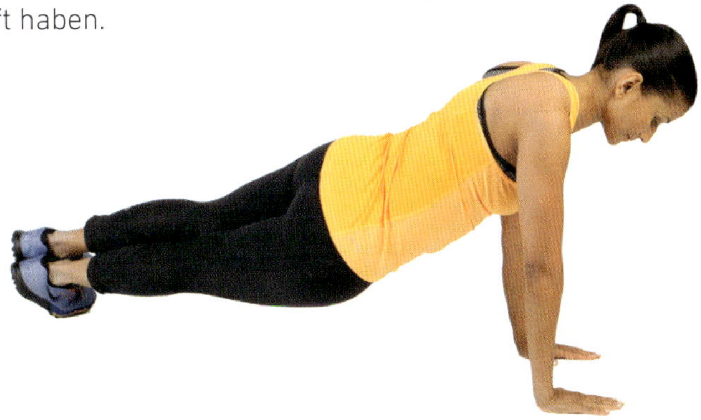

383 Renegade-Burpee

Hüftbreit hinstellen und in jeder Hand eine Kettlebell oder Kurzhantel halten. In eine Kniebeuge gehen und die Gewichte schulterbreit auf dem Boden absetzen. Mit beiden Füßen nach hinten springen und eine hohe Liegestützposition mit den Händen auf den Gewichten einnehmen. Den rechten Arm beugen und die Kettlebell bis zum Rippenbogen anheben. Gleichzeitig den linken Arm fest in den Boden drücken, um das Gleichgewicht zu halten. Den rechten Arm wieder absenken und die Hantel absetzen. Die Ruderbewegung jetzt mit dem linken Arm ausführen. Dann wieder in die Hocke springen und aufrichten. Die Übung fortsetzen, bis Sie eine vorgegebene Zeit oder die gewünschte Anzahl an Wiederholungen erreicht haben.

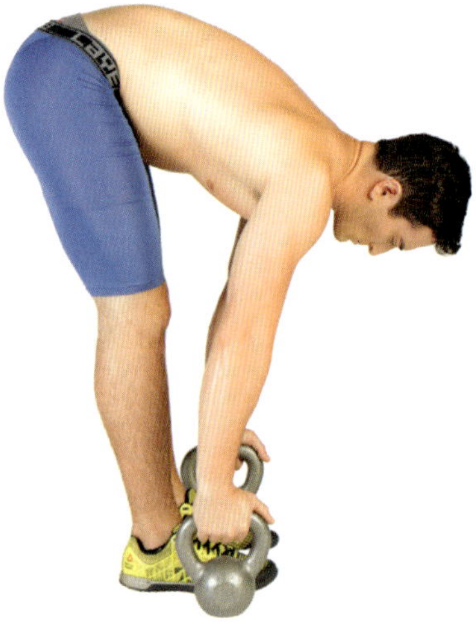

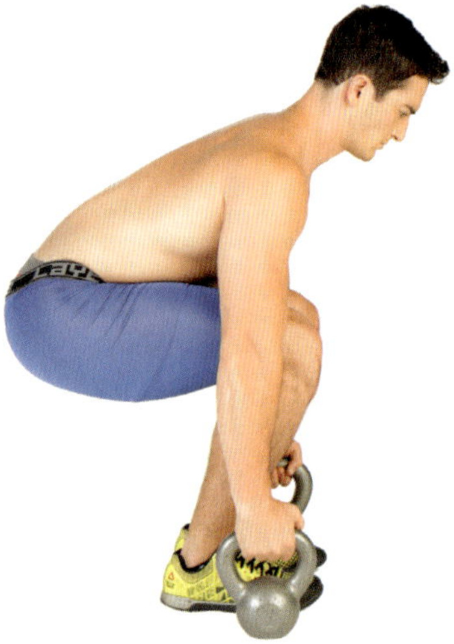

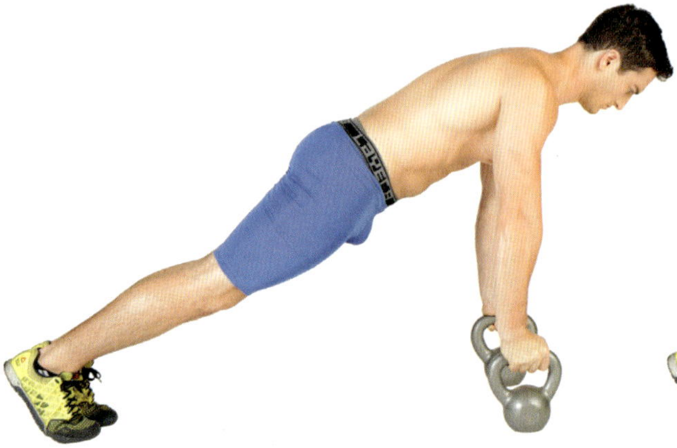

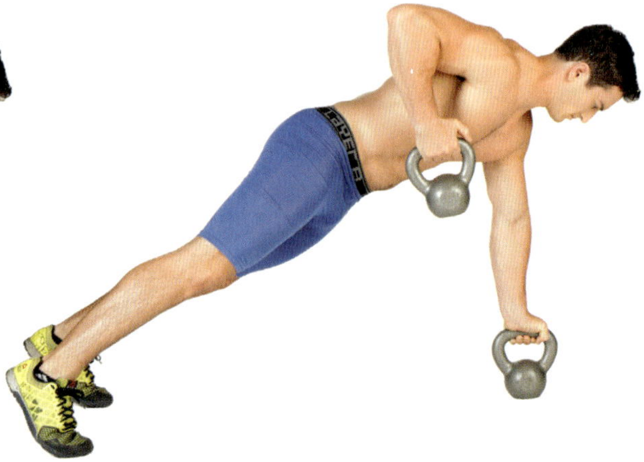

384 Burpee mit Liegestütz und Klatschen

Einen Burpee (Nr. 380) ausführen, aber am Ende aus der Hocke explosiv hochspringen und über dem Kopf in die Hände klatschen. Sanft landen und die Arme absenken. So fortfahren, bis Sie eine festgelegte Zeit oder die gewünschte Anzahl an Wiederholungen geschafft haben.

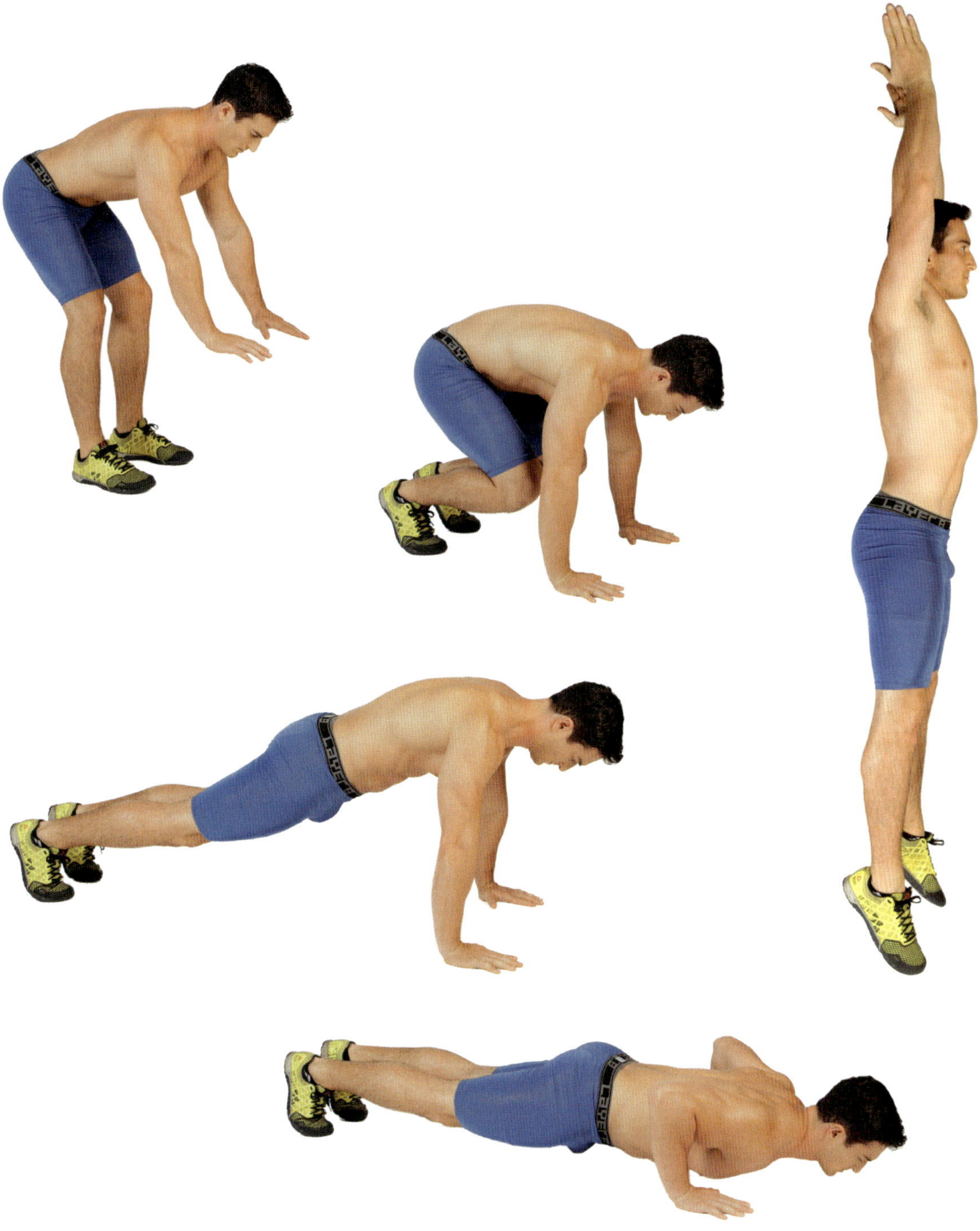

385 Burpee mit Sprung auf einen Step

Vor einen hohen Step oder einen niedrigen Kasten stellen. Einen Burpee (Nr. 380) ausführen, aber statt des Sprungs in die Luft auf den Step springen. Für eine festgelegte Zeit fortfahren oder die gewünschte Anzahl an Wiederholungen absolvieren.

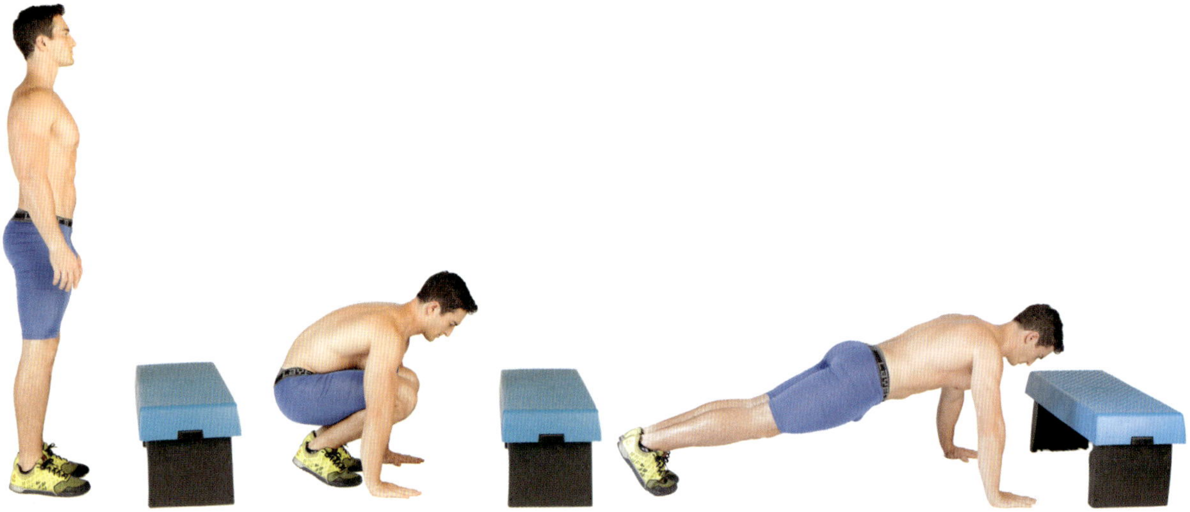

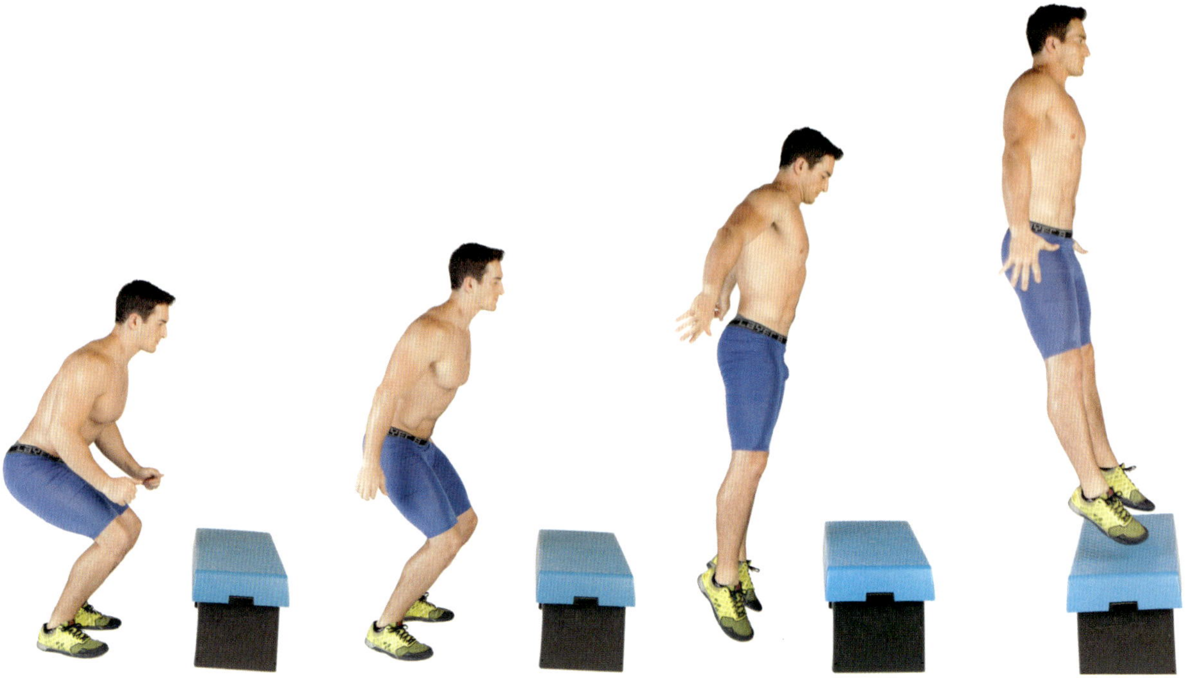

386 Burpee mit breitem Sprung

Einen überschulterbreiten Stand einnehmen, die Fußspitzen zeigen leicht nach außen. Mit beiden Füßen abdrücken und so weit wie möglich nach vorn springen. Bei der Landung Hüfte und Knie beugen und so weit vorlehnen, dass Sie die Hände auf den Boden setzen können. Sofort mit beiden Füßen nach hinten in eine hohe Liegestützposition springen. Von dort die ganze Sequenz in umgekehrter Reihenfolge ausführen.

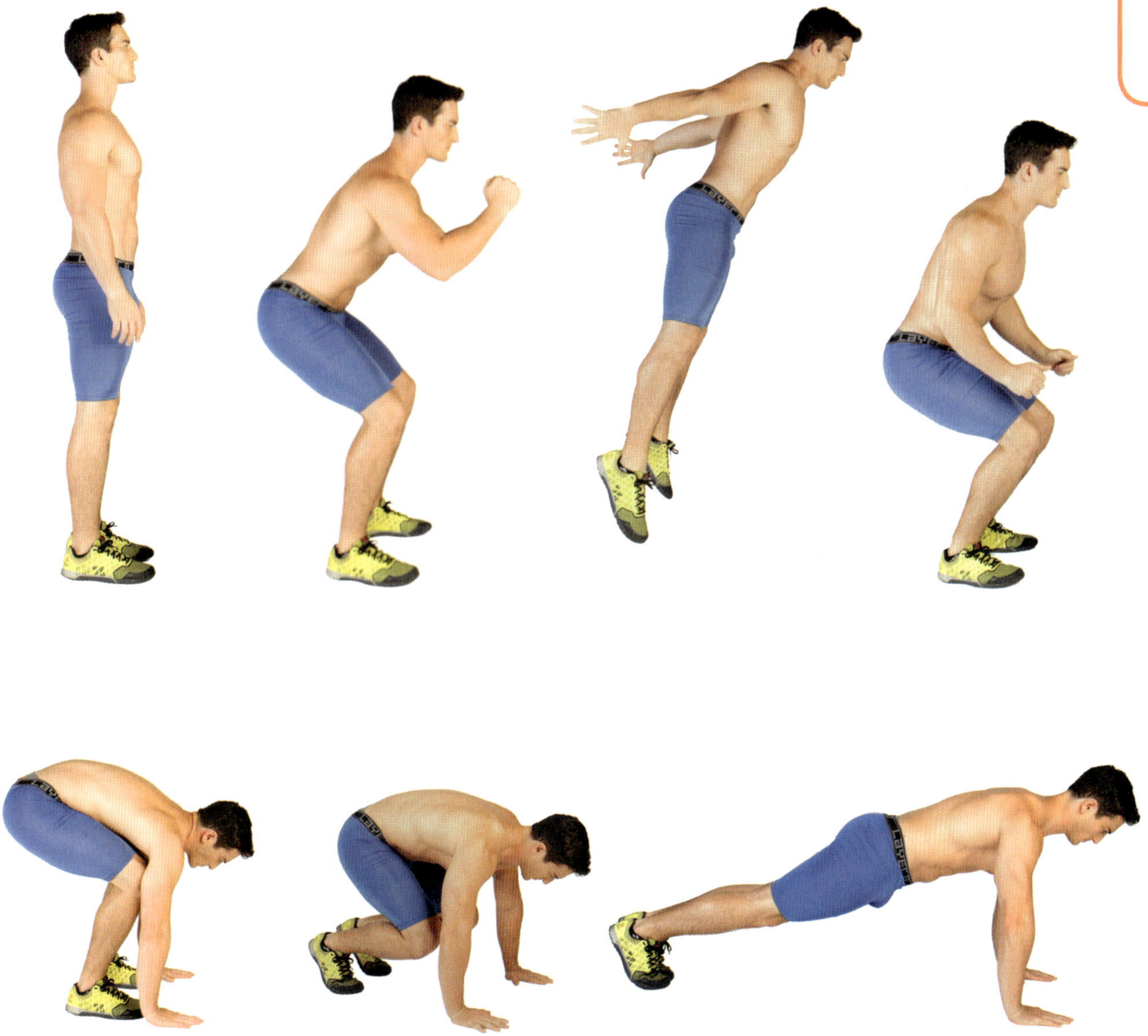

387 Burpee mit Sprung mit angezogenen Knien

Einen Burpee (Nr. 380) ausführen. Beim Sprung nach oben jedoch die Knie zur Brust ziehen. Sanft auf den Fußballen landen und in die Startposition zurückkehren. Für eine festgelegte Zahl oder so lange fortfahren, bis Sie eine bestimmte Anzahl an Wiederholungen geschafft haben.

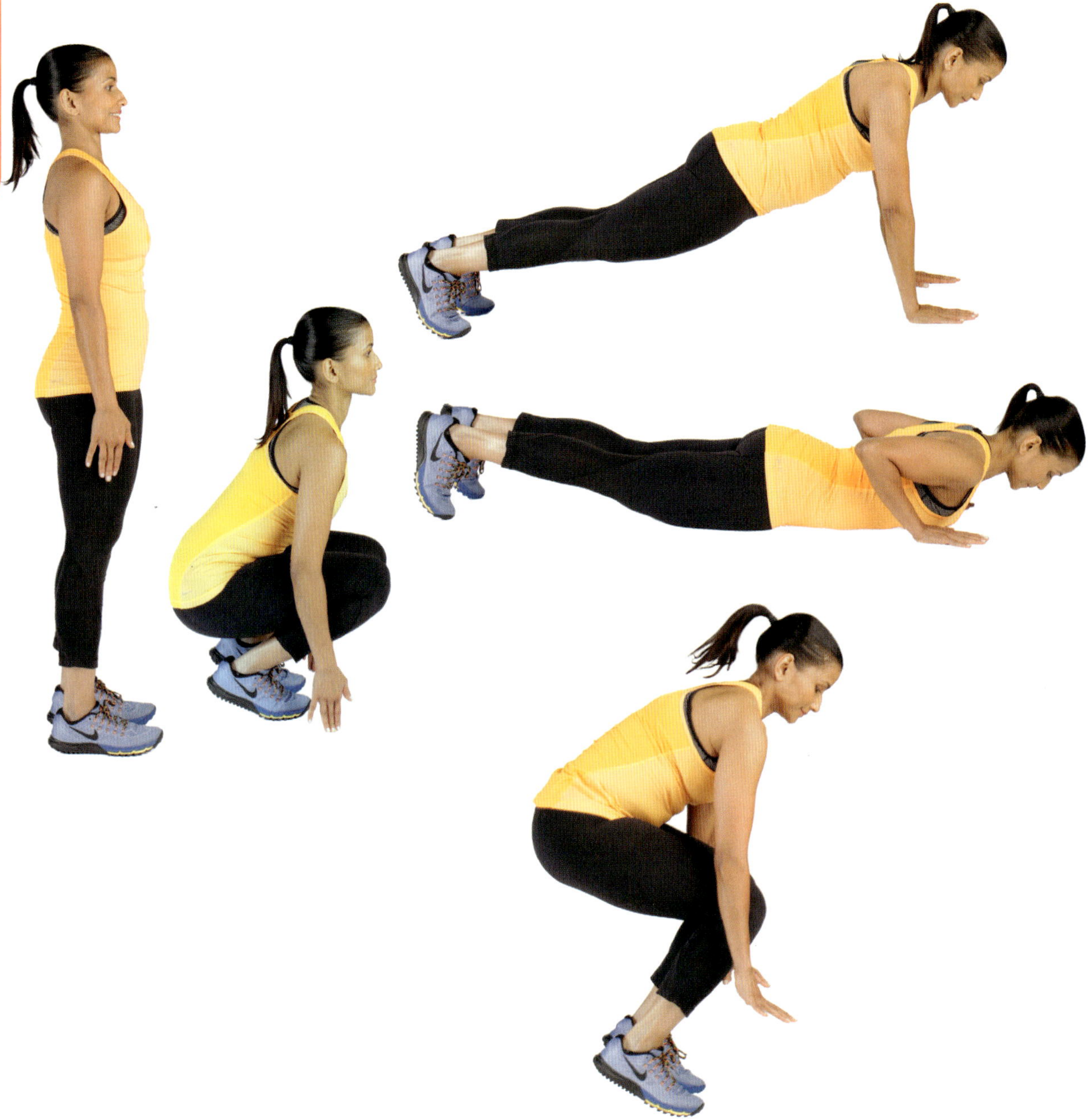

388 Einarmiger Burpee

Etwas weiter als hüftbreit hinstellen und den linken Arm auf Schulterhöhe zur Seite ausstrecken. In eine Hocke gehen und die rechte Hand unterhalb der Brust mittig auf den Boden setzen. Die Bauchmuskeln anspannen und mit beiden Füßen nach hinten in eine hohe einarmige Liegestützposition springen. Zügig zurück in die Hocke und von dort ohne Pause in die Luft springen. Für eine festgelegte Zahl oder so lange fortfahren, bis Sie die gewünschte Anzahl an Wiederholungen absolviert haben.

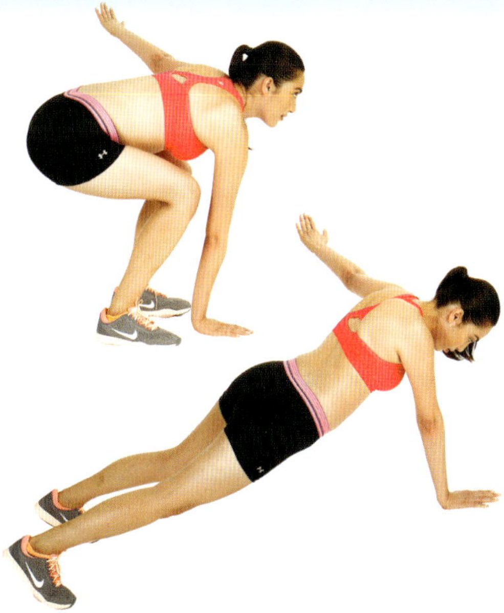

389 Einbeiniger Burpee

Mit dem ganzen Gewicht auf einem Bein hinstellen. Das Knie des anderen Beins beugen und den Fuß vom Boden abheben. Das Standbein beugen und in eine Hocke gehen, dabei die Hände unterhalb der Schultern auf den Boden setzen. Das Gewicht auf die Hände verlagern und mit dem Standbein nach hinten springen, sodass Ihr Körper eine gerade Linie bildet. Sofort wieder nach vorn zu den Händen und dann explosiv in die Luft springen. So fortfahren und bei jeder Wiederholung das Bein wechseln.

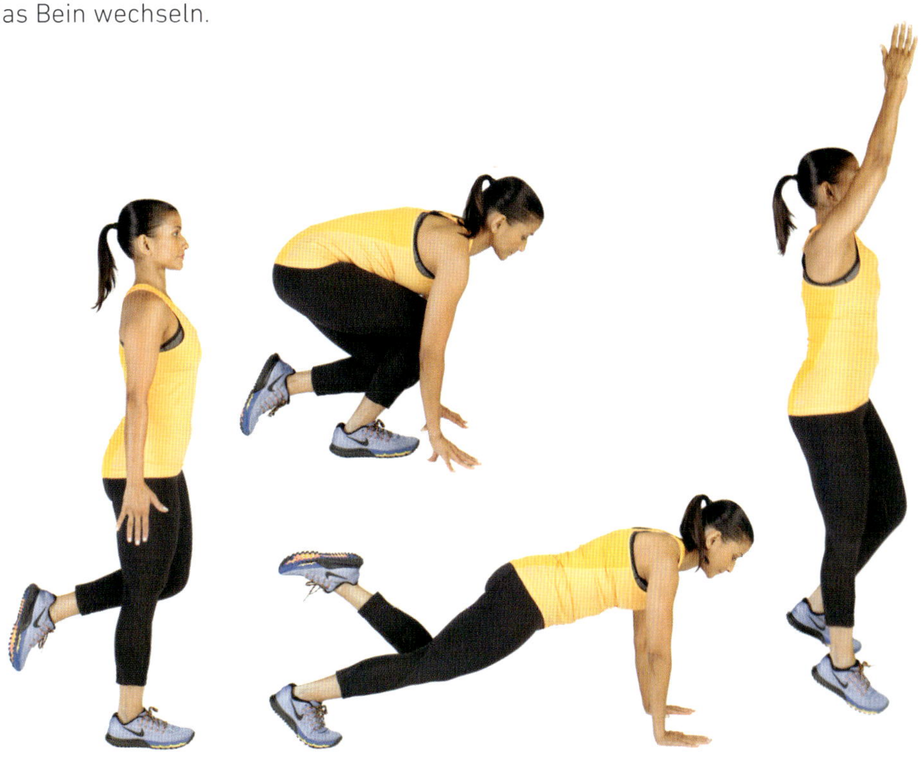

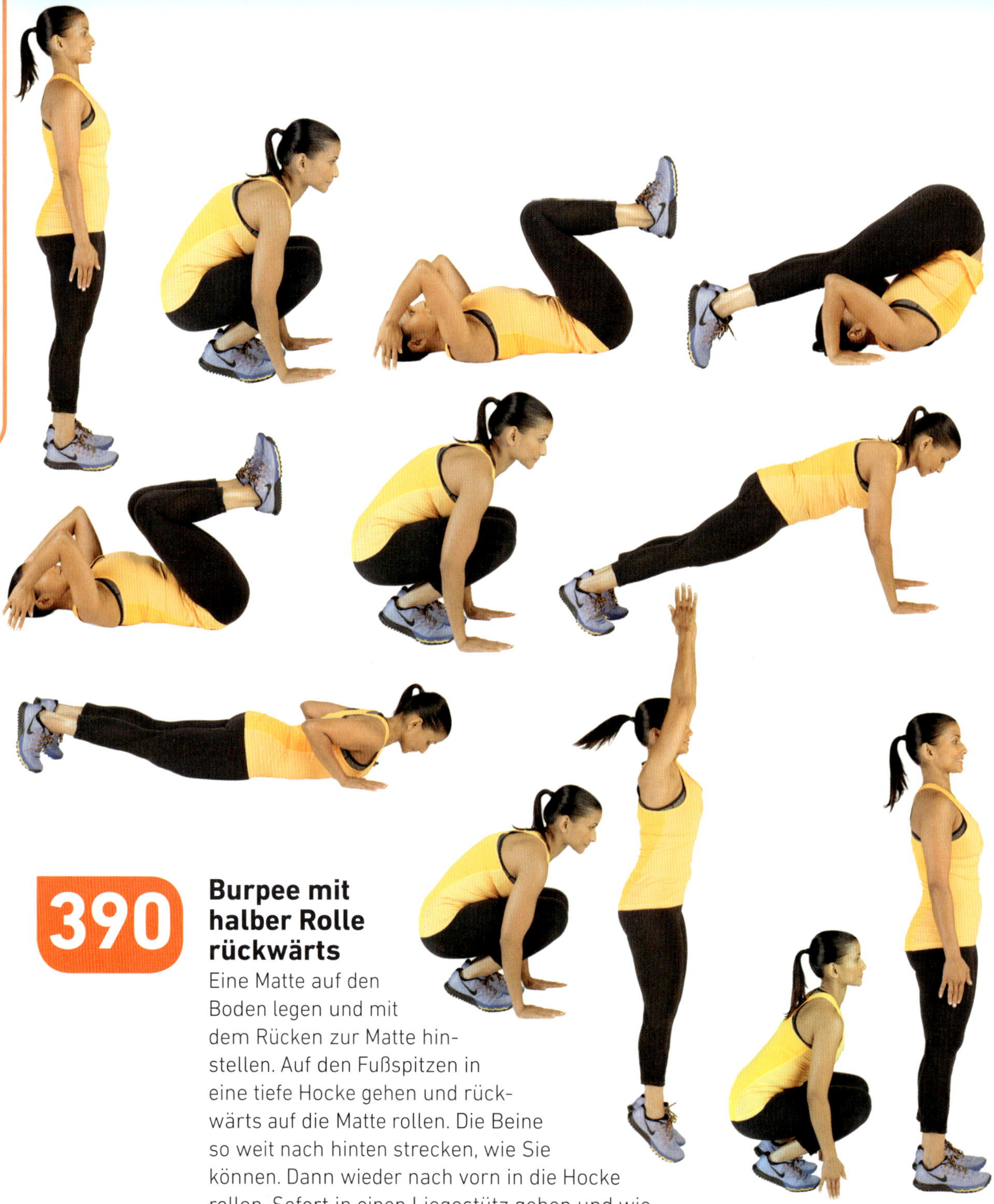

390 Burpee mit halber Rolle rückwärts

Eine Matte auf den Boden legen und mit dem Rücken zur Matte hinstellen. Auf den Fußspitzen in eine tiefe Hocke gehen und rückwärts auf die Matte rollen. Die Beine so weit nach hinten strecken, wie Sie können. Dann wieder nach vorn in die Hocke rollen. Sofort in einen Liegestütz gehen und wie bei einem Burpee (Nr. 380) weitermachen. Danach fortfahren, bis Sie eine vorgegebene Zeit oder die gewünschte Anzahl an Wiederholungen geschafft haben.

391 Schere

Diese Übung stammt aus dem Pilates. Sie verbessert Ihre Core-Stabilität und steigert die Kraft und die Ausdauer der Bauchmuskulatur. Statt eines Beinwechsels nach jeder Wiederholung können Sie auch zunächst alle Wiederholungen mit einem Bein absolvieren und erst dann wechseln.

→ SO GEHT'S

Halten Sie Ihre Bauchmuskeln angespannt und pressen Sie Ihren unteren Rücken fest in den Boden.

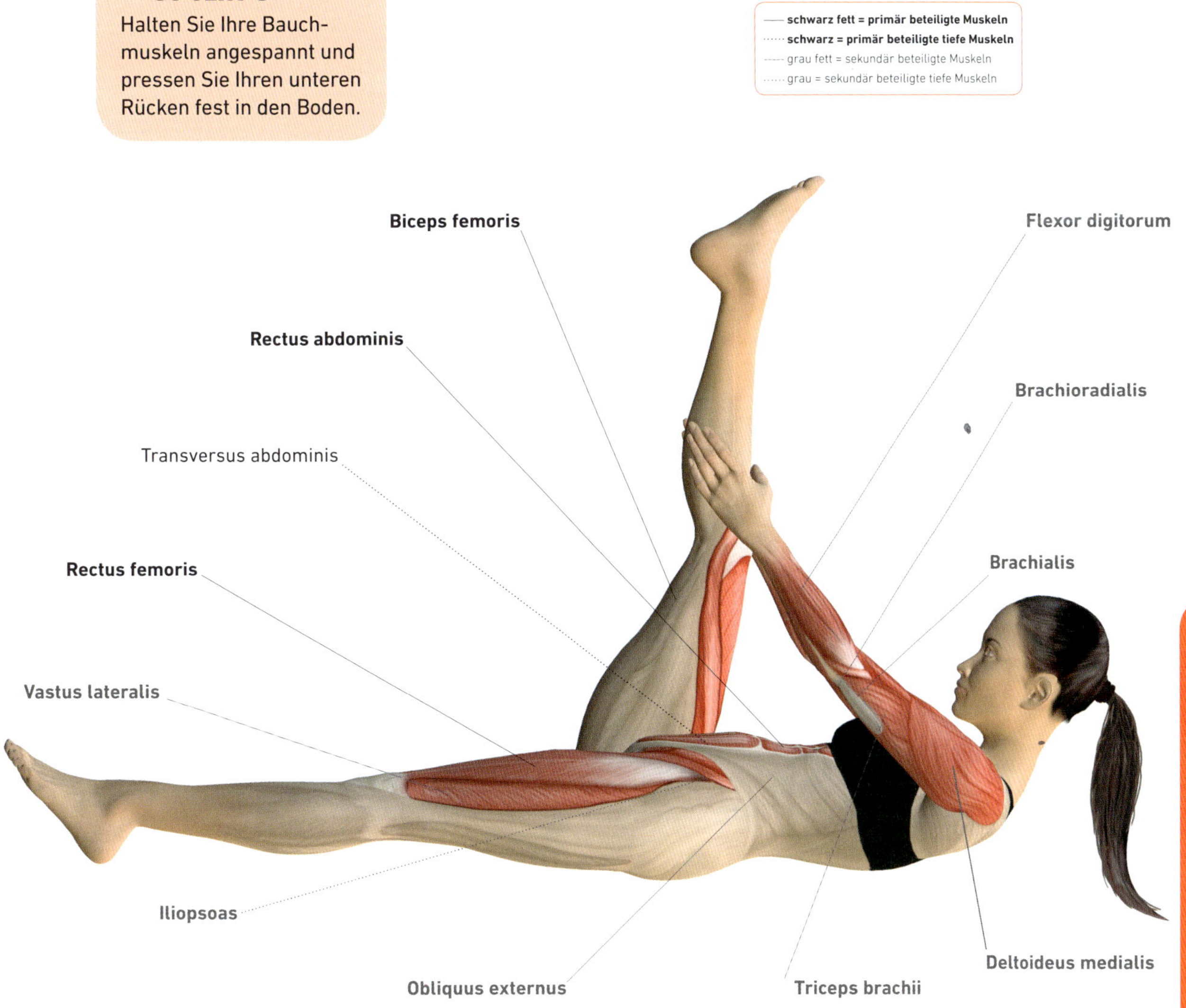

- Rücklings auf den Boden legen. Die Beine anheben und rechtwinklig beugen: Die Oberschenkel stehen senkrecht und die Unterschenkel parallel zum Boden. Einatmen und die Bauchmuskeln anspannen.
- Die Beine zur Decke strecken und Kopf und Schultern vom Boden abheben. Die Position halten und die Beine lang machen.
- Das rechte Bein absenken, aber nicht ablegen. Gleichzeitig mit beiden Händen die linke Wade greifen und das gestreckte linke Bein zweimal kurz zum Rumpf ziehen, ohne die Schultern weiter anzuheben.
- In der Luft die Beine wechseln und die rechte Wade greifen. Während der Übung Wirbelsäule und Becken stabil halten. In der Folge wechselseitig fortfahren und die gewünschte Anzahl an Wiederholungen ausführen.

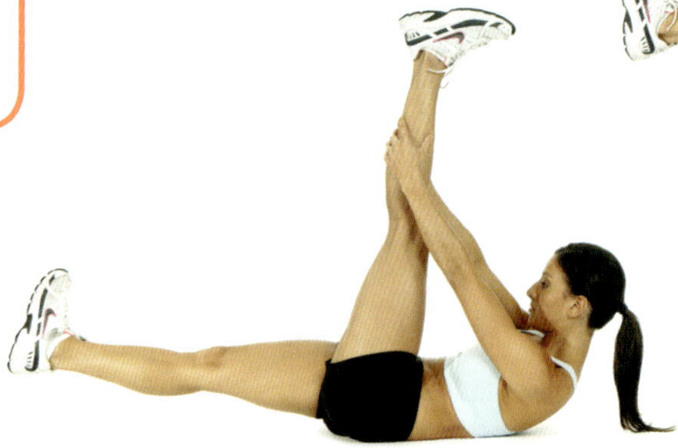
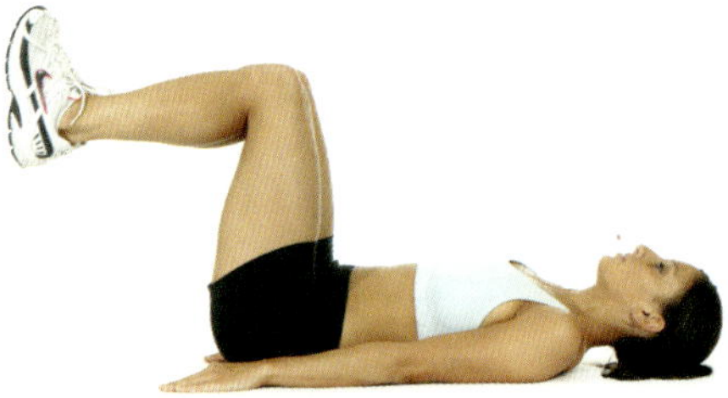
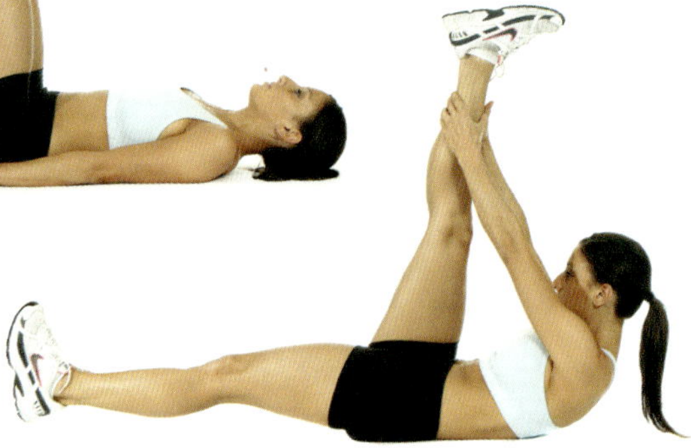

392 Einbeiniges Beinkreisen

Mit ausgestreckten Armen und Beinen flach auf den Rücken legen. Das rechte Knie anheben, bis der Oberschenkel senkrecht steht, dann das Bein zur Decke strecken. Der übrige Körper liegt fest und unbewegt auf dem Boden. Mit dem rechten Fuß einen Kreis beschreiben, dann die Richtung ändern und einen weiteren Kreis beschreiben. Das rechte Bein ablegen und die Übung mit dem linken Bein wiederholen.

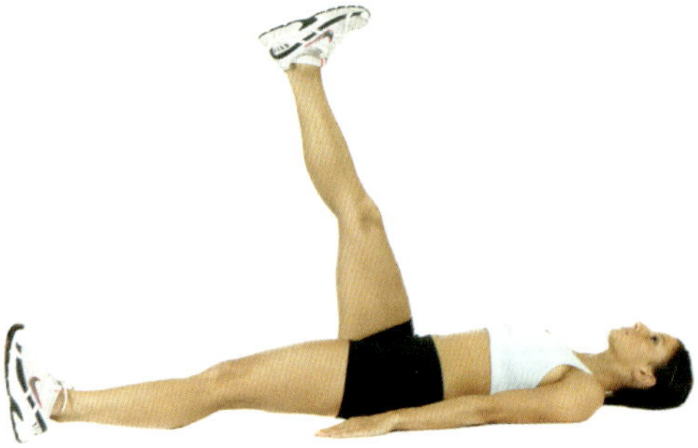
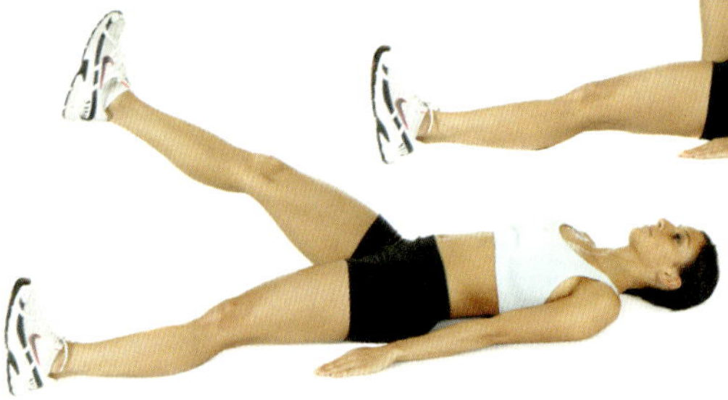
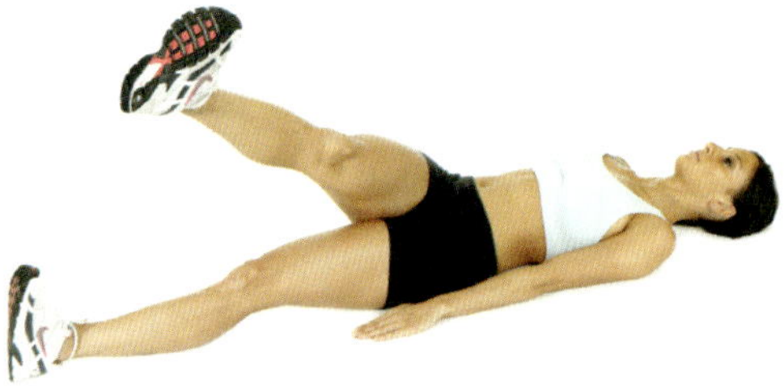

393 Einbeiniges Wadenrollen

Mit gestreckten Beinen auf den Boden setzen und eine Foam-Roll unter den Knien platzieren. Die Hände hinter dem Körper aufstützen. Die Hände in den Boden pressen und die Hüfte anheben, die Beine bleiben dabei gestreckt. Jetzt das linke Bein gestreckt in die Luft heben und die ganze Übung hindurch so halten. Darauf achten, dass die Hüfte nicht einknickt. Das rechte Bein in die Rolle drücken und die Hüfte nach hinten zu den Händen ziehen. Die Hüfte wieder vorschieben und die rechte Wade dabei ständig über die Rolle rollen. In die Startposition zurückkehren und das Bein wechseln.

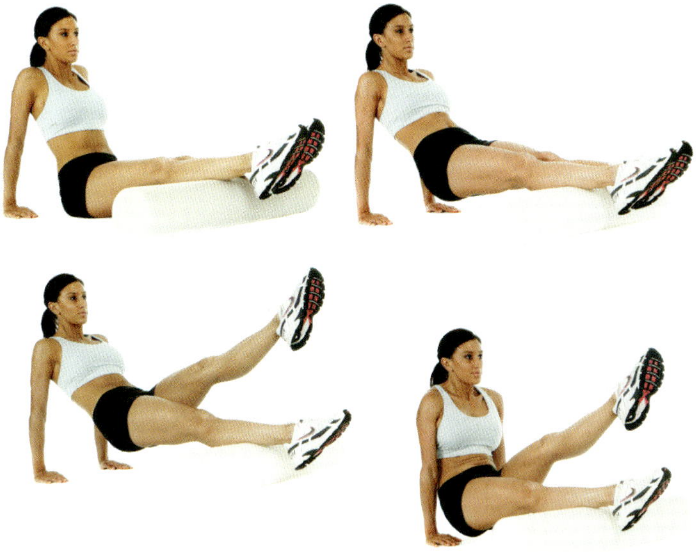

394 Radfahren auf einer Foam-Roll

Mit dem Rücken längs auf eine große Foam-Roll legen. Die Arme liegen mit den Handflächen nach unten neben dem Körper und halten Sie in Balance. Die Beine anheben und rechtwinklig beugen: Die Oberschenkel stehen senkrecht und die Unterschenkel parallel zum Boden. Kopf, Nacken und Schultern von der Rolle abheben und so halten, der Rücken bleibt flach auf der Rolle. Das linke Bein strecken und das rechte Knie zur Brust ziehen. Dann das linke Knie zur Brust ziehen und das rechte Bein strecken. Auf diese Weise wechselseitig weiter „Rad fahren“.

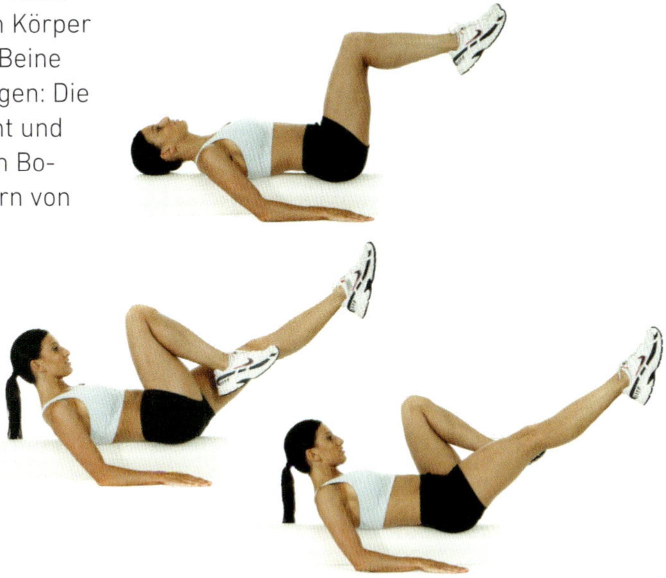

395

Käfer

Mit gestreckten Beinen auf den Rücken legen. Kopf und Schultern vom Boden lösen und so halten. Das rechte Knie zur Brust ziehen, mit der rechten Hand das Fußgelenk berühren und die linke Hand auf das Knie legen. Dann das rechte Bein strecken, aber nicht ablegen, und das linke Knie anziehen. Mit der linken Hand das linke Fußgelenk berühren und die rechte Hand auf das Knie legen. Wechselseitig die gewünschte Anzahl an Wiederholungen absolvieren, ohne Beine, Schultern oder Arme abzulegen.

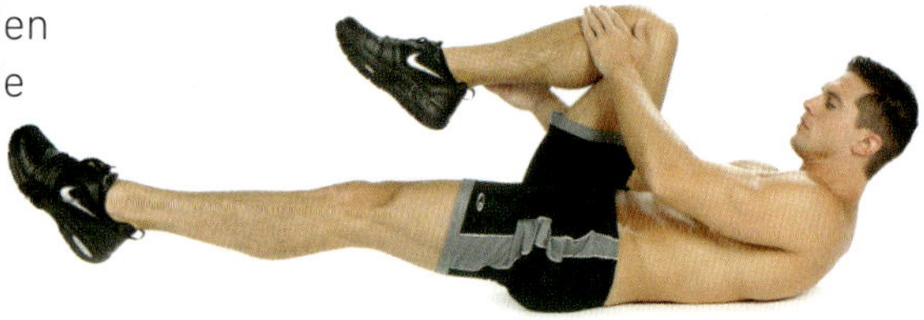

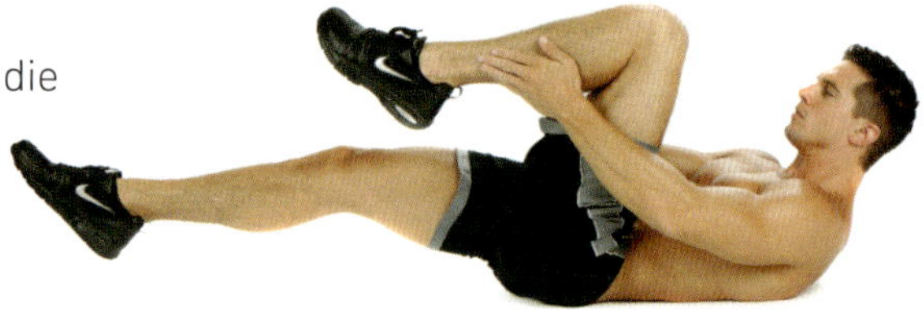

396

Marschieren in Rückenlage

Längs auf eine große Foam-Roll legen; die Arme liegen neben dem Körper, die Handflächen zeigen nach unten. Die Knie beugen und die Fußspitzen aufstellen. Ein Knie zur Brust ziehen. Dabei darauf achten, dass die Hüfte unbewegt bleibt. Das angehobene Bein wieder in die Startposition absenken. Wechselseitig in einem flüssigen Rhythmus fortfahren.

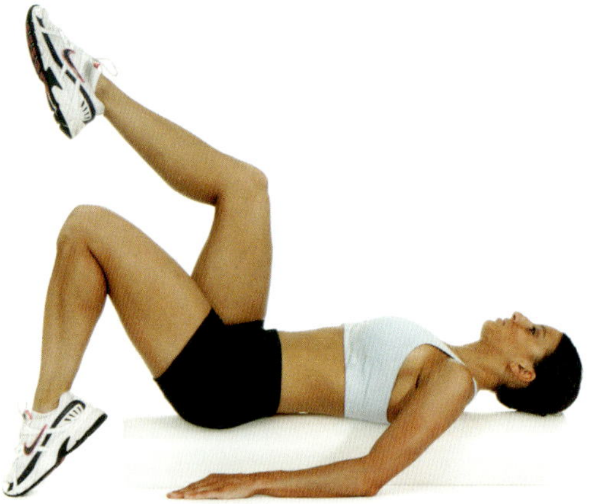

397

Kleine Schritte

Auf den Rücken legen, die Knie beugen und die Fußspitzen aufstellen. Die Hände auf den Hüftknochen ablegen. Das linke Knie zur Brust heben, dabei den Bauchnabel zur Wirbelsäule ziehen. Die Endposition halten. Das Bein kontrolliert wieder in die Startposition absenken und weiterhin den Bauchnabel zur Wirbelsäule ziehen. Die Bewegung auch mit dem anderen Bein ausführen, um eine Wiederholung abzuschließen.

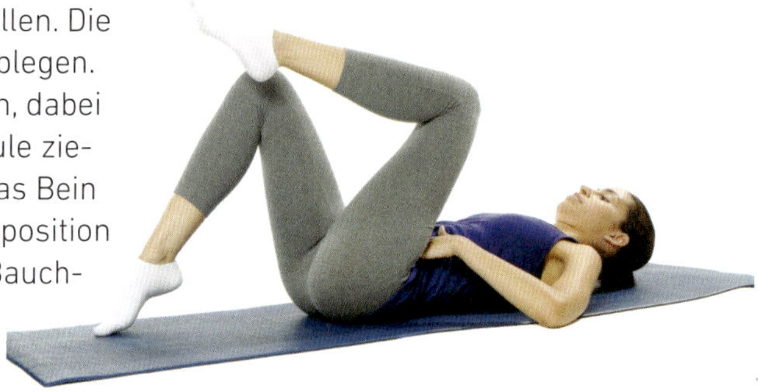

398 Beidseitiges Beinheben

Das beidseitige Beinheben sieht ziemlich einfach aus – und in der Theorie stimmt das auch. In der Praxis aber stellt diese Übung eine heftige Herausforderung für Ihre Bauchmuskeln und Ihre Hüftbeuger dar. Wenn Sie diesen intensiven Pilates-Move meistern, werden Sie mit einem starken, stabilen Core-Bereich belohnt.

- Auf den Rücken legen; die Arme liegen gestreckt neben dem Körper, die Handflächen zeigen zum Boden. Beide Beine gestreckt zur Decke anheben. Dabei die Beine leicht nach außen drehen, die Füße aber geschlossen halten.
- Die Beine wieder absenken, bis sie sich kurz über dem Boden befinden, dann die Beine erneut anheben. Der untere Rücken bleibt während der ganzen Übung flach auf dem Boden liegen.

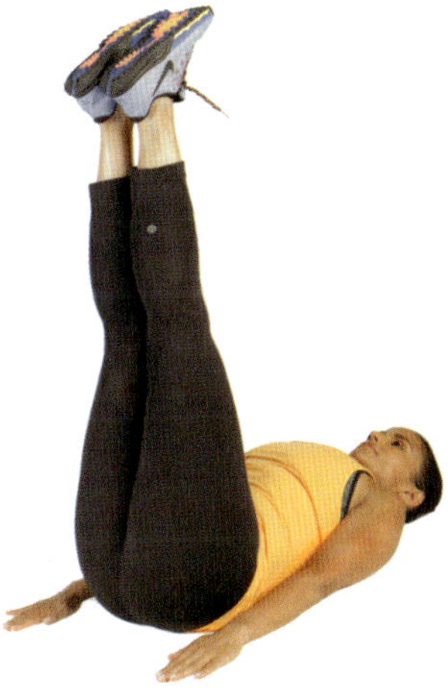

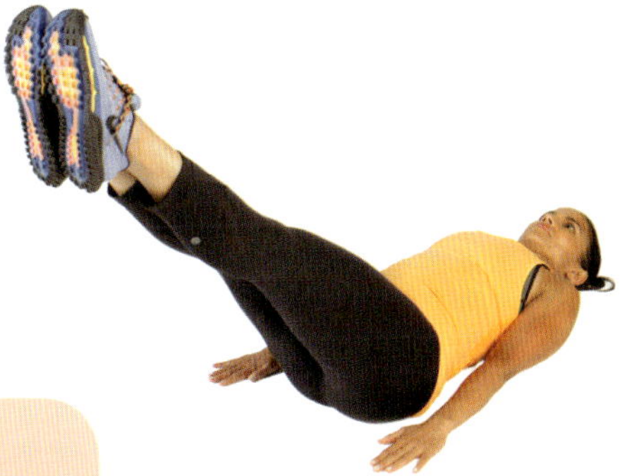

→ SO GEHT'S
Halten Sie Ihre Bauchmuskeln angespannt und beide Schultern fest im Boden verwurzelt.

schwarz fett = primär beteiligte Muskeln
schwarz = primär beteiligte tiefe Muskeln
grau fett = sekundär beteiligte Muskeln
grau = sekundär beteiligte tiefe Muskeln

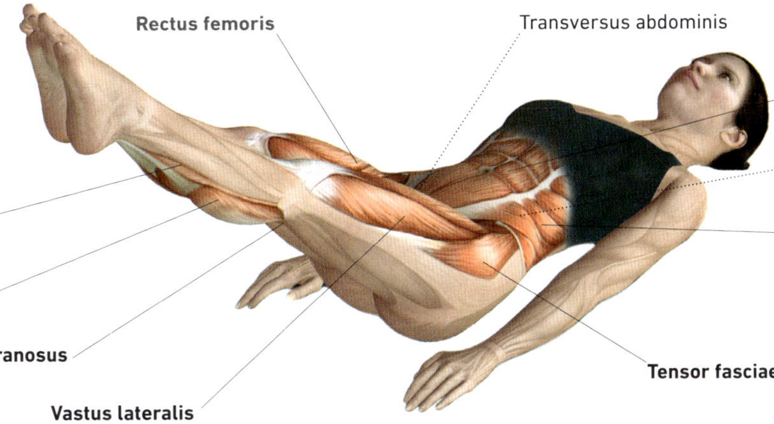

399 Scheibenwischer

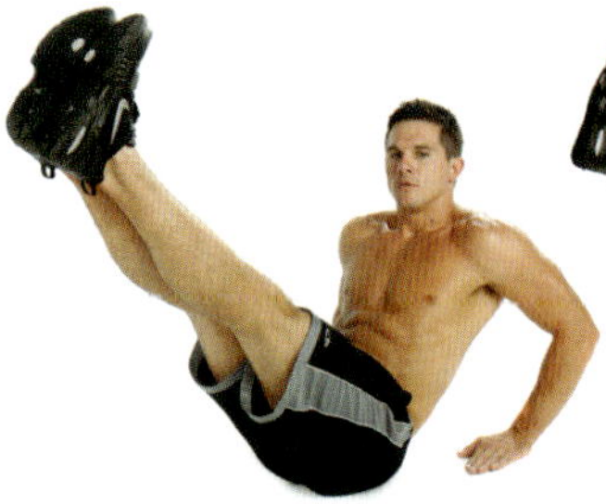
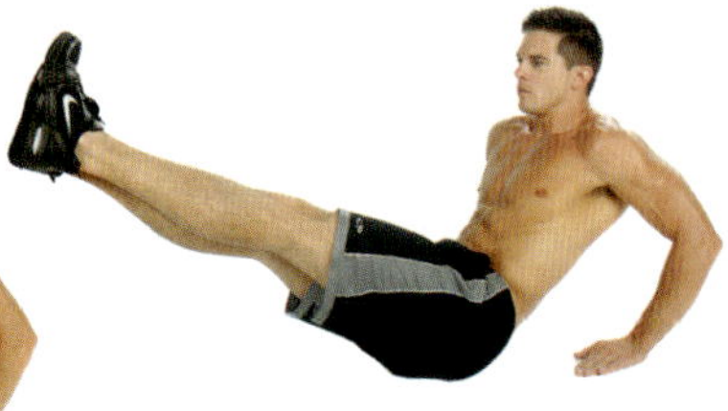
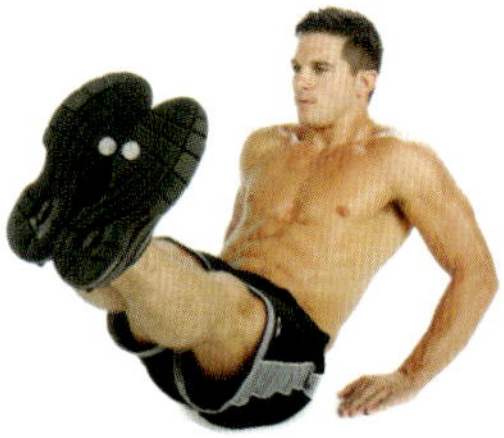

Auf den Boden setzen und die Arme hinter dem Körper aufstützen. Die Beine geschlossen in eine Diagonale anheben. Die Bauchmuskeln anspannen und die Schultern stabil halten. Jetzt beide Beine nach rechts bewegen und so weit absenken, wie Sie die Bewegung in der Hüfte halten können. Dann wieder in die Ausgangsposition zurückkehren. Die Übung zwei- bis sechsmal in jede Richtung wiederholen.

400 Korkenzieher

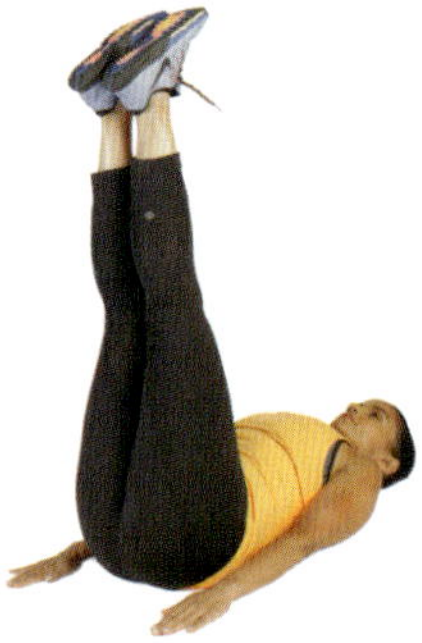
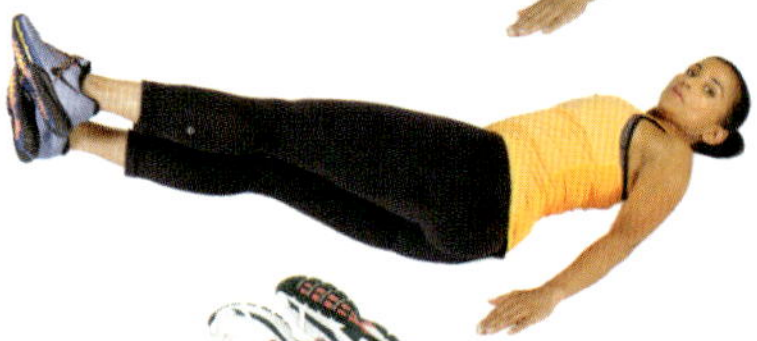

Rücklings hinlegen; die Arme liegen gestreckt neben dem Körper, die Handflächen zeigen zum Boden. Die Beine nacheinander anheben und zur Decke strecken. Die Beine geschlossen halten. Die Schulterblätter und das Becken in den Boden drücken, dann einatmen und die Beine in einem Kreisbogen nach rechts absenken, dabei die Beine fest zusammenpressen. Mit dem Ausatmen den Kreisbogen über die linke Seite fortführen und in die Ausgangsposition zurückkehren. Die Übung wiederholen, diesmal aber den Kreis in die andere Richtung beschreiben.

401 Hüftheben mit gekreuzten Beinen

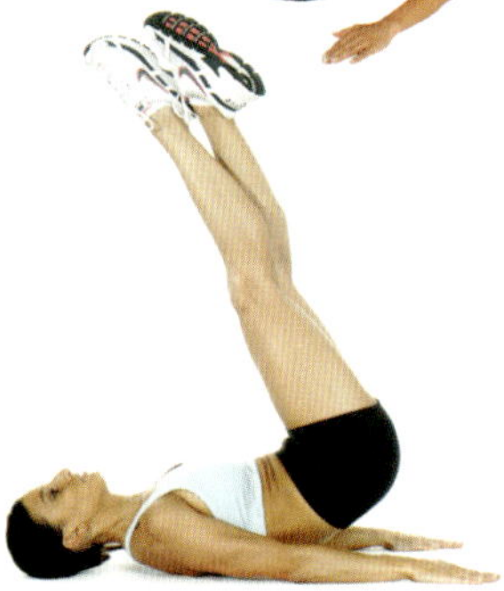

Auf den Rücken legen; die Arme liegen gestreckt neben dem Körper, die Handflächen zeigen nach unten. Die Beine gestreckt anheben, die Fußgelenke dabei kreuzen. Die Pomuskeln anspannen, die Beine zusammenpressen, die Arme in den Boden und die Hüfte vom Boden abheben. Dann die Hüfte langsam wieder absenken. Die gewünschte Anzahl an Wiederholungen absolvieren und anschließend die Fußgelenke andersherum kreuzen.

402 Beinheben mit Armstrecken

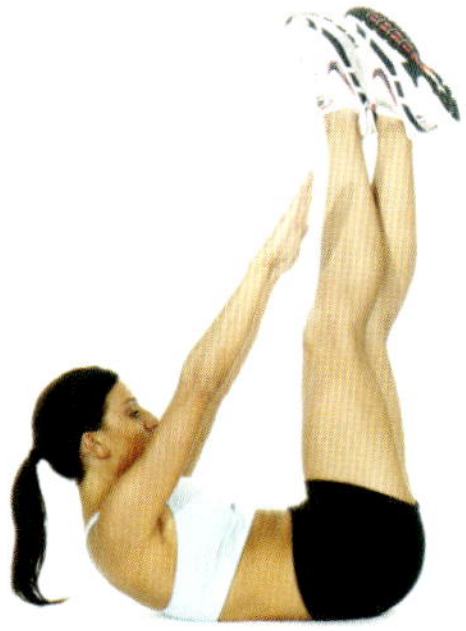

In Rückenlage die Beine kreuzen und gestreckt zur Decke heben, die Hüfte löst sich dabei nicht vom Boden. Die Schultern vom Boden abheben und die Arme zu den Füßen ausstrecken.

403 Statisches Drücken in der Tabletop-Position

Beim statischen Drücken in der Tabletop-Position erfahren Sie, welche hochintensiven Benefits Sie mit einer isometrischen Übung bekommen können. Diese Übung spricht Ihre Core-Muskulatur höchst effektiv an und bereitet Sie auf ein kalorienverbrennendes Workout vor. Die Tabletop-Position dient zudem als Ausgangspunkt für weitere dynamische Übungen.

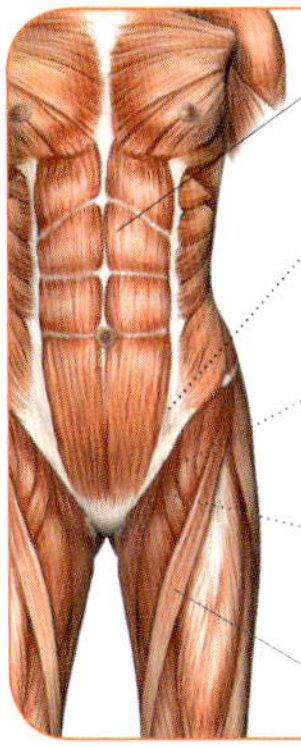

— schwarz fett = primär beteiligte Muskeln
····· schwarz = primär beteiligte tiefe Muskeln
----- grau fett = sekundär beteiligte Muskeln
····· grau = sekundär beteiligte tiefe Muskeln

→ SO GEHT'S

Um die Core-Muskulatur richtig zu aktivieren, stellen Sie sich einfach vor, dass Sie Ihre Muskeln vom Beckenboden bis zum Bauchnabel wie einen Reißverschluss zuziehen.

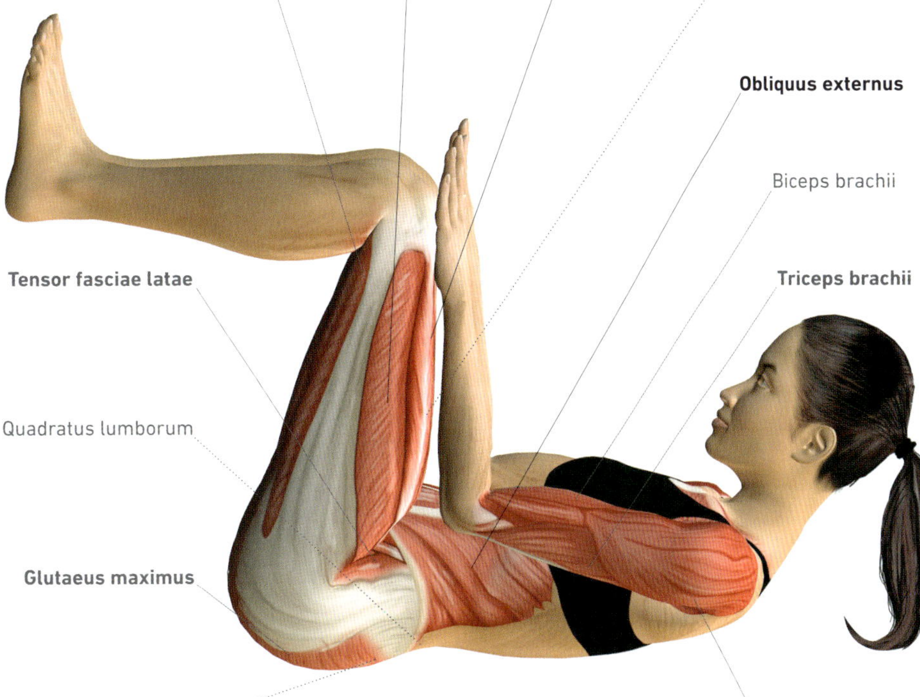

- Auf den Rücken legen. Die Beine anheben und rechtwinklig beugen: Die Oberschenkel stehen senkrecht und die Unterschenkel parallel zum Boden. Diese Position nennt man Tabletop oder Tischplatte.
- Die Hände an den Knien auf die Oberschenkel legen, die Fingerspitzen zeigen nach oben.
- Die Füße anziehen, Kopf und Schultern anheben und die Hände gegen die Knie drücken, dabei die Ellbogen gebeugt und eng am Körper halten. Widerstand aufbauen, indem Sie mit den Knien auch gegen die Hände drücken.
- Die Position bis zu einer Minute halten, dann auflösen und im Anschluss die gewünschte Anzahl an Wiederholungen ausführen.

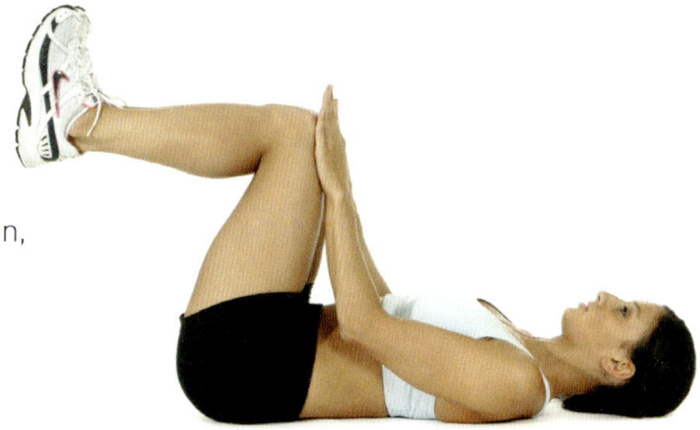

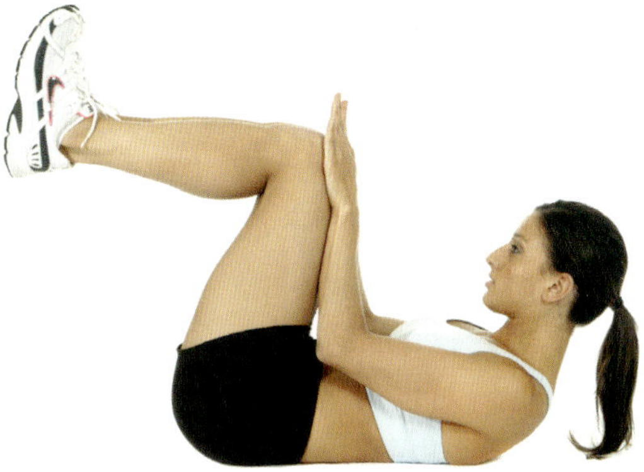

404 Toter Käfer

Mit dem Rücken längs auf eine große Foam-Roll legen. Die Arme liegen mit den Handflächen nach unten neben dem Körper und helfen, die Balance zu finden. Die Knie anziehen und die Tabletop-Position einnehmen. Kopf, Nacken und Schultern anheben. Die Handflächen gegen die Oberschenkel drücken, dabei die Ellbogen dicht am Körper halten. Diese Position einige Sekunden lang halten, dann auflösen und anschließend die gewünschte Anzahl an Wiederholungen absolvieren.

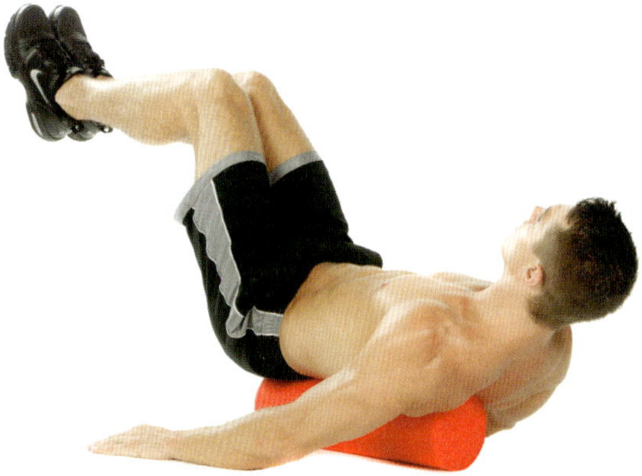

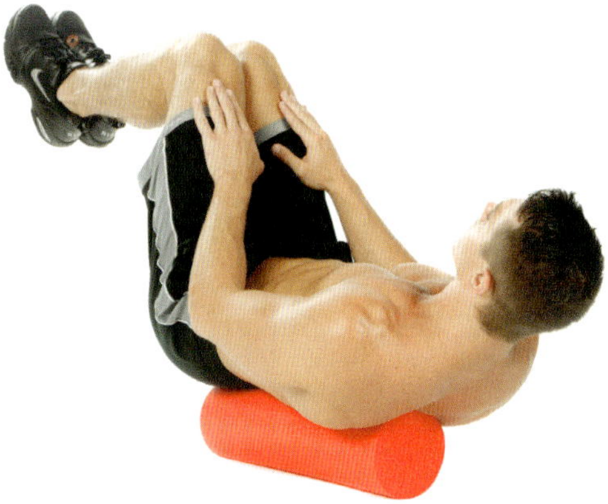

405 Rotation in der Tabletop-Position

In Rückenlage die Tabletop-Position einnehmen und einen Gymnastikball zwischen den Unterschenkeln halten. Die Schulterblätter in den Boden pressen und die Beine mit dem Ball nach links bewegen. Die Hüfte rollt mit, aber der übrige Rumpf bleibt möglichst fest auf dem Boden. In die Startposition zurückkehren und dann die Beine nach rechts drehen. Wechselseitig fortfahren, bis Sie die gewünschte Anzahl an Wiederholungen geschafft haben.

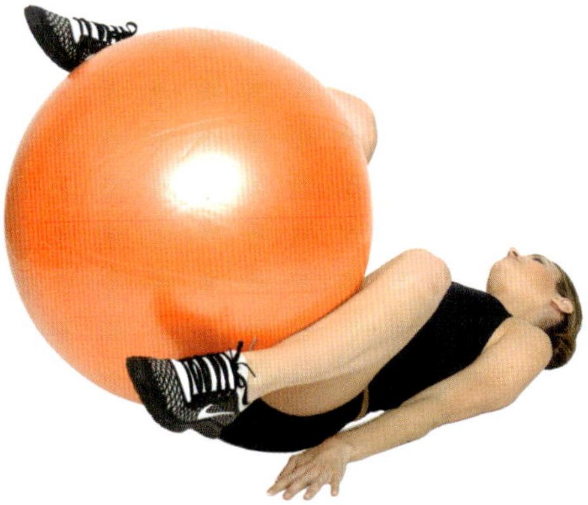

406 Beinpendeln

Rücklings auf den Boden legen, die Beine anheben und die Tabletop-Position einnehmen. Die Bauchmuskeln anspannen und beide Beine geschlossen zu einer Seite so weit absenken, wie es geht, ohne die Schultern vom Boden zu lösen. Die Bewegung umkehren und die Beine zur anderen Seite absenken. Wechselseitig fortfahren, bis Sie die gewünschte Anzahl an Wiederholungen absolviert haben.

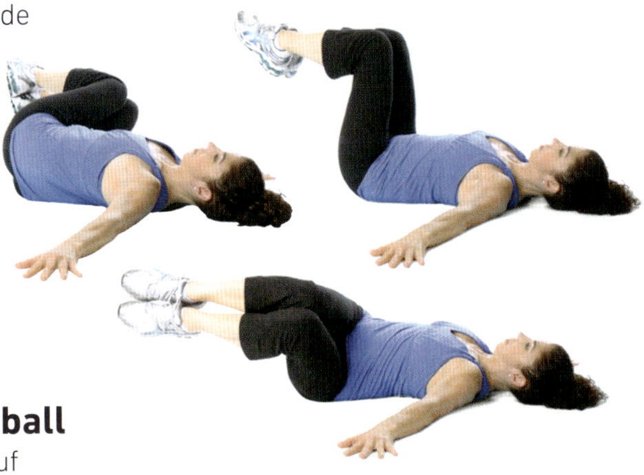

407 Beinpendeln mit Gymnastikball

Auf den Rücken legen und die Arme auf Schulterhöhe zur Seite ausstrecken. Die Unterschenkel auf einen Gymnastikball legen und den Po dicht an den Ball heranschieben. Jetzt das Beinpendeln (Nr. 406) wechselseitig ausführen, bis Sie die gewünschte Anzahl an Wiederholungen geschafft haben.

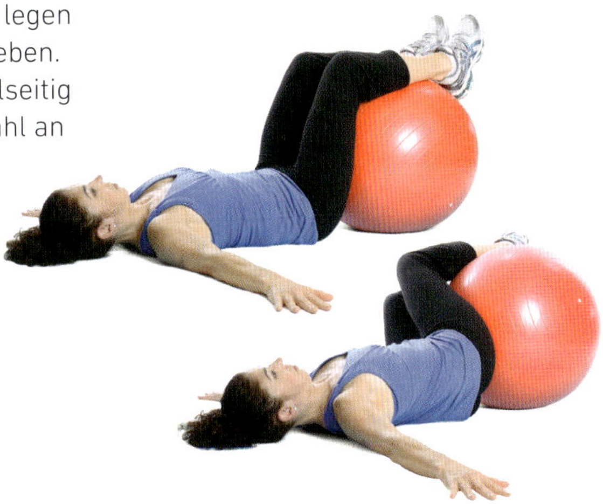

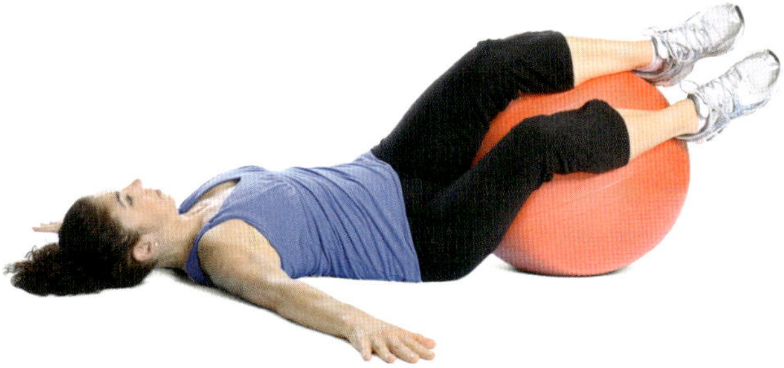

408 Halber Curl-up

Der halbe Curl-up ist eine einfache Übung für die oberen Anteile der Bauchmuskulatur. Ihr Muskeltonus wird erhöht, ohne dass Sie den Rücken belasten.

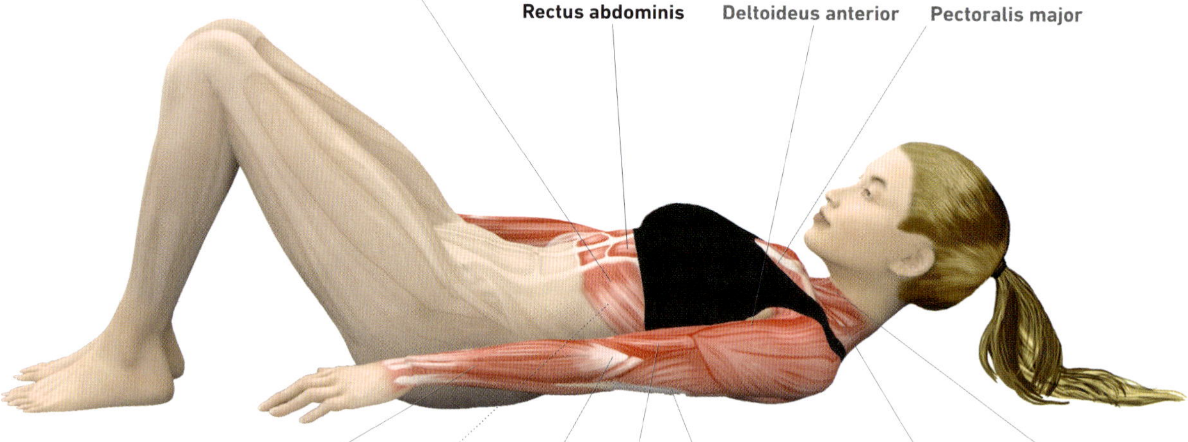

- schwarz fett = primär beteiligte Muskeln
- schwarz = primär beteiligte tiefe Muskeln
- grau fett = sekundär beteiligte Muskeln
- grau = sekundär beteiligte tiefe Muskeln

→ SO GEHT'S

Vermeiden Sie es, den Kopf aktiv nach vorn zu ziehen, die Kraft kommt aus den oberen Anteilen der Bauchmuskeln. Achten Sie außerdem darauf, dass sich Ihre Füße nicht vom Boden lösen.

- Auf den Rücken legen, die Füße flach aufstellen und die Arme gestreckt neben dem Körper ablegen. Die Beine zusammenpressen.
- Aus den oberen Bauchmuskeln heraus Schultern und oberen Rücken vom Boden lösen und aufrollen, während der mittlere Rücken in den Boden gedrückt bleibt. Die Arme gleichzeitig gestreckt so weit anheben, dass sie parallel zum Boden stehen, und während der gesamten Übung nicht mehr ablegen. Den unteren Rücken flach halten.
- Diese Position einige Sekunden lang halten, dann in die Startposition zurückkehren und die gewünschte Anzahl an Wiederholungen anschließen.

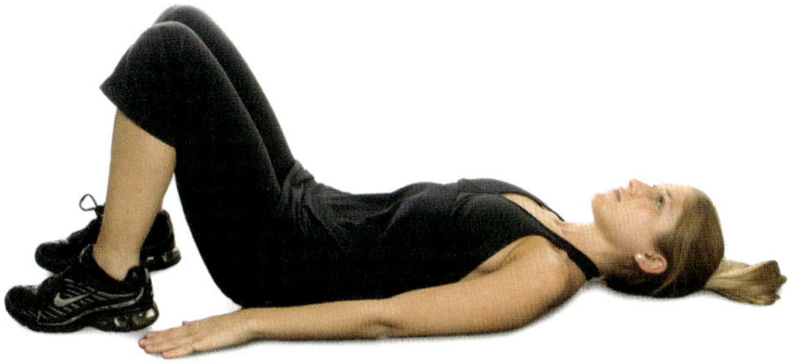

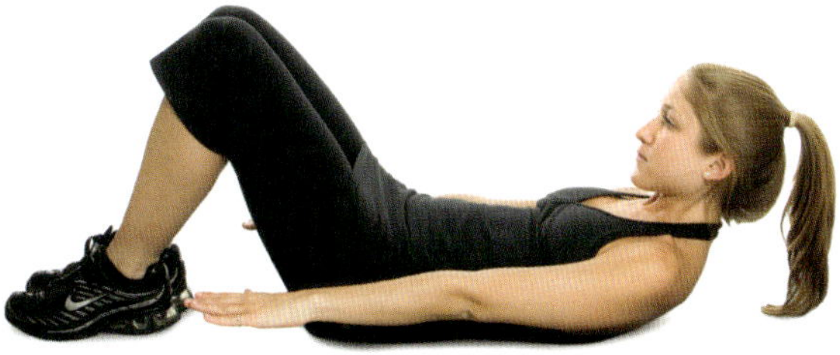

409 McGill-Curl-up

Mit dem Rücken auf den Boden legen. Das linke Bein ausstrecken, das rechte aufstellen. Beide Hände mit den Handflächen zum Boden unter den unteren Rücken schieben. Die Bauchmuskeln leicht anspannen und Kopf und Schultern vom Boden abheben. Diese Position fünf Sekunden lang halten. Dabei tief ein- und ausatmen. Die gewünschte Anzahl an Wiederholungen absolvieren, dann die Beine wechseln.

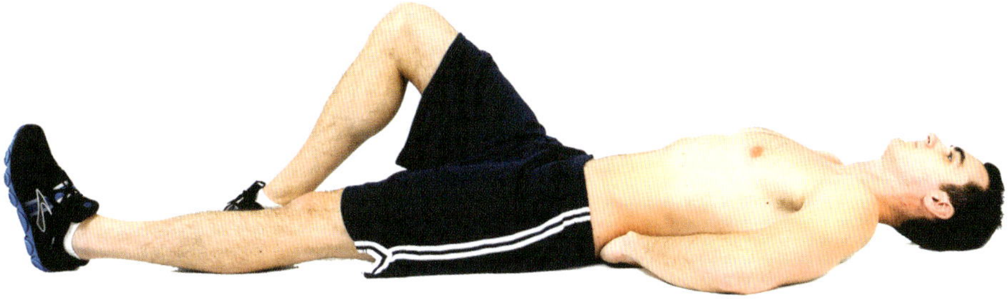

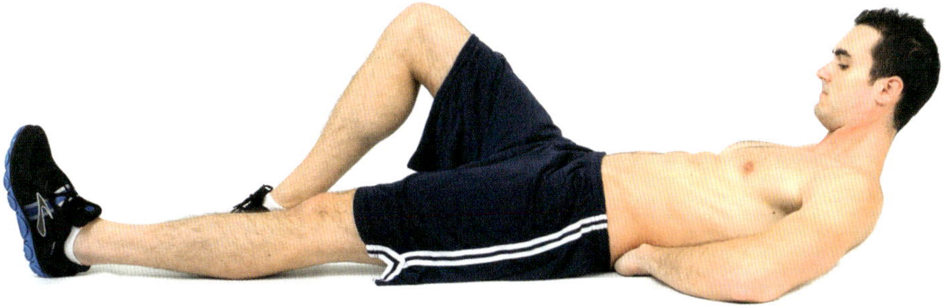

410 Halber Curl-up an einem Gymnastikball

Auf den Rücken legen, die Arme neben dem Körper ausstrecken. Die Unterschenkel auf einem Gymnastikball ablegen, dabei den Po dicht an den Ball heranschieben. Jetzt einen halben Curl-up (Nr. 408) ausführen. Danach die gewünschte Anzahl an Wiederholungen anschließen.

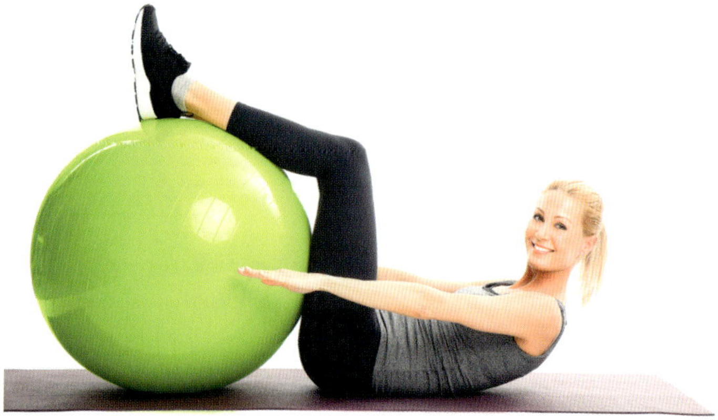

411 Curl-up

Auf dem Rücken liegend die Füße aufstellen und die Arme neben dem Körper ausstrecken. Die Beine zusammenpressen und die Fußsohlen flach auf dem Boden halten. Aus den oberen Bauchmuskeln heraus den Oberkörper aufrollen, bis sich der mittlere Rücken vollständig vom Boden gelöst hat. Gleichzeitig die Arme parallel zum Boden anheben. Den unteren Rücken flach halten und in den Boden drücken. Diese Position einige Sekunden lang halten, dann in die Startposition zurückkehren. Im Anschluss die gewünschte Anzahl an Wiederholungen absolvieren.

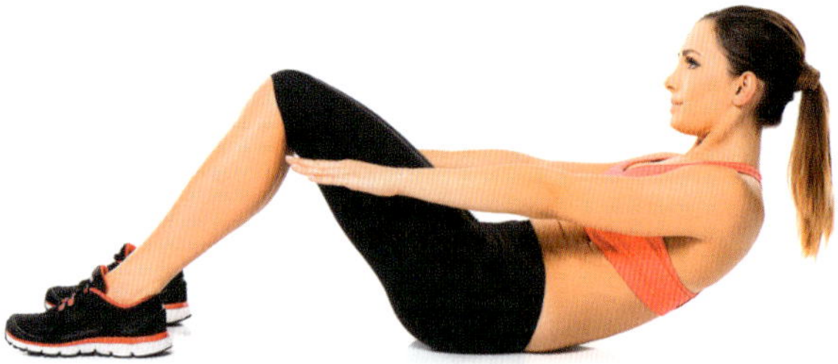

412 Tabletop-Curl-up

Auf den Rücken legen, die Beine anheben, die Knie beugen und eine Tabletop-Position einnehmen. Einen Curl-up (Nr. 411) ausführen. In der Folge die gewünschte Anzahl an Wiederholungen absolvieren.

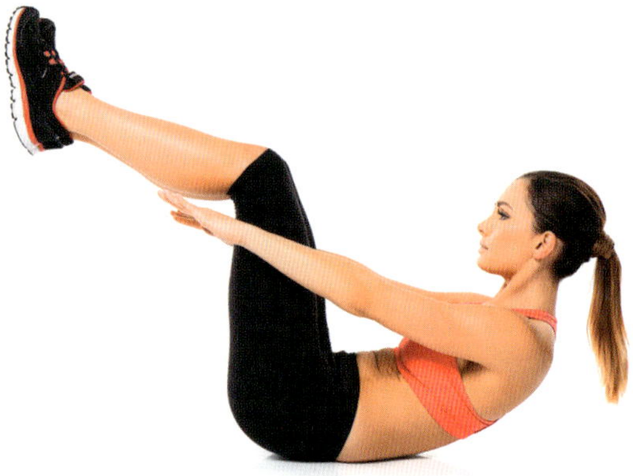

413 Crunch

Er ist seit Langem schon die Übung der Wahl, wenn es darum geht, den Bauch in Form zu bringen: Der Crunch spricht die geraden, die schrägen und die queren Bauchmuskeln, aber auch den großen Brustmuskel an. Mit ihren vielen Variationen kann diese Übung aus dem Krafttraining ohne Weiteres in ein hochintensives Trainingsprogramm integriert werden. Eine saubere Technik ist beim Crunch entscheidend. Versuchen Sie also, zunächst die Grundversion zu beherrschen, ehe Sie sich mit den anspruchsvolleren Varianten beschäftigen.

- Auf den Rücken legen, die Knie beugen und die Füße aufstellen. Die Hände hinter dem Kopf verschränken, die Ellbogen zeigen zur Seite.
- Die Bauchmuskeln anspannen und den Oberkörper in einem Crunch anheben.
- Den Oberkörper wieder in die Startposition absenken. Zügig, aber kontrolliert fortfahren.

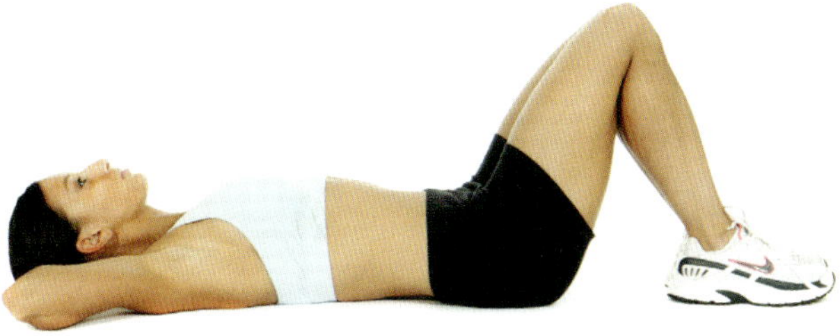

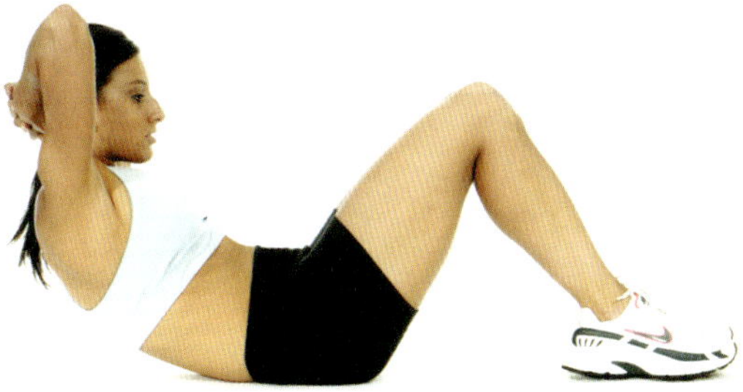

→ SO GEHT'S

Spannen Sie Ihre Bauchmuskeln fest an – das stellt sicher, dass Sie Ihren Rücken nicht überstrecken. Achten Sie darauf, dass Sie den Crunch aus der Core-Muskulatur heraus ausführen. Vermeiden Sie es, am Kopf zu ziehen oder die Ellbogen nach vorn zu führen, ansonsten riskieren Sie Beschwerden in den Nackenmuskeln und Verletzungen der Halswirbelsäule.

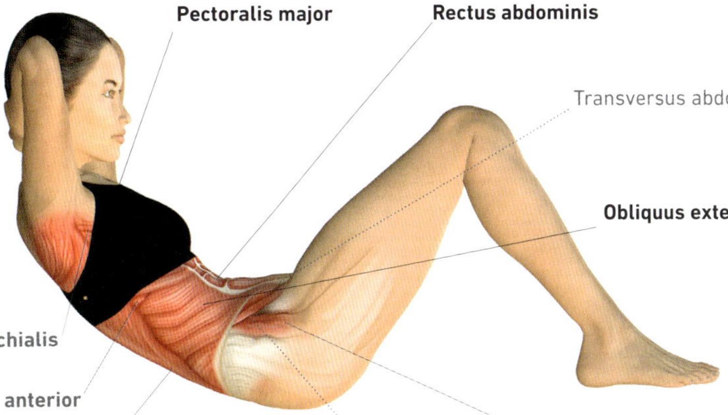

— **schwarz fett = primär beteiligte Muskeln**
····· **schwarz = primär beteiligte tiefe Muskeln**
— grau fett = sekundär beteiligte Muskeln
····· grau = sekundär beteiligte tiefe Muskeln

414 Umgekehrter Crunch

Auf den Rücken legen, die Füße aufstellen und die Arme neben dem Körper ausstrecken. Die Beine geschlossen anheben, die Oberschenkel stehen senkrecht, die Unterschenkel zeigen schräg zur Decke. Die Bauchmuskeln anspannen und die Hüfte vom Boden abheben, sodass sich die Knie in Richtung Ihres Kopfes bewegen. Dabei ausatmen. Dann einatmen und gleichzeitig die Beine wieder absenken.

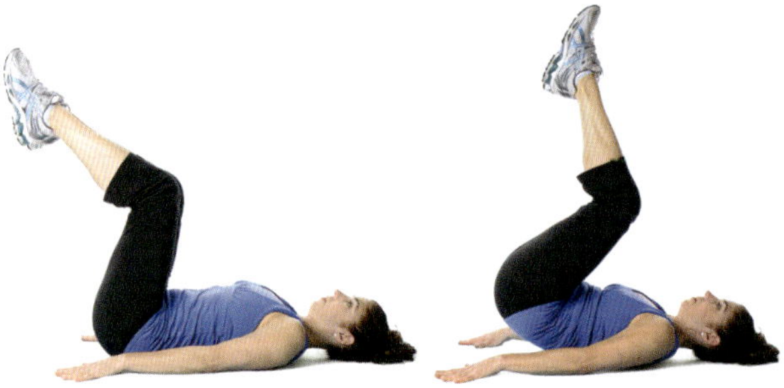

415 Crunch am Kabelzug

Einen Seilgriff am oberen Zug einer Kabelstation befestigen. Vor der Station auf den Boden knien, das Seil greifen und die Handgelenke an die Stirn legen. Leicht nach vorn beugen und die Hüfte aufrichten, um das Gewicht zu verlagern und den unteren Rücken lang zu machen. Dann weiter nach vorn beugen, sodass sich die Ellbogen nach unten zur Mitte der Oberschenkel bewegen; die Hüfte bleibt dabei unbewegt. Diese Position eine Sekunde lang halten, dann in die Startposition zurückkehren.

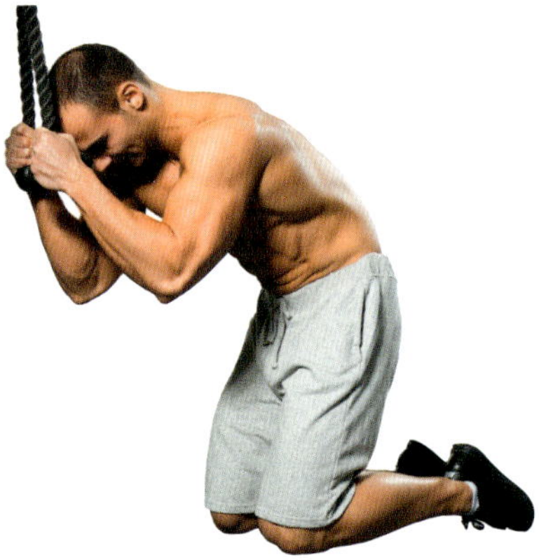

416 Zitronenpresse

Auf den Rücken legen. Beine, Kopf, Nacken und Schultern vom Boden lösen. Die Arme neben dem Körper ausstrecken und anheben, sodass sie parallel zum Boden stehen. Die Knie zur Brust ziehen. Gleichzeitig die Arme nach vorn strecken und den ganzen Rumpf anheben. Die Beine langsam wieder ausstrecken und den Rumpf absenken, ohne Beine, Arme und Rumpf abzulegen. Die gewünschte Anzahl an Wiederholungen anschließen.

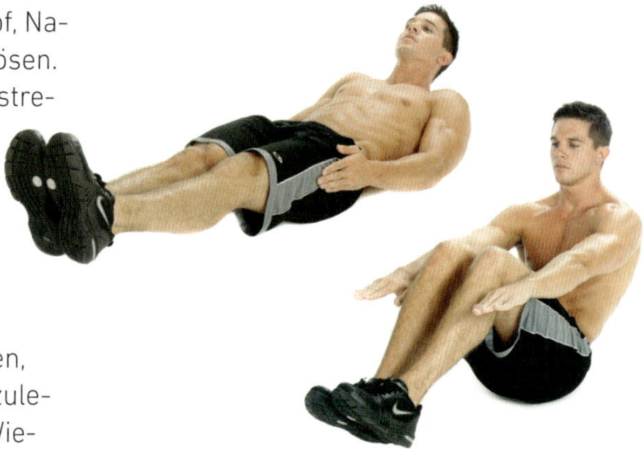

417 Knie-Crunch im Stand

Aufrecht stehend eine Schrittstellung einnehmen, das rechte Bein ist vorn. Die Arme schräg nach oben ausstrecken. Das Gewicht auf den rechten Fuß verlagern und das linke Knie auf Hüfthohe anheben. Gleichzeitig mit dem rechten Fuß auf die Zehenspitzen gehen, die Ellbogen gebeugt neben den Körper ziehen und die Hände zu Fäusten ballen. Diese Position kurz halten, dann zurück in die Startposition. Anschließend die gesamte Sequenz mit dem linken Bein als Standbein wiederholen.

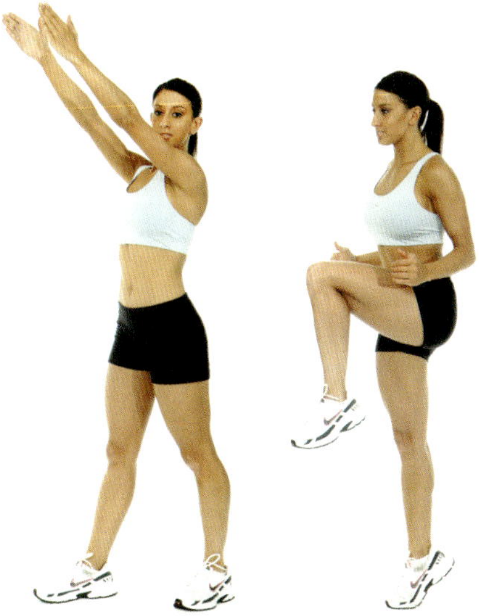

418 Fauststöße im Sitzen

Auf den Boden setzen, die Beine sind aufgestellt und die Füße geschlossen. Die Core-Muskulatur anspannen und den Oberkörper leicht nach hinten lehnen. Die Hände zu Fäusten ballen und seitlich neben der Brust halten. Jetzt mit rechts einen Fauststoß auf Schulterhöhe ausführen. Die Faust sofort wieder zurückziehen und einen Fauststoß mit links machen. Zügig wechselseitig fortfahren.

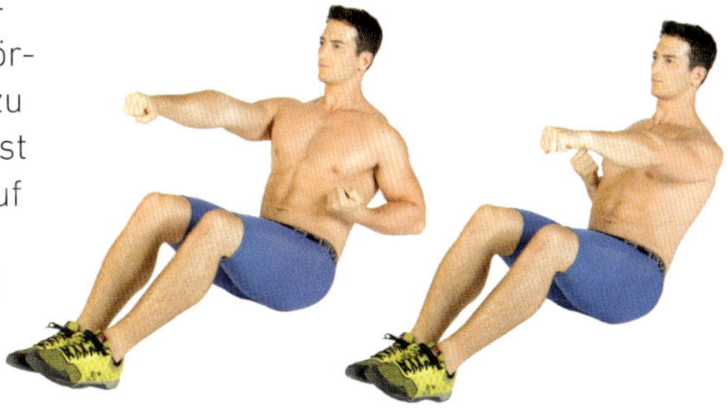

419 Crunch im Unterarm-Seitstütz

Einen Unterarm-Seitstütz (Nr. 325) einnehmen. Den oberen Ellbogen und das obere Knie beugen und dann zueinander führen. Nach Absolvierung aller Wiederholungen die Seite wechseln.

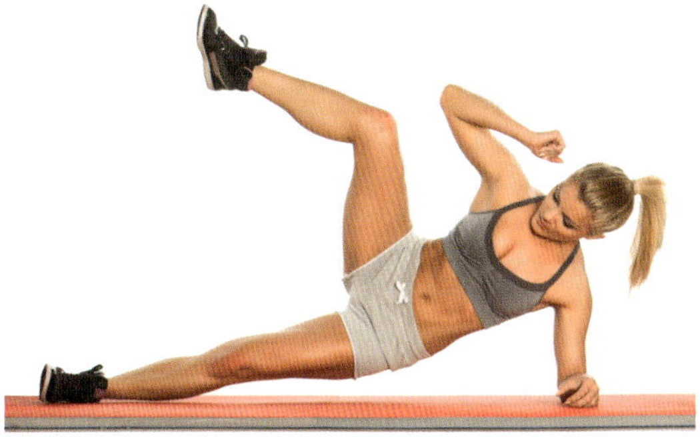

420 Diagonaler Crunch auf einer Foam-Roll

Mit dem Rücken längs auf eine große Foam-Roll legen und die Beine ausstrecken. Die Arme liegen mit den Handflächen nach unten neben dem Körper. Kopf, Nacken und Schultern von der Rolle lösen. Jetzt das linke Bein und den rechten Arm anheben. Gleichzeitig den rechten Arm zum linken Fußgelenk strecken und den Rumpf anheben. Die aufgestützte linke Hand hilft dabei, das Gleichgewicht zu halten. In die Startposition zurückkehren und die Seite wechseln.

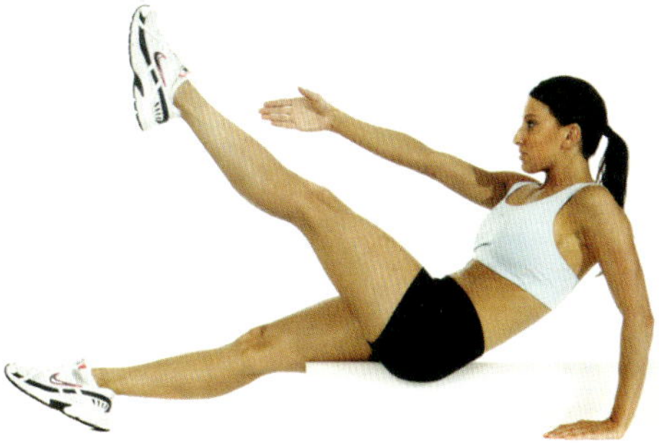

421 Tableltop-Crunch

In der Tabletop-Position auf den Boden legen, die Knie sind gebeugt und die Oberschenkel stehen senkrecht. Einen Crunch (Nr. 413) ausführen. In der Folge die gewünschte Anzahl an Wiederholungen absolvieren.

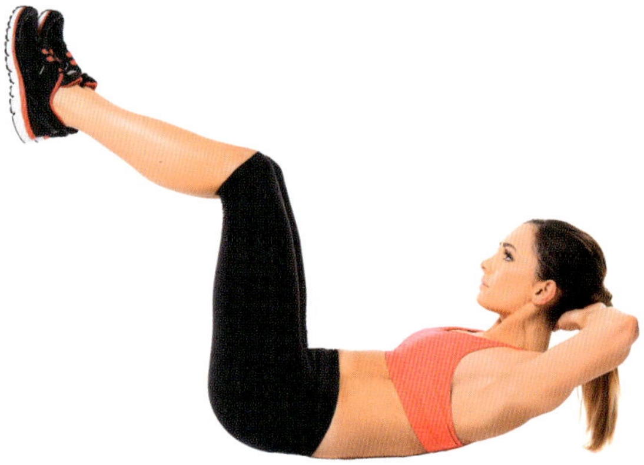

422 Tabletop-Crunch an einem Gymnastikball

Rücklings auf dem Boden liegend die Unterschenkel auf einem Gymnastikball ablegen, sodass Sie die Tabletop-Position einnehmen. Einen Crunch (Nr. 413) ausführen. Danach die gewünschte Anzahl an Wiederholungen anschließen.

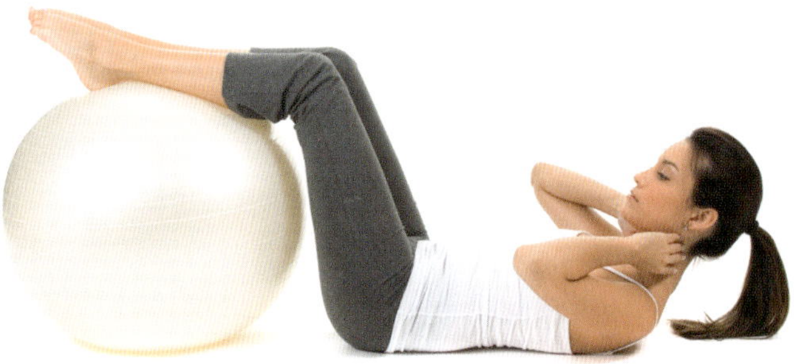

423 Crunch auf einem Gymnastikball

Mit dem Rücken auf einen Gymnastikball legen, die Füße stehen fest auf dem Boden und die Knie sind gebeugt. Die Hände zur Unterstützung an den Hinterkopf legen, die Ellbogen zeigen nach außen. Kopf und Schultern anheben und den Rumpf zum Bauch zusammenziehen, den unteren Rücken dabei auf dem Ball halten. Dann den Körper wieder in die Startposition absenken. In der Folge die gewünschte Anzahl an Wiederholungen ausführen.

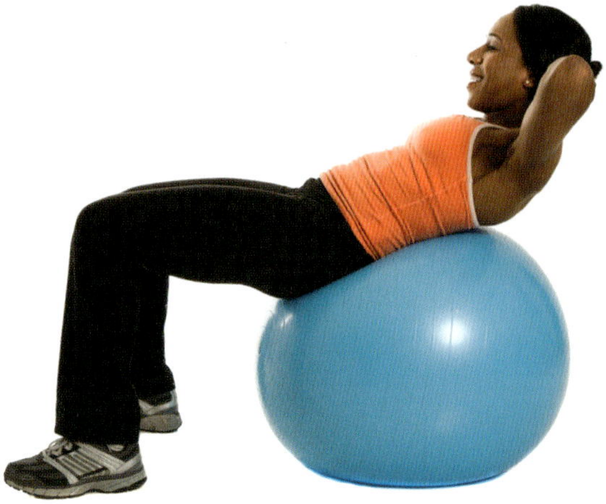

424 Crunch auf einem Stuhl

Auf einen Stuhl setzen. Mit den Händen jeweils die seitliche Kante der Sitzfläche greifen. Die Beine ausstrecken und anheben. Jetzt die Knie zur Brust ziehen und wieder zum Boden strecken, aber nicht ablegen. Die gewünschte Anzahl an Wiederholungen absolvieren. Tipp für Fortgeschrittene: Den Crunch mit angehobenem Po ausführen.

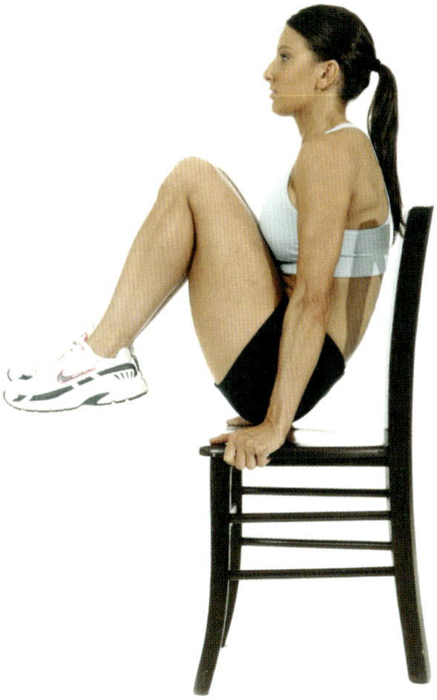

425 Stütz mit gestreckten Beinen

Mit gestreckten Beinen auf den Boden setzen. Die Hände mit den Handflächen nach unten neben den Hüften platzieren, die Fingerspitzen zeigen nach vorn. Jetzt die Hände kraftvoll in den Boden pressen und Gesäß und Beine vom Boden abheben. Diese Position für eine vorgegebene Zeit halten.

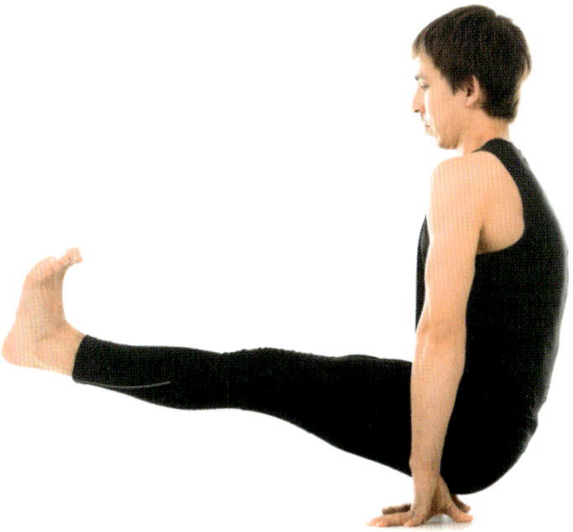

426 Stütz mit gestreckten Beinen auf Kettlebells

Mit gestreckten Beinen auf den Boden setzen. Zwei Kettlebells neben den Hüften platzieren und die Griffe fassen. In einen Stütz mit gestreckten Beinen (Nr. 425) gehen. Die Endposition für eine vorgegebene Zeit halten. Diese Version können Sie auch an zwei parallelen Stangen ausführen.

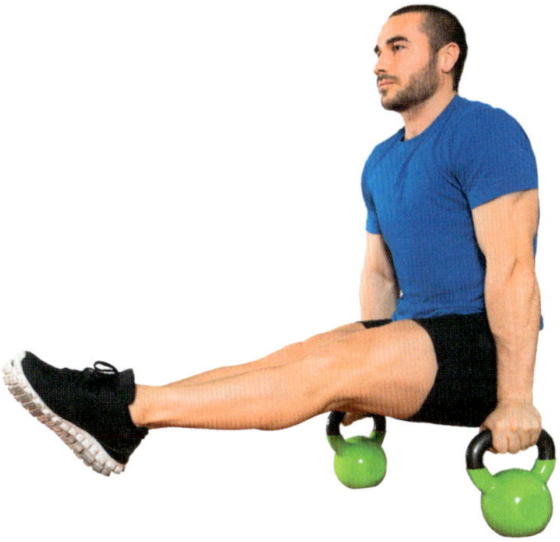

427 Cross-over-Crunch

Diese Übung fügt dem klassischen Crunch noch eine Seitwärtsdrehung hinzu. Dadurch erhöht sich der Beitrag der schrägen Bauchmuskeln, die entlang der Körperseiten verlaufen. Der Cross-over-Crunch verhilft Ihnen zu einem vollständigen Core-Workout und stabilisiert zudem Ihren Rücken – und ein kräftiger Rücken ist die Voraussetzung für jede Form von hochintensivem Training.

- In Rückenlage eine Tabletop-Position einnehmen und die Hände an den Hinterkopf legen.
- Den Oberkörper anheben, das linke Knie anziehen, den Rumpf ein Stück nach links drehen und den rechten Ellbogen in Richtung des linken Knies führen. Gleichzeitig das rechte Bein strecken. Dann in einer fließenden Bewegung das linke Bein strecken, das rechte Knie anziehen und den Rumpf nach rechts drehen. Zügig, aber kontrolliert wechselseitig fortfahren.

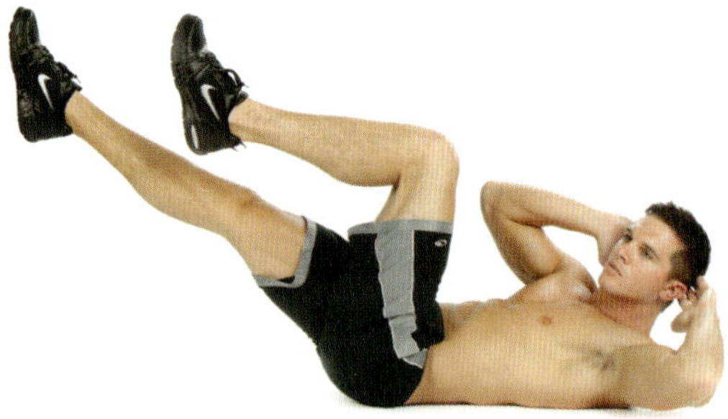

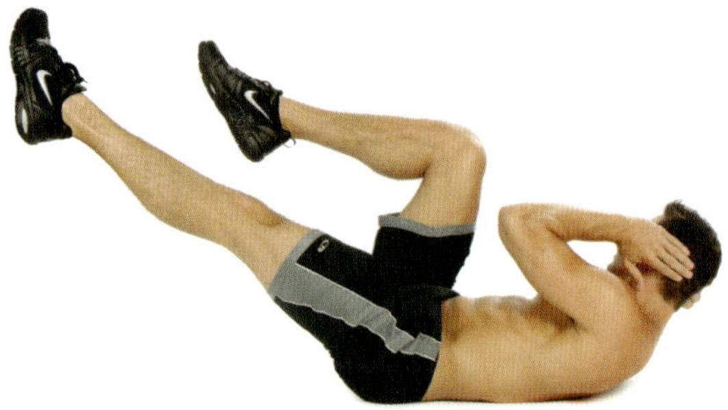

428 Diagonal-Crunch

Mit aufgestellten Füßen auf den Rücken legen. Einen Fuß mit der Außenseite kurz oberhalb des Knies auf dem anderen Oberschenkel ablegen. Einen Cross-over-Crunch (Nr. 427) ausführen. In der Folge die gewünschte Anzahl an Wiederholungen anschließen.

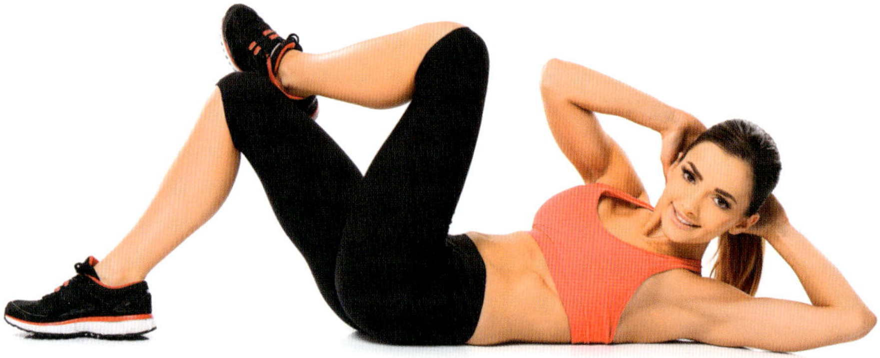

429 Crunch mit seitlich angehobenen Beinen

Mit gebeugten Beinen auf eine Körperseite legen, die untere Hand auf dem Bauch platzieren und die obere am Hinterkopf. Den Oberkörper und gleichzeitig die geschlossenen Beine anheben. Dann den Körper wieder absenken, ohne ihn abzulegen. Die gewünschte Anzahl an Wiederholungen ausführen, danach die Seite wechseln.

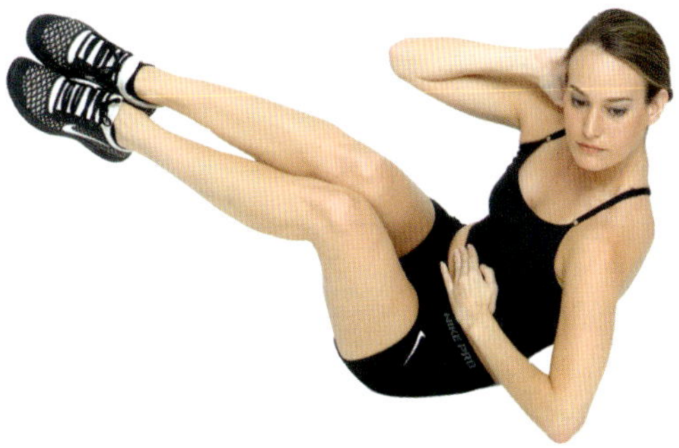

430 Pinguin-Crunch

Rücklings auf den Boden legen, die Knie beugen und die Füße aufstellen. Den Kopf anheben, die Arme neben dem Körper ausstrecken und ebenfalls anheben. Aus dieser Position nach links lehnen und die linke Hand nach vorn strecken. Auf einen Zähler so halten, dann die Hand zurückziehen. Die Übung auf der anderen Seite erneut ausführen und dann wechselseitig fortfahren, bis Sie die gewünschte Anzahl an Wiederholungen geschafft haben.

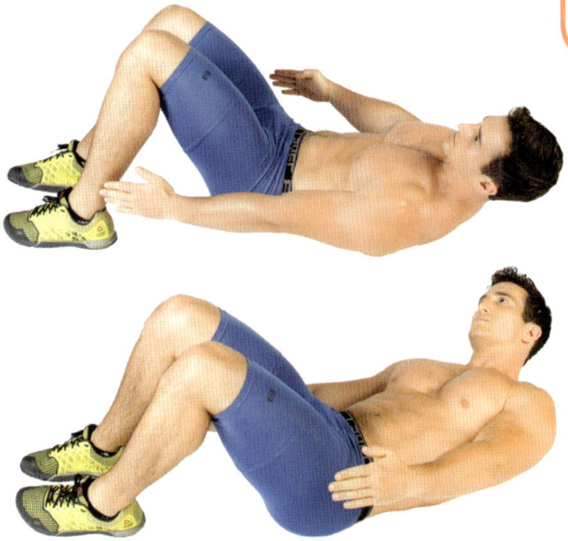

431 Schräger Crunch

Rücklings hinlegen und die Beine aufstellen. Die Hände an den Hinterkopf legen, die Ellbogen zeigen nach außen. Den Bauch anspannen, Kopf, Schultern und Rumpf anheben. Dann den Rumpf nach links drehen und den rechten Ellbogen zum linken Knie bewegen. Kurz halten und dann wieder zurück. Sofort die Übung erneut ausführen, diesmal nach rechts drehen. Danach wechselseitig fortfahren.

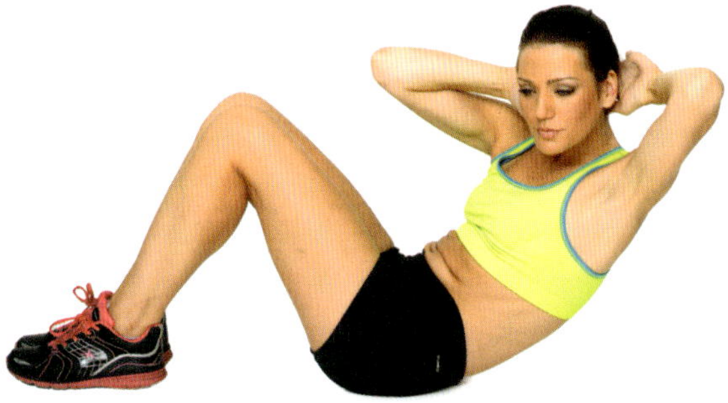

432 Beinheben im Hang

Eine Klimmzugstange in einem überschulterbreiten Obergriff fassen, die Handflächen zeigen nach vorn. Gerade hängen lassen, die Füße sollten den Boden nicht berühren. Die geschlossenen Beine gestreckt bis in die Waagerechte anheben. Dabei Arme, Schultern und Rumpf unter Spannung halten. Kurz halten, dann die Beine langsam und kontrolliert wieder absenken. In der Folge die gewünschte Anzahl an Wiederholungen ausführen.

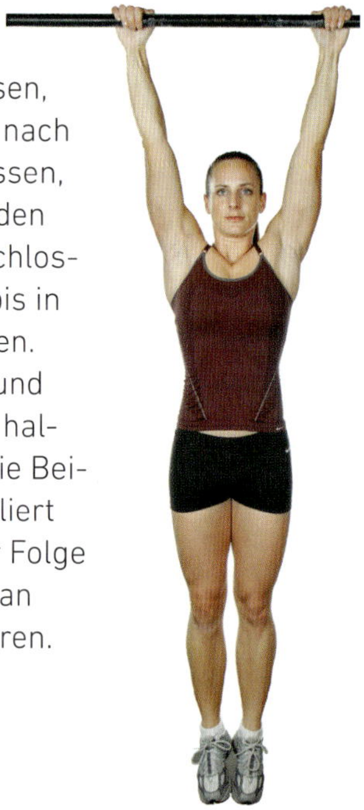

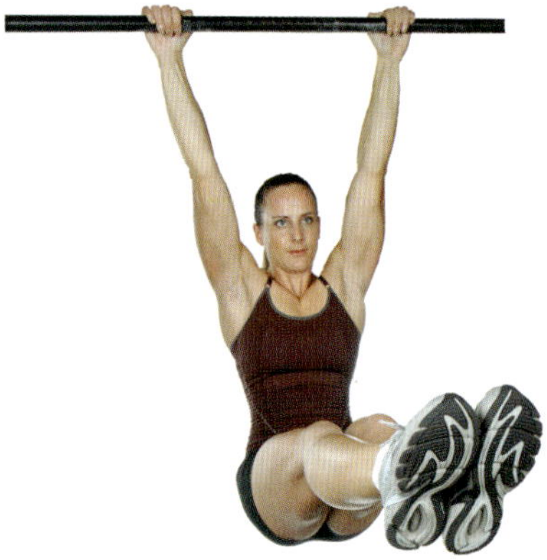

433 Knieheben im Hang mit Med-Ball

Schlaufen an einer Klimmzugstange anbringen. Einen Medizinball zwischen den Knien einklemmen. Die Oberarme in die Schlaufen legen, die Arme beugen und die Aufhängung mit den Händen fassen. Den Körper hängen lassen. Dann die Oberarme in die Schlaufen pressen und die Knie mit dem Ball anheben. Kurz halten, dann die Beine langsam und kontrolliert wieder absenken. Die gewünschte Anzahl an Wiederholungen anschließen.

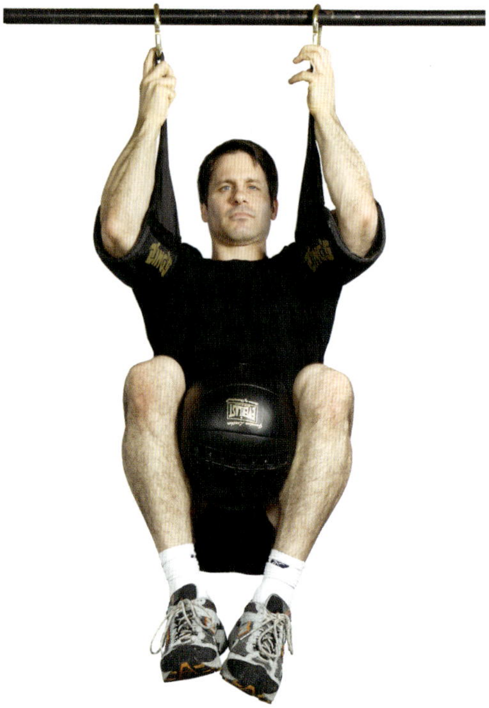

434 Knieheben im Hang mit Drehung

Schlaufen an einer Klimmzugstange befestigen. Die Oberarme in die Schlaufen legen, die Arme beugen und die Aufhängung greifen. Den Körper hängen lassen. Die Oberarme in die Schlaufen drücken und die Knie in einer Drehung zum rechten Ellbogen ziehen. Gleichzeitig Brust und Hüfte leicht nach vorn schieben. Die Beine langsam und kontrolliert wieder zur Mitte absenken. Anschließend wechselseitig die gewünschte Anzahl an Wiederholungen absolvieren.

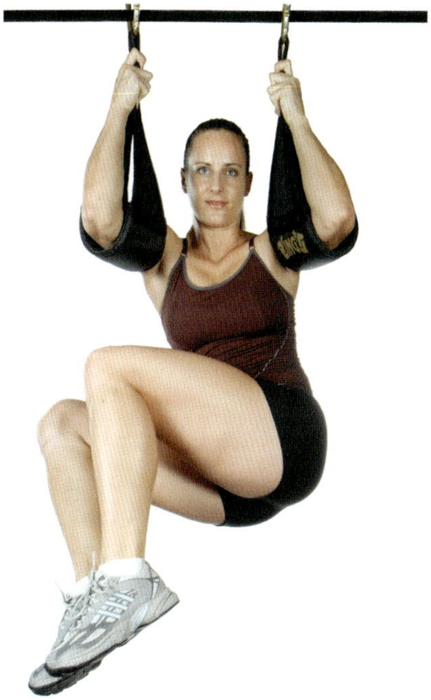

435 Layout an Ringen

Auf dem Boden oder auf einem Kasten vor Turnringe stellen. Die Ringe im Obergriff fassen, die Handflächen zeigen nach hinten. Die Arme gestreckt halten, die Ringe befinden sich direkt unterhalb der Schultern. Der ganze Körper steht unter Muskelspannung und bildet eine Diagonale in einem 45-Grad-Winkel zum Boden. Jetzt mit gestreckten Armen die Hände nach vorn leicht nach außen schieben und den Körper kontrolliert so weit absenken, dass Ihre Arme parallel zum Boden stehen; die Fußspitzen fungieren dabei als Drehpunkt. In die Startposition zurückkehren, dazu die Arme in Richtung Boden ziehen. In der Folge die gewünschte Anzahl an Wiederholungen ausführen.

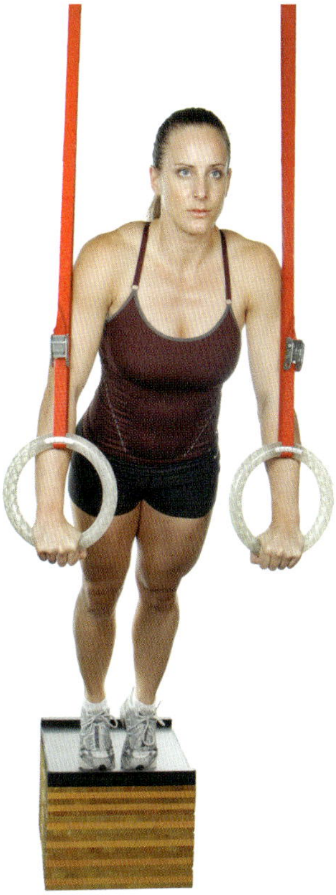

436 Turkish Get-up

Das türkische Aufstehen ist eine einfache, aber umfassende Übung, die eine ganze Reihe von Muskeln und Muskelgruppen anspricht, darunter die Muskeln in Schulter, Core, Oberschenkeln, Rücken, Gesäß und Armen. Mit diesem Move verbessern Sie die Stabilität Ihrer Hüfte und das Gleichgewichtsgefühl im ganzen Körper. Wenn Sie die Übung noch intensiver gestalten wollten, halten Sie eine Kettlebell oder eine Kurzhantel in der hochgestreckten Hand.

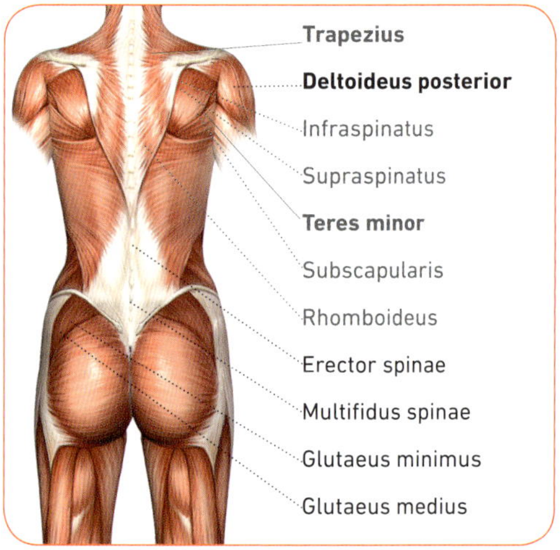

→ SO GEHT'S
Halten Sie Ihre Bauchmuskeln die ganze Zeit über angespannt.

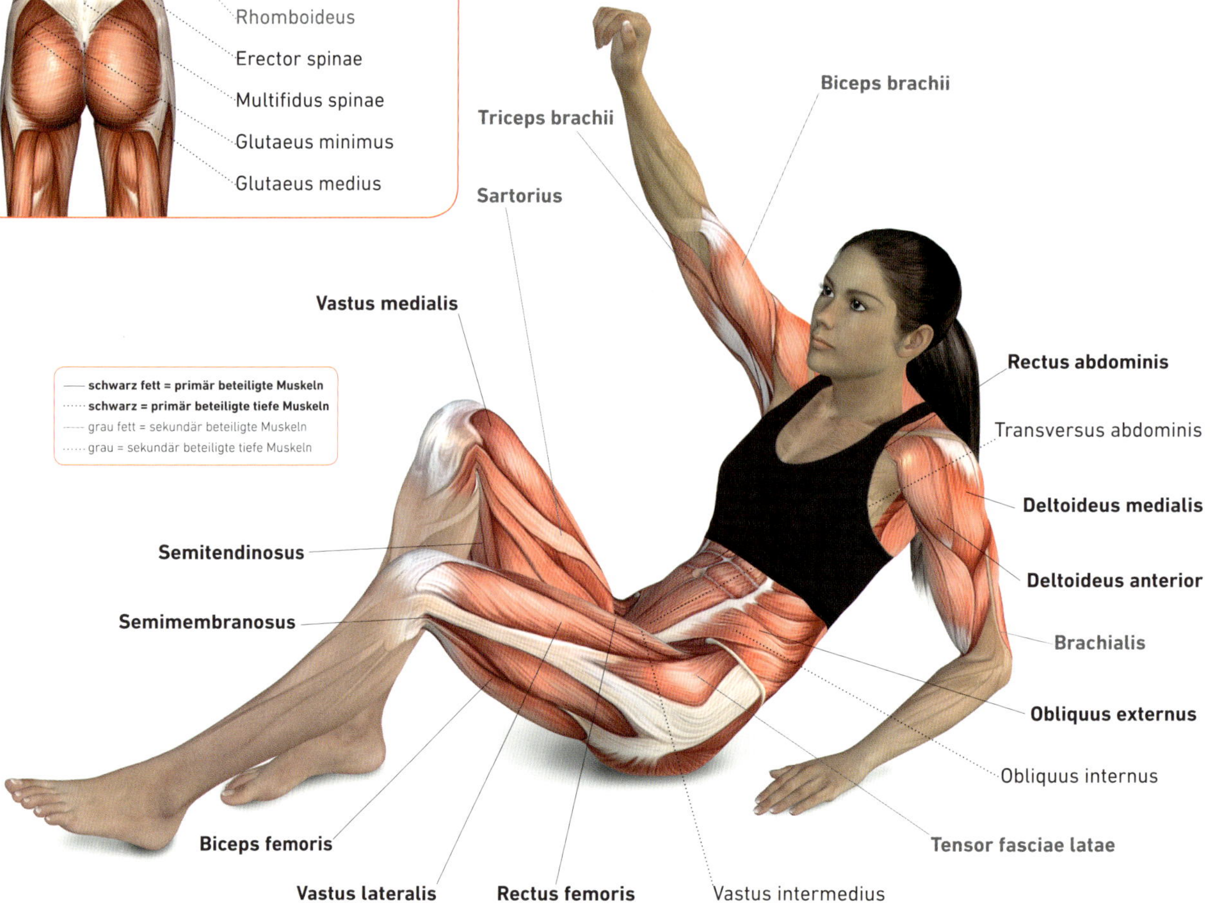

- schwarz fett = primär beteiligte Muskeln
- schwarz = primär beteiligte tiefe Muskeln
- grau fett = sekundär beteiligte Muskeln
- grau = sekundär beteiligte tiefe Muskeln

- Rücklings auf den Boden legen. Den rechten Arm senkrecht nach oben strecken und während der gesamten Übung so halten, den linken Arm gestreckt neben dem Körper ablegen.

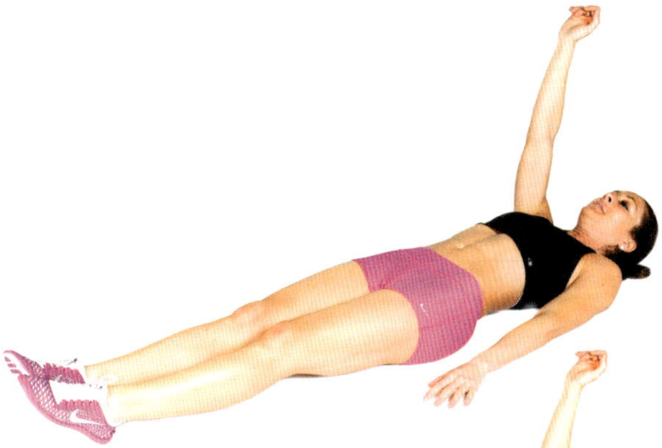

- Das rechte Knie beugen und den Fuß flach aufstellen.

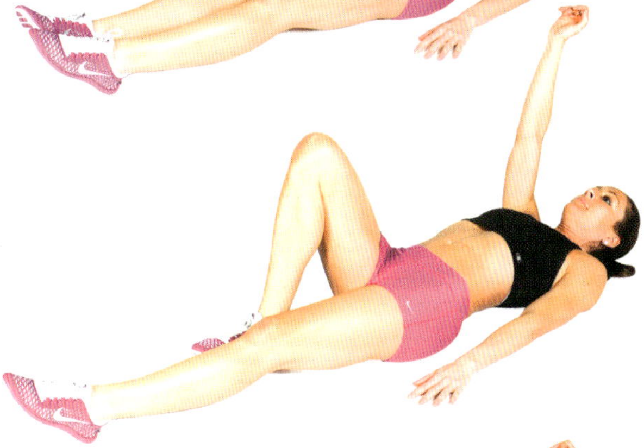

- Den Core-Bereich leicht nach links drehen und die Schultern vom Boden abheben. Gleichzeitig den linken Arm anwinkeln und das Gewicht auf den linken Ellbogen stützen. Weiter aufrichten, bis Sie eine sitzende Haltung einnehmen, dabei den Ellbogen vom Boden lösen und die linke Hand aufstützen.

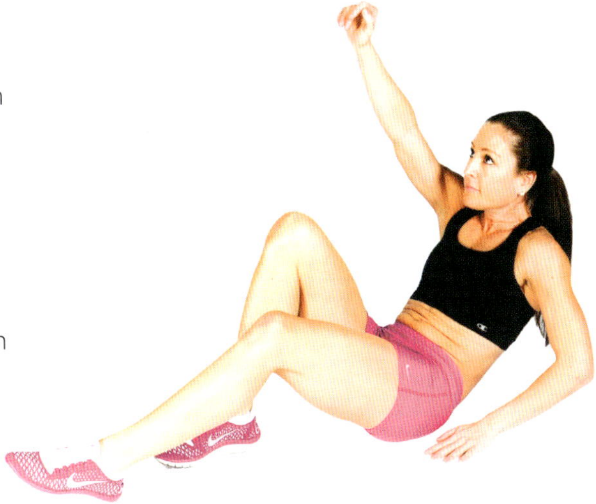

- Die Hüfte hochdrücken und das linke Bein unter den Körper ziehen, sodass Sie mit links knien. Von dort in den Stand aufrichten. Anschließend die gesamte Sequenz in umgekehrter Reihenfolge ausführen, zurück in die Startposition.

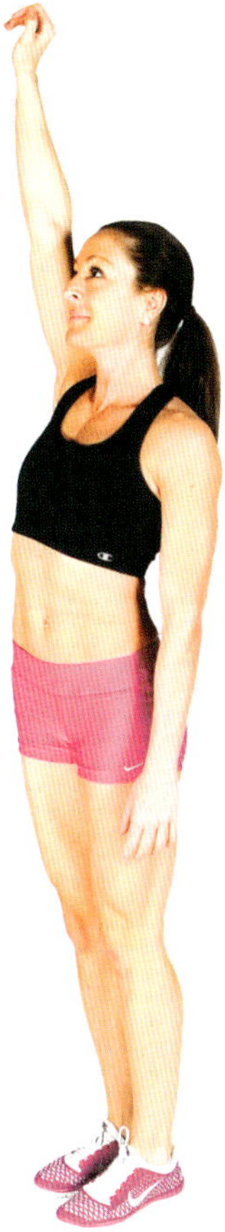

437 Sit-up

Der Sit-up hat für die Bauchmuskeln die gleiche Bedeutung wie das Bankdrücken für die Brustmuskeln. Diese Kultübung wird gerne täglich trainiert, und das aus gutem Grund: Der Sit-up ist schlicht und ergreifend die perfekte Übung für die geraden Bauchmuskeln. Er ist mit dem Crunch verwandt, hat aber einen größeren Bewegungsumfang und trainiert zusätzliche Muskeln.

- In Rückenlage die Beine aufstellen und die Hände hinter dem Kopf verschränken.
- Die Bauchmuskeln anspannen, den Rumpf vom Boden lösen und in Richtung der Knie anheben, dabei zur Unterstützung die Fersen in den Boden pressen.
- Den Körper wieder absenken, aber nicht ablegen. Dann die gewünschte Anzahl an Wiederholungen anschließen.

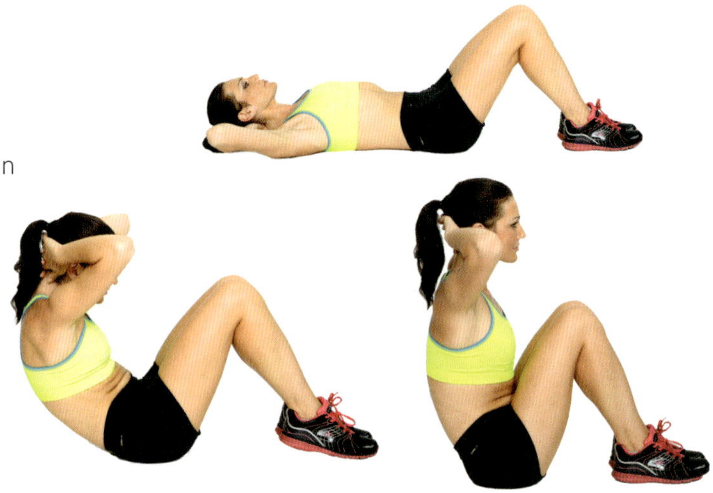

→ SO GEHT'S

Lassen Sie Ihren Nabel die Bewegung führen. Arbeiten Sie in einem klar definierten Bewegungsumfang und vermeiden Sie wildes Schwungholen für die Aufwärtsbewegung oder ein Hochziehen des Nackens. Senken Sie Ihren Körper schließlich kontrolliert ab, ohne den unteren Rücken zu belasten.

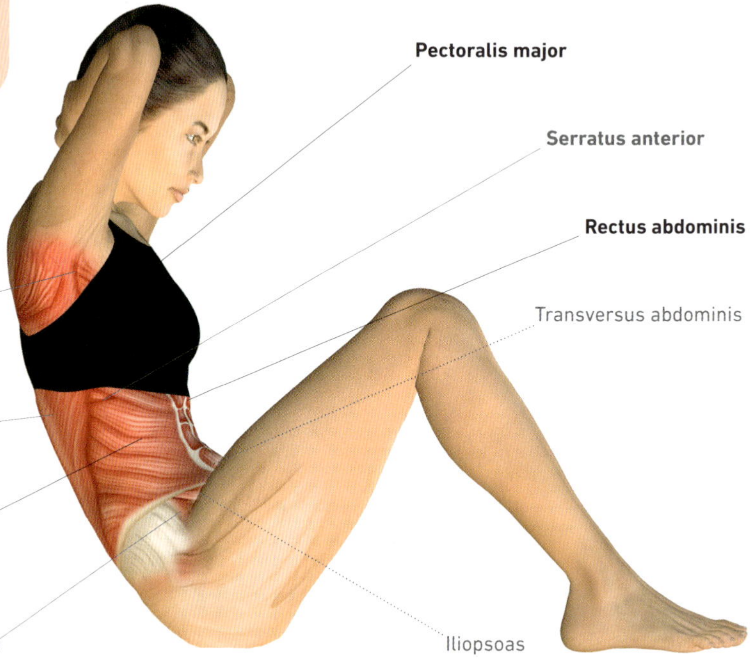

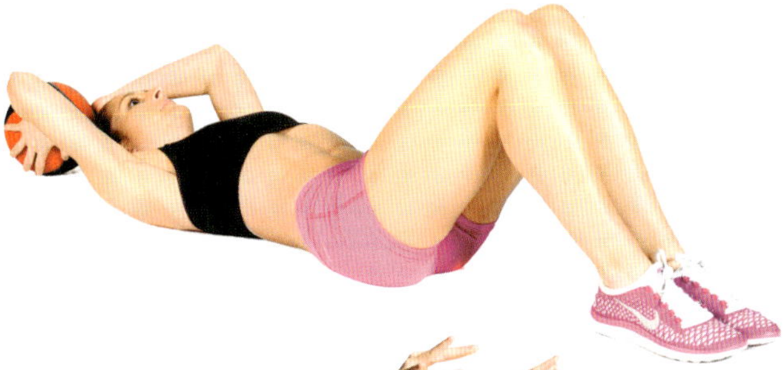

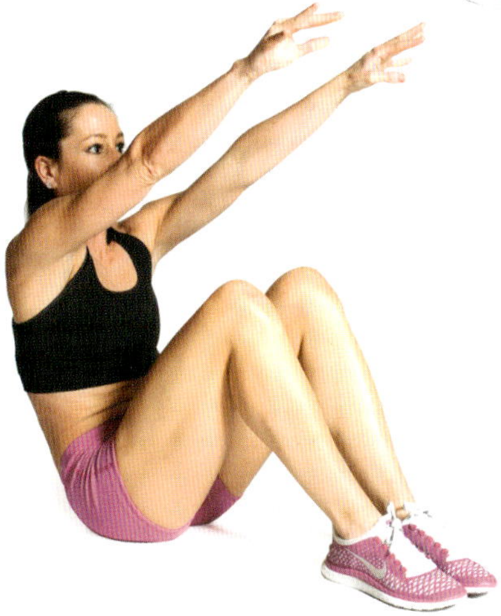

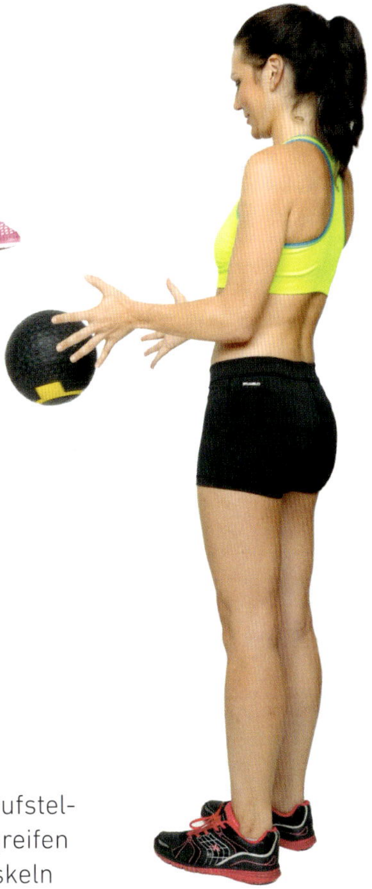

438 Sit-up und Wurf

Auf den Rücken legen und die Füße flach aufstellen. Mit beiden Händen einen Medizinball greifen und hinter dem Kopf halten. Die Bauchmuskeln anspannen, den Rumpf anheben und die Arme nach vorn schwingen und den Ball einer Trainingspartnerin zuwerfen. Den zurückgeworfenen Ball auffangen, den Körper absenken und die Übung wiederholen.

439 Alternierender Sit-up

Auf den Rücken liegend die Beine aufstellen und die Hände an den Hinterkopf legen. Die Bauchmuskeln anspannen und den Rumpf vom Boden abheben, dabei zur Unterstützung die Fersen in den Boden pressen. Den Oberkörper nach links drehen, sodass Ihr rechter Ellbogen das linke Knie berührt. Den Oberkörper zurückdrehen und absenken, aber nicht ablegen. Die Bewegung erneut ausführen, diesmal aber nach rechts drehen. Wechselseitig fortfahren, bis Sie die gewünschte Anzahl an Wiederholungen geschafft haben.

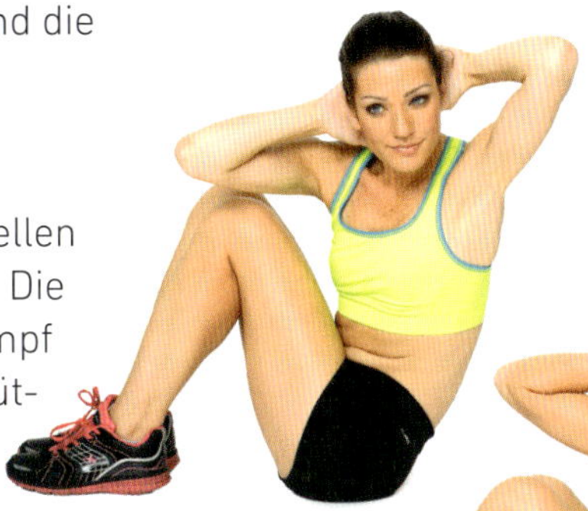

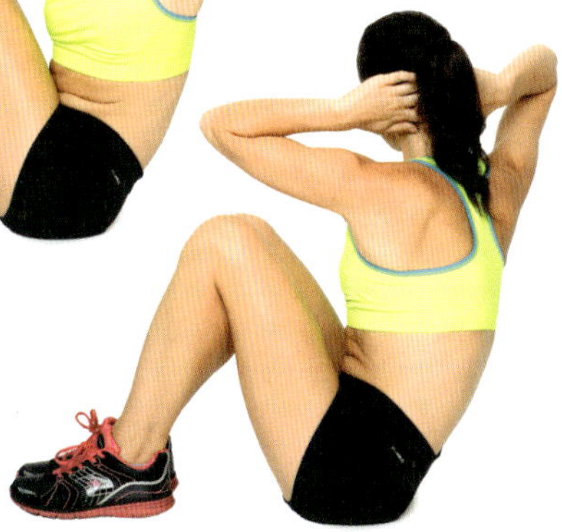

440 Klappmesser

Das Klappmesser, auch als V-up bekannt, ist eine Core-Übung, die Sie fordern wird. Es weist eine ganze Reihe von Benefits auf, darunter eine Kräftigung der Bauchmuskeln, eine Verbesserung der allgemeinen Beweglichkeit und der Koordination. Außerdem trainieren Sie mit dem Klappmesser den Quadrizeps und die Muskulatur des unteren Rückens.

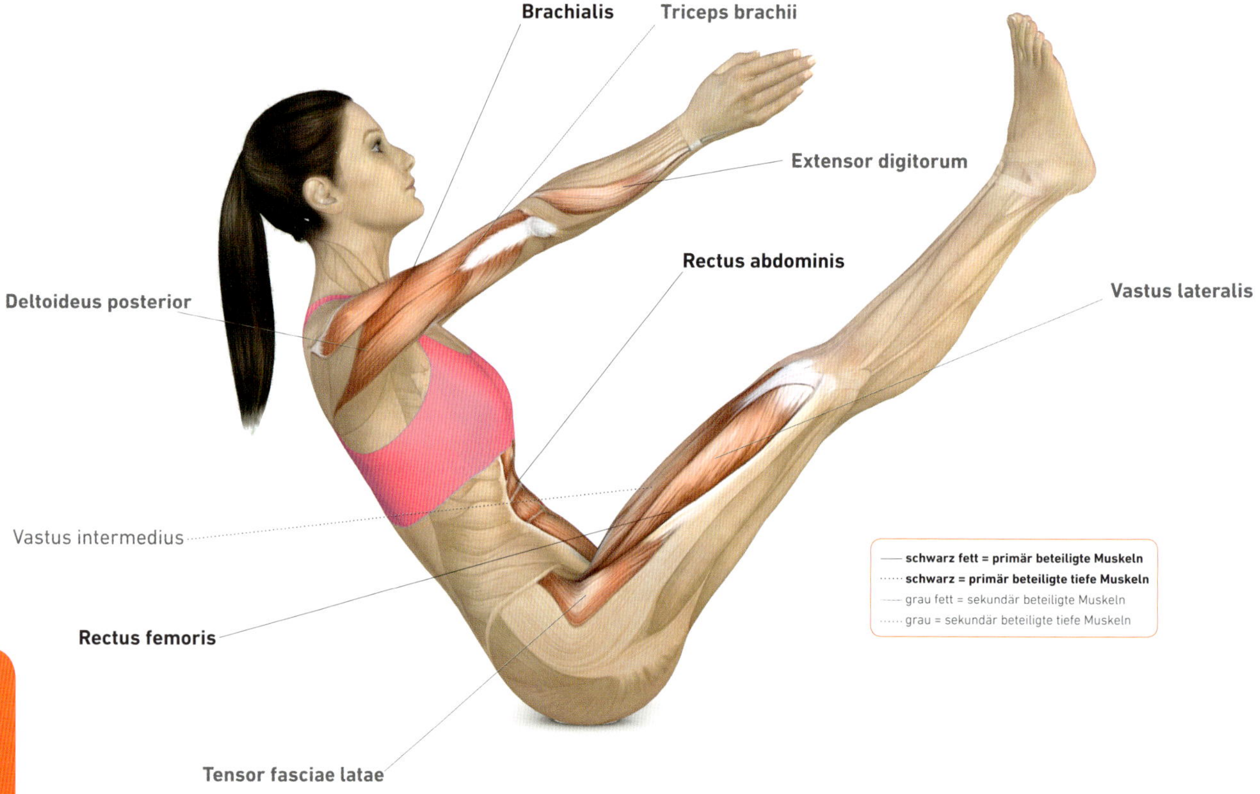

— schwarz fett = primär beteiligte Muskeln
······ schwarz = primär beteiligte tiefe Muskeln
---- grau fett = sekundär beteiligte Muskeln
······ grau = sekundär beteiligte tiefe Muskeln

→ SO GEHT'S

Lassen Sie Ihren Nabel die Bewegung führen. Arbeiten Sie in einem klar definierten Bewegungsumfang und vermeiden Sie wildes Schwungholen für die Aufwärtsbewegung oder ein Hochziehen des Nackens. Senken Sie Ihren Körper schließlich kontrolliert ab, ohne den unteren Rücken zu belasten.

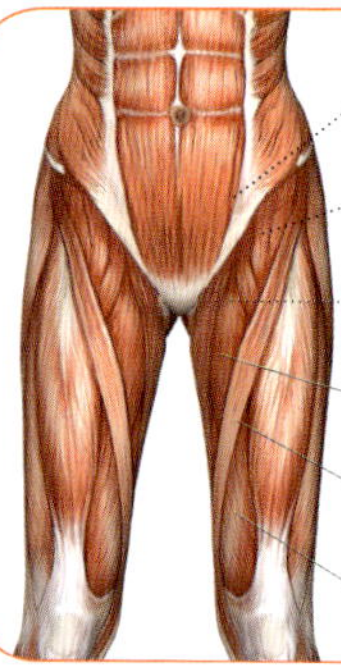

- Auf den Rücken legen und die Arme über den Kopf nach hinten strecken, die Handflächen zeigen zueinander.

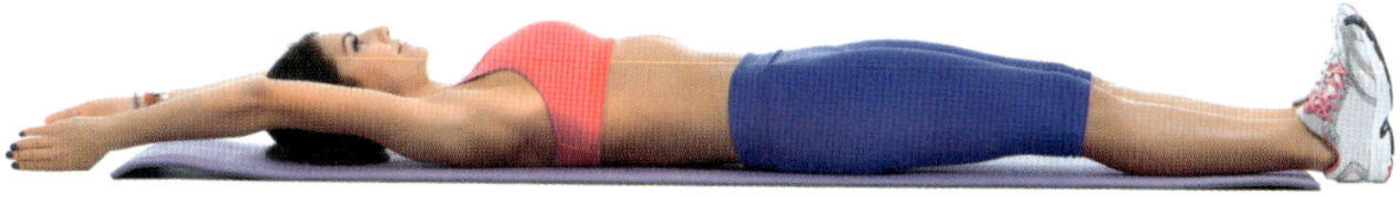

- Die Beine gestreckt anheben, sodass sie zum Boden einen Winkel zwischen 45 und 90 Grad bilden. Dann einatmen, Kopf und Schultern vom Boden lösen und die Arme zur Decke strecken.
- Ausatmen und den Rücken vom Boden lösen, dabei die Wirbelsäule aufrollen. In der Endposition auf den Sitzbeinen balancieren.
- Einatmen und die Arme in Richtung der Fußspitzen strecken, aber den Rücken in einem leichten Bogen weiterhin gerundet lassen. Ausatmen und die Wirbelsäule Wirbel für Wirbel wieder abrollen, dann in die Startposition zurückkehren. Im Anschluss die gewünschte Anzahl an Wiederholungen absolvieren.

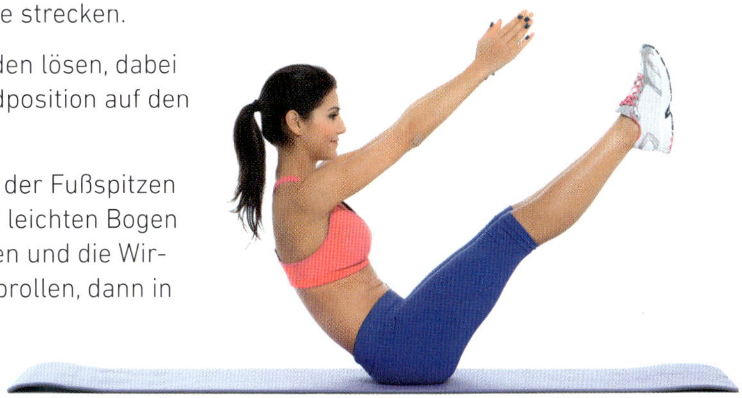

441 Klappmesser mit Med-Ball

Rücklings hinlegen und die Beine ausstrecken. Die Arme über den Kopf nach hinten strecken und mit beiden Händen einen Medizinball greifen. Ein Klappmesser (Nr. 440) ausführen. Die gewünschte Anzahl an Wiederholungen anschließen.

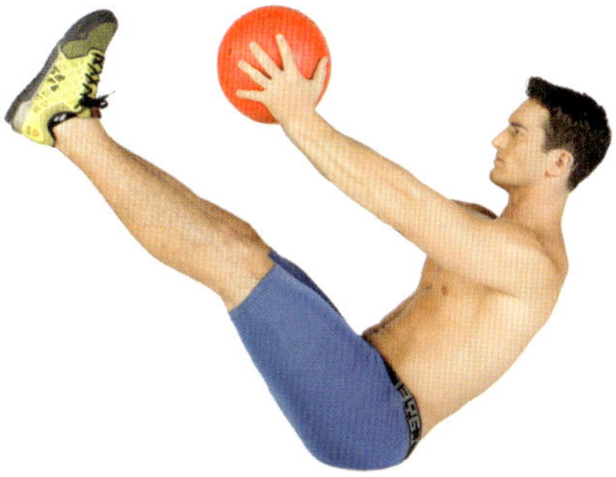

442 Einbeiniges Klappmesser

Rücklings hinlegen und die Arme über den Kopf nach hinten ausstrecken, aber nicht auf dem Boden ablegen, die Handflächen zeigen nach oben. Die Beine aufstellen und zusammenpressen. Einen Unterschenkel so weit anheben, dass er mit den Oberschenkeln eine Linie bildet, und den Fuß strecken. Den anderen Fuß fest im Boden verankern. Gleichzeitig den Rumpf anheben, bis er einen 45-Grad-Winkel zum Boden bildet. Dabei die Arme über den Kopf nach vorn führen und zu dem angehobenen Fuß ausstrecken. Rücken und Bein langsam und kontrolliert absenken und die Arme wieder über den Kopf nach hinten ziehen. Die Knie weiter zusammenpressen. Im Anschluss die gewünschte Anzahl an Wiederholungen ausführen.

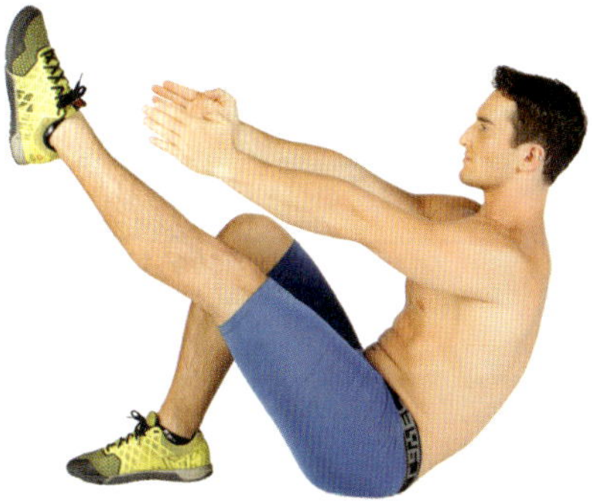

443 Klappmesser mit Knieanziehen auf einem Bosu-Ball

Auf die gewölbte Seite eines Bosu-Balls setzen. Die Füße anheben und die Arme auf Schulterhöhe nach vorn austrecken. Dann die Knie zur Brust ziehen. Die Bauchmuskeln anspannen und die Beine ausstrecken, sodass sie parallel zum Boden stehen. Die Knie wieder anziehen und in die Startposition zurückkehren. Die gewünschte Anzahl an Wiederholungen anschließen.

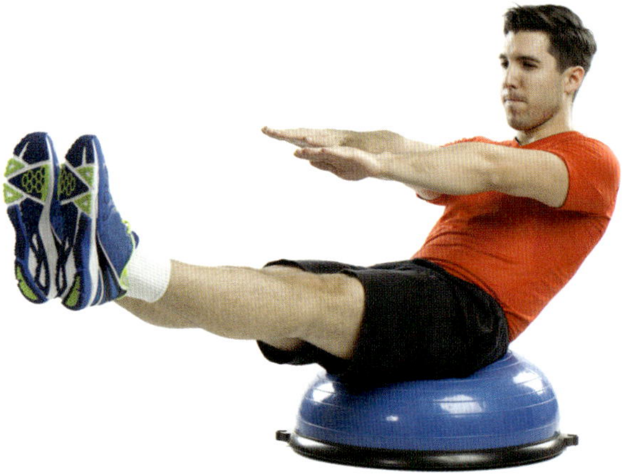

444 Klappmesser mit Knieanziehen auf einem Step

Mit dem Po auf die Kante eines Steps oder einer vergleichbaren Erhöhung setzen. Leicht zurücklehnen und mit den Händen auf dem Step abstützen, die Fingerspitzen zeigen nach vorn. Die Bauchmuskeln anspannen und die Beine strecken, sodass sie parallel zum Boden stehen. Dann die Knie anziehen und in die Startposition zurückkehren. Die gewünschte Anzahl an Wiederholungen absolvieren.

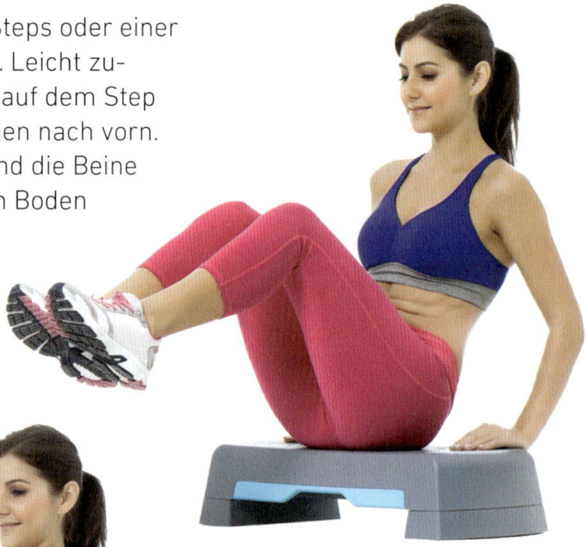

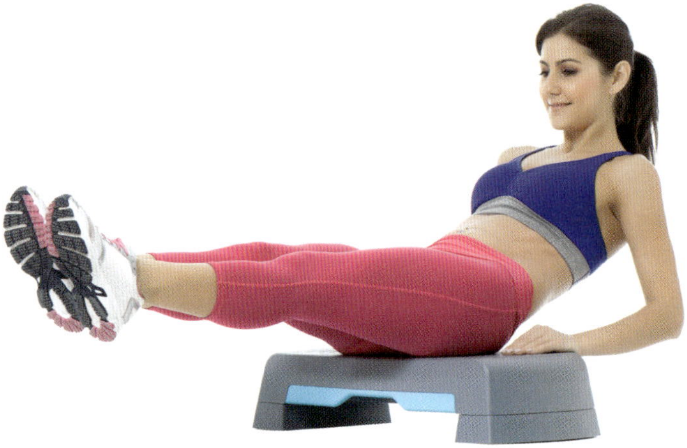

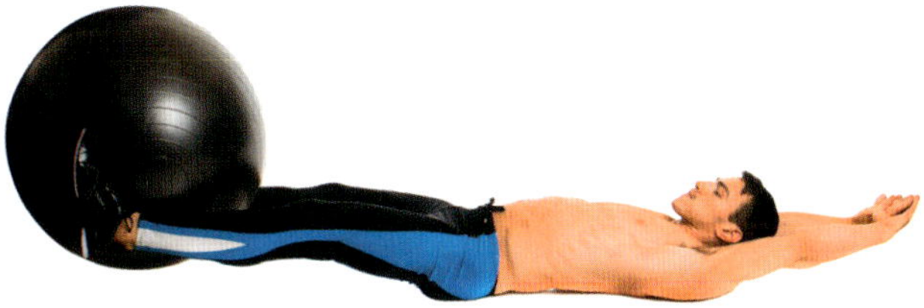
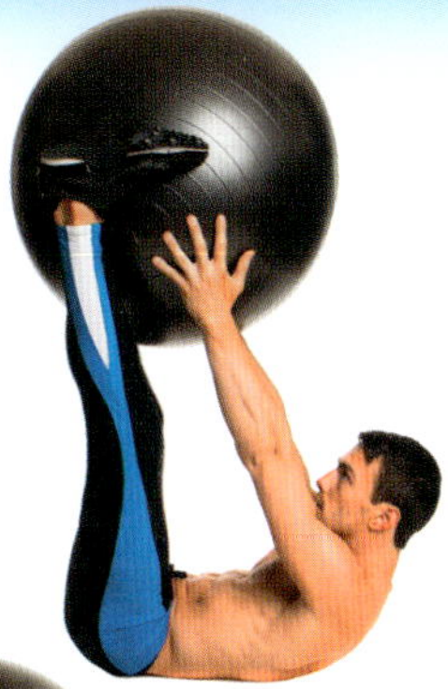
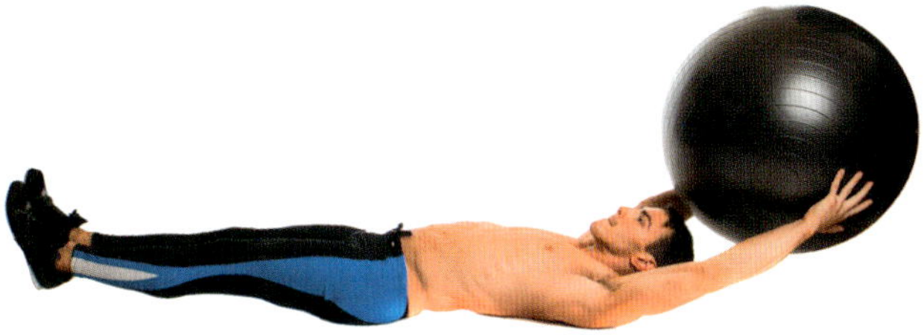
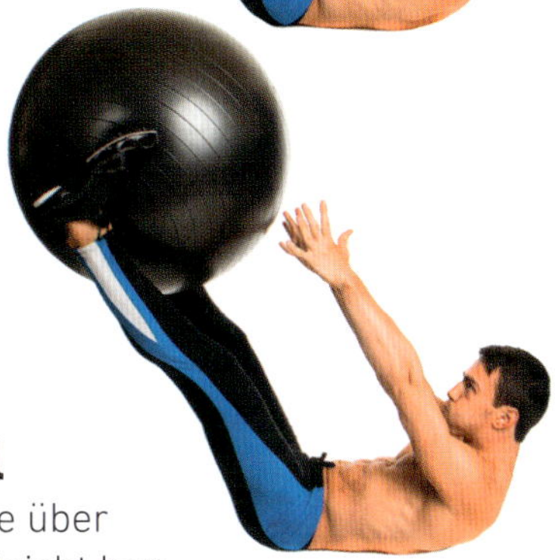

445 Klappmesser mit Gymnastikball

In Rückenlage auf den Boden legen, die Arme über den Kopf nach hinten ausstrecken. Die Knie leicht beugen und die Füße vom Boden lösen. Einen Gymnastikball zwischen den Füßen einklemmen. Den unteren Rücken in den Boden pressen und die Wirbelsäule gestreckt halten. Die Bauchmuskeln anspannen und den oberen Rücken nach vorn anheben, dabei ausatmen. Gleichzeitig beide Arme nach vorn oben ausstrecken und die Beine mit dem Ball gestreckt anheben. Jetzt den Ball mit den Händen übernehmen und in die Startposition zurückkehren. Dann die Bewegung erneut ausführen und den Ball wieder an die Füße übergeben. Auf diese Weise fortfahren, bis Sie eine vorgegebene Zeit oder die gewünschte Anzahl an Wiederholungen geschafft haben.

446 Boot

Mit ausgestreckten Beinen auf den Boden setzen. Leicht nach hinten lehnen, den Rücken dabei gerade halten, die Knie beugen, die Füße aufstellen und die Hände hinter dem Rücken aufstützen, die Fingerspitzen zeigen nach vorn. Ausatmen, den Oberkörper zurücklehnen und die Füße anheben. Den Körper zwischen Sitz- und Steißbein ausbalancieren. Langsam die Beine strecken, sodass sie einen 45-Grad-Winkel zum Oberkörper bilden. Auch die Füße strecken. Die Arme gestreckt nach vorn anheben, sodass sie mindestens parallel zum Boden stehen. Dabei den Bauchnabel zur Wirbelsäule ziehen. Die Arme bis in die Fingerspitzen und auch den Nacken lang machen. Diese Position bis zu 30 Sekunden lang halten, dann auflösen. Danach die gewünschte Anzahl an Wiederholungen ausführen.

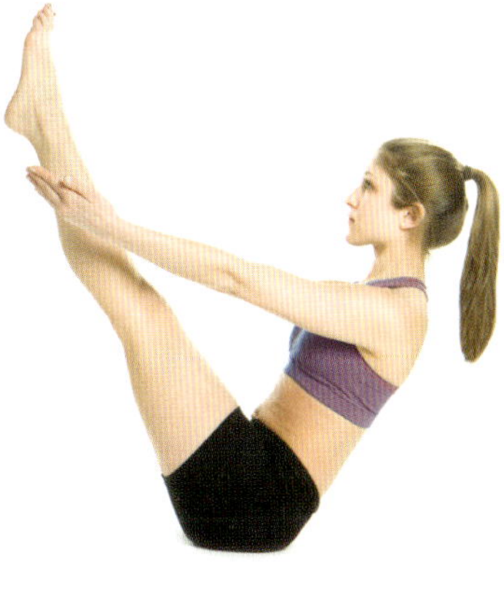

447 Crunch mit angehobenen Beinen

Wenn Sie das Beinheben mit einem Crunch kombinieren, werden Sie bald merken, dass Ihre Bauchmuskeln kräftiger, vor allem aber auch definierter werden. Mit den Beinen in der Luft übernehmen die Bauchmuskeln fast die ganze Arbeit. Bewegen Sie sich fließend und gleichmäßig, wenn Sie Arme und Beine wieder absenken – dann bleibt Ihre Core-Muskulatur während der gesamten Übung aktiv.

→ SO GEHT'S

Halten Sie Arme und Beine durchgestreckt und pressen Sie die Beine so fest zusammen, als wären sie ein einziges Bein. Setzen Sie die Muskeln des unteren Rückens zur Unterstützung der Bauchmuskeln ein – so können Sie den oberen Rücken genauso langsam absenken, wie Sie ihn angehoben haben.

schwarz fett = primär beteiligte Muskeln
schwarz = primär beteiligte tiefe Muskeln
grau fett = sekundär beteiligte Muskeln
grau = sekundär beteiligte tiefe Muskeln

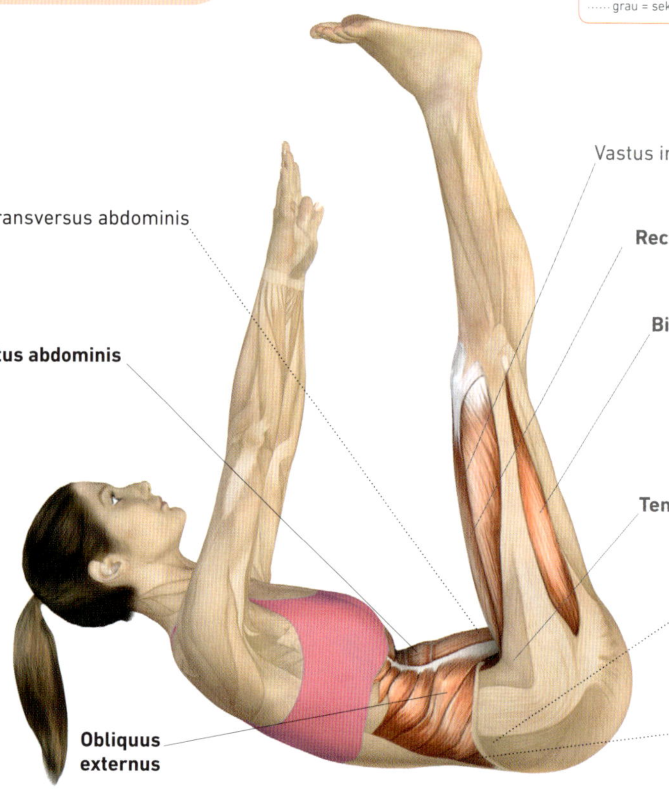

- Auf den Rücken legen und die Arme über den Kopf nach hinten ausstrecken, sodass Ihr ganzer Körper eine gerade Linie bildet.
- Die Arme anheben, bis sie direkt über den Schultern senkrecht zur Decke zeigen. Jetzt die Beine anheben, bis sie parallel zu den Armen stehen.
- Aus den Bauchmuskeln heraus die Schultern vom Boden lösen und die Hände zu den Fußspitzen strecken. Den Körper wieder absenken und die gewünschte Anzahl an Wiederholungen anschließen.

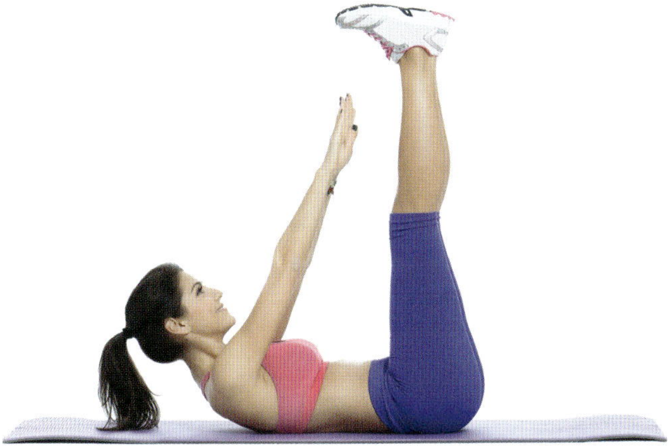

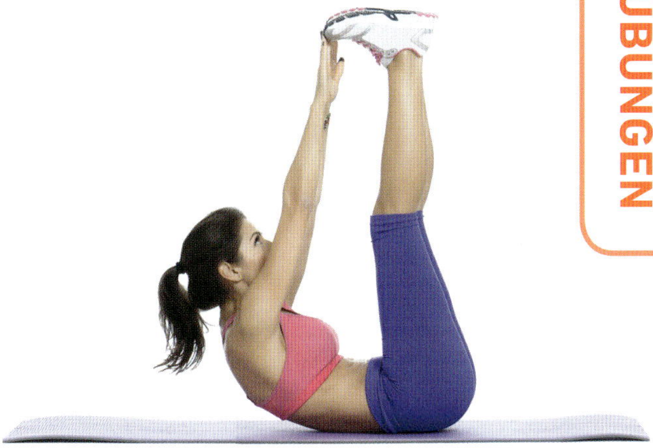

448 Crunch mit angehobenen Beinen mit Gymnastikball

Auf dem Rücken liegend einen Gymnastikball zwischen den Füßen einklemmen und die Hände an den Hinterkopf legen. Einen Crunch mit angehobenen Beinen (Nr. 447) ausführen. Anschließend die gewünschte Anzahl an Wiederholungen absolvieren.

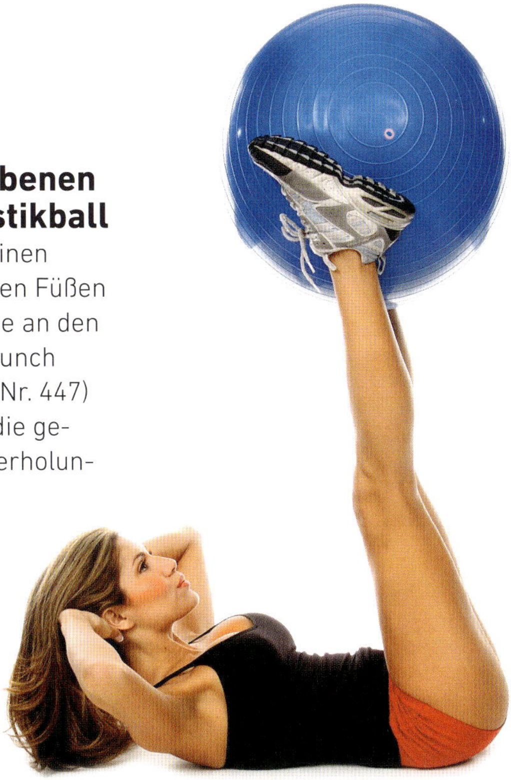

449 Roll-up

Der Roll-up ist ein Klassiker aus dem Pilates, er fordert Ihre Core-Muskulatur, verhilft Ihnen zu einem flachen Bauch und kräftigt Ihren Rücken. Achten Sie auf eine saubere Ausführung – rollen Sie Ihren Körper genauso kontrolliert ab, wie Sie ihn aufrollen.

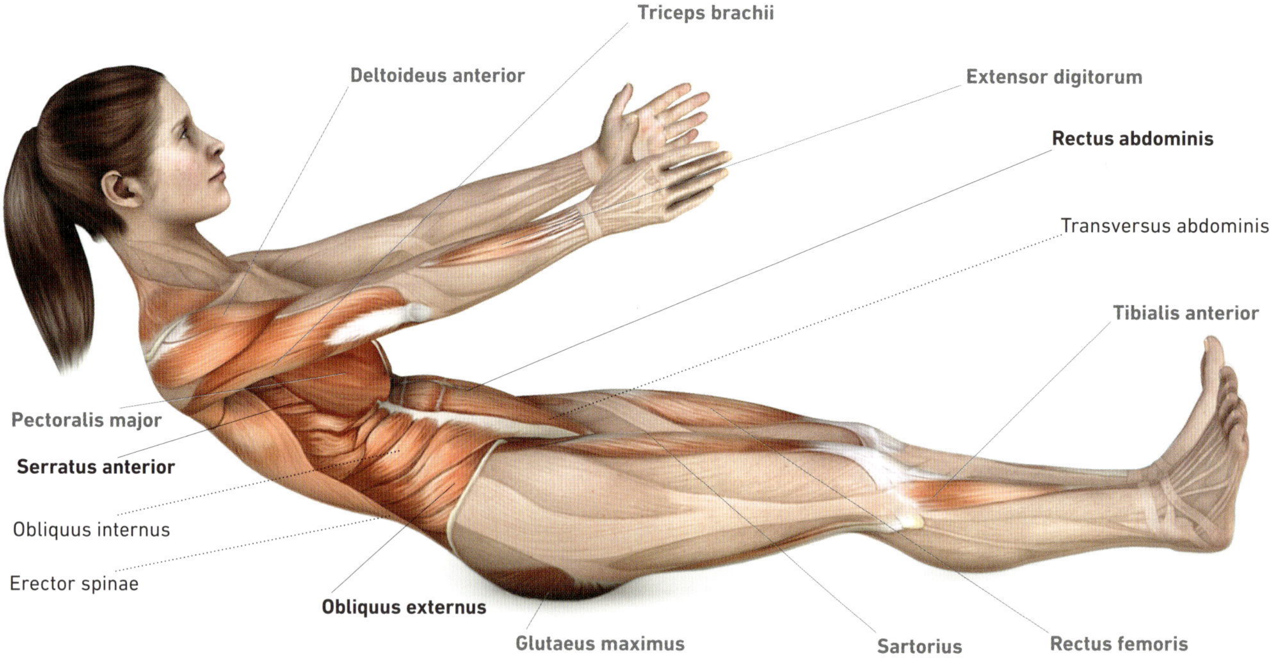

→ SO GEHT'S

Halten Sie die Muskulatur von Brust und Rumpf durchgehend fest angespannt. Pressen Sie Beine und Fersen in den Boden – damit gewinnen Sie an Stabilität. Vermeiden Sie es, Schultern und Arme zum Schwungholen zu verwenden. Und achten Sie darauf, dass Sie sich möglichst fließend und gleichmäßig bewegen.

—— **schwarz fett = primär beteiligte Muskeln**
······ schwarz = primär beteiligte tiefe Muskeln
----- grau fett = sekundär beteiligte Muskeln
······ grau = sekundär beteiligte tiefe Muskeln

- Ausgestreckt auf den Rücken legen und die Füße flexen, die Wirbelsäule liegt in einer natürlichen Position. Die Arme über den Kopf nach hinten ausstrecken, aber nicht auf dem Boden ablegen. Schulterblätter und Brustkorb nach unten pressen.

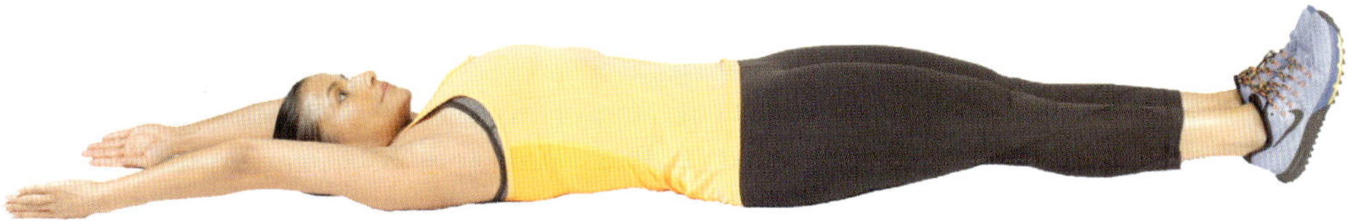

- Den Nabel zur Wirbelsäule ziehen. Dann den Rücken Wirbel für Wirbel aufrollen, dabei die Arme nach vorn führen und weit strecken. Unterstützend die Fersen fest in den Boden drücken.

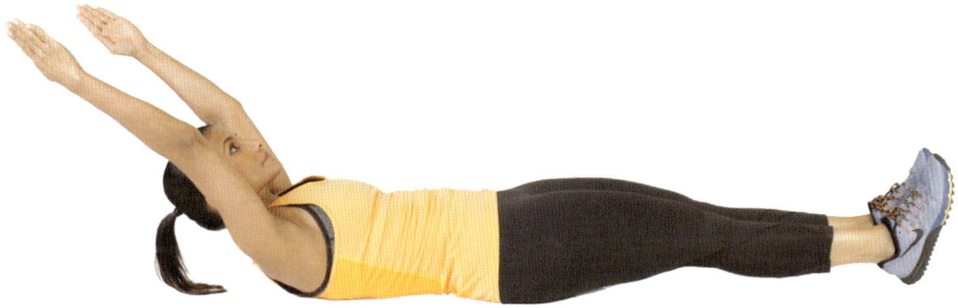

- Die Bewegung umkehren und den Rücken Wirbel für Wirbel abrollen, zurück in die Startposition. Dabei darauf achten, dass Sie die Schultern hinten unten halten und nicht im Brustbereich einsacken. So fortfahren, bis Sie eine vorgegebene Zeit oder die gewünschte Anzahl an Wiederholungen geschafft haben.

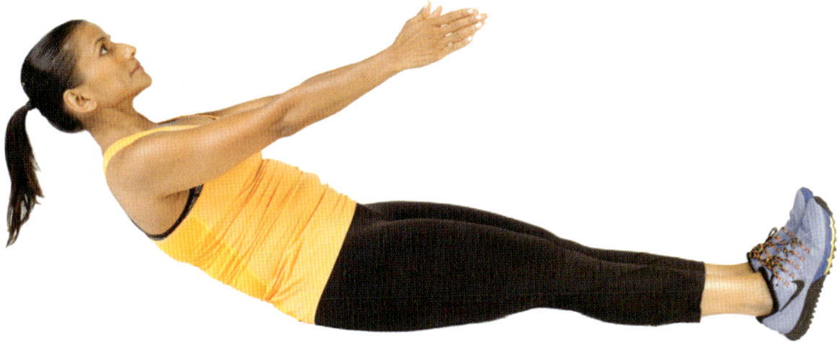

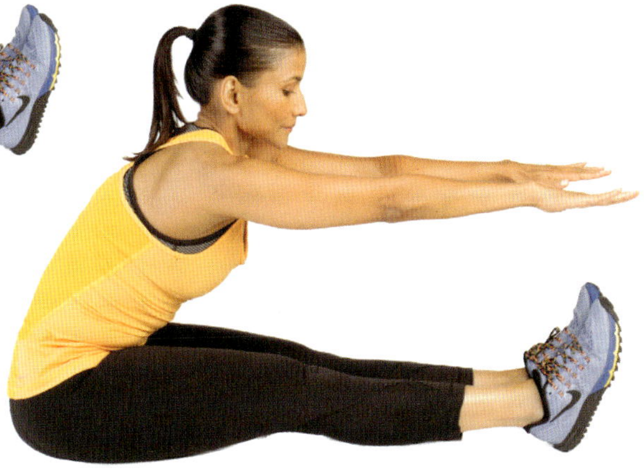

450 Roll-up mit Med-Ball

Mit beiden Händen einen Medizinball fassen und einen Roll-up (Nr. 449) ausführen. Den Ball während der gesamten Übung ruhig halten, die Arme bleiben gestreckt. In der Folge die gewünschte Anzahl an Wiederholungen ausführen.

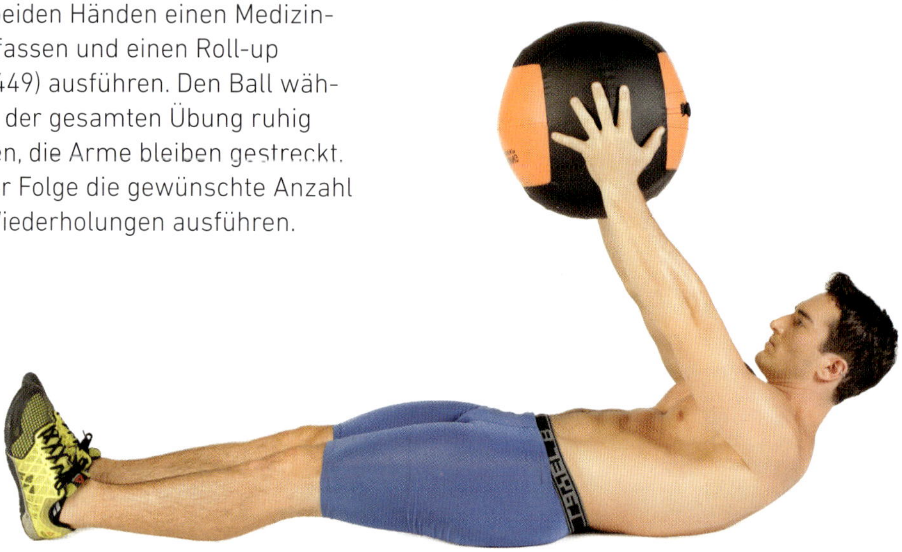

451 Roll-up mit Hantelstange

Auf den Rücken legen, die Wirbelsäule liegt in einer natürlichen Position. Mit beiden Händen eine Hantelstange greifen. Die Ellbogen beugen und die Stange über dem Kopf halten. Die Arme ausstrecken, um den Oberkörper in einer fließenden Bewegung aufzurollen, sodass Sie eine Sitzposition einnehmen; der übrige Körper bleibt unbewegt. Mit gestreckten Armen den Oberkörper wieder abrollen und dann in die Startposition zurückkehren. Die gewünschte Anzahl an Wiederholungen anschließen.

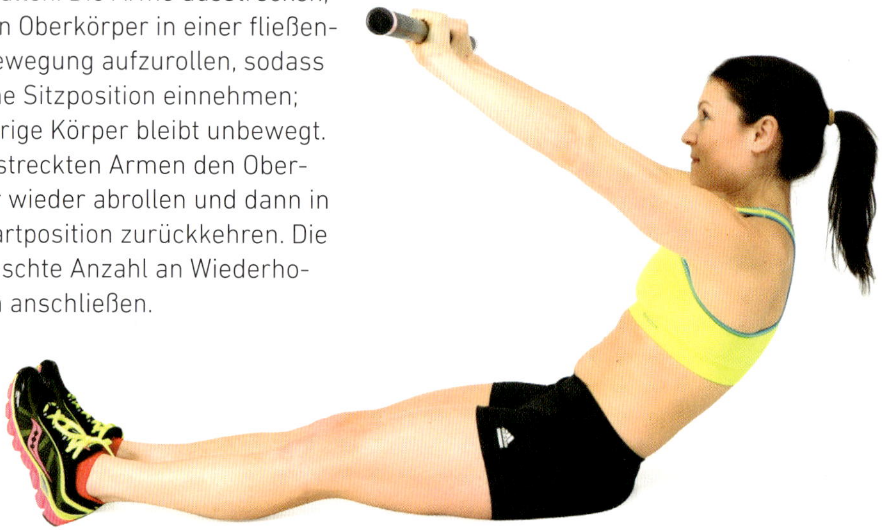

452 Bein-Roll-out

Der Bein-Roll-out ist ein Mehrzweck-Move, der auf Ihre Bauchmuskeln zielt, gleichzeitig aber auch den Trizeps trainiert. Oberdrein bietet es Ihren hinteren Oberschenkeln eine massierende Dehnung und trägt dazu bei, dass sich Ihre Koordination und Beweglichkeit verbessern. Achten Sie darauf, wie weit Sie nach vorn rollen – der Rückweg ist deutlich anstrengender.

- Mit ausgestreckten Beinen auf den Boden setzen und eine Foam-Roll unter den Knien platzieren. Die Arme aufstützen, die Fingerspitzen zeigen nach vorn.
- Die Bauchmuskeln anspannen, die Beine gerade halten und das Becken hochdrücken.
- Aus der Kraft der Arme heraus die Hüfte nach hinten ziehen und so die Beine über die Rolle rollen. Den Oberkörper dabei vorbeugen, der Blick ist auf die Beine gerichtet.
- In die Startposition zurückrollen. Auf diese Weise fortfahren, bis Sie die gewünschte Anzahl an Wiederholungen geschafft haben.

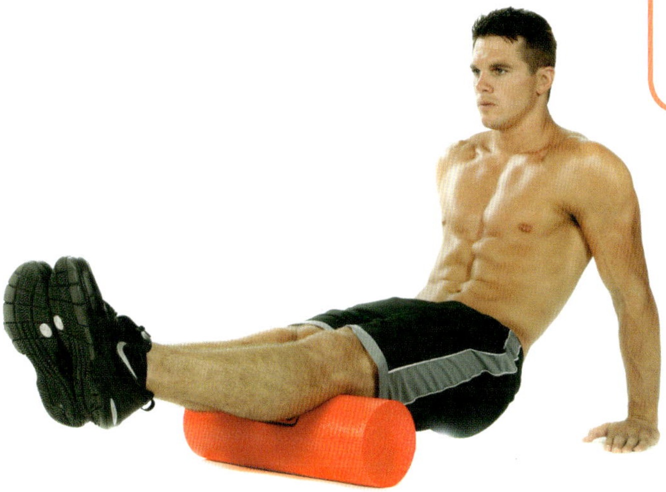

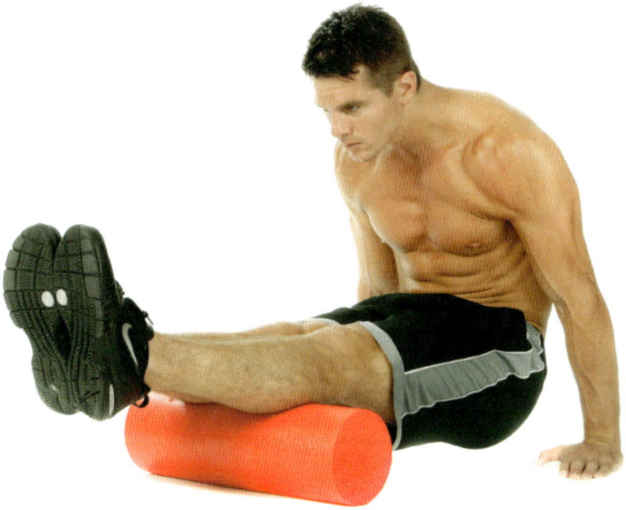

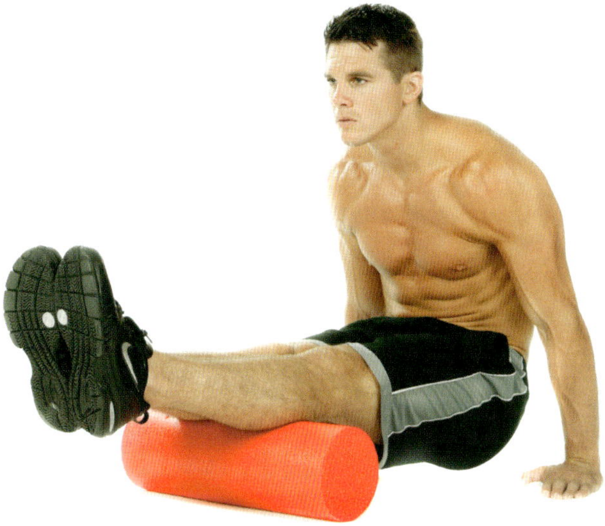

453 Roll-out

Der Roll-out ist eine anspruchsvolle Übung zur Stabilisierung der Core-Muskulatur, wovon viele andere Übungen wiederum profitieren. Wenn Sie den Roll-out korrekt ausführen, aktivieren Sie eine ganze Reihe der wichtigsten Core-Muskeln. Neueste Studien haben gezeigt, dass Übungen wie der Roll-out den Rectus abdominis, den „Sixpack-Muskel", und die schrägen Bauchmuskeln effizienter fordern, als dies Sit-up- oder Crunch-Varianten tun.

→ SO GEHT'S

Spannen Sie die Bauchmuskeln an und achten Sie darauf, dass Ihr Rücken nicht durchhängt.

schwarz fett = primär beteiligte Muskeln
schwarz = primär beteiligte tiefe Muskeln
grau fett = sekundär beteiligte Muskeln
grau = sekundär beteiligte tiefe Muskeln

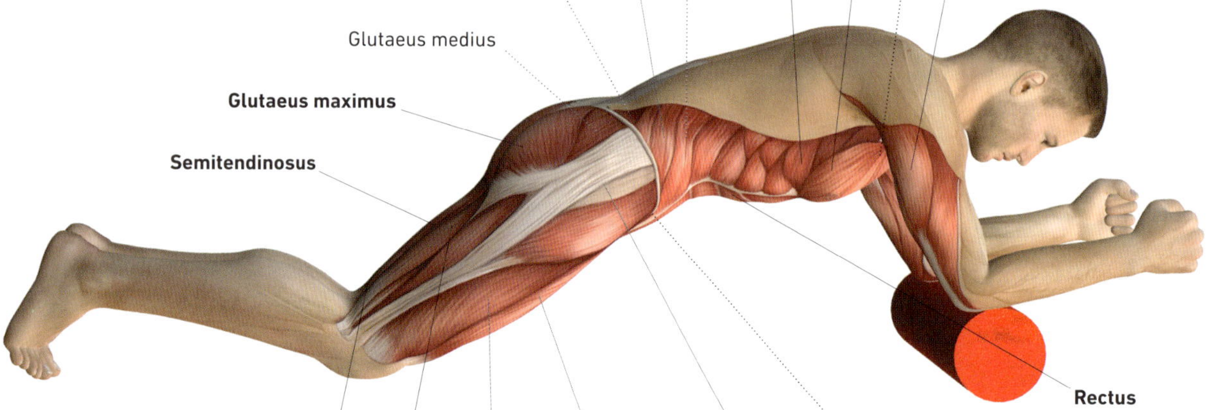

- Auf den Boden vor eine Foam-Roll knien. Die Handgelenke auf der Rolle platzieren, die Fingerspitzen zeigen nach vorn.
- Nach vorn auf die Unterarme rollen, dabei den Rücken und den Nacken gerade halten.
- Bis zu den Ellbogen weiterrollen. Dann zur Startposition zurückrollen, dabei die Arme in die Rolle hineindrücken und die Hüfte ausgerichtet halten. In der Folge vor- und zurückrollen, bis Sie eine vorgegebene Zeit oder die gewünschte Anzahl an Wiederholungen erreicht haben.

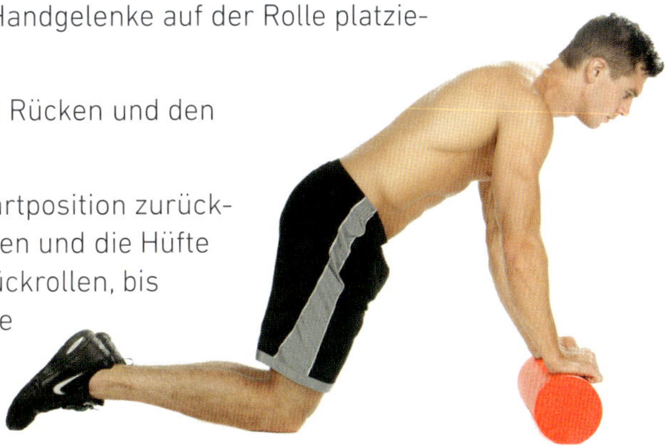

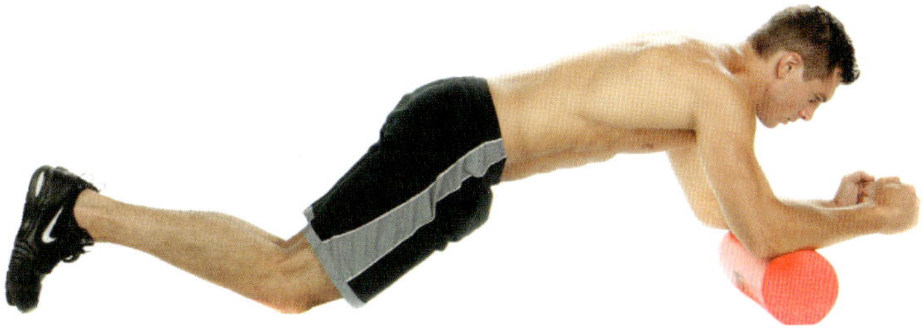

454 Roll-out mit Bauchrad

Auf den Boden knien, die Griffe eines Bauchrads fassen und einen Roll-out (Nr. 453) ausführen.

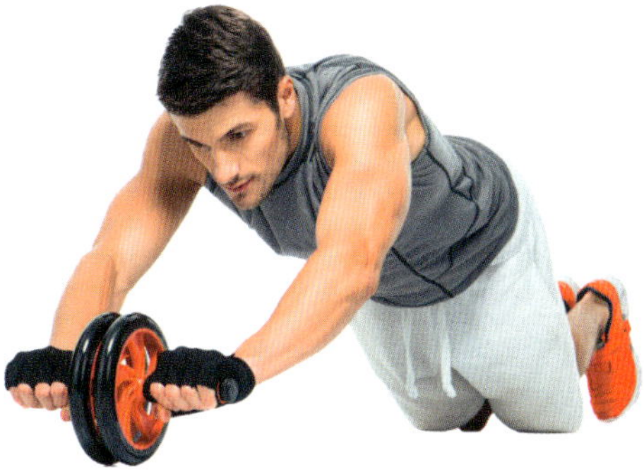

455 Roll-out mit Gymnastikball

Auf den Boden knien und die Handgelenke auf einem Gymnastikball ablegen, die Arme sind leicht gebeugt und die Hüfte ist angehoben. Den Rücken gerade halten und einen Roll-out (Nr. 453) ausführen.

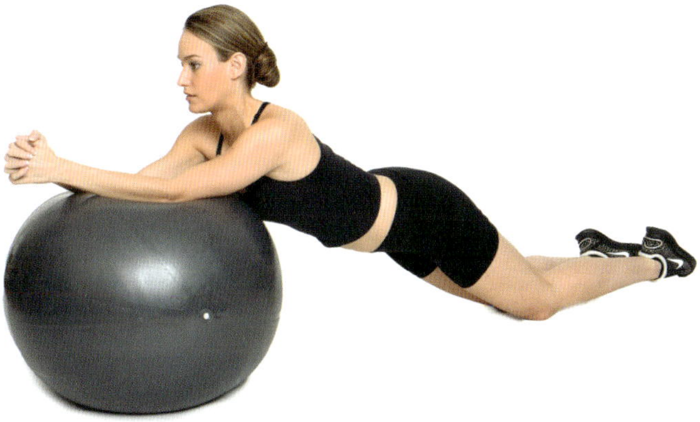

456 Ganzkörperdrehung

Mit der Ganzkörperdrehung dehnen Sie Ihre Gesäßmuskulatur und bringen Ihre Core-Muskeln in Form, insbesondere die schrägen Bauchmuskeln. Außerdem ist diese Übung ein gutes Training für die Erweiterung Ihres Bewegungsumfangs. Und schließlich kann sie auch noch dazu beitragen, dass sich Ihre Leistungen in Sportarten verbessern, die viele Drehungen erfordern – wie Golf, Tennis, Baseball oder Hockey. Die Ganzkörperdrehung muss sauber ausgeführt werden – Sie müssen sich also kontrolliert und präzise bewegen.

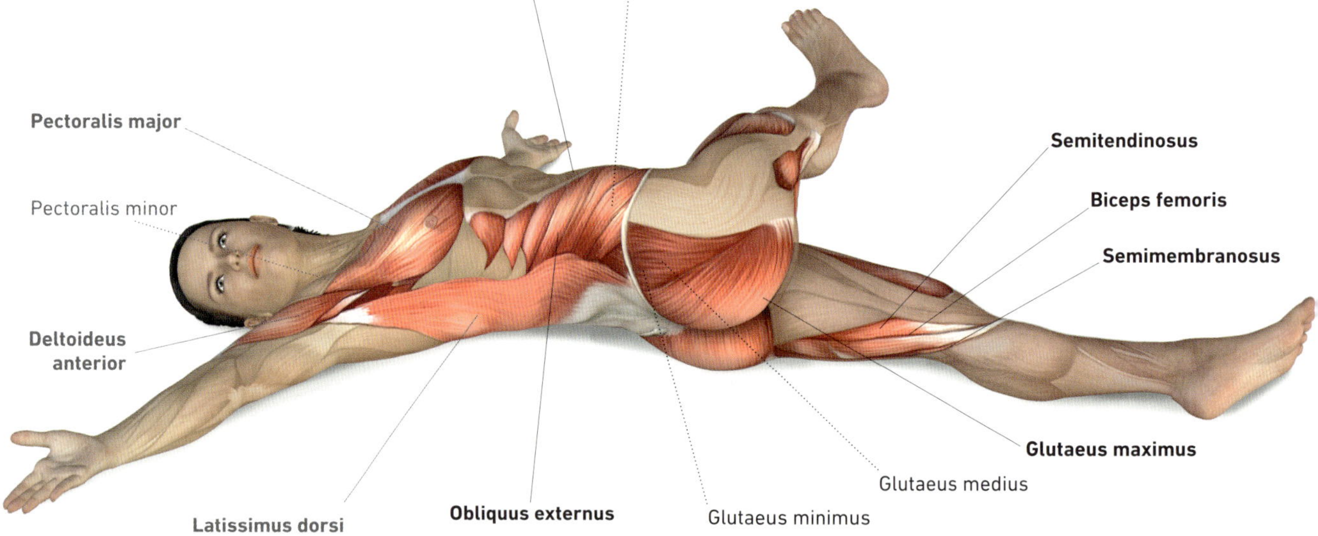

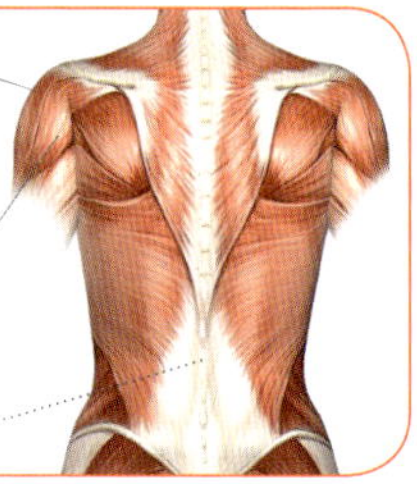

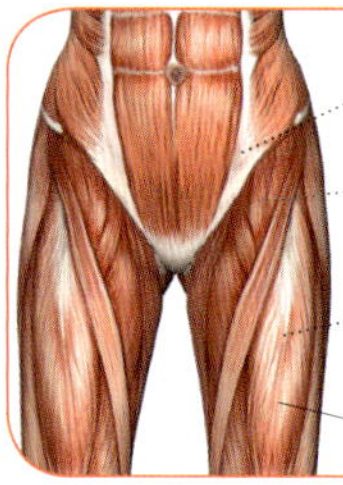

—— **schwarz fett = primär beteiligte Muskeln**
······ schwarz = primär beteiligte tiefe Muskeln
—— grau fett = sekundär beteiligte Muskeln
······ grau = sekundär beteiligte tiefe Muskeln

→ SO GEHT'S

Halten Sie Ihre Bauchmuskulatur, vor allem aber die schrägen Bauchmuskeln, angespannt, während Sie Ihren Körper drehen. Bewegen Sie Ihre Beine in einem gleichmäßigen Tempo und achten Sie darauf, dass sie gestreckt bleiben.

- Mit gestreckten Beinen auf den Rücken legen und die Arme auf Schulterhöhe zur Seite ausstrecken.
- Das rechte Bein so weit anheben, dass es möglichst senkrecht zum Boden steht.
- Den Kopf nach rechts wenden und die Hüfte langsam nach links drehen. Das gestreckte rechte Bein bis dicht über den Boden führen.
- Zurückdrehen und dann das rechte Bein in die Startposition absenken. Wechselseitig für eine gewünschte Anzahl von Wiederholungen fortfahren.

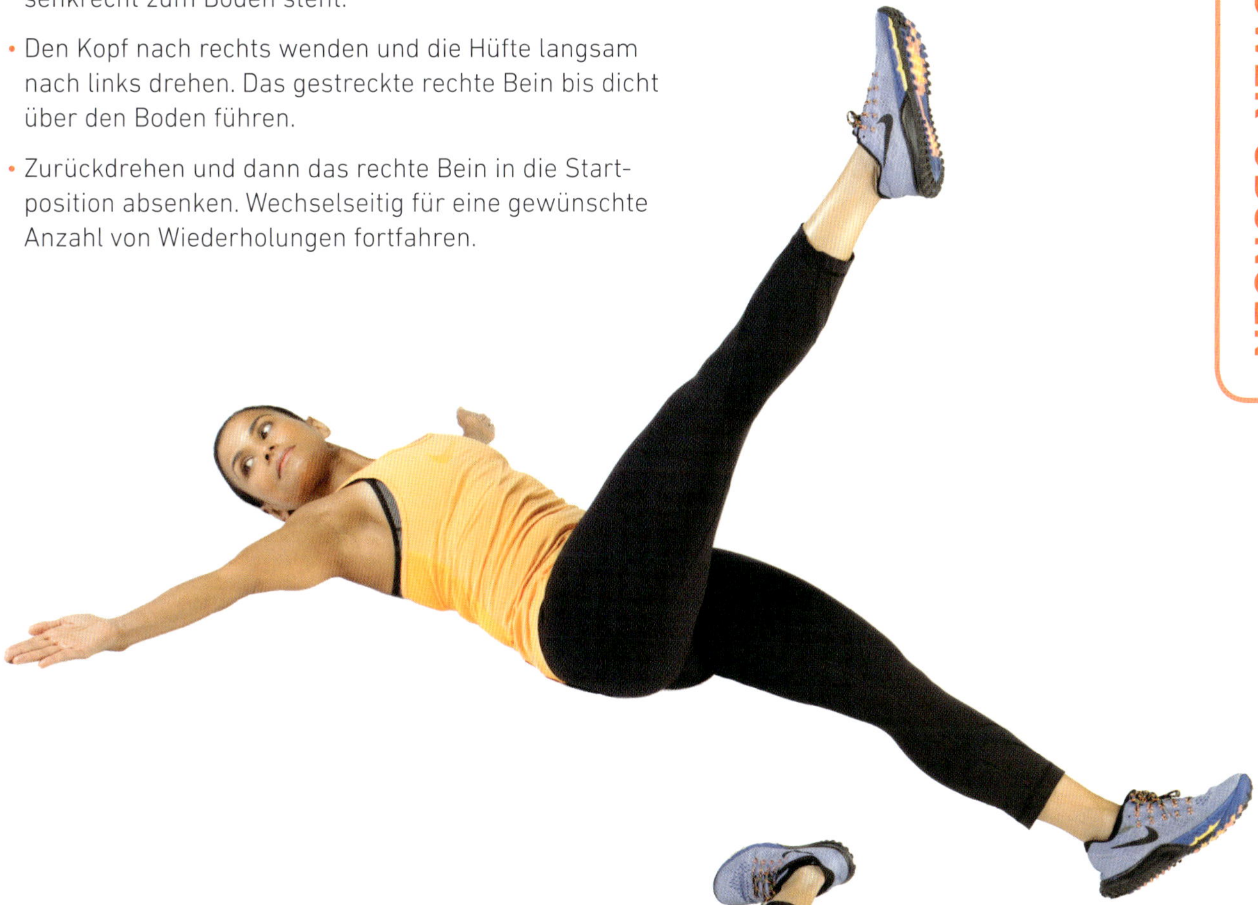

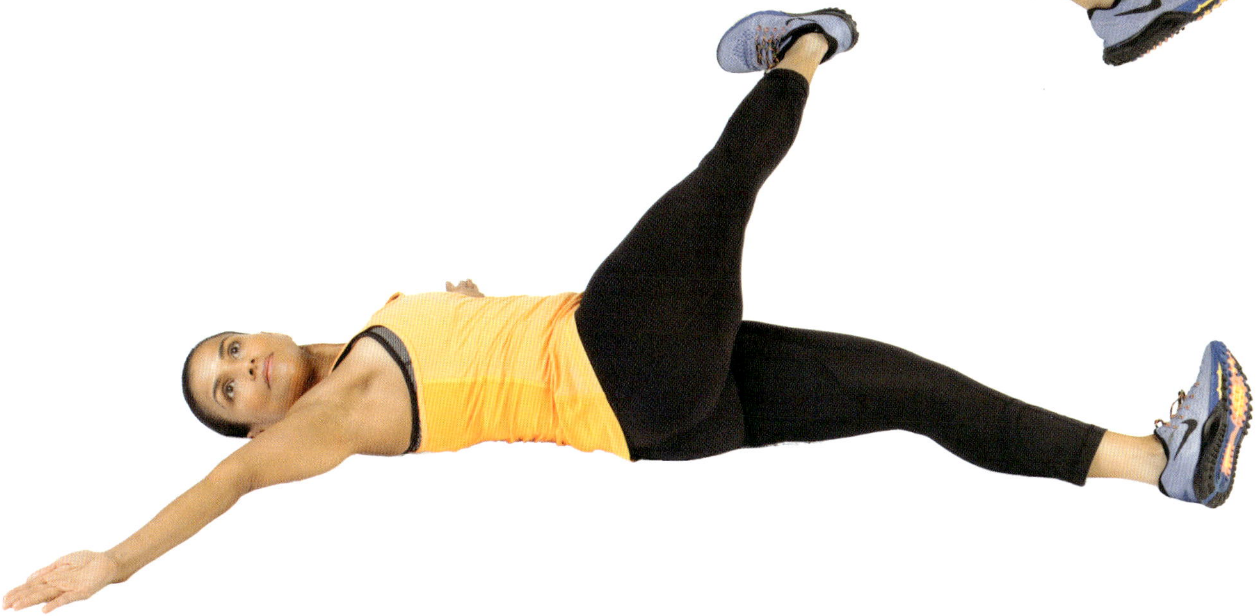

457 Russian Twist

Diese Übung spricht mit ihrer Rumpfdrehung Ihre geraden und schrägen Bauchmuskeln an. Wenn Sie sie oder eine ihrer Varianten regelmäßig trainieren, erhöhen Sie die Kraftausdauer Ihrer Bauchmuskulatur und verbessern die Schnellkraft Ihres Oberkörpers. Das bringt Ihnen deutlich mehr Leistungsfähigkeit in Sportarten wie Schwimmen, Hockey, Golf, Baseball, Lacrosse und Boxen.

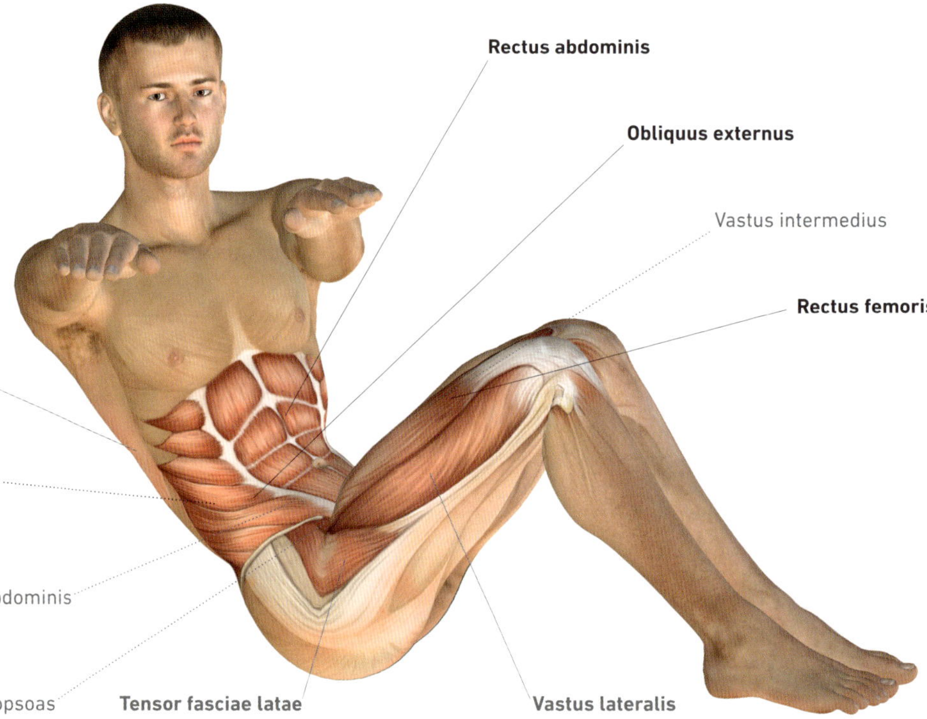

→ SO GEHT'S

Achten Sie darauf, sich geschmeidig, aber kontrolliert zu bewegen und keine Pause zwischen den Wiederholungen einzulegen. Und vergessen Sie nicht zu atmen. Auf diese Weise halten Sie Ihre Bauchmuskeln durchgängig angespannt und erzielen die besten Trainingsergebnisse.

— **schwarz fett = primär beteiligte Muskeln**
······ **schwarz = primär beteiligte tiefe Muskeln**
— grau fett = sekundär beteiligte Muskeln
······ grau = sekundär beteiligte tiefe Muskeln

- Mit gebeugten Knien auf den Boden setzen und die Füße flach aufstellen. Den Oberkörper aufrichten und leicht nach hinten lehnen, gleichzeitig die Arme parallel zum Boden nach vorn ausstrecken.
- Den Oberkörper mit den gestreckten Armen nach rechts drehen.
- Zur Startposition zurückdrehen und ohne Pause eine Drehung nach links anschließen. Kontrolliert und in einem gleichmäßigen Tempo von Seite zu Seite weiterdrehen, bis Sie eine vorgegebene Zeit oder die gewünschte Anzahl an Wiederholungen geschafft haben.

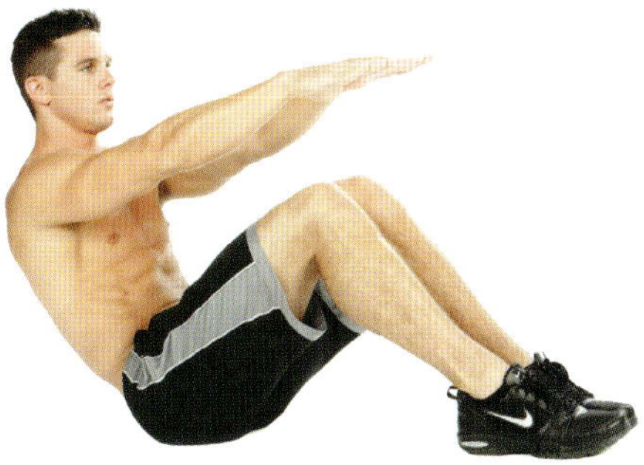

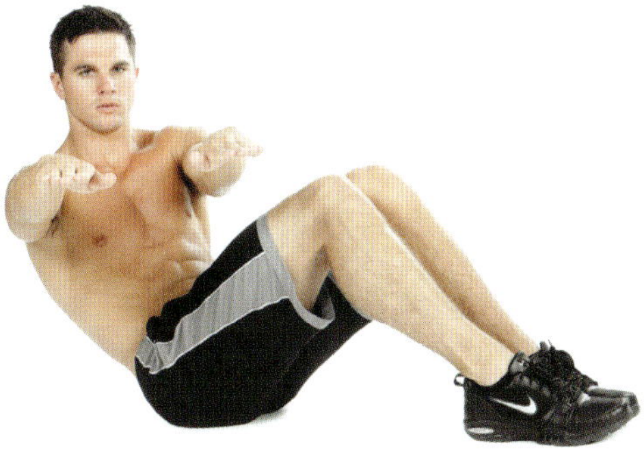

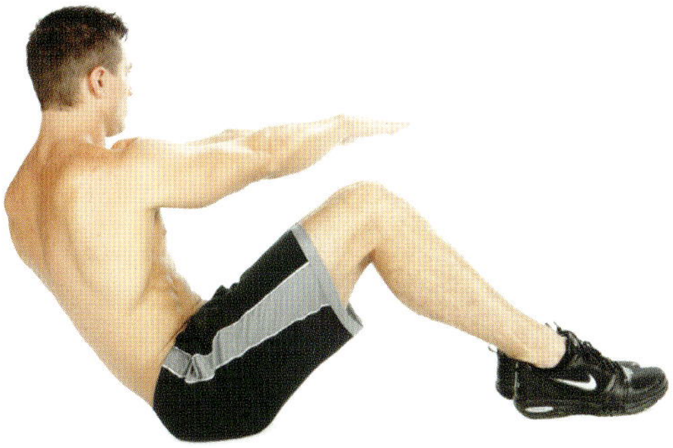

458 Russian Twist mit angehobenen Beinen

Mit gebeugten Knien auf den Boden setzen und die Arme auf Schulterhöhe nach vorn ausstrecken. Die Füße vom Boden abheben und einen Russian Twist (Nr. 457) ausführen. In einem gleichmäßigen Tempo kontrolliert von Seite zu Seite bewegen, bis Sie eine vorgegebene Zeit oder die gewünschte Anzahl an Wiederholungen absolviert haben.

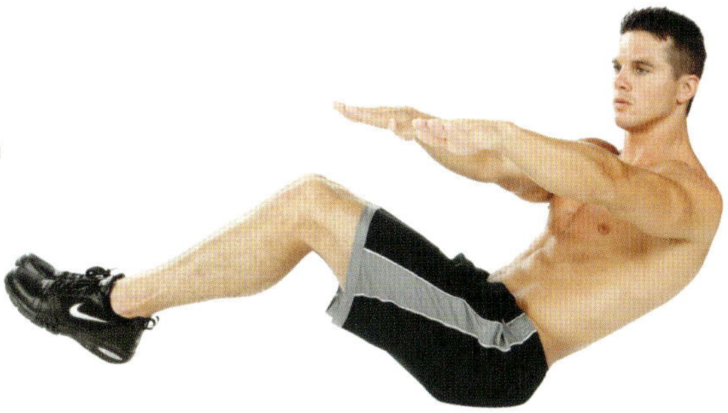

459 Russian Twist mit Kurzhantel

Mit gebeugten Knien hinsetzen, die Füße stehen etwa hüftbreit auseinander. Mit beiden Händen eine Kurzhantel an den Köpfen greifen. Leicht zurücklehnen und einen Russian Twist (Nr. 457) ausführen. Gleichmäßig und kontrolliert von Seite zu Seite drehen, bis Sie eine vorgegebene Zeit oder die gewünschte Anzahl an Wiederholungen geschafft haben.

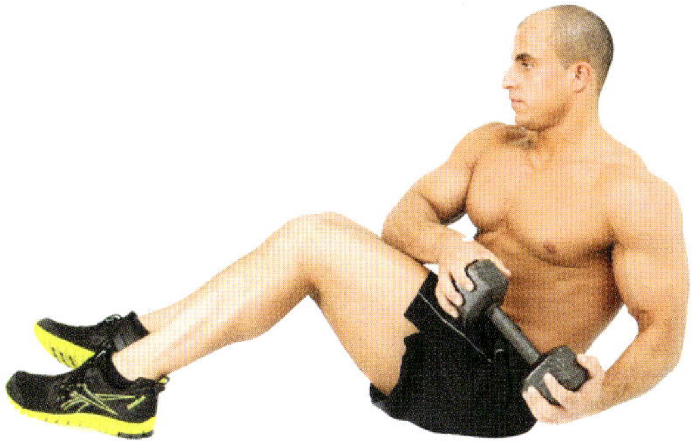

460 Russian Twist mit Med-Ball

Auf den Boden setzen und die Füße hüftbreit aufstellen. Mit beiden Händen einen Medizinball fassen. Etwas zurücklehnen und einen Russian Twist (Nr. 457) ausführen. Kontrolliert in einem gleichmäßigen Tempo bewegen, bis Sie eine vorgegebene Zeit oder die gewünschte Anzahl an Wiederholungen erreicht haben.

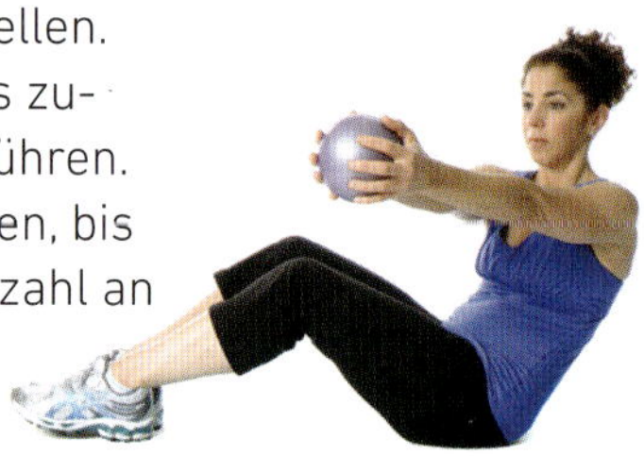

461 Russian Twist in der Tabletop-Position

Sitzend die gebeugten Beine so weit anheben, das Ihre Unterschenkel parallel zum Boden stehen. Den Oberkörper dabei leicht zurücklehnen. Jetzt einen Russian Twist (Nr. 457) ausführen. Alternativ die Handflächen aufeinanderlegen und bei der Drehung in Richtung Boden absenken. Ohne Pause von Seite zu Seite drehen, bis Sie eine vorgegebene Zeit oder die gewünschte Anzahl an Wiederholungen geschafft haben.

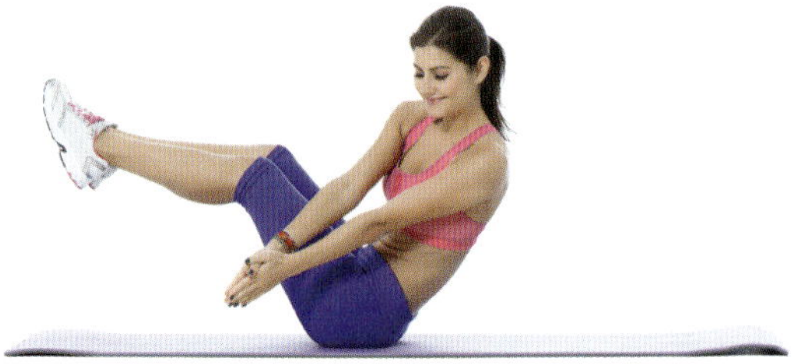

462 Wirbelsäulendrehung

Auf den Boden setzen und den Oberkörper aus der Hüfte aufrichten. Die Beine nach vorn und die Arme auf Schulterhöhe zu den Seiten ausstrecken. Die Bauchmuskeln anspannen und aus der Taille heraus den Oberkörper nach rechts drehen, die Arme gehen mit. In die Mitte zurückdrehen. Den Oberkörper wieder aus der Hüfte aufrichten und dann nach links drehen. Zurück in die Startposition und die gewünschte Anzahl an Wiederholungen anschließen.

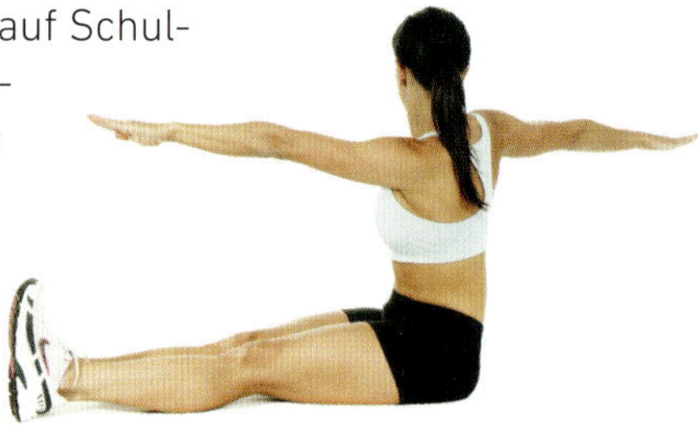

463 Seitlicher Roll-down

Auf den Boden setzen, die Füße aufstellen und die Arme auf Schulterhöhe zu den Seiten ausstrecken. Die Bauchmuskeln anspannen, den Rumpf zu einer Seite drehen und gleichzeitig nach hinten rollen. In die Mitte zurückkehren und die Bewegung zur anderen Seite ausführen. Wieder zurück in die Mitte und die ganze Sequenz erneut absolvieren, bis Sie die gewünschte Anzahl an Wiederholungen erreicht haben.

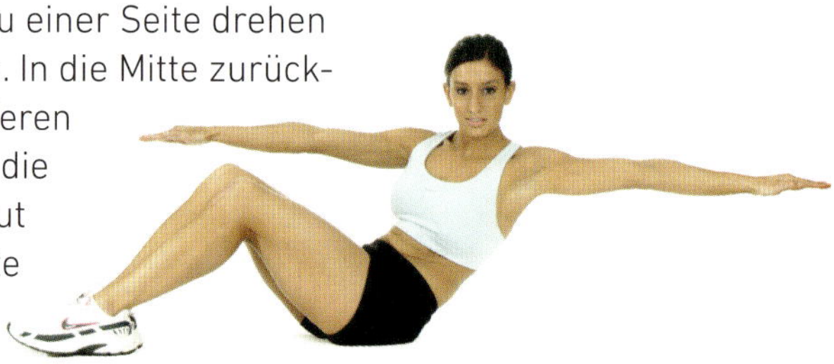

464 Klimmzug im Obergriff

Der Klimmzug ist eine der Übungen, die in zahllosen Fitnesstests zum Einsatz kommen. Er ist eine grundlegende Verbundübung für den Kraftaufbau im Oberkörper und trainiert eine ganze Reihe von Muskeln des Rückens, der Schultern und der Arme – mit einer besonderen Betonung auf dem Latissimus. Sie arbeiten mit Ihrem eigenen Körpergewicht, das Sie hochziehen und halten müssen. Dieser vielseitige Move kann mit anderen Übungen kombiniert werden – beispielsweise mit einem Burpee –, um die Trainingsintensität zu steigern. Verstellbare Klimmzugstangen, die Sie zu Hause in einem Türrahmen anbringen können, sind überall erhältlich.

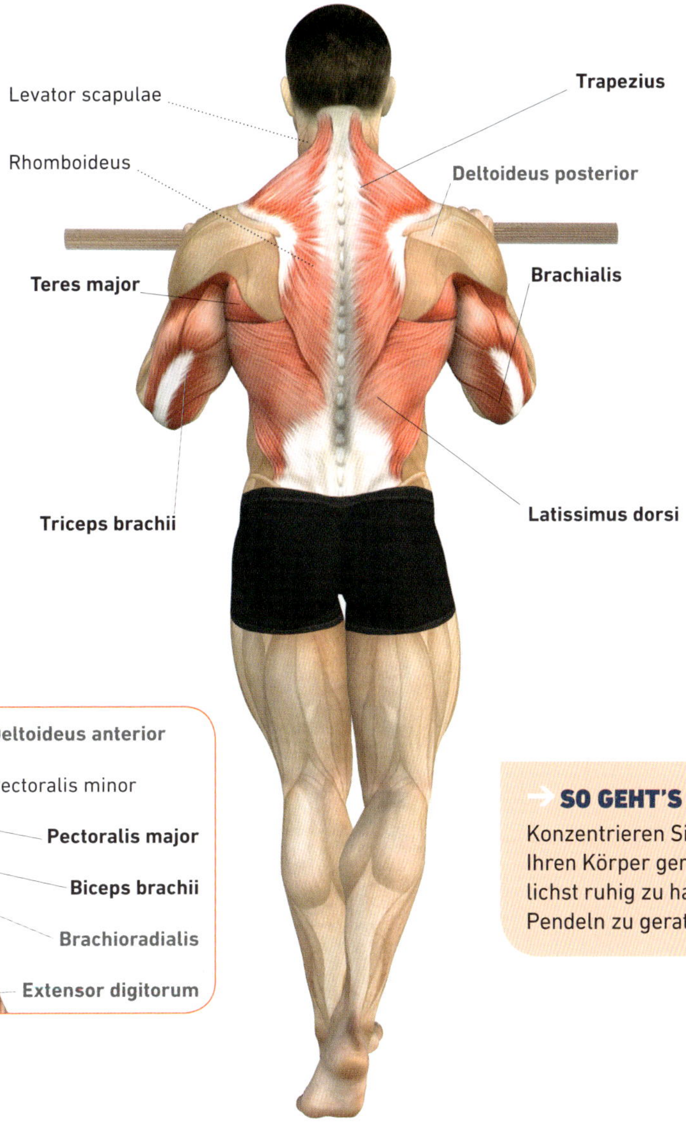

— schwarz fett = primär beteiligte Muskeln
······ schwarz = primär beteiligte tiefe Muskeln
----- grau fett = sekundär beteiligte Muskeln
······ grau = sekundär beteiligte tiefe Muskeln

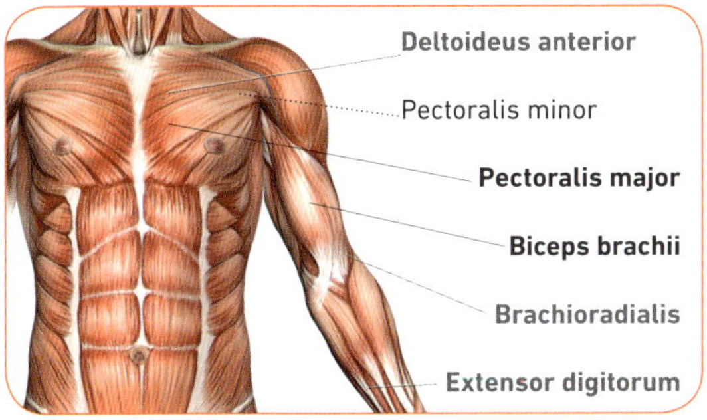

→ SO GEHT'S

Konzentrieren Sie sich darauf, Ihren Körper gerade und möglichst ruhig zu halten, ohne ins Pendeln zu geraten.

- Eine Klimmzugstange mit beiden Händen schulterbreit in einem Obergriff fassen, die Daumen zeigen zueinander. An den gestreckten Armen hängen lassen.
- Die Ellbogen beugen und den Körper hochziehen, bis Ihre Brust die Stange berührt. Diese Position kurz halten, dann den Körper langsam wieder in die Startposition absenken.
- Die Übung erneut ausführen und die gewünschte Anzahl an Wiederholungen anschließen.

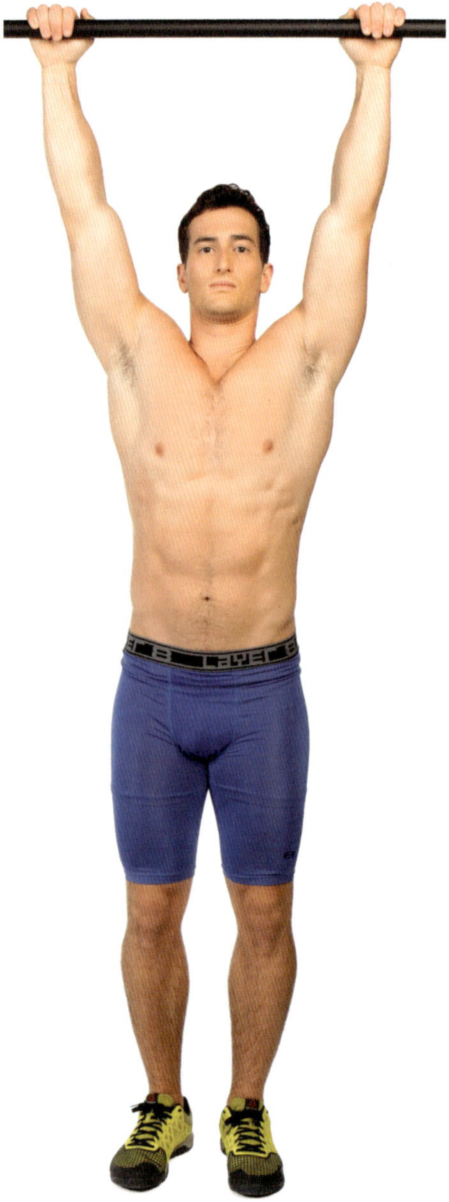

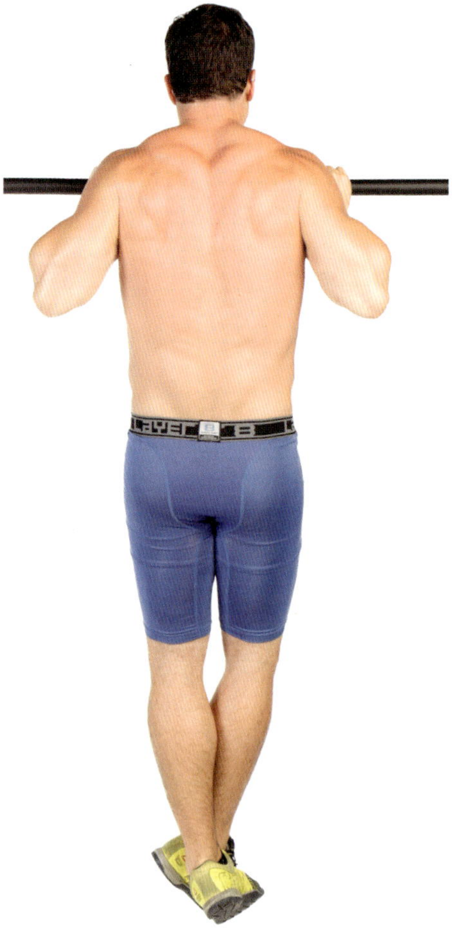

465 Klimmzug im Untergriff

Beim Klimmzug im Untergriff fassen Sie die Stange so, dass Ihre Handflächen nach hinten zeigen. Auch bei dieser Variante sind die Hände etwa schulterbreit auseinander. Die Übung trainiert besonders Ihren Bizeps.

- Eine Klimmzugstange im Untergriff fassen und den Körper hängen lassen, sodass Ihre Arme gestreckt sind. Die Knie beugen und die Fußgelenke kreuzen.
- Die Ellbogen beugen und den Körper so weit hochziehen, bis Ihr Kinn die Stange passiert hat. Diese Position kurz halten, dann den Körper langsam wieder in den Hang ablassen.
- Die gewünschte Anzahl an Wiederholungen absolvieren.

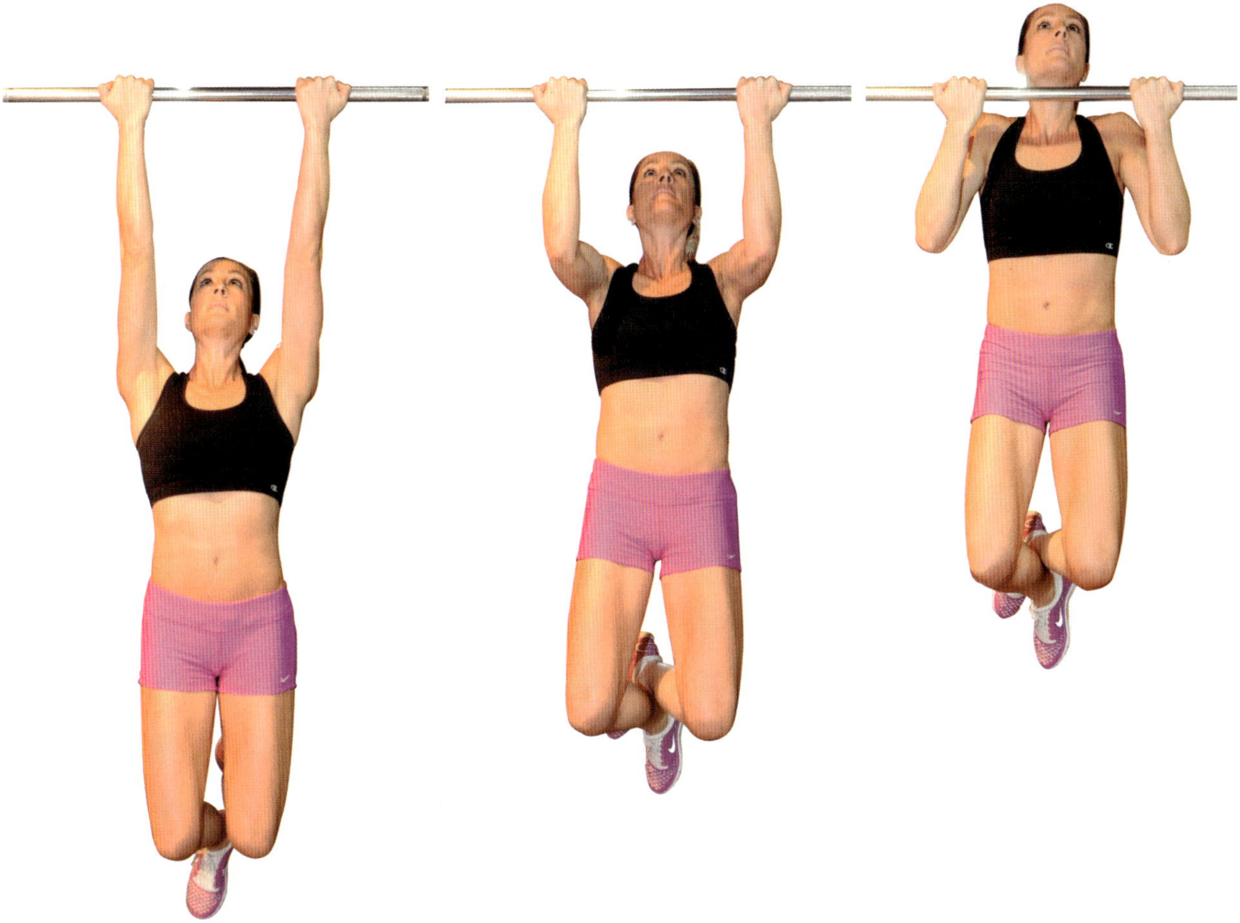

466 Klimmzug im Untergriff mit Knieheben

Eine Klimmzugstange in Schulterbreite oder etwas weiter greifen, die Handflächen zeigen nach hinten. Den Körper hängen lassen, sodass Ihre Arme gestreckt sind. Jetzt einen Klimmzug im Untergriff (Nr. 465) ausführen, aber gleichzeitig die Knie nach vorn anheben, bis die Oberschenkel parallel zum Boden stehen. Den Körper absenken und die gewünschte Anzahl an Wiederholungen anschließen.

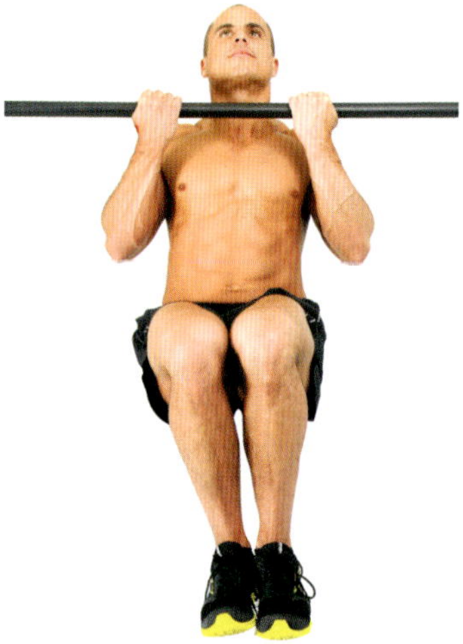

467 Handwandern an Monkey-Bars

Diese Übung wird an einer Hangelleiter, auch als Monkey-Bars bekannt, ausgeführt. Mit beiden Armen an eine äußere Sprosse der Leiter hängen und dann mit den Händen von Sprosse zu Sprosse bis zum anderen Ende der Leiter hangeln. Und wieder zurück.

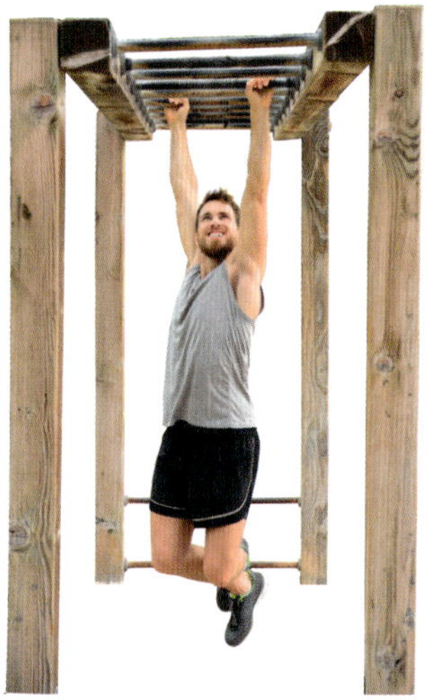

468 Umgekehrtes Rudern

Mit beiden Händen an eine niedrig angebrachte Stange hängen, die Daumen zeigen zueinander. Mit den Füßen von der Stange wegbewegen, bis Arme und Beine gestreckt sind. Die Füße stehen auf den Fersen, der ganze Körper bildet eine gerade Linie. Die Arme beugen und den Körper hochziehen, bis Ihre Brust die Stange berührt. Langsam wieder absenken und die gewünschte Anzahl an Wiederholungen anschließen.

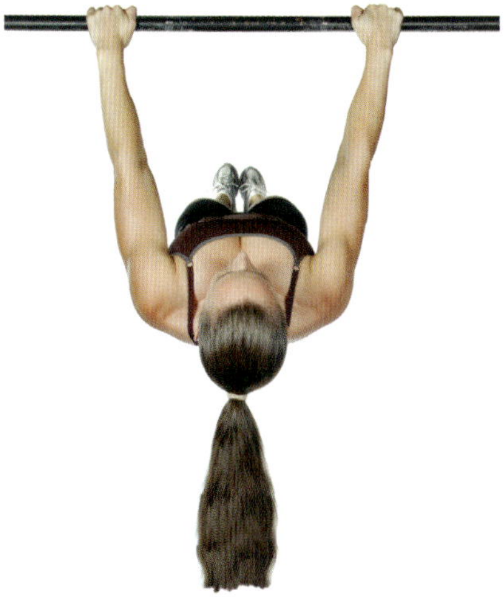

KLIMMZUGGRIFFE

Es gibt verschiedene Möglichkeiten, einen Klimmzug auszuführen, die sich vor allem darin unterscheiden, wie Sie die Stange umfassen. Hier sind die verbreitetsten Variationen, denen Sie bestimmt auch in Ihrem Fitnessstudio begegnen werden.

---

469 Breiter Obergriff

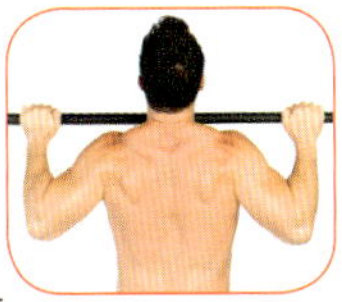

Die Stange mindestens fünf Zentimeter weiter als Ihre Schulterbreite fassen. Dieser Griff verringert die Arbeit der Brustmuskeln und bezieht die Rückenmuskeln mehr ein, insbesondere den Latissimus, in geringerem Maß auch die Rautenmuskeln.

470 Bergsteigergriff

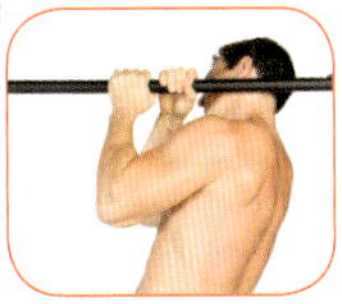

Neben eine Stange stellen und diese mit den Händen voreinander greifen, die Handflächen zeigen zueinander. Dieser Griff ahmt das Klettern an einem Seil nach.

471 Enger Untergriff

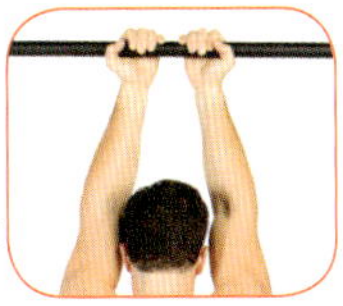

Die Stange weniger weit als schulterbreit fassen, die Handflächen zeigen nach hinten. Dieser Griff fordert besonders die Brustmuskeln.

472 Kreuzgriff

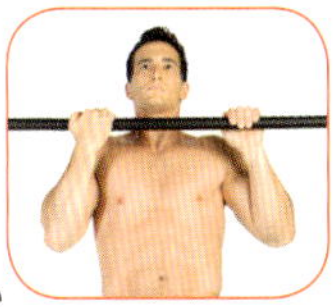

Die Stange mit einer Hand im Obergriff und der anderen im Untergriff fassen. Die Hände sind etwas weiter als schulterbreit auseinander. Diese Variante steigert Ihre Griffkraft, was sie zu einer guten Option für Klimmzüge mit zusätzlichem Gewicht macht.

473 Neutraler Griff

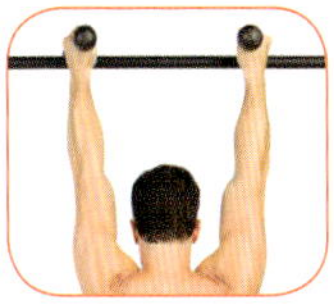

In Schulterbreite zwei parallele Griffe fassen, die Handflächen zeigen zueinander. Diese Variante belastet Ihre Schultern am wenigsten und fordert den Brachialis, einen Muskel des Oberarms.

474 Enger Obergriff

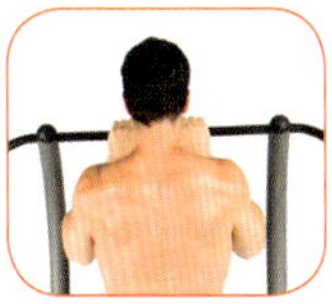

Die Stange weniger weit als schulterbreit fassen, die Handflächen zeigen nach vorn. Die enge Handstellung legt eine größere Betonung auf die unteren Anteile des Latissimus.

475 Fallen und Ziehen

Auf eine Bank stellen und ein Seil im Kreuzgriff fassen, eine Hand ist auf Gesichts-, die andere auf Brusthöhe. So weit vorlehnen, dass sich Ihr Körper in einem 45-Grad-Winkel zum Boden befindet. Dann kontrolliert fallen lassen und auf eine Seite des Seils drehen, bis Ihre Arme ganz gestreckt sind. Den ganzen Körper unter Muskelspannung halten. Am Seil nach oben ziehen, dabei den unteren Teil des Körpers drehen, bis sich das Seil wieder vor Ihrer Brust befindet. Gleichzeitig die Fußspitzen gegen die Bank drücken. Nun die Arme strecken, das Seil fortschieben und so den Körper anheben, zurück in die Startposition.

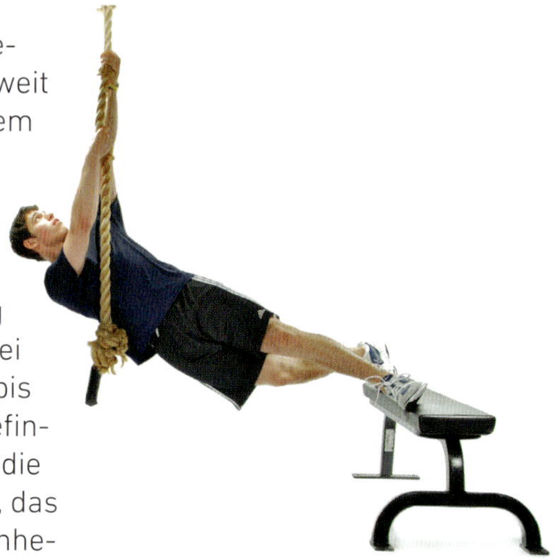

476 Unterstützter Klimmzug an einer Sprossenwand

Vor eine Sprossenwand stellen, die Arme ausstrecken und eine obere Sprosse in einem überschulterbreiten Obergriff fassen, die Daumen zeigen zueinander. Ein Bein anheben und den Fuß auf eine Sprosse stellen. Jetzt hochziehen, bis Ihr Kinn die gegriffene Sprosse passiert hat. Das Bein auf der Sprossenwand arbeitet nicht aktiv mit und das andere hängt gerade herunter. Wieder absenken und die gewünschte Anzahl an Wiederholungen anschließen.

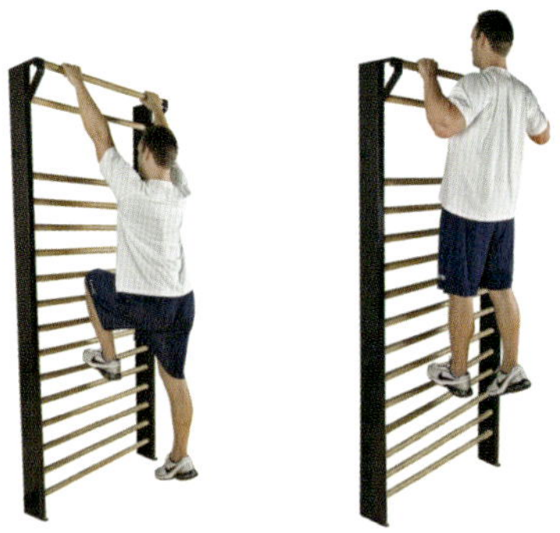

477 Einarmiger Klimmzug an einer Sprossenwand mit Kurzhantel

Vor eine Sprossenwand stellen, einen Arm ausstrecken und eine obere Sprosse in einem Obergriff fassen. In der anderen Hand eine Kurzhantel am langen Arm halten. Mit beiden Füßen auf die Sprossenwand steigen, sodass Ihr gebeugter Arme die Endposition eines Klimmzugs einnimmt. Knie und Hüfte beugen und das Gesäß nach hinten unten absenken. Dabei den haltenden Arm strecken, der Rücken bleibt gerade. Dann wieder hochziehen und nach Ausführung aller Wiederholungen die Seite wechseln.

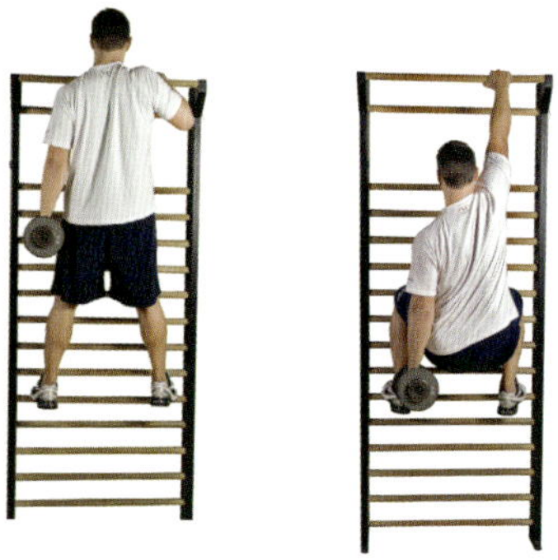

478 Unterstützter Klimmzug am Seil im Kreuzgriff

Ein Seil in einem Kreuzgriff (Nr. 472) fassen, eine Hand befindet sich auf Kinnhöhe, die andere etwas über Kopfhöhe. Einen Schritt nach vorn machen, sodass das Seil neben Ihrer Hüfte hängt. Die Fersen auf einer Bank platzieren, Knie und Hüfte sind etwa rechtwinklig gebeugt. Das Seil nach unten ziehen, gleichzeitig die Fersen in die Bank drücken und so den Körper nach oben bewegen. Darauf achten, dass die Knie gebeugt bleiben und der Rücken während der gesamten Übung gerade ist.

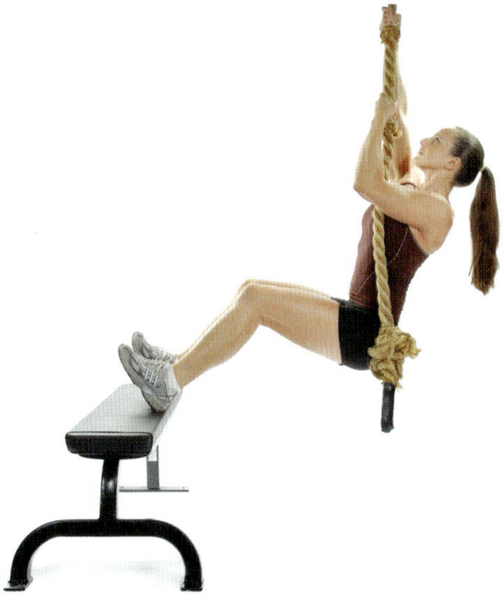

479 Seitlicher Klimmzug am Seil im Kreuzgriff

Auf eine Bank stellen und ein Seil in Brusthöhe im Kreuzgriff (Nr. 472) fassen. Den Körper unter Muskelspannung so weit zurücklehnen, dass er sich in einem 30-Grad-Winkel zum Boden befindet; die Füße stehen stabil auf der Innen- bzw. Außenkante. Den Körper hochziehen, dabei das Seil die ganze Zeit über dicht an der Brust halten.

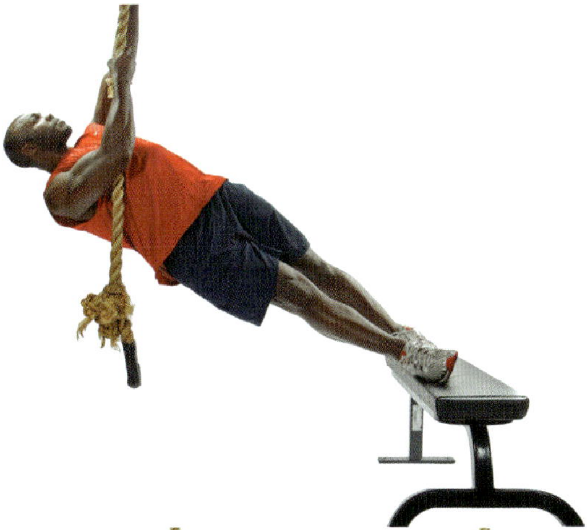

480 Klimmzug am Seil im Kreuzgriff

Auf Zehenspitzen direkt vor ein Seil stellen und das Seil in einem Kreuzgriff (Nr. 472) fassen, ein Arm ist ganz ausgestreckt, der andere gebeugt ein Stück über Ihrem Kopf. Einen kleinen Schritt nach vorn machen, sodass das Seil mittig vor Ihrer Brust hängt. Das Seil nach unten ziehen, die Füße vom Boden lösen und die Beine leicht beugen. Den Körper hochziehen, bis Ihr Kinn die untere Hand passiert hat. Langsam den Körper wieder absenken.

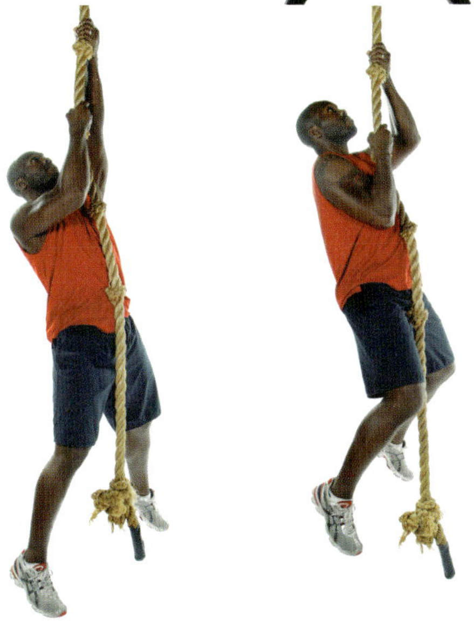

481 Kreuzheben mit Langhantel

Das Kreuzheben ist eine klassische Übung, die auf einer alltäglichen Bewegung beruht. Denken Sie nur an das Hochheben eines schweren Kartons oder eines Wäschekorbs oder daran, dass Sie Ihren Sprössling auf den Arm nehmen – und schon kennen Sie den Ablauf des Kreuzhebens. Sie können es mit nahezu jedem Gewicht ausführen, von Lang- über Kurz- bis zu Kugelhanteln oder auch mit Ihrem eigenen Körpergewicht. Die wichtigsten Benefits: Kraft in Hüfte, Beinen und unterem Rücken, eine verbesserte Haltung und mehr Flexibilität. Sobald Sie die Grundform beherrschen, sollten Sie auch die vielen Variationen einmal ausprobieren.

→ SO GEHT'S

Spannen Sie Ihre Bauch- und Gesäßmuskeln während der gesamten Übung an – das schützt Ihren unteren Rücken.

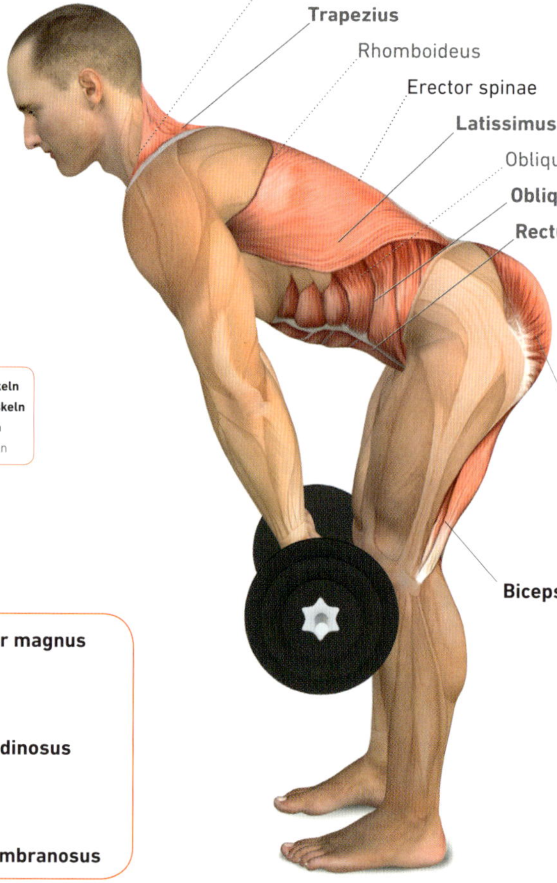

schwarz fett = primär beteiligte Muskeln
schwarz = primär beteiligte tiefe Muskeln
grau fett = sekundär beteiligte Muskeln
grau = sekundär beteiligte tiefe Muskeln

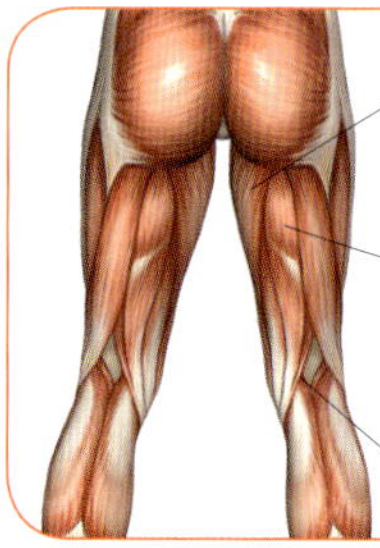

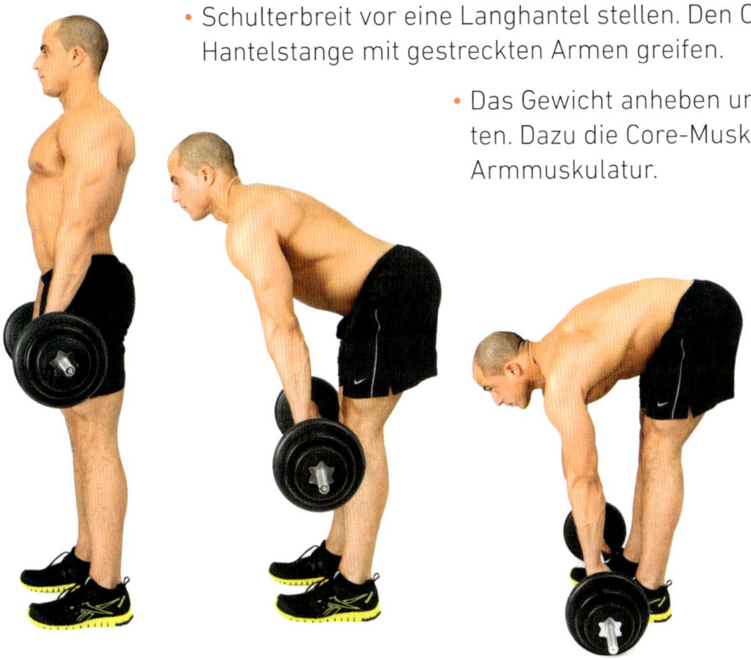

- Schulterbreit vor eine Langhantel stellen. Den Oberkörper vorbeugen und die Hantelstange mit gestreckten Armen greifen.
- Das Gewicht anheben und langsam in den Stand aufrichten. Dazu die Core-Muskulatur ebenso einsetzen wie die Armmuskulatur.
- In einer flüssigen Bewegung die Hüfte wieder beugen und die Hantel absenken. Die gewünschte Anzahl an Wiederholungen anschließen.

482 Kreuzheben mit Kurzhanteln

Schulterbreit vor ein Paar Kurzhanteln stellen. Vorbeugen und mit jeder Hand ein Gewicht greifen. Die Hanteln wie beim Kreuzheben mit der Langhantel (Nr. 481) anheben.

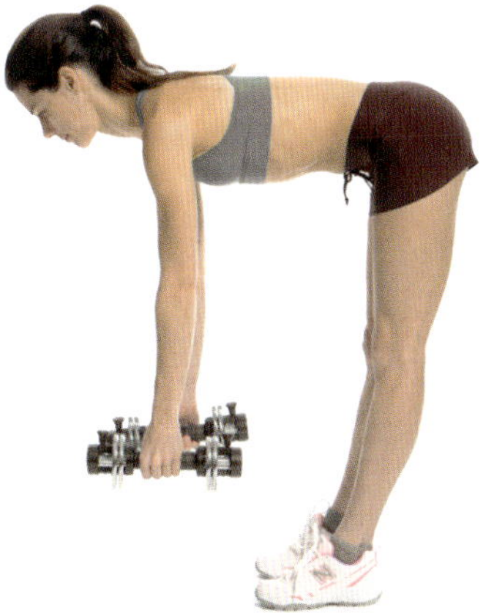

483 Einarmiges Kreuzheben mit Kurzhantel

Schulterbreit links neben eine Kurzhantel stellen. Die Hüfte nach hinten und unten schieben und die Knie so weit beugen, dass die Oberschenkel parallel zum Boden stehen. Das Gewicht mit der rechten Hand greifen und die linke Hand an den Hinterkopf legen. Den Rücken dabei gerade halten, die Schultern befinden sich über den Füßen. Die Füße in den Boden drücken, die Beine strecken und die Hüfte nach vorn oben führen. Dabei die Hantel aus der Kraft der Schultern und des oberen Rückens heraus anheben. Den Körper ganz aufrichten. Die gewünschte Anzahl an Wiederholungen ausführen und anschließend die Seite wechseln.

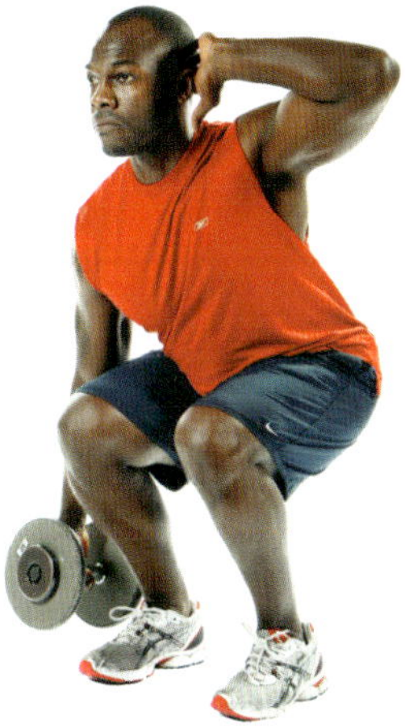

484 Einarmiges Kettlebell-Heben

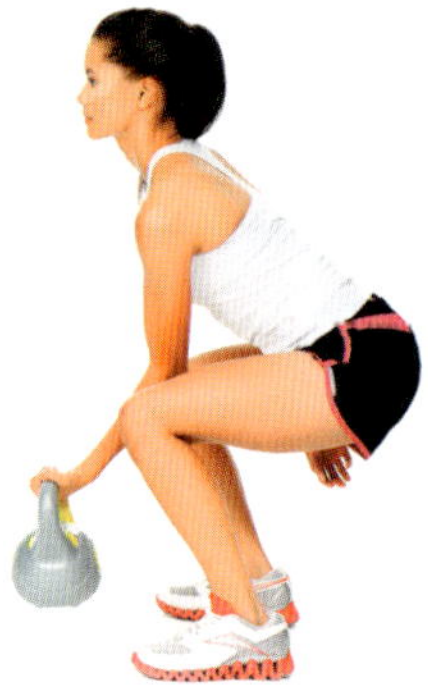

Schulterbreit vor eine Kettlebell stellen. Die Hüfte nach hinten und unten schieben und die Knie so weit beugen, dass die Oberschenkel parallel zum Boden stehen. Das Gewicht mit der linken Hand greifen. Den Rücken dabei gerade in einem 45-Grad-Winkel zum Boden halten. Die Füße in den Boden drücken, die Beine strecken und die Hüfte nach vorn oben führen. Dabei die Hantel aus der Kraft der Schultern und des oberen Rückens heraus anheben. Den Körper ganz aufrichten. Die gewünschte Anzahl an Wiederholungen absolvieren und dann die Hand wechseln.

485 Einbeiniges Kreuzheben mit Kettlebell

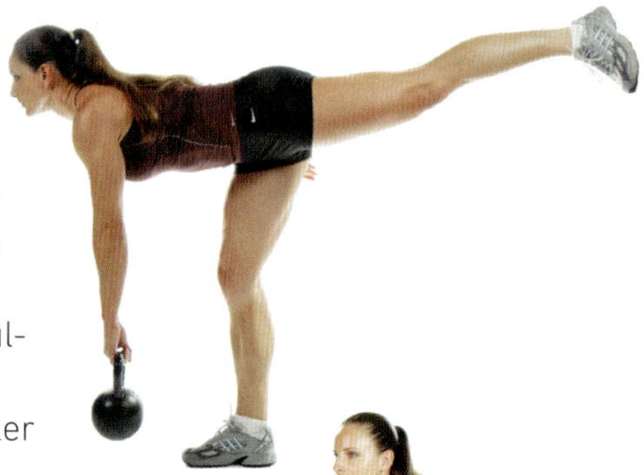

Auf das rechte Bein stellen und den linken Fuß wenig oder gar nicht belastet hinter der rechten Ferse halten. Mit der linken Hand eine Kettlebell greifen. Das rechte Bein leicht beugen, in der Hüfte vorbeugen und das linke Bein gestreckt und auf einer Linie mit der Wirbelsäule nach hinten anheben. Gleichzeitig die Hantel absenken, bis sie den Boden berührt (oder so tief, wie Ihre Dehnung es zulässt). Jetzt den Po und die hinteren Oberschenkel anspannen, die Schulterblätter zusammenziehen und wieder in den Stand aufrichten. Nach Absolvierung aller Wiederholungen die Seite wechseln.

486 Sandsack-Flip

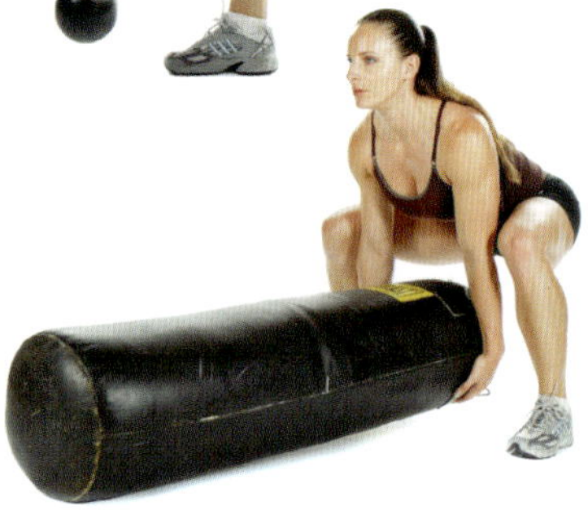

Vor die Schmalseite eines Sandsacks stellen. In eine tiefe Kniebeuge gehen und den Sandsack mit beiden Händen greifen, die Handflächen zeigen zueinander. Ausatmen und dynamisch aufrichten, dazu den Rumpf nach oben und die Hüfte nach oben und vorn schieben. Gleichzeitig die Füße in den Boden pressen, die Knie strecken und den Sandsack explosiv hochziehen. Auf die Zehenspitzen gehen und die Hände nach oben und weg vom Körper bewegen. Jetzt den Sandsack loslassen und umkippen. Die ganze Übung in einer möglichst flüssigen Bewegung ausführen.

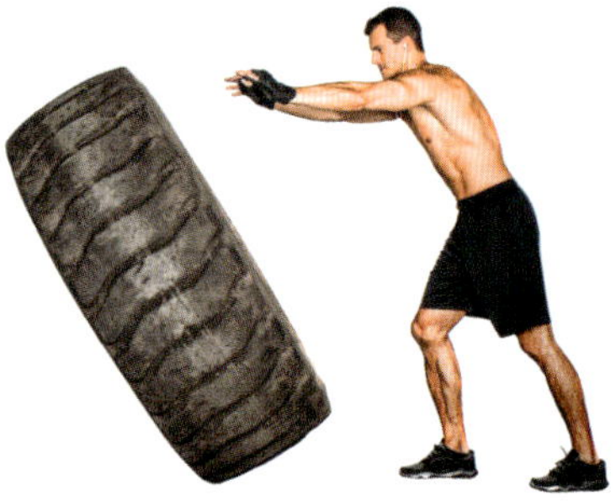

487 Reifen-Flip

Schulterbreit vor einen Traktorreifen stellen. Einen Sandsack-Flip (Nr. 486) ausführen.

488 Bottoms-up-Clean mit Kettlebell

Diese Übung mit Kettlebell sieht vielleicht einfach aus, ist aber in Wirklichkeit ein komplexes Workout, bei dem Ihr Oberkörper eine ganze Sequenz von Bewegungen durchlaufen muss – was dazu beiträgt, dass Sie Fett verbrennen und Muskeln aufbauen. Außerdem trainieren Sie mit diesem Move Ihre Griffstärke und Koordination.

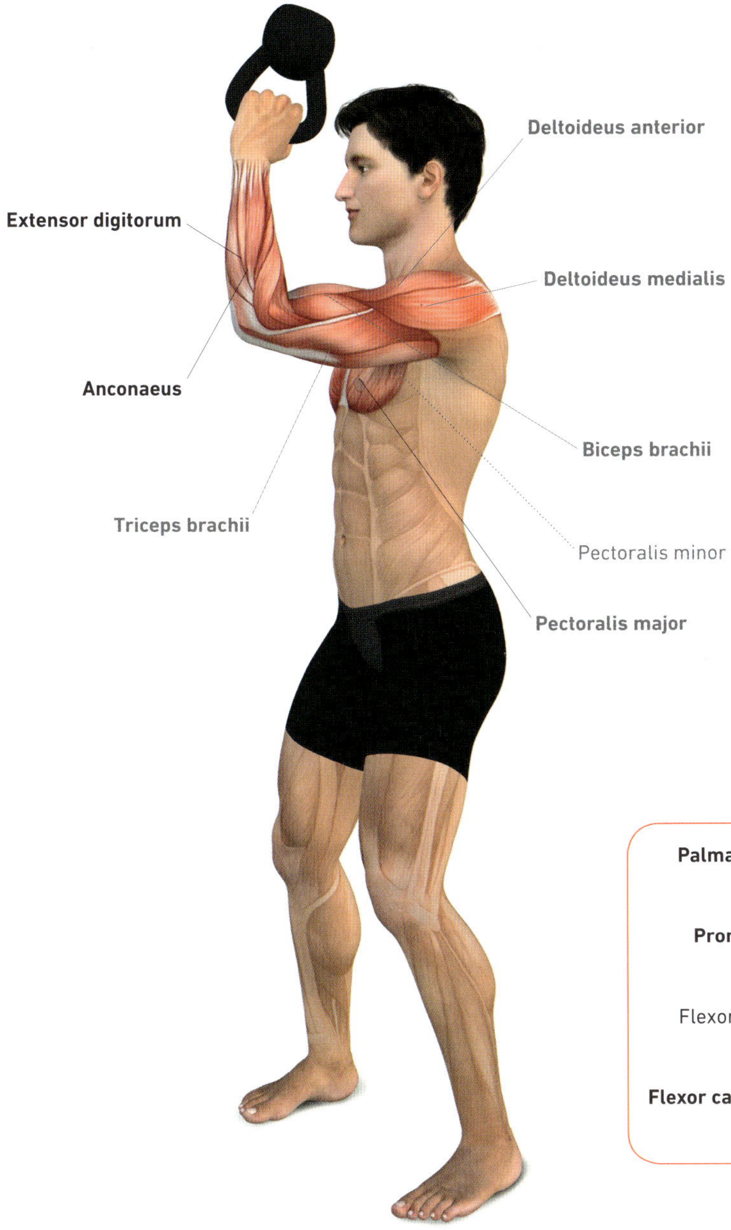

SO GEHT'S

Halten Sie den arbeitenden Oberarm dicht am Körper, als hätten Sie eine Tasche oder eine Zeitung eingeklemmt.

— **schwarz fett = primär beteiligte Muskeln**
…… schwarz = primär beteiligte tiefe Muskeln
—— grau fett = sekundär beteiligte Muskeln
…… grau = sekundär beteiligte tiefe Muskeln

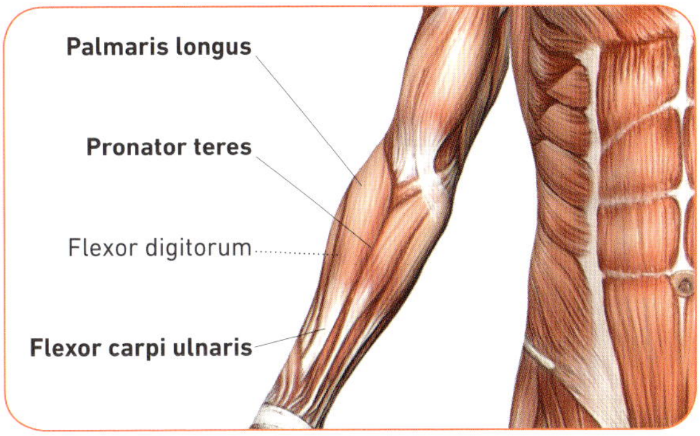

- Schulterbreit aufrecht hinstellen und eine Kettlebell in der linken Hand halten. Die Hantel mit gebeugten Ellbogen nach hinten schwingen und dann kraftvoll nach vorn oben bis über Kopfhöhe bringen. Alternativ können Sie die Hantel wie beim Kettlebell-Swing (Nr. 490) durch die geöffneten Beine schwingen.
- Sobald der linke Oberarm parallel zum Boden steht, kurz innehalten. Danach die Hantel wieder absenken und die gewünschte Anzahl an Wiederholungen absolvieren. Im Anschluss die Übung mit dem anderen Arm erneut ausführen.

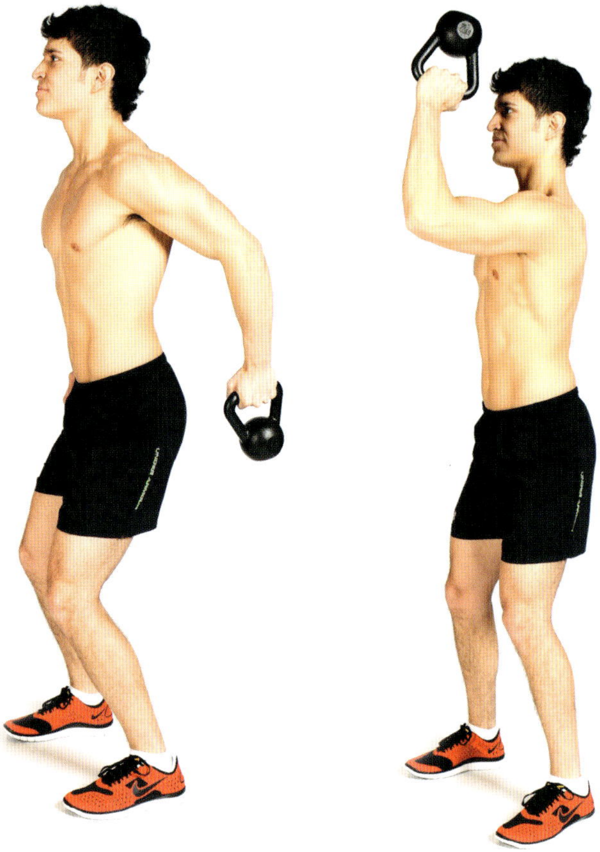

489 Bottoms-up-Clean mit Eigengewicht

Der Ablauf dieser Übung entspricht dem Bottoms-up-Clean mit Kettlebell (Nr. 488), allerdings ohne Kettlebell. Stattdessen einfach eine Faust ballen. Darauf achten, dass die Armmuskeln während der gesamten Übung angespannt sind.

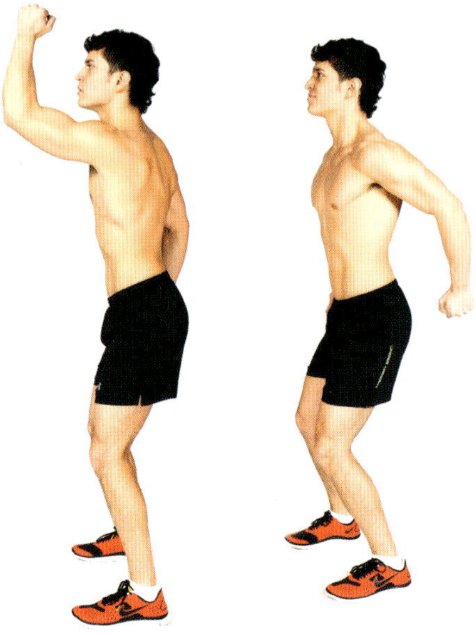

490 Kettlebell-Swing

Hüftbreit vor eine Kettlebell stellen, die Brust aufrichten und die Schulterblätter nach hinten unten ziehen. In die Knie gehen, den Oberkörper mit geradem Rücken vorbeugen und die Hantel mit beiden Händen greifen. Die Hüfte vorschieben und dynamisch aufrichten, die Hantel dabei mit gestreckten Armen nach vorn schwingen. Sobald die Kettlebell zu fallen beginnt, das Gesäß nach hinten schieben, die Knie beugen, den Oberkörper vorbeugen und das Gewicht durch die Beine nach hinten schwingen. Wenn die Kettlebell erneut die Richtung wechselt, ohne Pause wieder aufrichten und das Gewicht nach vorn schwingen. Ziel ist es, die Hantel ungefähr bis auf Brusthöhe zu führen.

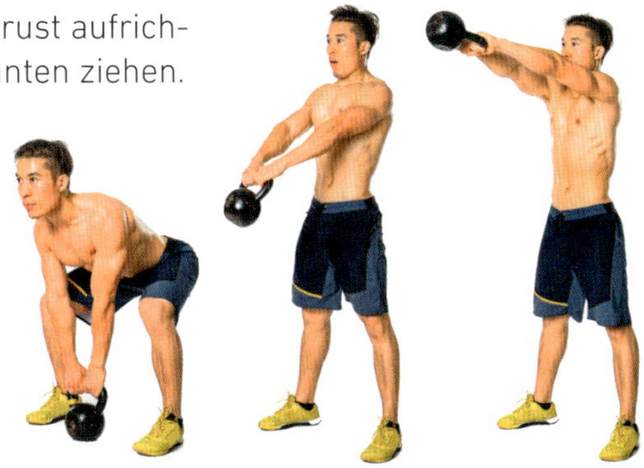

491 Kettlebell-Swing über den Kopf

Einen Kettlebell-Swing (Nr. 490) ausführen, dabei die Hantel bis über den Kopf schwingen. Die Hantel darf nur so schwer sein, dass Sie sie sicher kontrollieren können. Bei dieser Übung ist Vorsicht geboten, da sie Wirbelsäule und Schultern stark belastet.

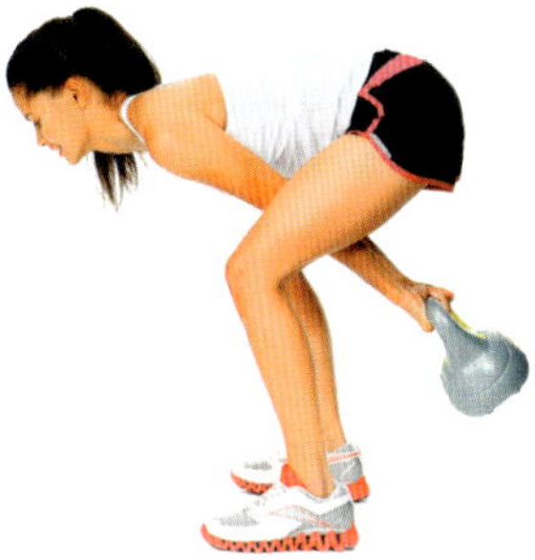

492 Kettlebell-Rudern

Eine lange Schrittstellung einnehmen, der rechte Fuß steht vorn und das rechte Knie ist gebeugt. Den Oberkörper vorbeugen und das rechte Handgelenk direkt oberhalb des Knies auf den rechten Oberschenkel legen. Mit links eine Kettlebell greifen. Den linken Arm beugen und das Gewicht bis auf Brusthöhe ziehen, dann wieder absenken. Die gewünschte Anzahl an Wiederholungen absolvieren. Danach die Übung auf der anderen Seite erneut ausführen.

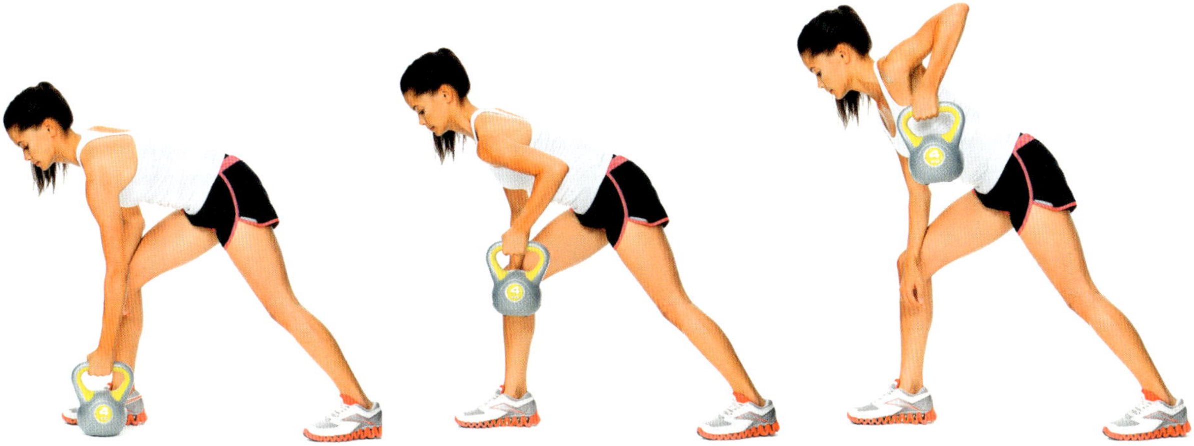

493 Beidarmiges Kettlebell-Reißen

Diese Übung für Fortgeschrittene wartet mit einer ganzen Reihe von Benefits auf: Sie erhöht die Herzfrequenz, baut Muskeln auf und verbessert Ihre Beweglichkeit. Die besten Resultate erzielen Sie, wenn Sie mit einem Trainer arbeiten, denn eine saubere Technik ist bei dieser Übung essenziell. Eine schnelle Ausführung mit leichteren Gewichten tut etwas für Ihre Schnellkraft und Ausdauer, während der Einsatz von schwereren Gewicht in einem mäßigen Tempo vor allem für einen Zuwachs an Kraft sorgt.

- Etwas weiter als schulterbreit hinstellen und in jeder Hand eine Kettlebell halten. In eine Kniebeuge gehen, dabei das Gesäß nach hinten schieben und den Oberkörper leicht nach vorn lehnen. Die Arme zwischen die Beine führen und hängen lassen.
- Die Beine kraftvoll strecken und die Kettlebells bis auf Schulterhöhe ziehen, die Ellbogen zeigen nach außen. Jetzt die Handgelenke unter die Gewichte bringen und ohne Pause bis zur Streckung der Arme senkrecht nach oben drücken. In die Startposition zurückkehren und die gewünschte Anzahl an Wiederholungen anschließen.

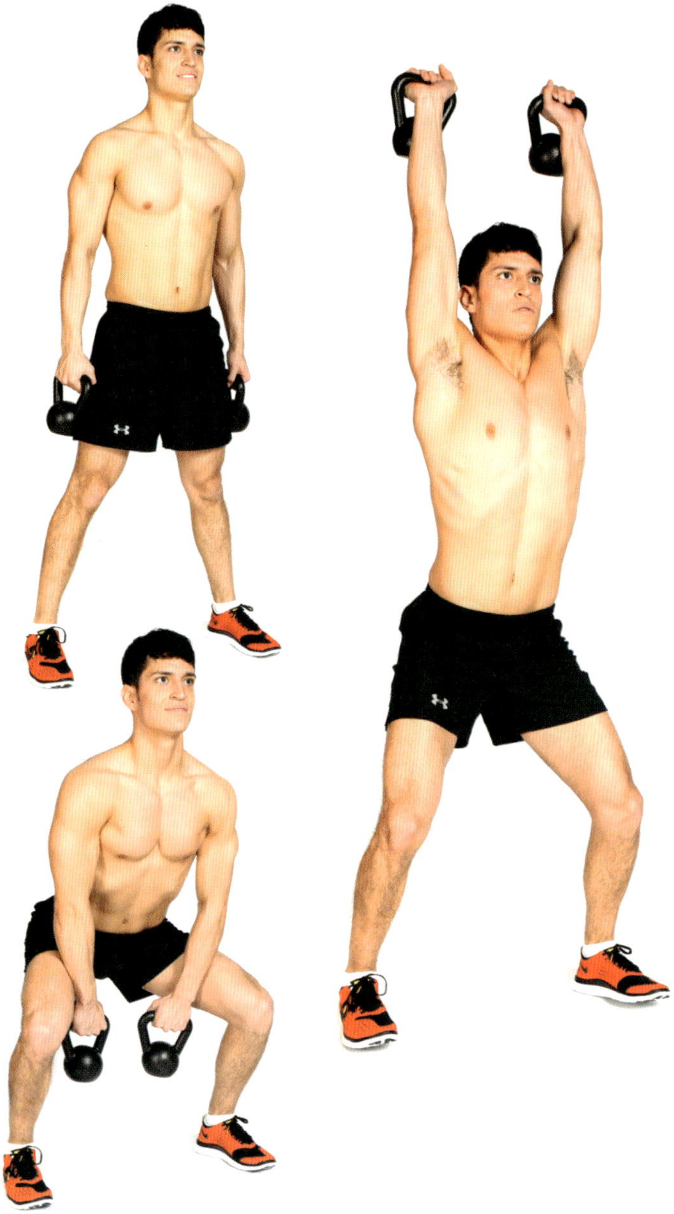

schwarz fett = primär beteiligte Muskeln
schwarz = primär beteiligte tiefe Muskeln
grau fett = sekundär beteiligte Muskeln
grau = sekundär beteiligte tiefe Muskeln

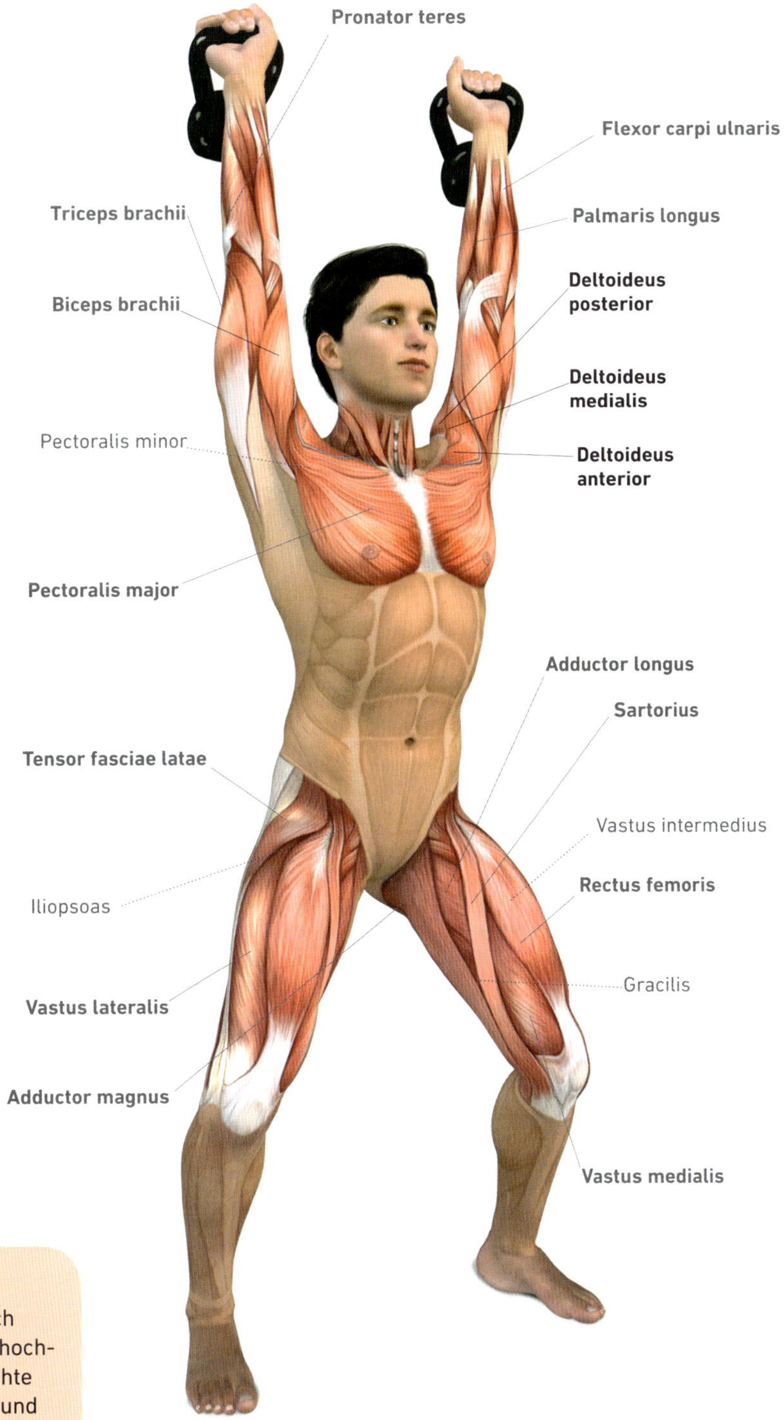

SO GEHT'S

Ziehen Sie Ihre Schultern nach hinten, wenn Sie die Hanteln hochziehen – das bringt die Gewichte näher an Ihren Körper heran und dadurch scheinen sie in der Endposition leichter zu sein.

494 Umsetzen und Schulterdrücken

Dieser Klassiker für Ihre Fitness konzentriert sich vor allem auf Ihre Schultermuskeln, trainiert aber auch Trizeps, Trapezmuskel, mittleren und unteren Rücken, Bauch, Po, Quadrizeps, hintere Oberschenkel und Waden – und ist damit eine besonders effektive Ganzkörperübung. Sie bauen nicht nur fettfreie Muskelmasse auf, sondern verbessern auch Ihre Ausdauer.

- In eine Kniebeuge gehen, die Oberschenkel stehen parallel zum Boden. Mit gestreckten Armen eine Hantelstange im Obergriff halten.
- Muskelspannung aufbauen und kraftvoll aufrichten. Gleichzeitig die Ellbogen beugen und die Stange auf Schulterhöhe ziehen. Zur Unterstützung dabei einen Fuß nach hinten setzen.
- Die Stange senkrecht nach oben über den Kopf drücken. Den hinteren Fuß gleichzeitig in einen hüftbreiten (oder etwas weiteren) Stand vorziehen. Diese Position einige Sekunden lang halten.
- Die Ellbogen beugen und die Stange kontrolliert auf Schulterhöhe absenken. Dabei auf Ausrichtung und Atmung konzentrieren.

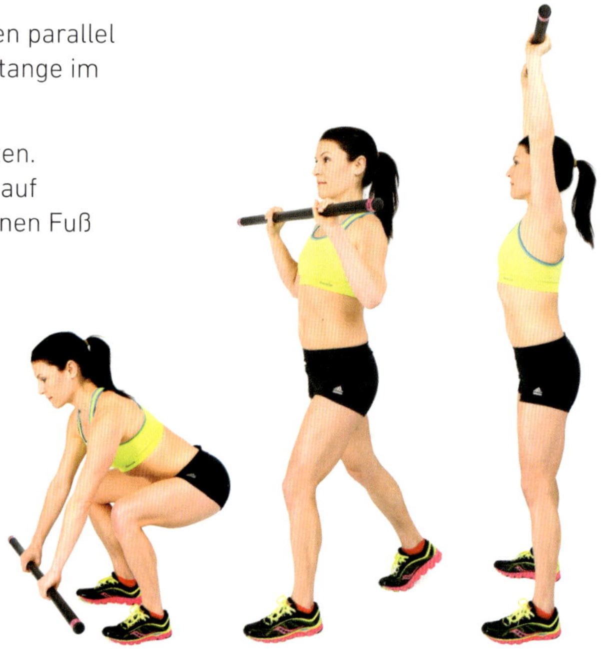

495 Seitheben

Mit geschlossenen Füßen hinstellen, mit jeder Hand eine Kurzhantel fassen und die Arme neben dem Körper hängen lassen. Die Arme in einem Bogen zur Seite bis auf Schulterhöhe anheben, Ellbogen und Knie sind dabei leicht gebeugt. Die Gewichte langsam wieder in die Startposition absenken und die gewünschte Anzahl an Wiederholungen anschließen. Seitliche Hebeübungen sprechen den hinteren Anteil des Deltamuskels und die Muskulatur des oberen Rückens an.

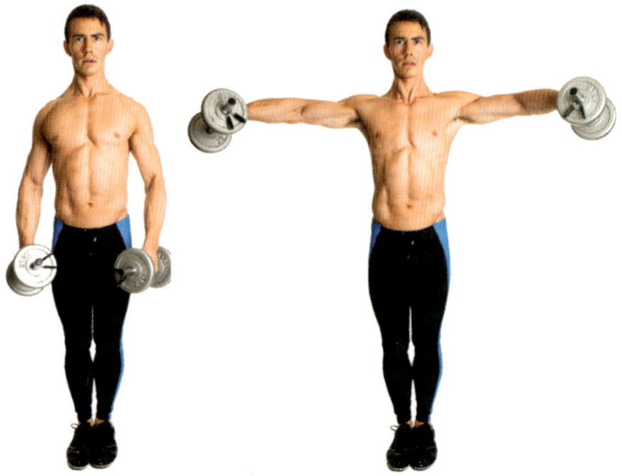

496 Kurzhantel-Drücken über Kopf

Diese Übung trainiert Ihre Kraftausdauer mit Schulterdrücken in einer Bewegungssequenz. Besonders gefordert werden dabei Ihre Schultermuskeln. Führen Sie den Move in einer flüssigen Bewegung zügig auf vier Zähler aus.

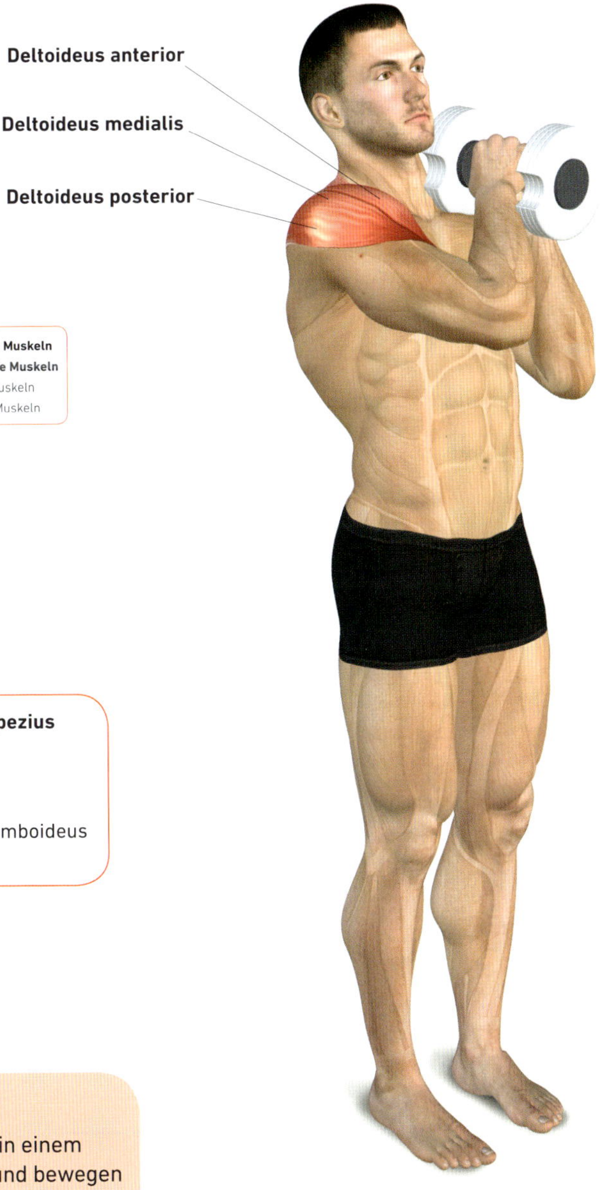

— schwarz fett = primär beteiligte Muskeln
······ schwarz = primär beteiligte tiefe Muskeln
----- grau fett = sekundär beteiligte Muskeln
······ grau = sekundär beteiligte tiefe Muskeln

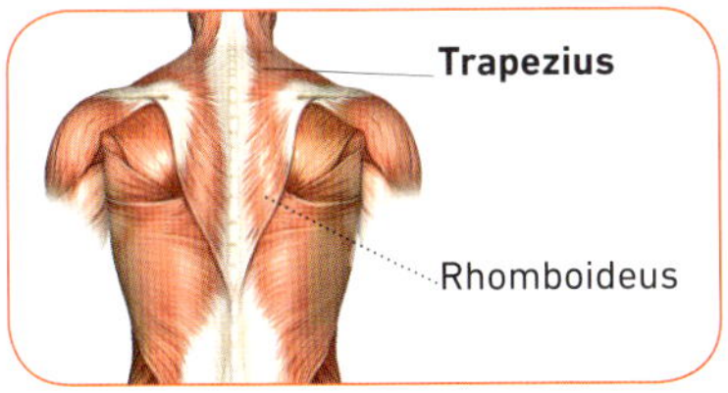

→ SO GEHT'S

Absolvieren Sie die Übung in einem gleichmäßigen Rhythmus und bewegen Sie sich schnell, aber mit Kontrolle.

- Hüftbreit hinstellen. Mit beiden Händen eine Kurzhantel greifen und an der rechten Schulter halten.
- Auf 1 das Gewicht bis zur Streckung der Arme gerade nach oben drücken.
- Auf 2 das Gewicht zur linken Schulter absenken.
- Auf 3 die Hantel wieder über den Kopf hochdrücken.
- Auf 4 das Gewicht zur rechten Schulter absenken. Das ist eine Wiederholung.

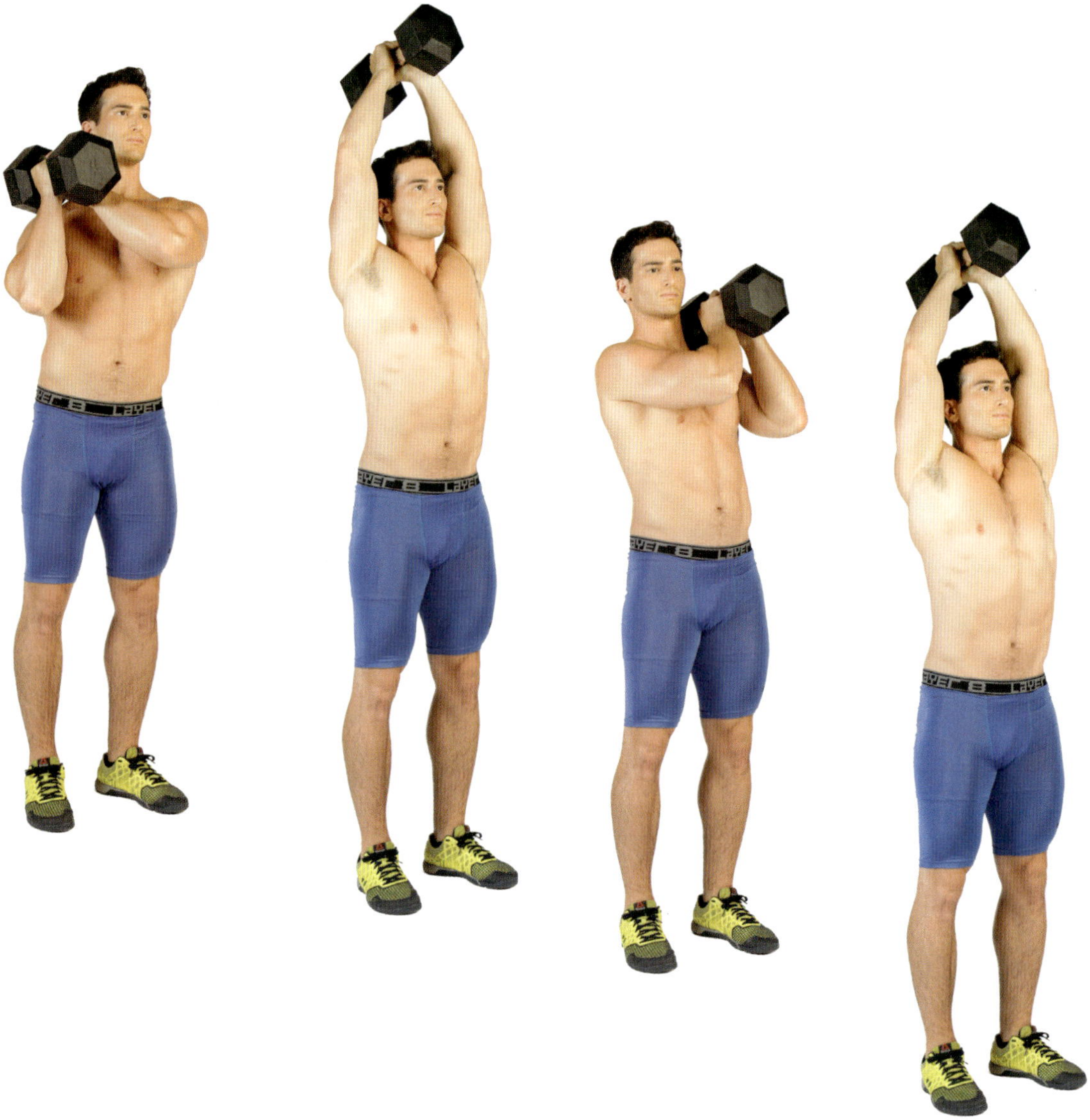

497 Vorgebeugtes Rudern

Aufrecht hinstellen, die Fußspitzen zeigen leicht nach außen. Mit beiden Händen eine Hantelstange im Untergriff fassen, die Daumen zeigen nach außen. Leicht in die Knie gehen und in der Hüfte vorbeugen, dabei den unteren Rücken gerade halten. Die Ellbogen führen die Ruderbewegung: Die Hantelstange zum Bauch heben, indem Sie die Ellbogen zur Decke ziehen. Die Stange langsam absenken. Die gewünschte Anzahl an Wiederholungen anschließen.

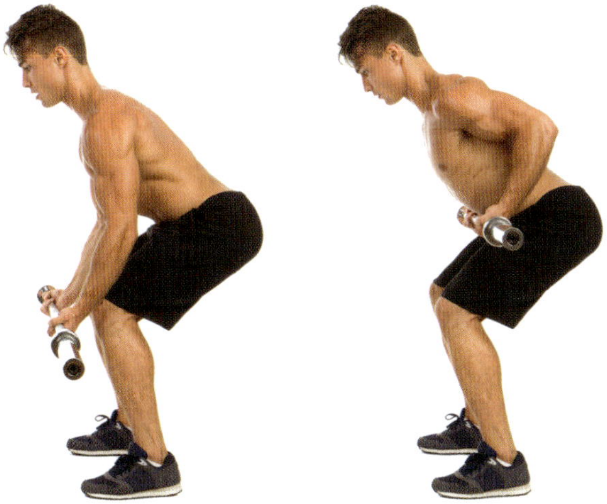

498 Aufrechtes Rudern

Das aufrechte Rudern verlegt den Schwerpunkt nach oben zum Trapezmuskel, trainiert aber auch den Deltamuskel und den Bizeps. Je enger der Griff ist, desto stärker wird der Fokus auf den Trapezmuskel gelegt.

Aufrecht hinstellen und eine Langhantel schulterbreit oder etwas enger im Obergriff fassen. Die Hantelstange bis auf Brusthöhe ziehen, die Ellbogen führen die Bewegung; dabei zulassen, dass sich die Handgelenke beugen. In die Startposition zurückkehren und in der Folge die gewünschte Anzahl an Wiederholungen absolvieren.

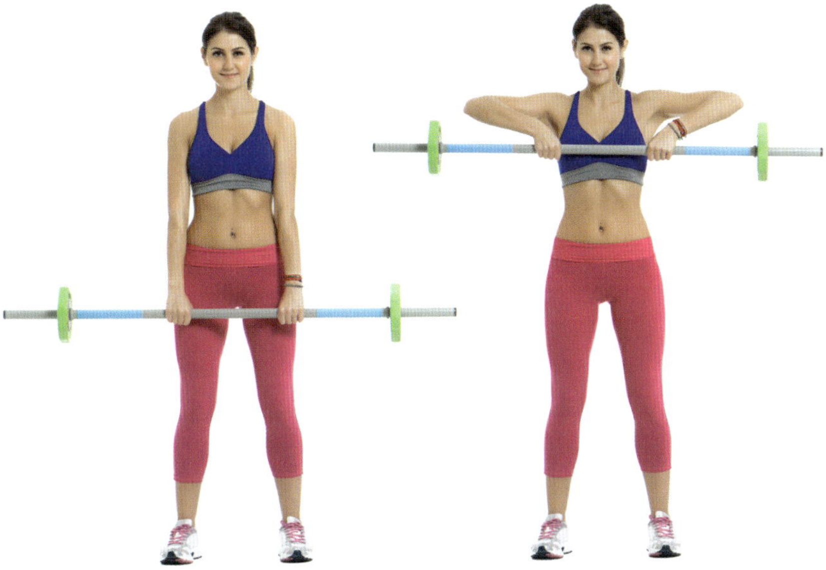

499 Schulter-Crusher

Wenn Sie die Hanteln über Ihren Kopf bringen, sollten Sie unbedingt darauf achten, dass sich die Gewichte genau über Ihrem Kopf befinden und nicht etwa vor Ihrem Körperschwerpunkt. Wählen Sie Hanteln, die Ihrem Kraftlevel entsprechen.

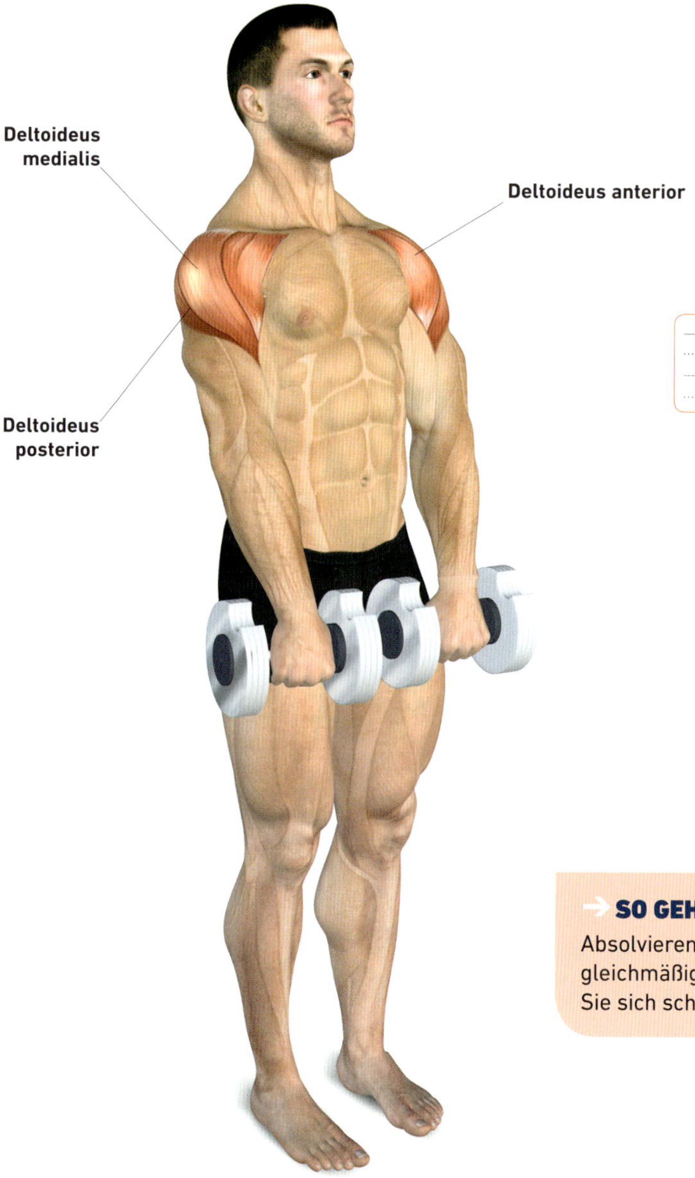

schwarz fett = primär beteiligte Muskeln
schwarz = primär beteiligte tiefe Muskeln
grau fett = sekundär beteiligte Muskeln
grau = sekundär beteiligte tiefe Muskeln

→ SO GEHT'S

Absolvieren Sie die Übung in einem gleichmäßigen Rhythmus und bewegen Sie sich schnell, aber mit Kontrolle.

- Hüftbreit hinstellen und in jeder Hand eine Kurzhantel vor den Oberschenkeln halten.
- Auf 1 die Gewichte zur Brust hochziehen.
- Auf 2 die Arme auf Brusthöhe nach vorn ausstrecken.

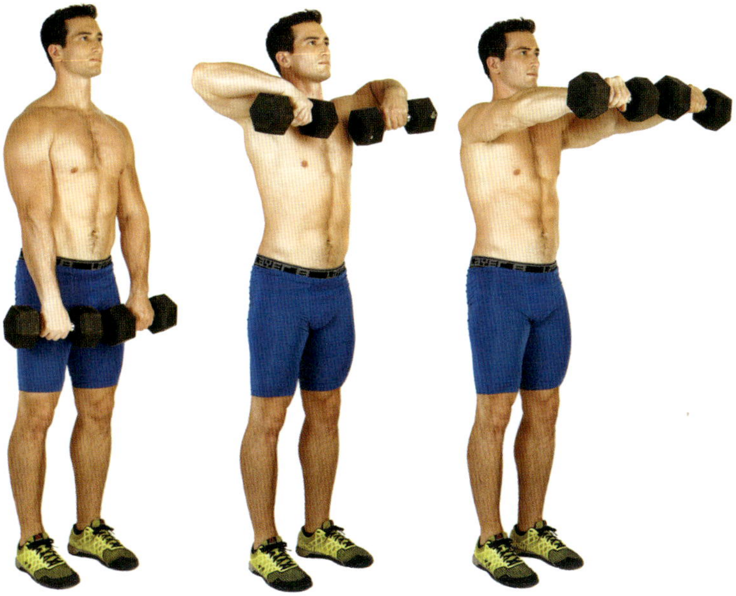

- Auf 3 die Ellbogen rechtwinklig beugen. Dann die Oberarme drehen, sodass die Unterarme senkrecht nach oben zeigen.
- Auf 4 die Hanteln bis zur Streckung der Arme hochdrücken.
- Auf 5 die Ellbogen beugen und die Gewichte vor die Schultern führen.
- Auf 6 die Hanteln wieder vor die Oberschenkel absenken. Das ist eine Wiederholung. Im Anschluss die gewünschte Anzahl an Wiederholungen ausführen.

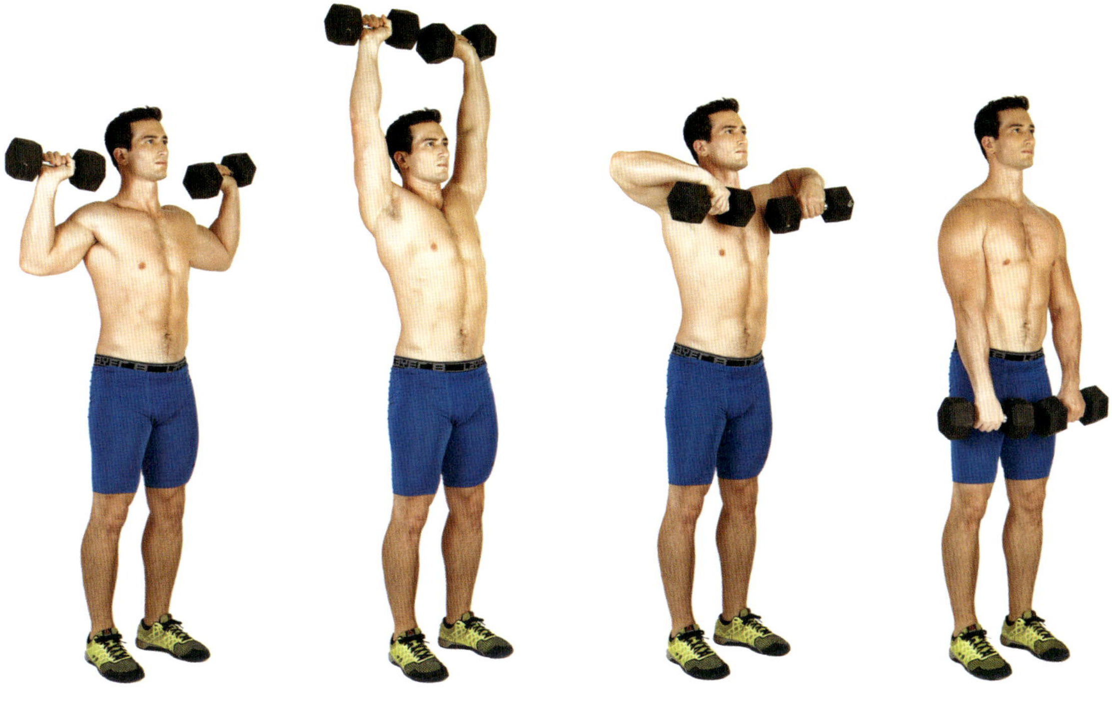

500 Schulterdrücken

Aufrecht hinstellen und mit jeder Hand eine Kurzhantel greifen. Die Ellbogen beugen und die Hanteln auf Schulterhöhe heben, die Handflächen zeigen zueinander. Die Gewichte nach oben drücken, dabei die Arme aber nicht ganz durchstrecken. Die Arme langsam wieder absenken, zurück in die Startposition. In der Folge die gewünschte Anzahl an Wiederholungen absolvieren.

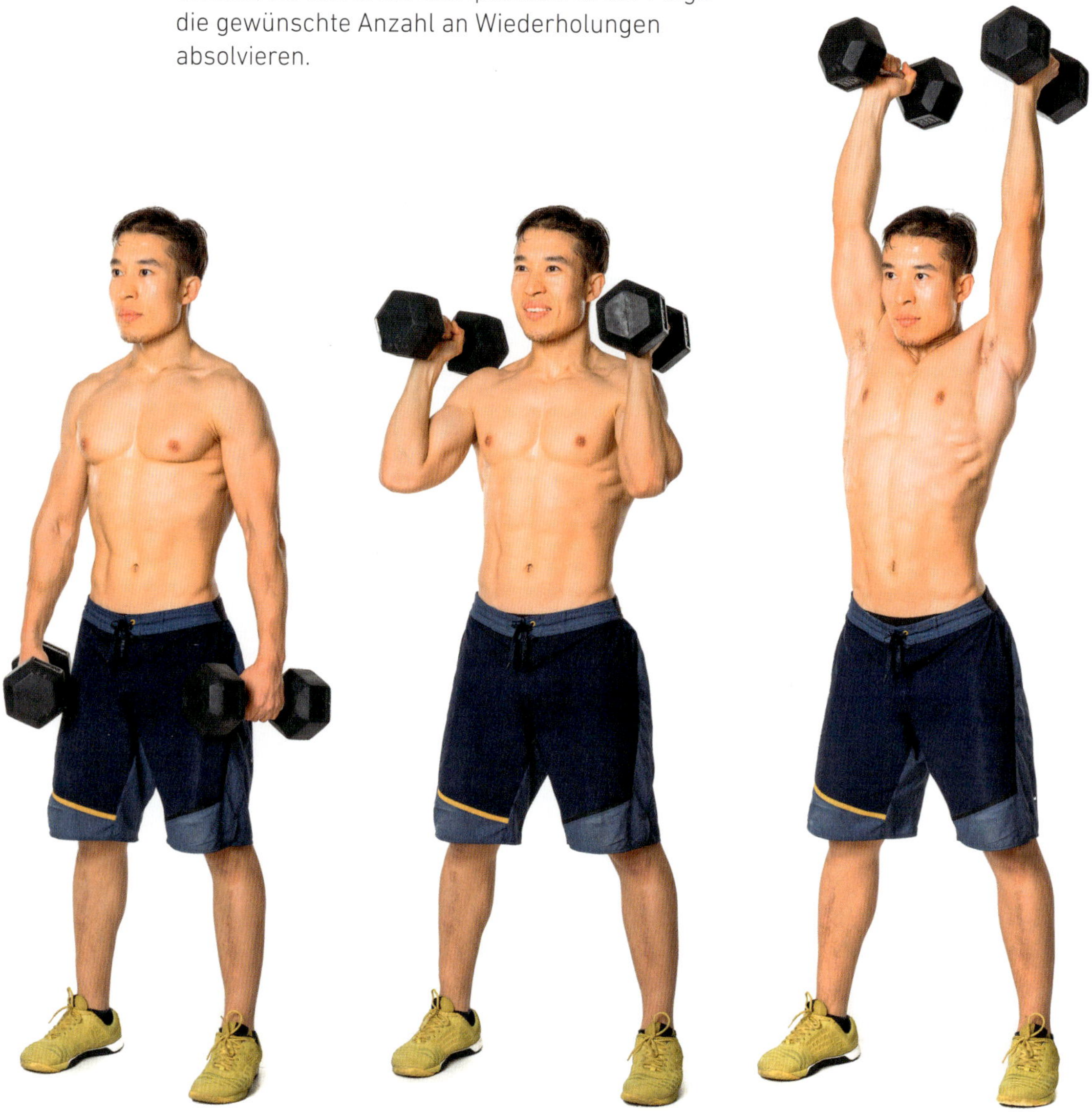

VERZEICHNIS DER ÜBUNGEN NACH MUSKELGRUPPEN

ARME

BAUCH

BEINE

BIZEPS

BRUST UND OBERKÖRPER

GANZER KÖRPER

GESÄSS

RÜCKEN

RUMPF

SCHULTERN UND OBERER RÜCKEN

TRIZEPS

WADEN

BILDNACHWEIS

Fotografien

Fine Arts Photography Group: Übungen Nr. 005, 006, 017, 018, 023, 042, 057, 063, 064, 065, 085, 086, 096, 097, 106, 107, 108, 118, 123, 130, 131, 132, 133, 144, 150, 151, 155, 178, 198, 199, 200, 201, 202, 203, 205, 227, 233, 267, 280, 281, 294, 308, 321, 330, 331, 345, 346, 365, 368, 369, 378, 436, 439, 459, 465, 466, 481, 488, 489, 493, 494

Jonathan Conklin Photography: Übungen Nr. 004, 011, 016, 032, 039, 040, 041, 045, 046, 076, 091, 099, 100, 113, 169, 177, 183, 204, 206, 207, 209, 231, 232, 236, 237, 238, 247, 252, 257, 258, 260, 269, 270, 273, 275, 276, 277, 290, 293, 299, 303, 311, 313, 317, 318, 319, 320, 322, 324, 329, 336, 337, 339, 343, 347, 350, 359, 360, 361, 363, 364, 366, 371, 372, 373, 374, 377, 391, 392, 393, 394, 395, 396, 397, 399, 401, 402, 403, 404, 405, 406, 407, 408, 409, 413, 414, 416, 417, 420, 424, 427, 429, 431, 432, 434, 435, 437, 438, 446, 446, 451, 452, 453, 455, 457, 458, 460, 462, 463, 468, 475, 476, 477, 478, 479, 480, 482, 483, 485, 486

Naila Ruechel: Übungen Nr. 022, 024, 031, 037, 038, 043, 047, 048, 049, 050, 051, 055, 059, 066, 067, 072, 074, 075, 077, 078, 079, 082, 092, 097, 098, 101, 102, 105, 110, 112, 115, 116, 119, 124, 125, 134, 137, 138, 140, 146, 149, 162, 167, 168, 170, 171, 173, 174, 175, 176, 179, 180, 181, 182, 184, 185, 187, 188, 190, 192, 196, 208, 212, 213, 215, 217, 218, 219, 220, 221, 222, 223, 224, 225, 253, 254, 263, 264, 268, 274, 278, 279, 283, 304, 307, 334, 338, 340, 341, 342, 344, 362, 379, 381, 382, 383, 384, 385, 386, 387, 388, 389, 390, 398, 400, 418, 430, 441, 442, 449, 450, 456, 464, 469, 470, 471, 472, 473, 474, 490, 496, 499, 500;

Robert Wright: Übungen Nr. 104, 114, 250, 292, 433

Shutterstock.com: Übungen Nr. 239 (1759443 Ontario Incorporated); 156 (Ahturner); 234, 255, 261, 312 (Alan Poulson Photography); 243, 244 (Andrew Rafalsky); 121, 287, 288 (Apollofoto); 159 (baranq); 356 (Billion Photos); 230 (Catalin Petolea); 164 (Claire McAdams); 087 (Comaniciu Dan); 354 (Creativa Images); 002 (cristovao); 422 (Dana Heinemann); 411, 412, 421, 428 (Daniel_ Dash); 484, 492 (Daxiao Productions); 012, 161, 228, 265, 302, 454 (Dean Drobot); 251, 262 (Dmytro Zinkevych); 053, 089,152 (Elnur); 289 (Eviled); 080, 083, 084, 090, 285, 298, 305, 367, 425 (fizkes); 139 (GG Pro Photo); 241 (Halfpoint); 189, 240, 426, 423 (holbox); 248 (Julenochek); 410 (Kinga); 015 (Kzenon); 165, 166 (LifetimeStock); 014, 271, 272, 306, 349, 358 (lipik); 147 (jupco Smokovski); 103, 127,136 (Lucky Business); 044 (Luis Molinero); 069, 088 (Maksim Shmeljov); 467 (Maridav); 003, 008, 013, 019, 020, 021, 025, 026, 027, 028, 033, 034, 035, 052, 054, 058, 060, 061, 062, 068, 073, 081, 093, 094, 095, 126, 128, 129, 135, 141, 143, 145, 148, 158, 160, 172, 191, 194, 195, 210, 229, 259, 295, 296, 297, 300, 301, 309, 310, 315, 316, 323, 325, 326, 327, 328, 332, 333, 351, 353, 357, 370, 375, 376, 380, 440, 444, 447, 461, 498 (Mihai Blanaru); 284 (nanka); 348, 445, 495 (Nicholas Piccillo); 036 (ostill); 286 (PanicAttack); 007, 111, 153, 214, 443 (Petar Djordjevic); 109, 355,142 (Piotr Marcinski); 314 (Producer); 211, 448 (Real Deal Photo); 163 (Rommel Canlas); 010, 030 (ruigsantos); 235 (Serghei Starus); 415 (Skydive Erick); 242 (Stefano Cavoretto); 001, 009, 029, 249, 497 (studioloco); 120, 122 (Syda Productions); 282, 487 (Tom Kuest – Fotograf); 056 (Vaclav Volrab); 157 (Vadim Martynenko); Viktor

Illustrationen

Hector Diaz/3DLabz Animation Limited (Anatomische Illustrationen), Linda Bucklin/Shutterstock.com (Beschriftung)

ISBN 978-3-517-09629-2

2. Auflage 2020

Das vorliegende Buch ist eine Übersetzung aus dem Amerikanischen.
Originaltitel: 501 Best High-Intensity Exercises by Lisa Purcell

Redaktionsleitung: Dr. Harald Kämmerer
Projektleitung: Stefanie Heim
Projektleitung und Artdirektion für die Originalausgabe: Lisa Purcell
Übersetzung und Redaktion: Clemens Sorgenfrey
Satz und Producing: Bernhard Heun

Dank: Moseley Road und die Fotografin Naila Ruechel danken den Models Yesenia Linares, Roya Carreras, Fahmida Molla, Philip Chan und Alex Geissbuhler.

Umschlaggestaltung: zeichenpool, München, unter Verwendung von Fotos von © Shutterstock / siro46, Mihai Blanaru, Maksim Shmeljov, LifetimeStock sowie Fine Arts Photography Group
Druck und Bindung: DZS Grafik, Ljubljana
Printed in Slovenia

MIX
Papier aus verantwortungsvollen Quellen
FSC® C106600
FSC www.fsc.org

Verlagsgruppe Random House FSC® N001967